名老中医郭艳锦骨科病诊疗与用药经验荟萃

崔宏勋　主编

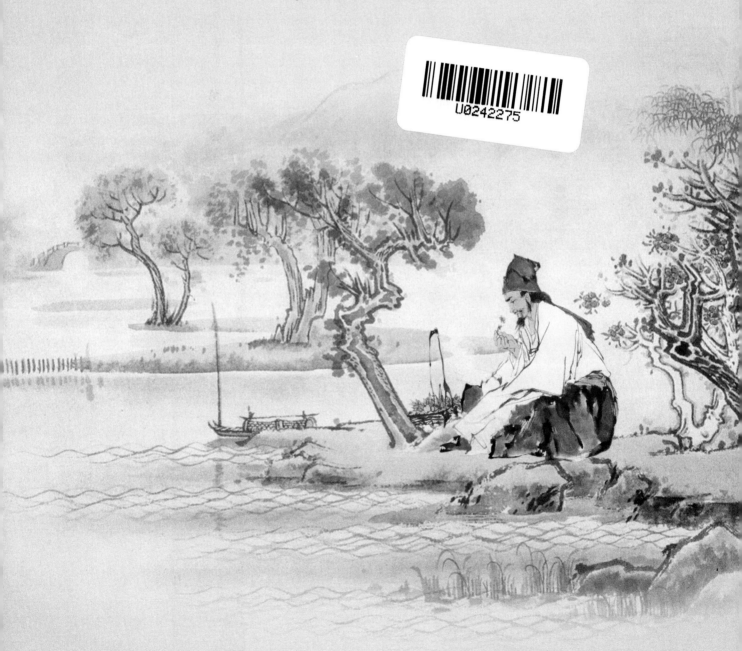

中国纺织出版社有限公司　国家一级出版社
全国百佳图书出版单位

图书在版编目（CIP）数据

名老中医郭艳锦骨科病诊疗与用药经验荟萃 / 崔宏勋主编. — 北京：中国纺织出版社有限公司，2022.6

ISBN 978-7-5180-9454-7

Ⅰ．①名… Ⅱ．①崔… Ⅲ．①中医伤科学—中医临床—经验—中国—现代 Ⅳ．①R274

中国版本图书馆CIP数据核字（2022）第052154号

责任编辑：范红梅　　责任校对：高　涵　　责任印制：王艳丽

中国纺织出版社有限公司出版发行

地址：北京市朝阳区百子湾东里 A407 号楼　邮政编码：100124

销售电话：010—67004422　传真：010—87155801

http://www.c-textilep.com

中国纺织出版社天猫旗舰店

官方微博 http://weibo.com/2119887771

唐山玺诚印务有限公司印刷　　各地新华书店经销

2022年6月第1版第1次印刷

开本：889×1194　1/16　印张：25.25

字数：687千字　定价：98.00元

编 委 会

前　言

随着现代医学的迅猛发展，骨科领域的诊断与治疗也发生了巨大的变化，骨科学的发展日新月异，基础理论研究日益深入，临床治疗新方法层出不穷，新材料、新器械也屡见不鲜，临床医师必需不断学习新知识才能对疾病做出准确的判断。为了适应这种发展，让初入骨科领域的同道对目前的学科发展有较全面的认识和学习，本书起到抛砖引玉的作用，使各位读者能够从中受益。

本书首先简单介绍了平乐郭氏正骨的起源，然后详细讲述了骨科一些疾病的诊治，内容丰富，资料新颖，图表清晰，科学实用，适于各级医院骨科医师、进修医师及医学院校师生参考阅读。

由于编者水平有限及编写时间仓促，书中不足之处在所难免，希望广大读者批评指正。

崔宏勋

2022 年 3 月

目　录

第一章　平乐正骨的起源

一、天时

追溯平乐正骨的起源，如同历史上每一番大事业的成就一样，无不得益于天时、地利、人和。平乐正骨也概莫能外。

洛阳作为千年古都，历朝历代都拥有相对发达的医学，儒教、佛教、道教等宗教在此地交流融合，河南洛阳、孟津平乐是一片古老而神奇的土地。郭祥泰——郭氏家族十七世先祖，平乐正骨极具传奇色彩的创始人，博采众长，精心培育，才使平乐正骨这棵参天大树历经200多年屹立不倒，得以生根、发芽、成长、壮大，枝繁叶茂。

公元25年，刘秀称帝，定都洛阳，史称东汉。洛阳作为百万人口的都城，宫廷医学设施进一步扩大，医生分为宫医与民间医生两种。民间以师带徒传授医学的教育形式逐渐形成。东汉洛阳流行的医学典籍，班固在《汉书·艺文志》中有全面收录，其将方技类书目分为"医经""经方""房中""神心"四种。东汉许慎著于洛阳的《说文解字》，收录了其对疾病的解释，以及对药物和有关医事的注解等丰富资料，涉及药物和病名达数百种，是后世医药文献注释的重要参考书。

东汉河洛地区诞生了伟大的医学家——医圣张仲景，他所著的《伤寒杂病论》奠定了中医学辨证论治的基础。其后洛阳著名的医学家王叔和，将《伤寒杂病论》整理为《伤寒论》与《金匮要略》两书，经历代刻印多次而得以流传至今。《金匮要略》对外科、骨伤科方面疾病（如肿痛、伤痛、刀斧伤等）进行了专门论述。

公元657年，唐高宗与武则天迁都洛阳。三部著名医学著作《新修本草》《食疗本草》《传信方》皆成书于洛阳。尤其是《新修本草》，承前启后，是我国第一部由国家颁布的药典性本草，比西方国家公认的第一部药典《纽伦堡药典》早800多年。在唐代，洛阳还出现了著名的《龙门石刻药方》。取之于民间，用之于民间，现存药方140首，可用于治疗疾病的有40例之多。明代，中国最重要的两大正骨流派——佛教的"少林派"和道教的"药物派"，都与洛阳有着千丝万缕的联系。

每逢改朝换代、江山易主，皇宫里的御医流向社会，"秘方、秘籍"等医书也随之散落民间，其中不乏一些集多年经验之大成的内容，被民间的"高手"和"能人"得到后，取其精华，逐渐成为独特的学术流派。平乐正骨的起源，也正是得益于宫廷和民间医术的熏陶。

二、地利

洛阳，是一座都城。从夏王朝在洛阳立国开始，商、周、汉、魏、隋、唐等13个朝代先后在此建都，成为中国历史上建都时间最早、最长的城市，先后有105个皇帝在此执政，建都时间长达1650年。

洛阳，是一座名城。世界文化遗产龙门石窟和千年古刹白马寺，以及世代流传的"天子驾六"闻名中外，从龙门奉先寺的卢舍那大佛到释源祖庭的白马寺钟声，都给每一位前来观光朝拜的游客留下了难以磨灭的印象。1982年，洛阳被国务院授予"首批国家历史文化名城"称号，2001年又被联合国授予"世界文化名城"称号。

洛阳，是一座花城。"唯有牡丹真国色，花开时节动京城。"从1983年至今，一年一度的牡丹花会，已举办了30多届。源远流长的历史，博大精深的文化，倾国倾城的牡丹，使洛阳充满了无穷的魅力。

洛阳，这个在中华文明史乃至世界文明史都有独特地位和重要价值的千年帝都，孕育出了平乐正骨这一中华骨科医学的瑰宝。

位于洛阳东郊的孟津县平乐镇平乐村，北靠巍巍邙山，东临千年古刹白马寺，南望蜿蜒洛河，西接洛阳市区，实乃一处美丽富饶的风水宝地。

作为千年帝都洛阳下辖的孟津县，也和洛阳一样，有着悠久的历史和灿烂的文化。人文始祖伏羲氏、炎帝、黄帝、颛顼、帝喾、尧、舜、禹等，曾经在这片土地留下了活动足迹，创造了辉煌的远古文明。被誉为华夏文明源头的"河图洛书"，就是出自这块土地的经典。《周易·系辞上》记载："河出图，洛出书，圣人则之。"其中，"河图"的传说就发生在孟津。相传在远古时，黄河浮出一匹龙马，背负"河图"，献给伏羲。伏羲氏依据"河图"演绎出八卦，周文王在此基础上又演绎出六十四卦。至春秋时代，经过孔子研究整理，终成六经之首——《易经》。而武王伐纣，"八百诸侯会孟津"，更是给这块土地留下了中国历史上浓墨重彩的一笔。

平乐，自古就是藏龙卧虎之地，素有"一半帝都在平乐"之说。

东汉永平五年(公元62年)，一座高大雄伟、气势恢宏的建筑——平乐观在此建成。据传，平乐观乃皇帝迎宾阅军之地。平乐观上建有高台，可居高临下，极目远眺，山河锦绣，尽收眼底。观下建有一平乐馆，馆内放置镇国之宝"飞廉铜马"，护卫着盛世王朝。平乐馆华贵富丽，宽敞壮观，层楼通阁，极尽奢华，是天下名士、达官贵人聚会宴乐之处。汉和帝时，兰台令史李尤曾作《平乐观赋》云："徒观平乐之制，郁崔嵬以离娄，赫岩岩其岑嵳，纷电影以盘盱，弥平原之博敞，处金商之维陬，大厦累而鳞次，承岩晓之翠楼，过洞房之转闼，历金环之华铺。南切洛滨，北陵仓山，龟池泱泱，果林榛榛。"其建筑之壮观，场面之威风，可见一斑。建安七子曹植《名都篇》的名句"归来宴平乐，美酒斗十千"，以及盛唐诗人李白《将进酒》的名句"陈王昔时宴平乐，斗酒十千恣欢谑"，其中的"平乐"，说的就是这里。

邙山巍巍，洛水滔滔，都曾见证了平乐曾经的风流和大气。千古风流大气地，生生不息风流大气人；代代风流大气人，一脉相传风流大气事。平乐正骨，就是这其中一件极具代表性的"风流大气事"。

"问我祖先来何处？山西洪洞大槐树。"郭氏家谱并无记载，只是流传也无考证，在明朝初年的山西洪洞大迁徙的浪潮中，原籍山西平阳府洪洞县人氏郭从道，举家迁居河南洛阳东北二十五里古平乐观遗址所在地——平乐村，成为该村郭氏始祖。

明朝末年，郭氏家族经过十几辈的繁衍生息，在当地已成为人丁兴旺、人才辈出的最大家族。郭氏家族在村中建起两条东西向的大街，中间一条南北向中街，以家族之力，建三条大街，足见郭家在当地的财力和善举，其影响和声望非同小可。尤其是在村子中心交叉形成的两个商铺林立、人流如织的十字街口，使平乐村成为洛阳东部商贾云集的一大集镇。郭氏第十二代族人郭景昌自幼聪慧过人，苦读诗书，博古通今，明崇祯年间考中进士，后官至二品大员。他依据该村地处东汉平乐观遗址的史实，上书朝廷，将村子正式定名为平乐村，从此沿用至今。平乐因郭氏而得名，郭氏因平乐而扬名，平乐正骨将平乐与郭氏家族紧紧联系在一起。

三、人和

著名电影插曲《木鱼石的传说》中，有两句脍炙人口的歌词："有一个美丽的传说，精美的石头会唱歌，它能给勇敢者以智慧，也能给善良者以欢乐，只要你懂得它的珍贵，山高路远也能获得。"追溯平乐正骨的起源，不仅来自史书的记载。也来自一个个古老的传说，不管是史书记载，还是古老的传说，都显示出在平乐正骨的起源中，"人和"发挥着重要作用。

传说之一，一代名医祝尧民相授。平乐正骨第六代传人郭维淮在他主编的《平乐正骨》一书中记载：平乐正骨的渊源，口头传说不一。明末清初，在洛阳有一位骨伤科名医祝尧民，自称薛衣道人。据《虞初新志》记载，祝少年时已成就了不世之才，明亡后不仕而攻外科，凡经他手治疗的患者，没有不痊愈的。后来，他进入终南山修道，从此不知所踪。另外，平乐村离少林寺不远，少林寺因和尚习武，免不了有跌打损伤的情况，久而久之，武僧们便积累了丰富的治疗骨伤的经验。少林派正骨是明代中国最重要的两大正骨学派（另一派是以薛己为代表的药物派，其著作有《正体类要》）之一，少林派的"秘宝"被异远真人收录在他的著作《跌损妙方》中。祝尧民以薛衣道人自称，当与薛己在衣钵传承上有一定的关系。从平乐郭氏正骨的技术特色——"整体观念，手法整复，夹板固定，内外用药，动静结合，功能锻炼"上来看，此二者对于平乐正骨的形成与发展有很大影响，也可以说是平乐正骨的渊源。平乐正骨第四代传人郭鸣岗秘授其侄、平乐正骨第五代传人郭耀堂在所著《秘授正骨心法》中记载："民国二十三年仲秋之月，著正骨心法既终卷，宜为序且记之。夫自著书而自为序，誉既不可让，又不必此序。颇难著笔。然而无难也，直言之，质言之可矣。正骨心法者何？既正骨术，得心应手之法也。盖世人竞谈正骨之善，莫过于平乐；而妙术之流传，则自身曾祖典公始。公讳尧民，道号完玘，名医传载之甚详。性慈善幻且清净无为，人幻之妙谛。时与仙人游，侍者饥，曾现拔茅煮食之异术。归述其事，相验无讹。嗣游蜀自峨眉山，道经终南；夜宿落雁峰，距天尺区。梦与群仙遇，相谈既久；唯与陈希夷言记忆最真；手出残书半卷，捡集成册。内详展筋接骨剥骨破腹洗肠之术甚详。沿习及身，世传四辈。虽身村业此者甚不乏人，要皆以身曾祖为起点。奇方手术，家传无替。屡次试之，百发百中。诚正骨者之益针，有人死复生之妙；不啻回天再造之功。以问于世，切宜珍宝，慎勿视为泛泛甚矣。是为序。"

一代名医祝尧民究竟为何方人士？据1936年所修的《洛阳县志人物》（稿本）记载，祝尧民确有其人。祝尧民，字巢夫，本系一文人，后感伤明之亡，故弃举业为医，自号薛衣道人。曾得仙传疡医，凡诸恶疮，敷其药少许即愈。人或有断胫折臂者，延治无不效，时人比之华佗。

《虞初新志》里讲述的故事不仅具体翔实，而且有点神乎其神。"里有被贼断头者，头已殊，其子知其神，谓家人曰：祝巢夫，仙人也，速为我请来！家人曰：郎君何妄也？颈不连项矣，彼即有返魂丹，乌能合既离之形骸哉？其子固强之而后行。既至，尧民抚其胸曰：头断，身尚有暖气，暖气者生气也，有生气则尚可以治。急以银针纫其头于项，既合，涂以末药一刀圭，熨以炭火；少顷，煎入参汤，杂他药，启其齿灌之，须臾则鼻微有息矣；复以热酒灌之，逾一昼夜则出声矣；又一昼夜，则呼其子而语矣，乃进以糜粥；又一昼夜，则可举手足矣。七日而创合，半月而如故。举家拜谢，愿以产之半酬之，尧民不受。"根据史书记载，其妙手回春的高超医术可见一斑。平乐郭氏正骨得其真传后，也"宜乎神技"。

郭家人到底是如何与祝尧民结下缘分的呢？

传说，祝尧民四海为家，云游天下，来到平乐时不幸染疾，欲走不能。常言说，医者不自医，究竟是他无力治病，还是他自己治不了自己的病，已经不得而知。在他病情危急、处境艰难之际，平乐郭家收留了他。从"郭氏家谱"的记载来看，在17～18世纪之前，郭氏家族中有多人行医，并且医术精湛。平乐正骨的医术应该正是发端于十七世的郭祥泰。"郭氏家谱"记载其十六世郭逢春之子郭守志"精于岐黄，承父遗风，亦精于正骨外科之术"，其子郭守业"好医书亦精于外科"。可以说，郭祥泰自幼在正骨世家中耳濡目染，加上本身聪明好学，在很小的时候，他就开始从长辈那里学习骨伤外科治疗经验。祝尧民来到郭家后，一方面安顿调养，另一方面教导郭祥泰开方治病。在郭家的精心照顾下，祝尧民的伤势逐渐好转，其间他对郭祥泰耳提面命，将自己毕生的正骨医术都传授于他。等到祝尧民康复如初，离开平乐时，郭祥泰也开始了他的正骨行医生涯。

传说之二，受业于同祖道人益元君。平乐正骨第五代传人之一的郭春园在《平乐郭氏正骨法》一书的"郭氏家训"部分写道："同祖益元君孟人，与先生交好，益元君中年离家访道，多年未归，适逢其郡居遭受灾荒，得先人周济其全家渡过灾年。后益元君来向先人道谢，而因先人外出未能与之相见。此后先人贩丝至鲁，和益元君巧遇，谈起益元君已习练正骨，以八法为之则，以诸正科为之术，君口述先人以笔录之。回来传教后人，先以施药，后来行医，正骨八法相传吾家，当郭氏正骨术名传以后，我家之堂名定为'益元堂'，即后人纪念益元君传术之意。而家人及村邻有不详益元君之名，尽知为游方道士所传。"

传说这位益元道人，原为明嘉靖年间一支农民起义军的军医，跟随军队连年征战，后被官军击败。益元道人在回家途中，路经平乐，饥寒交迫，病倒在路旁。恰被郭家先人遇见，出手相救。郭家人将其扶回家后悉心照顾、精心治疗，管吃管住。病愈后，益元道人感激不尽，在告别时，留下一本黄草书作为报答。这本黄草书曾随益元道人四处漂泊，里面载有专治跌打损伤的骨科秘技。到了清代乾隆及嘉庆年间，郭家第十七代先祖郭祥泰立志折枝杏林，专攻骨科之术，读遍各类医书，其中也包括这本家中收藏的黄草书。郭祥泰苦心攻读，一举成名，为感戴益元道人慷慨授业，遂将自家医馆的名号定为"益元堂"。

传说之三，得传于武林高僧。平乐古镇毗邻千年古刹白马寺，距嵩山少林寺也只有几十公里。加之附近道观林立，吸引着南来北往、络绎不绝的僧人、道士。一位擅长医骨伤的武林高僧，在离开白马寺，准备前往少林寺之际，突患急病，受困于平乐。郭祥泰得知后，把他收留于家中，悉心照顾。这位武林高僧康复之后，将自己珍藏的医书和身怀的正骨医术，都毫无保留地传授给了郭祥泰以作报答。

回首 200 多年前的历史，追溯平乐正骨的发端，不难发现，无论是文献记载抑或民间传说，不论是一代名医祝尧民，还是得道高人，都显得有些神奇和神秘。然而，在这神奇和神秘之中，有一个共同的地方令人称道——郭家的"仁义善举"。正是他们在别人危难之际，毫不犹豫地出手相助，才换来这些僧人、道士的感恩回报。这种医者的仁心，才是医道的本源。平乐正骨的创始者，正是怀着纯善的医者之心，才得以受到民间医林高手的亲自传授，再加上自身的行医实践，潜心钻研，不断总结，最终成就了平乐正骨，谱写了一段名扬天下的传奇。

四、平乐正骨第七代传人郭艳锦简介

平乐正骨至今已有 230 余年的历史，历经八代，名医辈出，灿若星辰。尤其是新中国成立以来，更是涌现出了"大国医"高云峰，"国医楷模"郭维淮，"非物质文化遗产"国家级传承人郭艳锦、郭艳幸两姐妹。作为共和国的同龄人，郭艳锦是这个群星璀璨家族中的后起之秀。

郭艳锦(公元 1949 年 11 月至今)，女，汉族，河南省洛阳市孟津县平乐村人，河南中医学院毕业，中医骨伤主任医师。河南省洛阳正骨医院"平乐正骨学术研究室"名誉主任，"平乐郭氏正骨"第五代传承人高云峰之孙女，"平乐郭氏正骨"第六代传承人郭维淮之女。中国第二批非物质文化遗产项目"平乐郭氏正骨法"的国家级代表性传承人。

"平乐郭氏正骨"是一个理论体系完善、学术内涵成熟、诊断经验丰富的中医骨伤科学术流派。郭艳锦出身于平乐郭氏正骨中医正骨世家，爷爷郭灿若、奶奶高云峰、父亲郭维淮均为我国不同历史时期的中医正骨名医大家。自幼深受家庭影响和熏陶，走上工作岗位后继承家学，从事中医骨伤科工作。1994 年 11 月，被河南省人事厅、卫生厅、中医药管理局确定为全国名老中医药专家学术继承人，1997 年 4 月，又被国家人事部、国家卫生部、国家中医药管理局确定为"全国名老中医药专家学术经验"继承人——师从其父郭维淮，为平乐正骨第七代传人，2000 年经考核圆满出师，两次跟师，使她的理论水平、学术水平和医疗技能得以显著的提高。出师后，她又在父亲郭维淮身边伺诊八年，坚持坐诊，查病房，随父进京入沪等出诊治病、查病抄方。在父亲孜孜不倦地教诲和她本人的刻苦努力下，深得家学真传，全面继承了平乐郭氏正骨的精髓。在临床实践中熟练运用中医理、法、方、药和平乐郭氏正骨传统手法治疗骨伤疾病。对一些骨伤科疑难杂症，如股骨头缺血性坏死、颈椎病、肩周炎、腰腿痛、足跟疼痛等病症均有独到的用药方法和功能锻炼方法，逐步形成自己的学术特点：观步态，看气色，察舌苔，辨虚实，从血而论。多年来坚持手法复位，中草药治伤疗疾。她以用药准确、拟方严谨精练、效力神奇而著称。功能锻炼方法因病而异，简便易学，不但缩短了病程，功能恢复快，减少了费用，而且达到了防治未病的效果，备受患者赞誉，多次受到主流媒体的采访报道。2007 年她荣获中华中医药学会授予的"全国首届中医药传承高徒奖"；2008 年被河南省命名为非物质文化遗产"平乐郭氏正骨法"省级代表性传承人；2009 年被国家命名为非物质文化遗产"平乐郭氏正骨法"国家级代表性传承人；2010 年 7 月应中央电视台央视网"华人频道"邀请，接受"华人会客厅"栏目专访，向欧亚非等国际社会宣传、推介"平乐郭氏正骨法"。2012 年 8 月被国家中医药管理局确定为"第五批全国名老中医药专家学术经验继承指导老师"。在嫡亲晚辈中，郭珈宜、郭马珑、崔宏勋（均为硕士研究生导师，主任医师）均在洛阳正骨医院工作，他们拜师于郭艳锦，承担起平乐郭氏正骨第八代传人的重任。

郭艳锦秉承弘扬家学、振兴中医骨伤事业之志，特别是继承了父亲郭维淮对颈肩腰腿痛、骨性关节炎等伤科杂症的中医药辨证施治的独到经验及治伤手法，使"平乐郭氏正骨"医术名扬国内外，郭艳锦以精湛的医术为异国人民医治骨伤，多次获得了国内外患者的广泛赞誉，为"平乐郭氏正骨"走出国门发挥了积极的作用。

郭艳锦发表学术论文数十篇，获科技成果奖八项、参与撰写的学术专著三部《名师与高徒（一）》《洛阳平乐正骨》《名医医案》。其中，参与的"驻春胶囊治疗原发性骨质疏松实验和临床研究"，2002 年获河南省中医药科技成果奖二等奖、河南省科技进步奖三等奖；参与的"屈位复位手法治疗腰椎间突出症的临床研究"，2002 年获河南省中医药科技成果二等奖、河南省科技进步奖三等奖；科技攻关计划"名老中医学术思想经验传承研究"，2007 年获河南省级科技成果奖；2007 年 8 月获河南省中医药管理局"河南省中医药科技成果奖一等奖""中华中医药学会科学技术二等奖"；"郭维淮学术思想及临证经验研究"2009 年 2 月获中华中医药学会科学技术奖二等奖。2007 年 11 月中华中医药学会授予其"全国首届中医药传承高徒"奖。

郭艳锦为平乐郭氏正骨的薪火传承，为振兴中医骨伤事业，发展中医骨伤学术流派做出了积极的贡献。

第二章　骨伤类诊断方法

骨伤科诊断是通过望、闻、问、切四诊，结合临床骨关节、肌肉、神经特殊检查和影像学、实验室检查等，以所搜集到的临床资料为依据，按病因、部位、伤势、病性等进行分类，并以脏腑、气血、经络、皮肉、筋骨等理论为基础，根据其内在联系，加以综合分析而做出诊断。因此，骨伤科临床检查是为了发现客观体征，用以诊断有无骨与关节病变，以及病变的部位、性质、程度、缓急和有无并发症。诊断是治疗的基础，在诊查的过程中，首先应认真询问病史，遵循"由浅入深，由局部至全身"的原则，贯彻望、闻、问、切四诊合参的方针，结合必要的医学影像及实验室检查，才能避免误诊、漏诊，以求得出及时、准确、全面的诊断。由于骨伤科疾患病种繁杂，病因多端，病理各异，故在诊查时还要讲求整体观念，注重辨病与辨证相结合，注重抓住骨伤科特点，诊断才能臻于完善。

第一节　望诊

在诊查骨伤科患者时，应该首先通过望诊来进行全面观察。望诊时，不仅要注重损伤局部及邻近部位的诊查，还要对全身的神色、形态、舌象及分泌物、排泄物等进行全面的观察。《伤科补要·跌打损伤内治证》指出"凡视重伤，先解开衣服，遍观伤之重轻"，以初步确定损伤的部位、性质和轻重。

望诊最好在自然光线下进行，采取适当的体位，暴露足够的范围，并具备恰好的室温、有陪员他人在侧。由于许多伤病可能同时牵涉几个部位，检查中对正常功能位和休息位的了解，有助于发现畸形；检查上肢和肩胛带时，需暴露上半身躯干；检查脊柱、骨盆和下肢时，应充分暴露；采用健患侧对比检查时，需进行功能活动的动态观察。每一检查应注意检查的原则和方法，诊视应仔细认真，不可遗漏。

一、望全身

(一)望神色

神色是人体生命活动的外在表现，是脏腑气血的外荣；神志是人体精神意识活动的反映。通过察看神态色泽的变化，可判断正气的盛衰和损伤之轻重及病情缓急转化情况。一般而言，神静自然、面色滋润者，伤病较轻；精神委顿，面容憔悴者，伤病较重；如见面色㿠白，额出冷汗者，多属阳气虚，多为严重损伤失血过多或痛剧；若损伤后神昏谵语，目黯睛迷，瞳孔异常，肢厥汗出，形羸色败者，多见于重度创伤、严重感染或大失血等，多属危候，提示预后不佳。损伤的五色所主：青色为血瘀气闭；赤色属损伤发热；黄色主损伤脾虚湿重；白色主虚寒证或失血证；黑色主肾虚或经脉失于温养。

(二)望形态

肢体形态的改变，多为骨折、脱位或严重伤筋的表现，也常为某种骨疾病所特有，故要注意观察患者站立、起坐、下蹲、行走、跑跳时的姿势。如下肢骨折时，多不能直立行走；肩、肘关节脱位时，常用健侧手托扶患侧前臂，且身体向患侧倾斜；腰部急性扭伤，身体多向患侧伛偻，且扶腰慢行；颈椎结核患者常用双手撑住下颌；软骨发育不全的特征是躯干发育正常而四肢明显短小。有特殊姿态的患者应结合摸诊及其他检查，进一步观察和分析病位。

(三)望步态

常见的异常步态有以下 9 种。

1. 抗痛性步态

为一种保护性步态，患侧足刚着地，即迅速转为健足起步，以减少患肢承重，步态急促不稳。

2. 短肢性步态

一侧下肢短缩超过 3cm 时，骨盆及躯干倾斜代偿不全，患者常以足尖着地或屈健侧膝关节行走。

3. 剪刀式步态

步行时，两腿前后交叉前进。见于大脑性痉挛性瘫痪。

4. 摇摆步态

先天性髋关节脱位或臀中肌麻痹患者，患侧负重时，躯干向患侧倾斜；若双侧病变者，躯干交替向左、右倾斜摇摆，故又称鸭步。

5. 强直性步态

常见于髋、膝伸直位或屈曲位僵直，步行时患者需转动全骨盆使患肢向前迈步。

6. 臀大肌麻痹步态

臀大肌瘫痪，髋关节后伸无力，步行时常以手扶持患侧臀部并挺腰，使身体稍后倾行走。

7. 股四头肌瘫痪步态

因跨步时伸膝无力，患膝不稳不能支持体重站立，故常用手压持住患侧大腿前下方行走，以稳定膝关节。

8. 跟足步态

以足跟着地行走，步态不稳。见于胫神经麻痹、小腿后侧肌群瘫痪、跟腱完全断裂等。

9. 平足步态

步行时是呈外翻位拖行。见于严重平足，足弓塌陷者。

二、望局部

(一)望畸形

可通过观察肢体标志线或标志点的异常改变，判断有无畸形。畸形往往提示有骨折或脱位的存在，以及骨关节疾患的典型外观表现。某些特征性畸形可对诊断有决定性意义，如伸直型桡骨远端骨折的"餐叉"状畸形；股骨、颈骨骨折和转子间骨折的患肢外旋短缩畸形；肩关节前脱位的方肩畸形；肘关节后脱位及伸直型肱骨髁上骨折的靴形畸形；强直性脊柱炎的驼背强直畸形；脊柱结核后期常发生后凸畸形等。

(二)望肿胀、瘀斑

损伤必伤气血，因血瘀气滞壅积于肌表，多呈现肿胀、瘀斑。通过观察肿胀的程度及瘀斑的色泽变化，可推断损伤的性质与预后。肿胀较重，肤色青紫者，为新伤；肿胀较轻，青紫带黄者多为陈伤；大面积肿胀，肤色青紫或伴有黑色者，多为严重挤压伤；肿胀肤色紫黑者，应考虑组织坏死；瘀斑青紫明显者，可能有骨折或筋伤存在；早期损伤有明显的局限性肿胀，可能有骨裂或撕脱性骨折的存在；骨与关节化脓性感染者，局部红肿热痛；关节损伤性病变，应注意关节是否肿胀和有无关节腔积液。

（三）望创口

若局部有创口，需观察创口的形状、大小、深浅，创缘是否整齐，创面污染程度，色泽鲜红还是紫黯以及出血多少，有无异物残留，骨断端有无外露等，以判断组织受损情况。创口一般分为清洁创口、污染创口和感染创口三种，如已感染，应注意脓液排出是否通畅，脓液的颜色以及稀稠等情况。若创口周边紫黑、臭味特殊、有气溢出者，可能为气性坏疽；创口有喷射状出血者，为动脉损伤；创口流出暗红血液并带油珠者，为开放性骨折；若瘘管反复排出脓液和死骨者，则为附骨疽；若瘘管排出脓液清稀并夹有干酪样絮状物者，则为骨痨。

（四）望肢体功能

肢体功能的观察，对诊治骨与关节的损伤和疾患有重要意义。上肢要重点观察关节活动及手的功能，下肢要重点观察负重及行走功能，脊柱则要重点观察生理曲度及对称性，还要观察各种形式的关节活动情况，如有异常应观测其受限程度。如检查肩部损伤，上肢外展未达 90°，说明外展动作受限；屈肘上臂内收时，肘尖不能接近正中线，表明内收功能受限；不能自我梳发者，则外旋功能障碍；手背不能置于背部，为内旋功能障碍。如关节本身疾患，主动和被动运动均有障碍；神经性疾患引起肌肉瘫痪者，不能主动运动而被动运动一般良好。为精确地掌握肢体功能障碍的情况，除嘱其主动活动外，应结合摸诊、动诊和量诊进行检查，通过对比观察以测定其主动运动和被动运动的活动度。此即临床常用的"望、比、量、摸"综合检查。

三、测量

（一）关节运动检

1. 人体各关节功能活动范围

（1）颈部：中立位为面部向前，双眼平视。前屈 35°～45°，后伸 35°～45°，左右侧屈各 45°，左右旋转各 60°～80°。

（2）腰部：中立位为腰伸直自然体位。前屈 90°，后伸 30°，左右侧屈各 30°，左右旋转各 30°（固定骨盆，以两肩连线与骨盆横径的角度计算）。

（3）肩部：中立位为上臂下垂，前臂指向前方。前屈 90°，后伸 45°，外展 90°，内收 20°～40°，内旋 80°，外旋 30°，上举 90°。

（4）肘部：中立位为前臂伸直，掌心向前。屈曲140°，过伸 0°～10°，旋前（掌心向下）80°～90°，旋后（掌心向上）80°～90°。

（5）腕部：中立位为手与前臂成直线，掌心向下。背伸 35°～60°，掌屈 50°～60°，桡偏 25°～30°，尺偏 30°～40°。

（6）手背部：掌指关节屈曲 60°～90°，近侧指间关节屈曲 90°，远侧指间关节屈曲 60°～90°；手指外展或内收≥20°，拇指外展活动 50°～70°，拇指屈曲活动可达 20°～50°。

（7）髋部：中立位为髋关节伸直，髌骨向上。屈曲 145°，后伸 40°，外展 30°～45°，内收 20°～30°，内旋外旋各 40°～50°（屈曲膝关节）。

（8）膝部：中立位为膝关节伸直，髌骨向前。屈曲 130°～145°，过伸 5°～10°，内旋 10°，外旋 20°（屈曲膝关节）。

（9）踝足部：中立位为足与小腿呈 90°。背伸 20°～30°，跖屈 40°～50°。

2. 检查注意事项

关节功能活动范围检查法，也称为角度检查，是指各关节从中立位运动到各方位最大角度的范围。当肢体发生疾病或损伤时，其活动范围可发生变化，活动度减小或增大，呈现异常活动度，并出现相应的临床症状与体征变化。

(1)检查方法：最简单而实用的是目测法，即用肉眼观察患者的关节活动范围，估计其活动度数。比较准确的是用量角器测量法，即将双臂量角器的两臂贴近肢体轴线，测量该关节的活动范围；也可在 X 线上测量。

(2)记录方法：目前临床上通用的是中立位 0°法，即先确定各关节的中立位为 0°，记录从中立位至关节运动最大活动范围间的角度数。如肘关节完全伸直为 0°，完全屈曲为 140°。另外，根据病情需要可采用邻肢夹角法记录，即以关节相邻肢体所构成的夹角计算。如肘关节伸直为 180°，屈曲为 40°，则关节活动范围为 180°－40°＝140°。

(3)主动运动：活动范围因年龄、性别、体育锻炼情况而有所不同，应该注意各关节的运动方式及活动范围、相邻关节间的互相补偿与互相影响，常采用健侧对比法来判断是否正常。被动运动是与主动运动方向相一致的活动，通常比主动运动范围稍大。检查时主动为先，被动在后，记录并比较两者相差的度数，根据骨与关节的解剖结构、力学原理来推断病变所在部位。

(4)注意事项：在检查测量时应注意除外关节周围的附加活动，如测量盂肱关节活动，应固定肩胛骨；测量髋关节活动时，应固定骨盆等。还应注意正常人关节活动的范围差异，必要时要进行双侧关节活动的对比。关节运动受限时呈挛缩畸形，应测定其活动范围；关节丧失活动时即呈强直畸形，应记录其强直的角度。

(二)肢体力线、长度和周径测量

用带尺、量角器来测量肢体长度、周径及角度的方法称为量诊。早在《灵枢•经水》中就有度量的记载，《灵枢•骨度》则对骨的尺寸用等分法作为测量的依据，《仙授理伤续断秘方》也提出要"相度患处"。量诊至今为骨伤科临床所重视。

1. 力线测量

(1)正常上肢力线：肱骨头中心、桡骨头和尺骨头三点在一条直线上。

(2)正常下肢力线：由髂前上棘开始，通过髌骨中点，止于第1、第2趾间蹼。

2. 长度测量

(1)上肢长度：从肩峰至桡骨茎突(或中指尖)。

(2)上臂长度：肩峰至肱骨外上髁。

(3)前臂长度：肱骨外上髁至桡骨茎突。

(4)下肢长度：髂前上棘至内踝下缘或脐至内踝下缘(骨盆骨折或髋部病变时用之)。

(5)大腿长度：髂前上棘至膝关节内缘。

(6)小腿长度：膝关节内缘至内踝。

(7)躯干长度：自颅顶至尾骨下端。

3. 周径测量

两肢体取相应的同一水平测量，测量肿胀时取最肿处，测量肌萎缩时取肌腹部。如下肢常在髌上 10～15cm 处测量大腿周径，在小腿最粗处测定小腿周径等。通过肢体周径的测量，了解其肿胀程度或有无肌萎缩等。

4. 临床意义

(1)长于健侧：伤肢明显增长者，常为脱位的标志，多见于肩、髋等关节向前或向下脱位，也可见于骨折纵向分离移位等。

(2)短于健侧：伤在肢体，多系有短缩畸形之骨折；伤在关节，则因脱位而引起，如髋关节、肘关节之向后脱位等。

(3)粗于健侧：有畸形且量之较健侧显著增粗者，常见于骨折、关节脱位等重证。如无畸形而量之较健侧粗者，多系伤筋肿胀等。

(4)细于健侧：可为陈旧损伤而致筋肉萎缩，或有神经疾患而致肢体瘫痪。

(5)力线改变：常提示肢体因外伤骨折、脱位而出现畸形或存在先天性骨畸形。

5. 注意事项

(1)量诊前应注意有无先天畸形或陈旧性损伤，防止与新伤混淆。

(2)患肢与健肢需放在完全对称的位置上进行测量，以防有误差。

(3)定位要准确，可在起点与止点做好标记，带尺宜松紧适度。

(4)注重望诊、摸诊和运动检查的综合应用，以获得准确的临床资料与信息，利于临床治疗前后的评价。

第二节　闻诊

闻诊是通过医生的听觉和嗅觉，观察了解患者病情的轻重、病变的所在，提供辨证依据的诊察方法。骨伤科闻诊不仅包括凭听觉了解患者的语言、呼吸、咳嗽、呻吟啼哭声音，凭嗅觉了解患者呕吐物及伤口、大便或其他排泄物的气味等，从而获得的临床资料，而且要通过与触摸及运动检查相结合，或采取现代相关检测手段、仪器，来获得更多的信息，以准确判断骨关节有无异常的响声及摩擦音。临床上应注意，切忌刻意追求局部闻诊而加重患者的痛苦与损伤及注重各种闻诊声的鉴别。

一、一般闻诊

(一)听声音

呻吟表示有不适、疼痛或精神烦躁；大声呼叫、声短急促，多系剧烈疼痛；语音高亢、呼吸音粗大为实证、热证；发音低弱、少气懒语为虚证、寒证；病中叹息多因情志抑郁、肝气不舒；头部损伤、烦躁惊叫者，谨防颅内出血；胸部损伤、肋骨骨折者，声音低微、呼吸表浅，不敢咳嗽；严重创伤或手术失血过多，则声低语少而断续；若呻吟声弱、神昏妄语者属危候；小儿触及痛处，会突然哭闹或哭声骤然加剧。

(二)嗅气味

口气臭秽者，多属胃热或消化不良、口腔疾患；二便、痰液、脓液等气味恶臭、质地稠厚者，多属湿热或热毒；脓液稀薄、无臭，多为气血两亏或寒性脓肿。

二、局部闻诊

(一)听骨擦音

骨擦音是指无嵌插的完全性骨折，当摆动或触摸骨折的肢体时，两断端互相摩擦可发生响声或摩擦感，是骨折的特有体征之一。《伤科补要·接骨论治》中记载："骨若全断，动则辘辘有声。如骨损未断，动则无声。或有零星败骨在内，动则渐渐之声。"说明可从骨擦音的存在及性质来分析判断骨折的性质和程度。骨折经治疗后，骨擦音消失，表示骨折已接续。但应注意，骨擦音多数是触诊检查时偶然感觉到的或望畸形提示存在的，故不宜主动去寻找骨擦音，以免增加患者的痛苦与加重局部损伤。骨骺分离的骨擦音与骨折的性质相同，但较柔和。

(二)听骨传导音

可用于检查某些不易发现的长骨骨折，如股骨颈骨折、转子间骨折等，同时应结合其他体征进行综合分析。

(三)听入臼声

关节脱位在整复成功时，常能听到关节头入臼发出的"咔嗒"声响，表明关节已复位。《伤科补要·骨骱失》说："凡上骱时，骱内必有响声活动，其骱以上；若无响声活动者，其骱未上也。"当复位时听到此响声，应立刻停止拔伸牵引动作，以防拔牵太过增加肌肉、韧带及关节囊等软组织损伤。临证应注意某些较小关节的错缝或半脱位复位成功时，未必有响声或仅有细小的清脆声，如小儿桡骨头半脱位。

(四)听关节弹响声和摩擦音

关节疾患或部分筋伤在检查时可闻及特殊的摩擦音或弹响声。检查方法是术者一手置于患者关节部位，另一手握其关节远端活动关节，可听到或感触到明显或细小或粗糙的声音。如膝关节半月板损伤或关节内游离体，当关节屈伸旋转活动到某一角度，关节内可发出较清脆的弹响声；骨性关节炎多表现粗糙的关节摩擦音；慢性或亚急性关节疾患其音多柔和；而弹响髋患者可以有意识地做出弹响的动作。

(五)听肌腱与腱鞘的摩擦音

肌腱周围炎与屈指肌腱狭窄性腱鞘炎是筋伤常见病。前者好发于前臂的伸肌群、大腿的股四头肌和小腿的跟腱部，检查时常可听到一种好似捻干燥的头发样的"捻发音"。后者多发于手指部，当伸屈活动患指时闻及摩擦音甚或弹响声，是肥厚的肌腱通过狭窄的腱鞘时所致。

(六)听创伤皮下气肿音

当创伤后发现皮下组织有大小不相称的弥漫性肿起时，应检查有无皮下气肿。临床主要见于肋骨骨折后，断端刺破肺脏，空气渗入皮下组织而形成；开放性损伤合并气性坏疽感染时，可出现皮下气肿，且伤口常有奇臭的脓液；手术缝合时创口内残留空气，可在创口周围发生皮下气肿；行空气造影后，若气体溢出皮下也可出现。检查时将手指扇形分开，轻轻揉按患处即可感触到一种特殊的捻发音或捻发感。

(七)听啼哭声

检查小儿患者时，注意啼哭声的变化可以辨别受伤的部位。因小儿不会准确表达伤部病情，家长或陪伴者有时也难以提供可靠病史，所以在检查时摸到患肢某一部位，小儿啼哭或啼哭声加剧，则往往提示该处可能有损伤。

第三节　问诊

问诊在四诊中占有重要地位，是疾病诊断过程中的一个重要环节，是临床上必须具备的基本功。《四诊抉微》中说："问为审察病机之关键。"《景岳全书》写到问诊是"诊治之要领，临证之首务"，并创作"十问歌"，提出问诊的要领颇具规范性，迄今仍指导着临床实践。在问诊的过程中，应有目的地重点探问，围绕患者主诉，突出的症状、体征，深入查询其特点及可能发生的兼症，了解病情发展及诊治经过，以抓住主要矛盾，为判定病位、掌握病性及辨证治疗提供可靠的依据。在问诊时要讲究问诊技巧，拉近医患距离，认真听取患者对病情的诉说，切忌粗暴打断及给患者以暗示和误导，做到去伪存真。尤其是对于交通意外伤、涉及刑事纠纷患者，更应详问细查，全面真实地掌握问诊内容。

骨伤科问诊除按诊断学的一般原则和注意事项外，还需要结合骨伤科的特点，重点询问以下几个方面。

一、一般情况

了解患者的一般情况，如详细询问患者姓名、性别、年龄、职业、婚姻、民族、籍贯、住址、就诊日期、病历陈述者及联系方式等，建立完整的病案记录，既利于查阅、联系和随访，也利于流行病学调查研究，更利于医疗全程化服务、人性化管理。有些骨伤科疾病男女的发病率不同，如强直性脊柱炎多见于青年男性，先天性髋关节脱位多发于女孩；年龄对诊断治疗有重要意义，如肱骨髁上骨折多见于儿童，股骨颈骨折好发于老年人，骨性关节炎常发生于中老年人，先天性畸形在出生后或幼年即有所表现；某些疾患与职业工种有关，如长期伏案工作者易患颈椎病，搬运工等重体力劳动者易患有腰背肌筋膜炎，电器操作工易发生手外伤，运动员易发生肌肉拉伤；某些疾病的发生与地域有密切关系，如地方性骨关节病等。

二、发病情况

（一）主诉

主诉系指患者伤病发生后主要症状及发病时间。主诉可提示病变的性质并了解促使患者前来就医的原因。骨伤科患者的主诉内容主要包括疼痛（含麻木、酸胀等）、功能障碍（含瘫痪）、畸形（含肿物、错位、挛缩等）。明确损伤发病时间，利于初步判断是急性损伤或慢性劳损或其他疾患。记录主诉应简明扼要。

（二）发病过程

1. 伤势

应详细询问患者的发病情况和变化的急缓，受伤的过程，有无昏厥及昏迷时间的长短，其间有无再昏迷，有无出血及出血量，经过何种方法治疗，效果如何，目前症情怎样。一般而言，生活损伤较轻，工业损伤、农业损伤、交通损伤、战伤及自然灾害损伤较严重，且常为复合伤、开放伤或严重的挤压伤等。

2. 受伤情况

应询问受伤的原因及体位。伤因可有跌仆、闪挫、扭捩、坠堕、压轧等；受伤体位可有手掌、足跟、臀部、头部着地受伤，或弯腰时、后伸位时受伤，或肢体处于伸直位、屈曲位受伤等。分析受伤原因、体位与部位间的关系，可初步判断暴力的性质、强度、作用点及方向等，如伤者因高空作业坠落，足跟着地，则损伤可能发生在足跟脊柱或颅底。对无明显外伤史的患者，应考虑其为慢性劳损或其他骨病。

（三）伤处情况

1. 疼痛

详细询问疼痛的起始时间、部位、性质程度。应询问是剧痛、胀痛、酸痛还是麻木；是持续性还是间歇性痛；痛点固定不移或游走，有无放射痛，放射到何处；服止痛药后能否减轻；各种活动、气候变化、休息及昼夜与疼痛的关系等。伤病轻者则痛轻，重者则为剧痛；慢性劳损或宿伤为酸痛，骨折或韧带撕裂为锐痛，损伤感染化脓为跳痛，神经根病变可有烧灼痛和麻木感。骨肿瘤常在夜间痛，儿童髋关节结核常有"夜哭"，骨性关节炎常久行后痛重，腰椎管狭窄症多表现间歇性痛，腰椎间盘突出症疼痛多自腰部沿坐骨神经放射到踝、足外侧。临床还要注意上肢痛是否因颈部疾病引起，下肢痛是否与腰背、腹腔和盆腔的疾病有关，腰背痛也要考虑是否由内脏疾患引起。

2. 肿胀

询问肿胀出现的时间部位、范围、程度。一般损伤性疾患多是先痛后肿；感染性疾患常是先肿后痛，且有局部发热。如系肿物包块，应了解其出现的时间和增长速度等。

3. 肢体功能

有无功能障碍，功能障碍发生的时间及其程度。一般骨折或脱位，立即产生功能障碍；筋伤常是随肿胀加重而逐渐影响肢体功能活动。对合并有脊髓或周围神经损伤的脊柱骨折脱位者，要询问瘫痪症状是出现在受伤当时，还是经过搬动转运或院前处理之后，以便判断外伤性截瘫的真正原因和时间。

4. 畸形

肢体畸形多由骨与关节的破坏、移位、增生或软组织的断裂伤、挛缩、瘫痪所致。应详细询问畸形发生的时间及演变过程。外伤后可立即出现肢体畸形，也可经过几年后出现（如骨骺损伤引起的迟发性畸形）；若无外伤史者可考虑是先天性或发育性畸形或其他骨病等。

5. 创口

应询问创口形成的时间、污染情况、出血情况及处理经过，以及是否使用过破伤风抗毒血清等。

三、全身情况

（一）问寒热

恶寒与发热是骨伤科临床上的常见症状。除体温的高低外，还有患者的主观感觉。要询问寒热的程度和时间的关系，恶寒与发热是单独出现抑或并见。感染性疾病多为寒热并见；损伤初期发热属血瘀化热，中后期发热多是邪毒感染或虚损发热；骨关节结核有午后潮热；恶性骨肿瘤晚期可有持续性发热；颅脑损伤可引起高热抽搐等。

（二）问汗

问汗液的排泄情况，可了解脏腑气血津液的状况。自汗常见于损伤初期或手术后；盗汗多见于骨关节结核；邪毒感染者可出现大热大汗；而严重创伤或重度感染，可出现四肢厥冷、汗出如油的险象。

（三）问饮食

应询问饮食的时间、食欲、食量、味觉嗜好及饮水情况等，可了解脾胃功能与损伤的病程和轻重。尤其是腹部损伤者，应询问是发生于饱食后还是空腹时，以便估计腹腔污染程度。食欲不振或食后饱胀是胃纳呆滞的表现，多为伤后血瘀化热导致脾虚胃热或长期卧床体弱胃虚所致。

（四）问二便

对脊柱、骨盆、腹部损伤者或多发性复合性损伤者及老年伤病者，尤应询问大小便的次数、量、质颜色等。如伤后便秘或大便燥结，为瘀血内热；大便溏薄为阳气不足或伤后机体失调；小便滴沥难行为伤后湿热蕴结膀胱；若小便闭塞不通则提示严重外伤或脊柱骨折脱位合并截瘫，也可能是骨盆骨折合并膀胱或尿道破裂。

（五）问睡眠

伤后难以入睡，寐而多梦，易惊醒或彻夜不寐，多见于严重创伤，心烦内热恐惧；昏沉而嗜睡，呼之即醒，闭眼又睡，多属伤重气衰神疲；昏睡不醒或醒后再度昏睡，不省人事，常见于颅内损伤。

四、其他情况

(一)既往史

主要询问过去的疾病可能与目前的伤病有关的内容，应按发病的时间顺序，记录主要的病情经过，当时的诊断、治疗的情况，有无并发症或后遗症。如先天性斜颈、新生儿臂丛神经损伤，要了解有无难产或产伤史；对骨关节结核要了解有无肺结核病史。

(二)个人史

应询问患者从事的职业或工种的年限，劳动的性质、条件和常处体位，以及个人嗜好等。对妇女要询问经带胎产史等。

(三)家族史

询问家族内成员的健康状况。如已死亡，则应追询其死亡原因、年龄，以及有无可能影响后代的疾病。这对先天性畸形、类风湿关节炎、骨肿瘤等疾患的诊断具有重要意义。

(四)治疗经过

询问患者就诊前的治疗经过，效果如何，目前存在的主要问题是什么，在全面掌握病情的前提下，分析已做的处理是否妥当，从而明确诊断，确定采取何种治疗方案和方法，保证医疗质量。

第四节　切诊

骨伤科的切诊包括脉诊和触诊。脉诊主要是掌握机体内部气血、虚实、寒热等变化；触诊主要是诊查骨骼肌肉系统疾患之轻重浅深及损伤性质。

一、切脉

骨伤科疾病常见的脉象有以下几种。

(一)浮脉

新伤瘀肿、疼痛剧烈或兼有表证时多见；大出血及慢性劳损患者，出现浮脉时说明正气不足、虚象严重。

(二)沉脉

沉脉主病在里，骨伤科在内伤气血、腰脊损伤疼痛时常见。

(三)迟脉

主寒、主阳虚，在伤筋挛缩、瘀血凝滞等证中多见；迟而无力者，多见于损伤后气血不足、复感寒邪。

(四)数脉

数而有力者多为实热，虚数无力者多属虚热；浮数热在表，沉数热在里；虚细而数为阴亏，浮大而数为气虚。损伤发热及邪毒感染，脉数有力；损伤津涸，脉细数无力。

（五）滑脉

主痰饮、食滞。在胸部挫伤血实气壅时多见；妇女妊娠期常现此脉。

（六）涩脉

主气滞、血瘀、精血不足。涩而有力为实证，涩而无力为虚证。损伤血亏津少，不能濡润经络之虚证及气滞血瘀的实证多见。

（七）弦脉

主诸痛，主肝胆疾病、阴虚阳亢。在胸胁部损伤以及剧烈疼痛时多见，还常见于伴有高血压、动脉硬化等症的损伤患者。弦而有力者称为紧脉，多见于外感寒盛之腰痛。

（八）濡脉

虚损劳伤、气血不足、久病虚弱时多见。

（九）洪脉

主热证，损伤邪热内壅、热邪炽盛或伤后血瘀化热时多见。

（十）细脉

常见于损伤久病卧床体虚者或虚脱、休克患者。

（十一）芤脉

多见于损伤大出血后。

（十二）结、代脉

主脏腑衰弱，心气不足。多见于损伤疼痛剧烈、脉气不衔接或高能量损伤、内脏损伤者。

二、触诊（摸诊）

触诊，也称摸诊，是骨伤科临床检查的重要方法之一。通过医者以手对损伤局部或全身进行认真触摸，可帮助了解损伤的性质、程度，判断有无骨折、脱位或筋伤断裂，以及骨折、脱位的移位方向等。通过长期临床实践和积累的经验，结合其他检查获取的症状、体征，可在缺乏 X 线检查的情况下，对许多损伤性疾病做出比较准确的诊断。《医宗金鉴·正骨心法要旨》曰："以手扪之，自悉其情。""摸者，用手细细摸其所伤之处，或骨断、骨碎、骨歪、骨整、骨软、骨硬、筋强、筋柔、筋歪、筋正、筋断、筋走……以及表里虚实，并所患之新旧也。"阐明摸法的重要性及其使用方法。摸诊的用途极为广泛，临床检查特别重视对比，要求"望、比、量、摸"综合运用，与健肢对比，与正常人对比，与治疗前后情况对比，只有这样，才能正确分析判断触摸所获信息的临床意义。

（一）主要用途

1.摸压痛

根据压痛的部位、范围、程度来鉴别骨伤科疾病的性质种类和轻重缓急。直接压痛可能是局部有骨折或筋伤，而间接压痛（如纵轴叩击痛）常提示骨折的存在。长骨干完全骨折时，骨折部位多有环周压痛；斜形骨折时，压痛范围较横形骨折为广泛。筋伤者压痛面积较大、位置较浅表，骨病者压痛面积集中、位置较深；骨痛疽压痛多剧烈，骨关节痹证压痛多较轻。

若患者自觉疼痛广泛而无压痛者，则可能为神经反射痛，应查出其病灶所在。

2. 摸畸形

当望诊发现畸形时，通过揣摸，仔细检查骨和关节的形态变化，可以判断骨折和脱位的性质、移位方向以及呈现重叠、成角或旋转畸形等变化；对于骨先天性畸形等疾患的分析认识也具有重要价值。

3. 摸肤温

从局部皮肤冷热的程度，可以辨识是热证或寒证，及时了解患肢血运情况。热肿一般表示新伤或局部积瘀化热、感染，如开放性骨折感染、骨痈疽；冷肿表示寒性疾患，如骨关节结核；伤肢远端冰凉、麻木、动脉搏动减弱或消失，则表示血运障碍，如缺血性肌挛缩者。摸肤温时一般用手背测试最为适宜、准确，并与健侧对比。

4. 摸异常活动

在肢体没有关节处出现了类似关节的活动，或关节原来不能活动的方向出现了活动或原活动度加大，称为异常活动。多见于骨折或韧带断裂，也见于骨痈疽、骨痨、骨肿瘤发生病理骨折时，以及先天性胫骨假关节。但检查患者时不要主动寻找，以免增加患者的痛苦和加重局部的损伤。

5. 摸弹性固定

脱位的关节常保持在特殊的畸形位置上，在摸诊时肢体有轻度活动且有弹性阻力感，放松肢体后患肢又恢复到原来的畸形位置上，此即为弹性固定。这是关节脱位特征之一。

6. 摸肿块

首先应区别肿块的解剖层次是在骨骼还是在肌肉、肌腱等组织中，是骨性的或囊性的；还须触摸其大小、形态、硬度、移动性、边缘是否清楚等，以判断肿块的性质，如腱鞘囊肿、痛风性关节炎、骨肿瘤等。

(二)常用手法

1. 触摸法

以拇指或拇、示、中三指的指腹置于伤处，稍加按压之力，细细触摸。范围由远端逐渐移向伤处，用力大小视部位而定；轻摸皮、重摸骨、不轻不重摸筋肌，用心体验指下感觉，了解损伤和病变的确切部位，病损处有无畸形及摩擦征，皮肤温度、软硬度有无改变，有无波动感等。要求通过触摸做到心中有数，具备"手摸心会"的要领，以辨明伤病的局部情况。临床诊查时最先使用该法，在此基础上再根据情况选用其他手法。

2. 挤压法

用手掌或手指挤压患处上下、左右、前后，根据力的传导作用原理来诊断骨骼是否折断。如胸廓挤压痛可能有肋骨骨折；骨盆挤压痛常有骨盆骨折；挤压骨干两端或两侧出现疼痛多提示四肢骨折。此法有助于鉴别是骨折还是挫伤。但检查骨肿瘤或感染患者，不宜在局部过多或过于用力挤压。

3. 叩击法

以掌根或拳头对肢体远端的纵向叩击所产生的冲击力，来检查有无骨折的一种方法。检查股骨、胫腓骨骨折，可采用叩击足跟的方法；检查脊柱损伤时，可采用叩击头顶的方法。此外，检查四肢骨折是否愈合也常采用纵向叩击法。

4. 旋转屈伸法

一手握着关节部，另一手握住伤肢远端，做缓慢轻柔的旋转、屈伸及收展关节活动，以观察伤处和关节部有无疼痛、活动障碍及特殊声响等；结合问诊与望诊，推断骨或关节是否损伤。若关节部出现剧痛，提示有骨或关节的损伤；若关节内骨折者，可出现骨摩擦音。此外，患者主动的屈伸与旋转活动常与被动活动进行对比，以此作为测量关节活动功能的依据。

第五节 常见症状的辨证思路

辨证是中医学在长期实践中形成的独特方法，是中医学的特色之一，对骨伤科的诊断具有重要的指导意义。皮肉筋骨的损伤可伤及气血，引起脏腑经络功能紊乱，出现各种损伤内证。

一、疼痛

损伤疼痛是指外力伤害的刺激而引起的疼痛证候。

(一)病因病机

《素问·举痛论》："经脉流行不止，环周不休。寒气入经而稽迟，泣而不行，客于脉外则血少，客于脉中则气不通，故卒然而痛。"说明邪气入侵，经脉受损，气血凝滞，阻塞经络，故不通则痛。《素问·阴阳应象大论》："气伤痛，形伤肿。"气无形，病故痛；血有形，病故肿。伤气则气滞，伤血则血凝，气滞能使血凝，血凝能阻气行，所以损伤波及气血均可引起疼痛，只是程度不同而已。伤后正气受损，若兼久居湿地，或受风寒外邪侵袭，则可导致气机不得宣通而反复发作疼痛。如《素问·痹论》："风寒湿三气杂至，合而为痹也。其风气胜者为行痹，寒气胜者为痛痹，湿气胜者为著痹也。"

开放性损伤或伤后积瘀成痈，借伤成毒，邪毒深蕴于内，气血凝滞，经络阻塞，也可引起疼痛。

(二)辨证论治

必须详细询问病史，对引起疼痛的原因、疼痛的部位、疼痛的性质应该细辨。损伤早期，气血两伤，多肿痛并见，血瘀滞于肌表为青紫肿痛，故气滞血瘀常难于分开。无移位骨折与伤筋的疼痛也容易混淆，必须注意辨证。至中后期或陈伤，可分为气滞痛、瘀血痛、挟风寒湿痛和邪毒痛。

1. 气滞痛

气在脉络里行走，当气发生阻滞、气机不通的时候，经络就会胀满，气运行不畅，由此而产生疼痛。此类疼痛常有外伤史，如闪伤、凝伤、岔气、迸气。主要表现为胀痛，痛多走窜、弥散或痛无定处，甚则不能俯仰转侧，睡卧时翻身困难，咳嗽、呼吸、大便等屏气时，常引起疼痛加剧。治宜理气止痛，可用复原通气散。若痛在胸胁部者可用金铃子散加独圣散；若痛在胸腹腰部者，可用柴胡疏肝散。

2. 瘀血痛

临床上常把疼痛和瘀血联合起来诊断，以疼痛来判断有无瘀血，说明血瘀不通会导致疼痛的产生。气血周转于全身，正常状态下随着经络均匀、平稳地运行于全身，当出现瘀滞时将导致疼痛。此类常由跌打、碰撞、压轧等损伤引起。主要表现为疼痛固定于患处，刺痛拒按，局部多有青紫瘀斑或瘀血肿块，舌质紫黯，脉细而涩。治法活血祛瘀止痛，可选用四物止痛汤、和营止痛汤或定痛和血汤，并可外敷双柏散等。

3. 挟风寒湿痛

"气主煦之"，气的主要功能是温煦身体，如果气虚则身体的有些部位不能被温煦，由此受寒而导致经络蜷急并产生疼痛。此类常有伤后居住湿地或受风寒病史，起病缓慢，病程较长，常反复发作。局部酸痛重着，固定不移，屈伸不利或肌肤麻木不仁，遇阴雨天发作或加重，喜热畏冷，得热痛减，舌苔白腻。治法祛风散寒除湿、佐以活血化瘀，选用羌活胜湿汤、蠲痹汤或独活寄生汤加减，并施针灸按摩。

4. 邪毒痛

起病较急，多在伤后 3～5 日出现，局部疼痛逐渐增剧，多为跳痛、持续痛，并可见高热、恶寒、倦怠，病变部红肿、皮肤掀热，舌质红、苔黄，脉滑数。治法清热解毒、活血止痛，用五味消毒饮合桃仁四物汤。

二、肿胀

肿胀与损伤相关者多，是损伤导致血管破裂或血循环受到阻碍而出现的症状。《仙授理伤续断秘方》认为"凡肿，是血作"。《素问·阴阳应象大论》即有"形伤肿"之说。离经之血，透过撕裂的肌膜与深筋膜，溢于皮下，血行之道不得宣通，一时不能消散，即形成瘀肿。伤后日久，缺少锻炼，血行不畅，一旦瘀滞加重，亦作肿胀。慢性劳损，气血失畅，津液难以随气血周流，失于宣畅，凝聚于骨节而为痰湿，亦见肿胀。

（一）病因病机

1. 瘀阻气滞

肢体受暴力打击、碰撞及挤压等直接损伤，经脉破损，血溢脉外，积蓄于肌筋膜及关节之间。肿胀程度随损伤的轻重和受损部位的大小及出血量的多少而有所不同。

2. 津失输布

多见于伤后初期出现局部或肢体肿胀并逐渐加重，此类肿胀主要是损伤局部的炎性反应，导致炎性液体的渗出和反流受阻。

3. 气虚血滞

损伤后期，由于治疗过程中活动过少，血管舒缩功能紊乱，肢体低位时血液的回流受阻而出现肿胀。

（二）辨证论治

1. 瘀阻气滞

受损部位肿胀，痛处固定。如肿胀较重、肤色青紫者为新伤；肿胀较轻，青紫微黄色者，多为陈伤；大面积肿胀，青紫伴有黑色者，为严重的挤压伤，严重肿胀者可出现张力性水疱，舌质多紫黯，脉沉涩。治法活血消肿，方药续骨活血汤，同时可配合外敷活血散或消肿散。

2. 津失输布

伤部出现肿胀，且肿胀范围逐渐扩大，疼痛以局部为主，肿胀远端一般不出现明显疼痛，皮肤或稍红发热，舌质红苔黄腻，脉滑数。治法活血止痛凉血消肿，方药新伤续断汤合仙方活命饮加减，局部可用紫荆皮散外敷。

3. 气虚血滞

患肢持续性肿胀，肢体下垂则皮肤瘀紫，肿胀加重，按之可有凹陷，抬高患肢则肿胀减轻，舌质淡、脉沉细。治法健脾益气、活血消肿，方药参苓白术散加减。同时在医生指导下练功；抬高患肢。

三、瘀斑

瘀斑是机体血液溢出脉外渗透到肌肤的离经之血，是筋脉骨肉受损的直接反应。离经之血渗至皮下多需时日，故损伤初起可无瘀斑，而 1～2 日后瘀斑渐显现扩散，此并非病情进展的表现。气血旺盛或素体健康者，5～7 日后瘀斑转黄色而渐消退。有些损伤可从特定区域的瘀斑来判断内部的病情。

（一）病因病机

骨折、脱位和软组织损伤皆损及脉络，以至血液离经渗于筋膜之间，继而或由重力，或因组织松弛，瘀血外延至皮下而呈现瘀斑。颅骨损伤致颅内出血，据其瘀斑可判断损伤部位而为治疗依据。

（二）辨证论治

（1）头面瘀斑颅前窝骨折，如骨折线通过眶、上壁，出血进入眶内，可见眼睑和结膜下瘀斑，称为"熊猫眼"；颅中窝骨折累及颞骨或岩部，临床上见颞部软组织青肿或耳后瘀血斑；颅后窝骨折可在枕下部或乳突区出现皮下瘀斑；面部挫伤则在相应部位出现瘀斑。凡见上诉之症，应注意有无颅内损伤，颅内损伤多伴随神志改变征象。舌或暗，脉弦涩。治法活血通窍、化瘀消斑，方药通窍活血汤加味，局部可用正骨水或跌打万花油涂搽。颅内损伤参见相关内容。

（2）肢体瘀斑伤处肿胀，刺痛，有青紫或青中带黄瘀斑，局部压痛或无压痛，舌质红，脉涩。治法活血化瘀、行气消斑，方药血府逐瘀汤加味，局部用紫荆皮散或跌打万花油涂搽。

四、血证

凡损伤之后，血液妄行，从创口外溢，称为外出血。向内停积瘀颅腔、胸腔、腹腔、盆腔、髓腔之中，称之为内出血。向上出于眼、耳、口、鼻，向下出于二阴，称为九窍出血。腔道、九窍出血以及血瘀于皮内、肌腠之中者，均属于损伤血证。

（一）病因病机

损伤血证，包括出血、瘀血、血虚三部分。

1. 损伤出血

伤后内外出血，均是血脉破损所致，为损伤之最常见证候。出血量大者，常危及患者生命，应特别注意。锐器损伤（如金刃、弹片等损伤）造成血管断裂，此种损伤，常为开放性，若伤及主要血管，出血势猛、量多，危害性甚大，需立即止血；钝性暴力伤，包括高坠、棍棒打击、重物挤压、车轮压轧等，常致脉络破裂，弥散性出血，出血可能是开放性的，也可能是闭合性的。有时外观出血较轻，但内出血却甚重，这种潜在的危险，应引起警惕。

（1）创口出血：即外出血，包括阳络、阴络、细络出血三种。阳络出血（即动脉出血），血色鲜红，来势凶猛，喷射而出，出血量大，如不及时止血，可造成死亡，如《血证论•跌打血》所说"如流血不止者，恐其血泻尽，则气散而死"，又说"去血过多，心神不附，则烦躁而死"；阴络出血（即静脉出血），血黯红，平流而出，来势稍缓，但长时不止，危害亦大，不可不慎；细络出血（即毛细血管出血），来势较缓，慢慢从组织或脏腑器官中渗透而出，若大面积、广泛细络出血，亦有一定的危害性，亦应注意。

（2）眼、耳、口、鼻出血：多为头部内伤颅骨骨折所致。如为颅前窝骨折，可出现白珠瘀血或血灌瞳神，称为"目衄"，眼眶周围青紫、水肿，脑脊液鼻漏，流泪畏光，头目胀痛欲裂；颅中窝骨折，可出现外耳道出血，称为"耳衄"，脑脊液耳漏；颅后窝骨折，可见Battle征（即骨折累及颞岩部后外侧时，多在伤后1～2日出现乳突部皮下瘀血斑）。若耳鼻中出血或流出血性脑脊液，称为"脑衄"。

（3）咯血：胸部内伤，肺部络脉破裂，形成内出血，咳嗽唾痰时，痰中带血。

（4）吐血：上腹部损伤，伤及脾胃，腹中满胀、疼痛剧烈，不得俯仰、呕吐出血、夹有食物残渣，血色多紫黯、乌黑成块，也可吐出鲜血，则说明内出血量多势急。

（5）便血：腹内损伤，伤及肠胃，可出现大便出血。先便后血为远血，多为胃肠道上部出血；先血后便为近血，多为直肠、肛门出血。远血之粪便为乌黑油亮(柏油样便)；近血之粪便，多为鲜血，血多在粪便周围或表面。

(6)尿血：伤及肾、膀胱，尿中带血或为血性尿，视所伤部位不同，患者或有腰痛，下腹部疼痛等症。

2. 损伤瘀血

一切外伤引起内出血者，血液滞留于脏腑、腔道、筋膜、肌腠等组织之间未能外出者均称为瘀血。瘀血又有蓄血、留血、恶血、败血、贼血之称。如《灵枢·邪气脏腑病形》所说"有所堕坠，恶血留内"。内伤瘀血多蓄积于颅腔、胸腔、腹腔、盆腔，或停于头项间，或留于胸胁内，或在肠胃道中，引致各种病变。

(1)颅脑瘀血：多因头颅部受暴力打击、碰撞挤压等直接暴力损伤所致，也可因高处堕坠或"挥鞭"等间接暴力引起。

(2)胸胁瘀血：暴力撞击挤压或用力负重所致之胸胁部损伤等均可造成胸胁蓄血。

(3)腹部瘀血：常因腹部受直接暴力引起，如撞击、足踢等，也可因脊柱或骨盆损伤出血导致瘀血。

3. 损伤血虚

引起损伤血虚的各种因素是互相关联的，如脾不生血，出血过多或久病，均可引起肝肾不足；肝肾不足，也可导致脾不生血。出血过多或久病，则是血虚为主要因素。

(1)出血过多：伤后大出血或出血时间较长，或内出血未能及时发现等。

(2)伤久血虚：损伤较重，久病不愈，伤血耗气，加之瘀血发热，热烁津枯。血本阴精，精液枯竭，血随津枯而成血虚。

(3)肝肾不足：肝藏血，肾藏精，损伤之后，多易波及肝肾，肝气不舒，气血不调，血不归肝。肾气不足，精髓亏虚，肾火衰弱，气化无权，血无从生，必然血虚。

(4)脾不生血：脾胃为后天之本，气血之源，损伤之后脾胃受扰，胃纳欠佳，脾胃运化失常，气血滋生减少，亦可血虚。

(二)辨证论治

1. 损伤出血

无论何种出血，均为内伤重症。出血量多时，数盅盈碗，患者表现面白神呆、口唇爪甲苍白、气弱体倦、脉细数或细微或洪大中空。甚见目合口张、手撒肢冷、汗出淋漓、脉微欲绝等，此乃气随血脱之危象。

(1)止血：外伤出血，病发骤然，尚无外邪内侵。此种出血当迅速制止，正如《血证论·创血》所说创伤出血："既无偏阴偏阳之病，故一味止血为要，止得一分血，则保得一分命。"这是对急性损伤出血十分正确的认识。

(2)药物止血：主要用于各部内伤出血或作为急救止血法的补充。

①气虚血脱：伤后出血，手撒口张，汗出如油，脉象微弱者，此气将随血脱之象，当急补气以摄血。方选益气摄血汤或大剂独参汤。

②虚寒出血：伤后出血，四肢厥冷，脉沉细无力，此血虚阳气不能达于四末当回阳救逆或温经散寒止血。方选四逆汤、黄土汤。用于脾肾虚寒和吐血、衄血，便血之阳虚证，以之温阳、散寒、止血。为加强止血作用可在上述方内酌加仙鹤草、三七、艾叶、百草霜、蒲黄等。

③血热妄行：《血证论·卷七》云："心为君火，化生血液……火升故血升，火降则血降也。知血生于火，火主于心，则知泻心即是泻火，泻火即是止血。"《血证伦·吐血》云："血之为物，热则行，冷则凝，见黑即止，遇寒亦止。"急性大出血"多属翻天覆地之象"，属热、属实者居多，故血热妄行之出血，当凉血止血。方选如清热地黄汤，用于上部诸窍出血，以水牛角、生地、牡丹皮凉血止血，赤芍止血兼化瘀，以防寒凉太过，形成宿血；四生丸，鲜

荷叶、鲜艾叶、鲜侧柏、鲜生地等，治肺、胃伤后之吐血、咯血；槐花散，槐花、侧柏、荆芥凉血止血，枳壳开理肺气，肺与大肠相表里，肺气开则腑气通畅，气调则血调，故用于肠道出血；小蓟饮子，用于尿路出血。

2. 损伤瘀血

(1)颅脑瘀血：常见头昏头痛，"昏迷目闭，少时或明"，或清醒后再昏厥，恶心呕吐，烦躁不安。若神志清醒者，常感头痛甚剧，有如锥刺、刀劈，有如石压，目睛发胀，睡卧不宁；若昏不识人，为危重之象。治以启闭开窍、活血化瘀、升清降浊之法。通窍开闭法用于昏迷不醒之气闭患者，首先立即灌服苏合香丸，醒后改用夺命丸、黎洞丸；如气闭昏厥抽搐者，用安宫牛黄丸、至宝丹；如伴有中枢性高热痉厥等症者，用神犀丹、紫雪丹等。若有中间清醒期及定位症状者，应争取早期手术治疗。

(2)胸胁瘀血：临床表现为呼吸困难、气紧、气促，口唇发绀，不能平卧，胸部疼痛(为刺痛或胀痛)，咳嗽、呼吸震痛，触压痛，局部丰满；叩诊为浊音或实音呼吸音减低，语颤减弱，可有日晡发热、食欲下降等症状。治以疏肝理气、活血化瘀之法，方如血府逐瘀汤，适用于胸部内伤瘀血或头、胸腹部内伤，瘀血发热疼痛；复元活血汤，适应证同血府逐瘀汤，偏重于跌打损伤瘀留胁下，痛不可忍者。积血多者，争取时机在12~24h内抽出或引流。

(3)腹部瘀血：临床常见表现是：

①腹痛：如脾胃瘀血，多为上腹疼痛，痛引肩、颈或胸痛彻背，可见大便色黑，此为远血；损伤肠道，引起阵发性腹痛，可见便血，多为鲜血，称为近血，此为肠道下部损伤，疼痛多在少腹或向会阴部放散。瘀血甚重者，腹胀、腹硬、压痛、叩痛、反跳痛，可出现血虚、血脱危象。

②恶心呕吐：腹中瘀血，肝胃不和。清气不升，浊阴不降，发为呕吐，吐出物可有乌血块。

③便血：伤及胃肠引起便血。下焦出血，常为腹内瘀血的证候。

④腹胀：瘀血积久，气滞不顺，肠鸣减弱，秽浊之气不降，积于腹中如胀如满，有的患者腹大如鼓，胀痛难忍，大便秘结，脉象多虚数无力。治疗当以活血祛瘀、行气通利、攻下逐瘀为主，膈下瘀血者用膈下逐瘀汤，有活血逐瘀、调气疏肝之效；少腹瘀血者用桃仁承气汤、鸡鸣散、少腹逐瘀汤；腹部瘀血者用攻下逐瘀法，多用硝、黄、枳、朴等峻泻耗气之品，故对素体虚弱、老年、妇女月经过多者慎用，或在药量、剂型上加以调整，或效王好古的"虚人不可下，四物加山甲"的范例，采用攻补兼施，寓攻于补之法。妇女妊娠期间，因伤瘀血者，一般禁用攻下逐瘀法及其方药。

3. 损伤血虚

血少气亦弱，故其脉象多浮芤或缓小，或沉细略数，身无热或有微热，神志清楚，常有头昏头闷痛，眼目生花(或视物模糊，或眼前发黑)，面色苍白，舌质淡白无华，心悸气短，少气懒言，喜静少动，倦卧嗜睡等症。损伤之时，若心慌心累、肢冷汗出、六脉微细者，为气随血脱，气不摄血之重症；若汗出如雨、知觉丧失、口张手撒、二便失禁、神志不清脉浮大无根者，为气血虚极，阴阳离绝之证。按虚则补之的法则，结合病因立法施治，用补脾以生血，或养血以润肝，或益肾以生髓，或补气以养血，或益气以固脱，或滋阴以泻火，随证治之。

(1)益气固脱法：用于气虚血脱、脉微欲绝之证，方选独参汤、生脉散。

(2)补气养血法：用于气血俱虚、精血亏损者，方选八珍汤。

(3)补脾生血法：用于伤后脾胃虚弱、胃纳不佳、饮食减少者，方选归脾汤(丸)或补中益气汤。

(4)养血调肝法：用于肝阴不足、阴血亏损之证，方选益肝煎。本方为养血调肝名方，对于肝肾阴虚，肝之疏泄条达失常，以致肝气横逆、胁肋疼痛之证有较好疗效。

(5)益肾生精法：用于肾精不足、肾阴亏虚，方选六味地黄丸。

(6)滋阴泻火法：用于血虚生热、阴虚阳浮、虚火妄动、骨蒸潮热、日晡发热、盗汗、面红耳鸣、多梦等症，方选大补阴丸、八味知柏地黄丸或八珍汤加丹皮、麦冬、五味子、肉桂、骨碎补。

五、发热

伤后发热主要是指受伤积瘀或感受邪毒而生热，体温超过正常范围者。

(一)病因病机

1. 瘀血热

伤后脉络破裂，离经之血瘀滞于体腔、管道、皮下、肌腠之中，气血壅遏不通，郁而发热。

2. 邪毒热

皮肤破损后，若污浊之物染触伤口而致外邪侵入机体，可产生发热；或因伤后气滞血凝，经络壅塞，积瘀成痈而发热。如创伤感染、开放性骨折感染、血肿感染引起的发热，破伤风、气性坏疽等引起的发热，均属于邪毒热范围。

3. 血虚热

若外伤以及血证时出血过多或长期慢性失血，而致阴血亏虚，阴不制阳，虚阳外越而成血虚发热。

(二)辨证论治

1. 瘀血热

一般在伤后 24 小时后出现，体温常在 38～39℃，无恶寒，并有心烦、夜寐不宁、不思饮食、口渴、口苦等证候，舌质红有瘀点、舌底静脉迂曲、颜色紫黯，苔白厚或黄腻，脉多弦数、浮数或滑数。损伤轻者，热度低，可持续 1 周左右；损伤重者，发热较高，可持续 1～2 周。瘀血热亦可出现自觉发热而体温不高或脉证不一致的现象，如《金匮要略》所说："病者如热状，烦满，口干燥而渴，其脉反无热，此为阴伏，是瘀血也。"对新伤瘀血发热，并有局部肿胀、疼痛、皮肤瘀斑者，治宜祛瘀活血为主，瘀去则热自清，用肢伤一方加牡丹皮、栀子；对伤后瘀积发热，热邪迫血妄行而有咯血、呕血、尿血者，治宜清热凉血祛瘀，可选用犀角地黄汤、小蓟饮子或圣愈汤；对瘀血积于阳明之腑的实热证者，有胸腹满痛、大便秘结等，治宜攻下逐瘀泻热，用桃仁承气汤；对瘀血积于胸胁，证见两胁胀痛呼吸不舒者，为肝经瘀血，治宜祛瘀活血、疏肝清热，用丹栀逍遥散。

2. 邪毒热

初起证见发热、恶寒、头痛、全身不适，苔白微黄、脉浮数者，治宜疏风清热解毒，用银翘散；如病势进一步发展，毒邪壅于肌肤积瘀成脓者，见局部掀红、肿胀、灼热、疼痛，治宜清热解毒消肿溃坚，用仙方活命饮；若脓肿穿溃，流出黄白色稠脓，伴有全身发热恶寒、头痛、周身不适等症时，用透脓散；若伤部疼痛日益剧烈，体温较高，口渴、大汗、烦躁，苔黄脉洪大者，为阳盛实热证，治宜清热解毒泻火，用黄连解毒汤或五味消毒饮加味；若有大便秘结的实热证，可用内疏黄连汤或栀子金花丸；若身热滞留，一身重痛，口渴不欲饮，胸脘满闷，呕恶便溏，苔黄腻，脉滑数或濡数，治宜清泻湿毒，用龙胆泻肝汤；若热入营血，出现高热、神昏谵语，夜间尤甚，烦躁不安、夜卧不宁或出现斑疹，舌质红绛或紫黯、脉细数或滑数者，治宜清营凉血，用犀角地黄汤合化斑汤或用安宫牛黄丸清热开窍。若毒邪壅聚于脏腑，见胸胁疼痛日趋加剧，腹痛胀满，拘急拒按，腹壁板硬，身热较甚，恶心、呕吐，苔黄燥或黄腻、脉洪数或滑数者，宜注意与急腹症相鉴别；若火毒攻心，则烦躁不安、神昏谵语。若火毒伤肝，则胁痛发黄，甚则痉挛抽搐。若火毒伤脾胃，则烦渴、嗳气、腹胀、肠鸣、胃纳差。若火毒伤肾，则尿黄、尿少、尿闭、腰痛，治疗时可结合本病辨证论治。

3. 血虚热

一般有出血过多的病史，常有头晕目眩、视物模糊，或时有眼发黑，或眼前冒金花，头闷痛，肢体麻木，喜热畏寒、得热则减，日晡发热、倦怠喜卧、面色无华，脉虚细或芤等症候，治宜补气养血，用加味四物汤或当归补血汤；若血虚阳浮，精髓亏耗而发热者，可滋阴潜阳，用大补阴丸；若伤后血虚兼有遍身作痒搔抓不停之症，此乃血虚不能养营肌肤，血虚生风所致，治宜养血祛风，用四物汤加首乌、蝉蜕、防风等。

六、便秘

便秘是指排便间隔时间延长，或间隔时间不长但粪质干结，排出艰难或有便意而排便困难。损伤较重，常可出现便秘。脊柱损伤者，便秘尤其多见。

(一)病因病机

1. 瘀血蓄结

胸、腹、脊柱、骨盆等损伤，瘀血蓄积腹中，由于血瘀气滞，肠道传导功能失常，而致便秘。

2. 血虚肠燥

伤后失血过多或亡血，或伤久阴液耗损，血虚肠燥，而致便秘。

3. 热盛津枯

伤后反复发热，出汗，津液干枯，而致便秘。

4. 气虚失运

损伤后期，气血大衰，中气不足，脾胃运化无权，肠道传导功能衰退，致成便秘。

(二)辨证论治

1. 瘀血蓄结

胸、腹、脊柱等损伤，伤后腹满腹胀、腹中坚实、疼痛拒按、按之痛甚，舌质红、苔黄厚而腻。治宜攻下逐瘀，伤在脊柱、胸部，用鸡鸣散；伤在骨盆、腹部，用桃仁承气汤；伤在四肢，用当归导滞汤。还可用番泻叶 3～6g 泡饮，有良好的泻下作用。若腹中虚寒，停聚瘀血，用大黄等药，其血不下，反加腹膈胀满，喘促短气者，此因寒药凝滞不行，可用肉桂、木香为末，热酒冲服，瘀血自下。

2. 血虚肠燥

伤后内外出血过多，血虚阴亏，不能滋润大肠，常有头晕目眩、心悸气短、面色白，唇淡苔薄，脉沉细弱等表现。治宜养血润燥，用润肠丸或五仁丸。

3. 热盛津枯

伤后常多发热，热烁津耗，阴液亏损；或因伤后卫气不固，自汗盗汗，汗出过多，亦伤津液。常有口渴唇燥，舌苔黄燥，脉洪或滑数等症。治宜清热润肠，用增液承气汤。

4. 气虚失运

久病气虚，或损伤后期，正气虚衰，中气不足，脾胃运化无权，表现为食欲不佳、胃纳甚少、精神倦怠、多卧少动，大便并不干结、便意甚弱、排便努挣乏力，甚至汗出短气、面色白，苔白质淡，脉细而弱。治宜益气升阳，用补中益气汤加麻仁、白蜜、郁李仁等。亦可用推拿疗法，在腹部由上向下按推，反复进行。能促进肠道运行，增进脾胃运化。

七、腹胀

正常人胃肠道内存在 100～150mL 的气体，分布于胃及结肠部位。当损伤后，胃肠道内存在过量的气体时，即可出现腹胀。《素问·缪刺论》说："人有所堕坠，恶血留内，腹中满胀，不得前后，先饮利药。"所说的满胀就是指损伤腹胀。

（一）病因病机

1. 瘀血内蓄

脊柱骨折脱位、骨盆骨折时，瘀血停蓄于腹后壁，腹部挫伤，肝、胃、脾、肠出血，血蓄腹腔之中或肠道之内。不论腹中蓄血还是腹后壁瘀血，遏久生热产气，浊气积聚，腑气不通，则发为腹胀。

2. 肝脾气滞

肝气宜舒不宜郁，脾气宜运不宜滞。损伤肝脾，致使两经气滞郁结，脏腑功能紊乱。脏以藏为正，腑以通为顺。伤后脏腑气机逆乱，升降失常，清浊不分，致脏不能藏谷纳新，腑不能推陈去腐。久之，气滞则壅，气壅则胀。

3. 脾虚气弱

内伤之后，气血耗损，阴血亏耗，元阳亦伤。脾胃之气需肾阳温煦，若平素脾胃健运乏力，加之伤后出血、瘀血，或过用寒凉、滋腻药物克伐脾胃，运化无权，可致腹胀。

（二）辨证论治

1. 瘀血内蓄

瘀血腹胀，多在伤后1～2日逐渐发生，症见腹胀满，伤处疼痛难忍，大便不通，舌红，苔黄干，脉数。治宜攻下逐瘀，对腰伤瘀停腹后壁者，用桃仁承气汤；对瘀停腹中者，用鸡鸣散合失笑散。若腹腔或后腹膜大出血，可见腹胀（参见损伤出血）或脏腑破裂时，腹部胀痛欲死，呕吐，发热，烦躁，不能屈伸，不能转侧，腹壁板硬，腹部压痛、反跳痛，后期可腹大如鼓，甚则危及生命，应速请专科会诊。

2. 肝脾气滞

若胸腹挫伤后，肝脾气滞，症见胸胁疼痛，腹胀满痛，入夜痛甚，嗳气，大便不通，舌暗苔白，脉弦。治宜理气消滞，不宜峻泻猛攻或一味用破散之剂，因伤后气机已乱，脾胃运化已弱，中气不足，肝木乘之，若再攻伐，则虚者愈虚，滞者愈滞，反添其胀，选用柴胡疏肝散。

3. 脾虚气弱

症见腹胀喜按，按之则舒，面色萎黄，四肢无力，饮食减少，大便溏软，舌淡，脉虚细。治宜健脾和胃、兼益中气，可选用香砂六君子汤、补中益气汤、归脾汤。

八、癃闭

伤后癃闭是指排尿困难，甚至小便闭塞不通的一种证候。小便不畅，点滴短少，病势较缓者称为癃；小便闭塞不通，欲解不得，病势危重者称为闭。《类证治裁》说："闭者，小便不通，癃者，小便不利。""闭则点滴难通……癃为滴沥不爽。"临床上一般合称为癃闭。

（一）病因病机

健康成人，每24小时排尿量在1000～2000mL，白天多于夜晚1倍以上。当人体受到较重损伤之后，常常出现尿量异常、少尿、无尿或排尿困难。

1. 经络瘀滞

如严重外伤或脊柱骨折脱位合并截瘫，瘀血遏阻于经脉之间，致经络闭阻，膀胱气化功能障碍，使窍隧不通，而产生癃闭。

2. 尿路破损

骨盆骨折合并膀胱破裂、尿道破裂损伤后，可造成癃闭。

3. 津液亏损

伤后出血量多或者疼痛剧烈，精神紧张，大汗淋漓，阴液大耗，化水之源枯竭，水道通调不利，不能下输膀胱。

4. 下焦湿热

损伤之后，湿热秽浊之邪蕴结膀胱或逆行感染，酿成湿热，湿热阻遏膀胱，致使气化失常，小便滴沥难行。故隋代巢元方《诸病源候论·小便不通候》云："热入于胞，热气大盛，故结湿，令小便不通，小腹胀满气急。"

(二)辨证论治

癃闭的临床表现主要是小便点滴而下或点滴全无，少腹胀或不胀。严重者常神志呆滞，甚或昏厥，面色苍白，肢体厥冷，脉象细数；或有恶心呕吐，腹胀腹泻，头目晕眩；或心悸怔忡，喘促；或四肢肿满，身重无力等，甚则视物模糊，循衣摸床，昏迷抽搐。

1. 经络瘀滞

伤后腹胀满，烦躁、渴不思饮，漱水不欲咽，小便不利，脉细或涩。治宜逐瘀利水、活血通闭，用代抵当丸。对脊柱骨折脱位合并截瘫的癃闭可结合本病辨证论治。

2. 膀胱破裂

尿液流入腹腔者，可有腹膜刺激征；若尿道破裂，有膀胱膨胀排尿困难、会阴部血肿及尿外渗等症。宜请专科会诊处理。

3. 津液亏损

汗出，亡血，渴而能饮，口咽干燥。治宜补气生津，用生脉散。

4. 下焦湿热

小便不通者，或滴沥尿少，小腹胀满；或热赤尿血。治宜清利湿热、通利小便，用八正散或小蓟饮子。

九、眩晕

目视昏花为眩，头觉旋转为晕，伤后两者并见为损伤眩晕。轻者闭目即止，重者如坐车船，旋转不定，不能站立，或伴有恶心、呕吐、汗出，甚则扑倒等症状。常见于颅脑损伤、损伤性贫血、颈椎病等。

(一)病因病机

1. 肝阳上扰

损伤后瘀血、败血归肝，瘀滞化火使肝阴暗耗，风阳升动，上扰清空，出现眩晕。多见于头部损伤患者。

2. 气血虚亏

《伤科汇纂·眩晕》指出："若仆时晕倒在地，此气逆血晕也。"说明损伤眩晕与气血有关。若伤后耗伤气血或失血之后，虚而不复，以致气血两虚，气虚清阳不展，血虚则脑失所养，可致眩晕。

3. 肾精不足

肾为先天之本，藏精生髓。若先天不足，复感外邪而发病，引起慢性腰腿痛、骨髓炎、骨结核等，能使肾精亏耗。而脑为髓之海，髓海不足，则可发生眩晕。

(二)辨证论治

临床表现为自觉如坐车船，摇晃不定。轻者闭目后减轻，或发作一时渐渐中止，重者伴有恶心、呕吐、汗出，甚则昏倒等症。

1. 肝阳上扰

晕痛并见，每因烦劳、恼怒而增剧，甚则扑倒，面色潮红，性情急躁易怒，肢麻震颤，少寐多梦，泛泛欲吐，胃纳差，口苦，舌红，苔黄，脉弦数。治宜平肝潜阳，祛瘀清火，用天麻钩藤饮加减。

2. 气血虚亏

眩晕每以劳累后即发，或动则加剧，面色㿠白，唇甲无华，发色不泽，心悸失眠，神疲倦怠，纳差，舌质淡，脉细弱。治宜补气养血，用八珍汤加减。

3. 肾精不足

眩晕日久不愈，健忘，神疲乏力，腰膝酸软，遗精耳鸣，两目干涩。偏肾阳虚者，四肢不温，舌质淡，脉沉细，治宜补肾助阳，用右归丸；偏肾阴虚者，五心烦热，舌质红，脉弦细，治宜补肾滋阴，用左归丸。

十、麻木

内伤麻木是指伤后肢体或局部触觉、痛觉和温觉障碍。一般麻为轻，而木较重。麻是肌肤不仁，但尤觉气微流行；木则痛痒不知，真气不能运及。故麻木虽然同称，而程度上却有轻重之分。《杂病源流犀烛·麻木源流》说："麻木，风虚病亦兼寒湿痰血病也。麻非痒非痛，肌肉之内，如千万小虫乱行，或遍身淫淫如虫行有声之状，按之不止，搔之愈甚，有如麻之状。木，不痒不痛，自己肌肉如人肌肉，按之不知，掐之不觉，有如木之厚。"

麻木常见于各种损伤后期，或并发于各种劳损之时，其中以颈腰部劳损时尤为多见，亦可见于脊髓损伤、周围神经损伤或受压等疾患。

(一)病因病机

1. 经脉瘀阻

骨折脱位、挫扭闪等各种损伤，静脉受累，瘀血内积，或失于治疗，或治不得法，陈伤残留，瘀血未能散尽，停滞凝结，阻遏经脉，经脉不通，肢体失于气血濡养而成麻木。此外经脉受压如腰椎间盘突出症，可发生下肢麻木。

2. 气虚麻木

气有温肌、熏肤、充身、泽毛的作用，损伤失血过多，没能及时恢复，耗血损气；或长期卧床，久卧伤气；或体弱多病，脾胃素虚，劳累过度，耗气伤血，均可使肢体失于濡养而发生麻木。《景岳全书·非风》说："气虚则麻。"《素问·逆调论》说："荣气虚则不仁，卫气虚则不用，荣卫俱虚，则不仁且不用。"

3. 血虚麻木

血有濡养之作用，内而五脏六腑，外而四肢百骸，均赖血的濡养。损伤或产后失血过多，血无以继；过劳伤肾，肾气衰惫，肾水不足以滋血；伤后过用攻伐之品，脾胃亏损，水谷精微不足以生血，均可导致血虚不能濡润肌肤而为麻木。

4. 督脉、经脉损伤

脊柱骨折脱位，造成循脊柱走行之督脉损伤受压或离断而致。督脉为总督全身十二经之脉，外联四肢皮肤、内络脏腑器官，一旦受伤离断，轻则肢体麻木不仁，重则肢体不用，甚至半身不遂或发为瘫痪。若周围经筋断裂，则所循行的肢体产生麻木。

(二)辨证论治

1. 经脉瘀阻

肌肤作麻作木，局部可有肿胀、瘀斑，肢体关节活动不利，若累及经脉，则沿经脉走行部位麻木，舌质紫黯，脉弦涩。治宜逐瘀通络，颈肩及上肢麻木者可用舒筋丸，腰以下麻木者可用活络效灵丹加减。

2. 气虚麻木

肌肤麻木，短气懒言，面色㿠白，遇劳加剧，并有昼重夜轻的特点，舌淡白，脉细。治宜补气温阳，肺脾气虚方选补中益气汤，肾气不足方选养和汤加减。

3. 血虚麻木

麻木时作时止，夜间尤甚，伴头晕目眩、视物昏花，舌淡、脉涩。治宜补益气血，方选人参养荣汤。

4. 督脉、经脉损伤

损伤平面以下肢体麻木、失用，涉及足太阳膀胱经可能出现排尿功能失常，涉及手阳明大肠经可能出现大便功能障碍，并有腹胀、发热经脉损伤则所循行部位的肢体发生麻木。治宜活血祛瘀、补阳通络，方选活血祛瘀汤加味。后期补肝肾、温经络，可用补肾壮阳汤。

十一、肌萎

肌萎是指伤后肢体筋脉弛缓，筋骨痿废不用、肌肉瘦削无力、运动功能障碍而言。《景岳全书·痿症》认为肌萎是由于"元气败伤，则精虚不能灌溉，血虚不能营养"，以致筋骨痿废不用所致。肌萎在骨伤科中类似西医学的神经损伤、脊柱骨折脱位的脊髓断裂所呈现的症状。

(一)病因病机

1. 经络瘀阻

伤后积瘀或陈伤瘀血未散、经脉闭阻，或经脉遭受震荡、经脉失畅，或骨折脱位筋脉受牵、压迫、挫伤，或因外固定压迫经脉，导致经脉功能障碍而成肌萎。

2. 气血亏虚

损伤出血过多，耗血损气，或久病体虚，或脾胃素虚，脾胃受纳运化功能失常，津液气血之源不足，肌肉筋脉失养，而产生肌萎。

3. 筋骨不用

筋骨关节，以刚为用，以柔为顺，以用为常。若伤后固定时间过长，或长期卧床，或缺乏功能锻炼，筋骨不用，久之则关节不利，肌筋失用，大肉羸瘦，运动功能障碍。

4. 督脉、经脉损伤

脊柱骨折脱位而致脊髓(督脉)损伤，气血阻滞。督脉总督周身之阳经，经脉不通，真阴之气不能运行于诸经，出现肢体麻木无知觉、不能活动，日久则产生本病。若伤后周围神经断裂，荣卫不行，则可产生肌萎。

(二)辨证论治

1. 经脉瘀阻

肢体损伤、疼痛，局部肿胀瘀斑明显，举手握拳无力，不能抬腿动足，关节不利，常伴肢体麻木不仁，舌质紫黯，脉弦涩。治宜活血祛瘀，方选桃红四物汤加减三棱、莪术、地龙之类。若因骨折、脱位所致，则应及时复位，因外固定所致者应及时调整外固定；经脉震荡者则应卧床治疗及辨证论治。

2. 气血亏虚

久病体虚或脾胃素虚，胃纳不振，少气懒言，面色萎黄，神疲乏力，肢体痿软无力，舌质淡白，脉细弱。治宜补养气血，方选十全大补汤。

3. 筋骨不用

长期卧床，肢体缺乏锻炼或固定日久，肌肉减退，肌筋挛缩，关节伸屈不利，活动受限，甚则出现畸形。治宜内外兼治，内治宜强筋壮骨，方选壮筋养血汤；外治应加强功能锻炼，配合按摩、针灸、外用药物熏洗等。

4. 督脉、经脉损伤

肢体痿软，损伤平面以下肢体感觉运动丧失，伴腹胀、发热、二便障碍，周围神经断裂则相应的肢体痿软不仁。治宜活血祛瘀、通督疏经，方选补阳还五汤加减，后期宜选补肾壮阳汤。神经断裂者则采用手术疗法为佳，术后中药调理。

十二、昏厥

因损伤引起的意识障碍或意识丧失，称为昏厥，又称昏聩、晕厥、刀晕、血晕、昏迷等，都是以突然昏倒、昏沉不省人事、四肢逆冷为特点。多见于脑震荡、脑挫伤、脑受压、脂肪栓塞综合征、出血过多等。本证为损伤内证的危重症，昏厥浅者仅意识障碍，昏不识人；深者不省人事，知觉障碍，甚至造成死亡。应及时正确处理。

(一)病因病机

1. 气闭昏厥

从高处坠下或受外力打击，脑受震荡，气为震激，心窍壅闭，可致猝然昏倒。

2. 瘀滞昏厥

多由头部外伤引起。脑为元神之府，伤后颅内积瘀，元神受损而致昏厥；或伤后瘀血攻心，心者，神明之府也，神明受扰后则昏厥；肺主气，若伤后瘀血滞肺，则气机受阻，清气不入，浊气不出，宗气不能生成而致昏厥。

3. 血虚昏厥

若大失血后，血不养心，心神失养，神魂散失，而成昏厥。

(二)辨证论治

1. 气闭昏厥

伤后即出现暂时昏迷，但其时一般不长，约半小时可以苏醒，醒后常有头晕、头痛、恶心、呕吐诸症，但无再昏厥。治宜通闭开窍，可用苏合香丸或苏气汤。

2. 瘀滞昏厥

若元神受损或神明受扰后，可出现头痛呕吐、肢体瘫痪、烦躁扰动、神昏谵语或昏迷不醒，有些偶可清醒，但片刻后可再昏迷，甚则呼吸浅促、二便失禁、瞳孔散大、舌质红绛或有瘀点，苔黄腻，脉弦涩。若瘀血滞肺，急者在伤后数小时，慢者在伤后一周可出现神志不清、昏睡、昏迷、发热、二便失禁、偏瘫、瞳孔大小不等呼吸促、脉弦数等。治宜逐瘀开窍，用黎洞丸。

3. 血虚昏厥

伤后失血过多，又未能及时补充，亡阴血脱，阴阳离绝，表现为神志呆滞，面色爪甲苍白，目闭口张，四肢厥冷，倦卧气微，二便失禁，舌淡唇干，脉细微。治宜补气固脱回阳，急用独参汤以益其元，并可用参附汤合生脉散加当归、黄芪、牡蛎等。

十三、口渴

伤后口干、舌燥、思饮者，称为损伤口渴。

(一)病因病机

1. 阴血亏虚

若损伤出血过多，可致血虚。血为阴，阴不制阳，则虚阳上越而口渴；若伤后肢体疼痛，大汗淋漓，饮食俱少，自汗盗汗，水津丧失，口唇、血脉得不到津液的滋养，也可口干而渴。

2. 瘀血停滞

《素问·经脉别论》："饮入于胃，游溢精气，上输于脾，脾气散精，上归于肺，通调水道，下输膀胱。水精四布，五经并行。"在正常生理功能情况下，体液代谢保持着动态平衡，若外伤后瘀血停滞，则影响气血循行，发生平衡失调，因而出现伤津或失水症状。表现口干渴，漱水不欲咽，或兼见胸腹满胀等。

3. 热毒火盛

若开放性损伤后毒邪感染或积瘀成痈，借伤成毒，可引起正邪剧争，阳热亢盛，热盛耗阴，可见口渴。

（二）辨证论治

1. 阴血亏虚

出血过多，血枯肺燥，表现为肌肤甲错，口渴思饮。血虚甚者，渴而不饮，或饮入甚少，脉细弱或虚浮，舌质淡而少津。治宜补血生津，用圣愈汤或当归补血汤，酌加花粉、玉竹、麦冬、黄芪等。因伤后大汗淋漓，或盗汗湿襟，或数日少饮，或素体阴虚，表现为精神紧张夜卧不宁、咽干、唇焦舌燥、皮肤干枯、小便短少、便秘、渴而欲饮、饮则量多，脉细数，舌红无苔。若肾阴亏损，形体消瘦咽干舌燥、入夜为甚者，治宜益肾滋水止渴，用六味地黄丸或左归饮加味，酌加女贞子、桑椹等；若热盛津伤，肺燥咽干、舌绛口渴、阴虚便秘者，治宜增液润肺止渴，用增液汤加减，渴甚者加天花粉，便秘者加火麻仁，口咽干燥加炙甘草；若气阴两虚，汗多口渴，脉虚无力者，治宜益气养阴止渴，用生脉散加减，渴甚加沙参、玉竹、石斛，兼有多汗者加玉屏风散；若胃热少津，口干渴、舌红少苔者，治宜生津止渴，用五汁饮。

2. 瘀血停滞

胸腹满胀，口渴欲饮，饮之甚少或饮后则吐，脉涩迟，舌质紫黯，苔黄而燥者。治宜逐瘀止渴，用血府逐瘀汤。

3. 热毒火盛

伤后正邪剧争，阳热亢盛，烁津伤液而壮热烦渴或有恶寒，局部红肿热痛，小便短黄，脉洪大有力，舌红苔黄干。治宜清热泻火解毒，用白虎汤合五味消毒饮。

第三章　骨伤类治疗技术

第一节　理筋技术

一、简介

理筋是根据患者的病情，经过中医辨证，医生运用手、肢体和身体的某一部位，按照一定的技术操作要求，施力于患者身体某些部位，从而达到防病治病目的的方法。理筋技术包括相关中医理论和中医理筋手法。

理筋技术通过辨证施治，能够达到舒筋活络、解除痉挛、活血散瘀、消肿止痛、通经活络、驱风散寒的功效，还能达到理顺筋络、整复错位、松解粘连、通利关节的效果，从而促进损伤组织修复，调整机体阴阳平衡。

二、适应证和禁忌证

(一)适应证

1. 关节及软组织急性损伤

如腰椎间盘突出症、腰肌扭伤、梨状肌综合征、膝关节副韧带损伤、腕关节扭伤、指间关节挫伤等。

2. 肌肉、韧带慢性劳损

如颈、肩、背、腰部肌肉劳损，肌腱炎，网球肘，肩周炎等。

3. 骨质增生性疾病

如颈椎骨质增生、腰椎骨质增生、骨性关节炎等。

4. 周围神经性疾患

如三叉神经痛、面神经麻痹、肋间神经痛、臂丛神经炎、坐骨神经痛、腓总神经麻痹等。

5. 内科疾患

如脑血管病致偏瘫、腹胀、头痛等。

6. 儿科疾患

小儿肌性斜颈、夜尿症、小儿脑性瘫痪、臂丛神经损伤、小儿麻痹后遗症、小儿消化不良、小儿腹泻等。

(二)禁忌证

(1)有严重心脑血管疾患和肺部疾患的患者。

(2)有严重出血倾向的血液病患者。

(3)局部有皮肤破损或皮肤病的患者。

(4)妊娠3个月以上的孕妇。

(5)急性脊髓损伤伴有脊髓症状的患者。

(6)急性软组织损伤后，局部肿胀、疼痛严重的患者。

(7)骨关节及软组织肿瘤的患者。

(8)骨关节结核、骨髓炎、严重骨质疏松症等骨病患者。

(9)有精神疾病且不能合作的患者。

三、理筋手法

(一)理筋的基本手法

1. 一指禅推法

以拇指端、指端掌面或桡侧面着力,往返摆动,使力量通过拇指作用于施术部位或穴位上,称为一指禅推法(图3-1)。

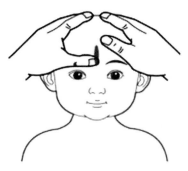

图3-1 一指禅推法

(1)动作要领:手握空拳,拇指自然伸直盖住拳眼,以拇指端或掌面着力于体表施术部位或穴位上,沉肩、垂肘、悬腕,前臂带动腕关节有节律地左右摆动,让力量通过拇指端或拇指掌面轻重交替、连续不断地作用于施术部位或穴位上。

①一指禅偏锋推法:用拇指偏锋和指间关节行一指禅操作的方法,称为一指禅偏锋推法或一指禅屈指推法。用拇指偏锋部着力,拇指伸直并内收,余指掌指部伸直,腕关节略微伸平,其运动过程同普通一指禅推法,其腕部摆动幅度较小,有时仅为旋动。

②一指禅屈指推法:拇指屈曲,指端顶于示指桡侧缘或拇指掌面压在示指的指背上,余四指握拳状,以拇指指间关节桡侧或背侧着力于施术部位或穴位上。其运动过程同普通一指禅推法。

(2)注意事项。

①一指禅推法在操作时宜姿态端正、神宁,有助于一指禅推法的正确实施。

②一指禅推法操作时须做到沉肩、垂肘、悬腕、指实、掌虚。"沉肩"指肩部自然放松,不可耸肩。"垂肘"指肘关节自然下垂、放松。"悬腕"指腕关节要自然垂屈、放松,不可将腕关节用力屈曲,否则影响摆动。"指实"指拇指着力部位在操作时要固定于一点,不易滑动、摩擦或离开治疗部位。"掌虚"指操作中手掌与手指部位都要放松。

③一指禅推法操作时,前臂保持快速的摆动频率,即每分钟120~160次,拇指端或拇指掌面的摆动相对缓慢。

④一指禅推法临床操作上可分屈伸拇指指间关节和不屈伸拇指指间关节两种术式,前者刺激相对柔和,后者着力较稳,刺激略强。

(3)临床应用:一指禅推法接触面小,刺激偏弱或适中,适用于全身各部位,以经络、穴位、头面、胸腹部较多应用。以指端或拇指掌面操作者,多适用于躯干或四肢部;以偏锋或屈指指间关节操作者,多用于颜面部或颈项及四肢部。在经络、穴位施用,具有该经络、穴位的主治作用。近年来一指禅推法也常用于保健推拿。

2. 滚法

以手背部近小指侧作用于体表的施术部位,通过腕关节屈伸和前臂的旋转运动,使小鱼际与手背作用于施术部位上,做持续的滚动动作,称为滚法。

(1)动作要领:拇指自然伸直,余指自然屈曲,手指背沿掌横弓排列呈弧面,以手背近小指部作用于施术部位上,前臂主动做旋转运动,使小鱼际和手背尺侧在施术部位上进行持续滚动(图 3-2)。

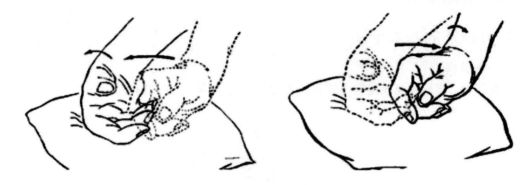

图 3-2　滚法

掌指关节滚法由滚法演变而来，即以第 5 掌指关节背侧为作用点，以小指、环指和中指的掌指关节背侧为滚动着力面，腕关节略屈向尺侧，其手法和要求同滚法。

(2)注意事项。

①滚法操作时不宜拖动、跳动和摆动。

②滚法操作时移动的速度不宜过快。

③操作时压力、频率、摆动幅度要均匀，动作要灵活协调，手法频率每分钟 120~160 次。

(3)临床应用：滚法着力面积大，压力相对较大，作用平和舒适，主要用于颈项、肩背、腰臀、四肢等肌肉丰厚部位，具有活血祛瘀、舒筋通络、滑利关节、缓解肌肉痉挛等作用。临床主要用于颈椎病、肩周炎、腰椎间盘突出症、半身不遂、月经不调等的治疗。滚法也是常用的保健推拿手法之一。

3. 揉法

以手指掌面、大鱼际、掌根或全掌着力，作用于体表施术部位上，做轻柔和缓的环旋转动，且带动作用部位组织运动，称为揉法。

(1)动作要领。

①大鱼际揉法：沉肩、垂肘、腕关节放松，拇指内收，余四指自然伸直，用大鱼际作用于施术部位，前臂带动腕关节摆动，使大鱼际在施术部位上做柔和的环旋揉动，并带动作用部位组织一起运动(图 3-3)。

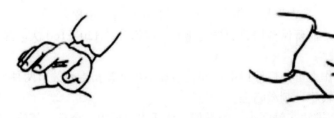

图 3-3　大鱼际揉法

②掌根揉法：肘关节略屈曲，腕关节放松并略背伸，手指自然弯曲，以掌根部作用于施术部位，以前臂带动腕关节及手掌做小幅度的回旋揉动，并带动作用部位组织一起运动(图 3-4)。另有全掌揉法，是以整个手掌掌面着力，操作术式与掌根揉法相同。

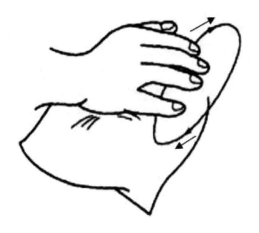

图 3-4　掌根揉法

③中指揉法：中指伸直，示指指腹放于中指远端指间关节背侧，腕关节略屈曲，用中指掌面接触施力于相应的部位或穴位，通过腕关节使中指掌面在施术部位上做轻柔的环旋运动（图 3-5）。

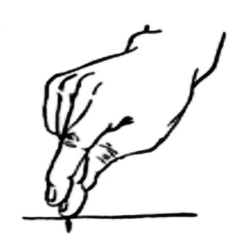

图 3-5　中指揉法

(2)注意事项。

①揉法操作的压力要适中,注意施术部位带动作用部位组织一起运动,不要在体表摩擦。

②大鱼际揉法操作时前臂应有推旋运动,腕部宜放松；指揉法操作时,腕关节要保持一定的紧张度,且动作轻快；掌根揉法操作时腕关节略背伸,压力可稍重。

③揉法操作动作要柔和,有节律性,频率一般情况下每分钟 120～160 次。

(3)临床应用：揉法轻柔、缓和、舒适,接触面可大可小,适用于全身各部位。大鱼际揉法主要用于头面、胸胁部；掌根揉法主要用于腰背及四肢等面积较大且局部平坦的部位；掌揉法常用于腹部；中指揉法用于全身各穴位。揉法有蓄精醒脑、开窍明目、消积导滞、宽胸理气、健脾和胃、活血祛瘀、缓急止痛之功效,临床主要用于治疗头痛、头昏、口眼㖞斜、胸闷胁痛、便秘、泄泻、软组织损伤及劳损等。

4.摩法

用手指或手掌在身体表面做环形或直线往返摩动,称为摩法。

(1)动作要领。

①指摩法：沉肩、垂肘、腕关节略屈,指掌部自然伸直,示指、中指、环指和小指稍合拢,指掌面作用于施术部位,使指掌面协同腕关节做环形或直线往返摩动（图 3-6）。

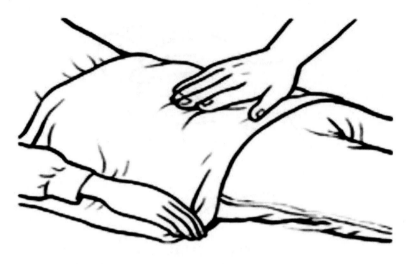

图 3-6　指摩法

②掌摩法：沉肩、垂肘，腕关节略背伸，将手掌平放于体表施术部位上，手掌协同腕关节和前臂做环旋或直线往返摩动。

（2）注意事项。

①指摩法力量较轻，腕关节自然屈曲，摩动的力量主要在前臂，速度宜稍快；掌摩法腕关节略背伸，以掌心、掌根部接触施术部位，做环摩时肩、肘、腕关节动作要协调，力量稍重且速度略缓慢。

②摩法须根据病情的虚实来决定手法的摩动方向，传统以"顺摩为补，逆摩为泻"，现代应用时常根据摩动部位的解剖部位及病理状况决定顺逆摩的方向。

（3）临床应用：摩法轻柔、舒适，适用于全身各部位，且以腹部应用较多，有疏通经络、行气活血、消肿止痛、舒筋缓急、宽胸理气等作用，临床主要用于治疗腹胀、消化不良、泄泻、便秘、月经不调、痛经、软组织急慢性损伤等。

5. 擦法

用手指或手掌作用于局部，做较快速的直线或往返运动，使之摩擦生热，称为擦法。

（1）动作要领：以示指、中指、环指和小指指面或掌面及手掌的大、小鱼际置于体表施术部位，沉肩、屈肘、腕伸平、指掌伸直，用手的接触部分在体表做均匀的上下或左右直线往返摩擦移动，使施术部位产生热量。用指面接触称指擦法，用全掌面接触称掌擦法，用手掌的大鱼际接触称大鱼际擦法，用小鱼际接触称小鱼际擦法。

（2）注意事项。

①擦法操作时，腕关节不能活动，以保持手掌面的稳定。

②接触部分要紧贴皮肤，压力适度，往返摩擦线路要直，每次摩擦的路线重叠，往返距离要尽量拉长，操作连续不断。

③擦法操作时施术部位应暴露，擦时速度宜先慢后快，并涂少许润滑剂。

④擦法操作时，以感觉到擦动所产生的热力逐渐进入受术者身体为宜，此时可称为"透热"。

⑤擦法运用后皮肤潮红，不宜在被擦部位再做其他手法，以免损伤皮肤。

（3）临床应用：本法适用于全身各部。指擦法主要用于颈、肋间等部位；掌擦法主要用于肩、胸、腹部；大鱼际擦法主要用于四肢部；小鱼际擦法主要用于肩、背、脊柱两侧及腰骶部。本法具有温经通络、祛风除湿、行气活血、消肿止痛、宽胸理气、调理脾胃、温肾壮阳等作用，临床多用于消化系统、呼吸系统及运动系统疾病的治疗。

6. 推法

以指、掌、拳或肘部作用于体表部位或穴位上，做单方向的直线或弧形推移，称推法（图 3-7）。

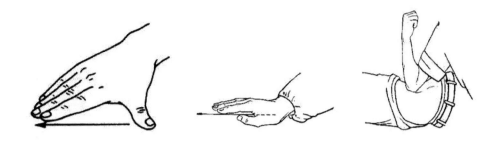

图 3-7 推法

(1)动作要领。

①拇指平推法：以拇指掌面作用于施术部位或穴位上，其余四指置于其前外方以助力，腕关节略屈曲，拇指及腕部主动施力，向示指单方向直线推移，拇指掌面的着力部逐渐偏向桡侧，随拇指的推移腕关节也逐渐伸直。

②掌推法：以掌根部着力于施术部位，腕关节略背伸，掌根部向前方做单方向直线推移。

③拳推法：手握实拳，以示指、中指、环指及小指四指的近侧指间关节的背侧部着力于施术部位，腕关节伸直，肘关节略屈，向前呈单方向直线推移。

④肘推法：屈肘，以肘关节背侧着力于施术部位，另一手握住屈肘侧拳顶以固定且助力，做较缓慢的单方向直线推移。

(2)注意事项。

①推法操作时关节不能活动，以保持作用部位稳定。

②接触部分紧贴皮肤，压力适度，用力均匀。

(3)临床应用。

①大拇指推法适合于全身各部位，有疏通经络、理筋活血、消瘀散结、解痉止痛的功效，常用于治疗小腹痉挛、劳损、风湿酸痛。

②掌推法适用于面积较大的部位，如腰背、胸腹、臀部、肋部，可以疏肝理气、健脾和胃、理筋活血，解除胸腹胀痛等症状。

③肘推法适用于腰背以及四肢等部位，是刺激较强、用力较大的一种手法，用于治疗风湿痹证、麻木不仁、慢性劳损等。

7.搓法

用双手掌面相对，夹住肢体的施术部位，做相反方向的搓动，称为搓法。

(1)动作要领：双手指自然伸直，以双手掌面夹住施术部位，做相反方向的较快速搓动，并同时缓慢地做上下往返移动(图 3-8)。

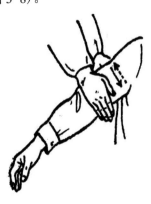

图 3-8 搓法

(2)注意事项。

①搓法操作时两手夹持不宜过度用力、动作生硬。

②两手用力要均匀，动作要柔和、连续，搓动速度应较快，移动速度应较缓慢。

(3)临床应用：主要适用于四肢、胸胁等部位，具有舒筋通络、调和气血、疏肝理气、消除疲劳等作用，临床常用于治疗肢体酸痛及胸胁疼痛不适等。

8. 抹法

拇指掌面或手掌着力，紧贴于体表施术部位，做上下或左右直线或弧形曲线的往返抹动，称为抹法(图3-9)。

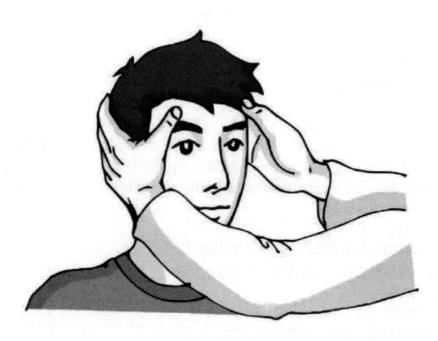

图3-9　抹法

(1)动作要领。

①指抹法：以单手或双手拇指掌面置于施术部位，余指置于相应的位置以固定助力。以拇指的掌指关节掌侧为中心，拇指主动施力，做上下或左右直线或弧形曲线的往返抹动。

②掌抹法：以单手或双手掌面置于施术部位，以肘关节为中心，前臂部主动施力，腕关节放松，做上下或左右直线或弧形曲线的往返抹动。

(2)注意事项。

①注意抹法与推法的不同点，推法运动是单方向、直线，而抹法则是或上或下，或左或右，或直线往来，或曲线运转，可根据不同的部位灵活变化运用。

②抹法操作时，压力要均匀，动作应和缓，不宜带动深部组织。

(3)临床应用：指抹法适用于面部、手足部；掌抹法适于背腰、四肢部。抹法具有清醒头目、疏肝理气、活血通络、解除痉挛等作用，临床主要用于治疗感冒、头痛、面瘫及肢体酸痛等。

9. 按法

以掌按压体表部位或穴位，逐渐用力，按而留之，称按法。

(1)动作要领。

①指按法：以拇指掌面着力于受术部位，余四指张开，拇指主动用力，垂直向下按压，当按压达到一定力度后，要保持力度稍停片刻，即所谓的"按而留之"，然后松劲撤力，再做重复按压，使按压动作既平稳且有节奏性(图3-10)。

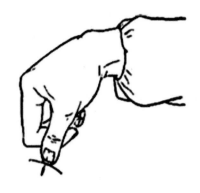

图 3-10　指按法

②掌按法：单手或双手掌面置于施术部位(图 3-11)，用身体上半部的重量，通过上、前臂传至手掌部，垂直向下按压，用力原则同指按法。

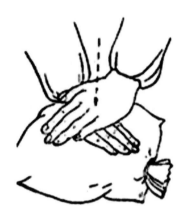

图 3-11　掌按法

(2)注意事项。

①按压的用力方向多为垂直向下或与受力面相垂直。指按法接触面积小，刺激较强，常在按后施以抹法，有"按一抹三"之说。

②避免突施暴力。不论指按法还是掌按法，其用力原则均是由轻而重，再由重而轻，按压到一定深度后须在受术部位保持一定时间，结束时指、掌、肘应缓慢放松。

(3)临床运用：指按法适用于全身各部的经络和穴位；掌按法适用于面积大而较为平坦的部位，如胸腹部、腰背部等。按法有止痛、止呕吐、止咳嗽、止泻滞等作用，临床多用于气滞、食积、腹痛等消化系统疾病及昏迷、抽搐等症的治疗。

10. 点法

用手指端或屈曲的指间关节部位着力于施术部位，连续地进行点压，称为点法。

(1)动作要领。

①拇指端点法：手握空拳，拇指伸直并紧靠于示指中节，以拇指指端着力于施术部位或身体穴位上，进行持续点压。

②屈示指点法：示指屈曲，其他手指相握，以示指第一指间关节突起部着力于施术部位或穴位上，拇指末节掌尺侧紧压示指指甲部以助力，进行持续点压。

(2)注意事项。

①点法操作时，用力方向要求与受力面垂直，点取部位、穴位要准确，用力平稳，由轻到重，以"得气"或患者能耐受为度，不宜久点，点后宜加揉法，以免造成局部软组织损伤。

②点法操作时不可使用暴力或蛮力。

③对年老体弱、久病虚衰的患者慎用点法，对心功能较弱者禁用点法。

(3)临床应用：适于全身各部穴位，具有解痉止痛、舒筋活络、补泻经气、调理脏腑功能等作用，临床主要应用于各种痛证的治疗。

11. 捏法

用拇指和其他手指在施术部位做相对应性的按压，称为捏法。

(1)动作要领：用拇指和示指、中指指面，或用拇指与其余四指指面相对按压肢体或肌肤，随即放松，再用力、再放松，重复以上挤压、放松动作，并循序移动。

(2)注意事项。

①捏法操作时，拇指与其他手指用力要均匀、柔和，动作要连贯而有节奏性。

②捏法操作时，尽量以拇指指腹接触局部，以增强柔和感。

③挤捏时，沿肌纤维方向对称移动，一般由近端向远端移动。

(3)临床应用：主要适用于头、颈项、四肢部，有舒筋通络、行气活血等作用，临床常用于四肢酸痛、颈椎病等劳损性疾病的治疗。

12. 拿法

用拇指和其余手指相对用力，有节奏性地提捏或揉捏肌肤，称为拿法。

(1)动作要领：以拇指与其余手指的指面相对用力，捏住施术部位肌肤并逐渐收紧挤压、提起，以拇指同其他手指的对合力进行轻重交替、连续不断有节奏的提捏，并施以揉动。以拇指与示指、中指面为着力部的称三指拿法；以拇指与示指、中指、环指面为着力部的称四指拿法；以拇指与其余四指为着力部的称五指拿法。

(2)注意事项。

①捏拿的软组织宜多，捏提中宜含有揉动。拿法实为复合手法，含有捏、提、揉三种手法。

②动作要求柔和而灵活，连续不断，有节奏性，且用力要由轻渐重。

(3)临床应用：本法主要用于颈、肩、四肢及头部，具有舒筋通络、行气活血等作用。临床用于治疗颈椎病、四肢酸痛等。

13. 捻法

用拇指、示指夹住治疗部位进行捏揉捻动，称为捻法。

(1)动作要领：用拇指掌面与示指桡侧缘及掌面相对捏住施术部位，拇指与示指做相反方向运动，类似捻线动作。

(2)注意事项。

①操作时拇指与示指的动作方向须相反。

②操作时动作要均匀、连贯、柔和、有力，捻动的速度宜稍快，在施术部位上的移动速度宜缓慢。

(3)临床应用：主要适用于四肢小关节，具有理筋通络的作用，临床常用于治疗指间关节损伤、屈指肌腱腱鞘炎等。

14. 拍法

用虚掌有节奏地拍打局部，称拍法。

(1)动作要领：五指并拢，掌指关节略微屈曲，使掌心空虚，上下平稳而有节奏地用虚掌拍击施术部位。拍法可用单手操作，也可双手同时操作。

(2)注意事项。

①拍打时要使掌、指及手掌周边同时接触施术部位，让掌内空气压缩形成较清脆的震空声。

②腕关节要放松，上下挥臂时由刚劲转化为柔和，拍打后迅速提起，用力宜先轻后重。

③两手同时操作时要有节奏地交替拍打。

(3)临床应用：主要适用于肩、背、腰骶及下肢部位，有消除疲劳、解痉止痛、活血通络等作用，临床常用于治疗慢性劳损、急性扭伤、退行性变等。

15. 击法

用拳背、掌根、掌侧小鱼际、指尖或桑枝棒以适度力量击打一定部位，称为击法。

(1)动作要领。

①拳击法：手握空拳，用拳背有节奏地平击施术部位。

②掌击法：手指自然松开，用掌根有节奏地击打施术部位。

③侧击法：掌指部伸直，用小鱼际部有节律地击打施术部位。

④指尖击法：手指半屈曲，以指端有节律地击打施术部位。

⑤棒击法：手握伤肢一端，用棒体有节律地击打施术部位。

(2)注意事项。

①击打时应含力蓄动，收发自如，力量由轻到重，动作要连续而有节奏，快慢适中。

②击打时要有反弹感，一触及受术部位即迅速弹起，不可停顿。

③棒击时棒体与施术部位表面接近平行，不宜形成角度。

④要根据患者体质、耐受力等具体情况酌情使用，对久病体虚、年老体弱者慎用。

(3)临床应用：掌击法适用于腰骶及下肢肌肉丰厚处；侧击法适用于肩背、四肢部；指尖击法适于头部；棒击法适于背腰、下肢部。有舒筋通络、调和气血、缓解痉挛、祛瘀止痛、兴奋元阳等作用，临床主要用于治疗颈、腰椎疾患引起的肢体酸、痛、麻木、风湿痹痛、疲劳酸痛、肌肉萎缩等。

16. 抖法

用双手或单手握住受术者肢体远端，用力做连续不断且小幅度的上下抖动，称为抖法。

(1)动作要领。

①抖上肢法：受术者取坐位或站立位，肩臂部放松。术者双手握住患者手腕部，将被抖动的上肢向前外方抬起，做连续小幅度上下抖动，让抖动产生的波浪运动传递到肩部(图3-12)。

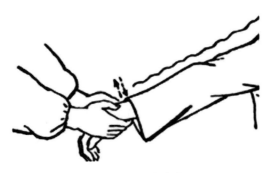

图3-12　抖上肢法

②抖下肢法：受术者仰卧位，下肢放松。用双手分别握住受术者两足踝部，将两下肢抬起，离开床面30cm左右，做连续的上下抖动，使其下肢及臀部有波动感。两下肢可同时操作，也可单侧操作。

(2)注意事项。

①抖法操作时，被抖动的肢体自然伸直并放松，抖动的幅度要由小慢慢增大，频率要快，应使抖动所产生的抖动波从肢体远端传向近端。

②若患者肩、肘、腕关节有习惯性脱位，则禁用此法。

(3)临床应用：本法适用于四肢、腰部，以上肢最为常用，具有调和气血、舒筋活络、放松肌肉、滑利关节等作用，临床常作为肩周炎及网球肘等劳损性疾病、髋部及其他关节伤筋、腰椎退行性变等的辅助治疗手法。

17. 振法

以掌或指作为着力部位，在身体某一部位或穴位上做连续不断的振动，称为振法。

(1)动作要领：以示指、中指掌面或以手掌置于施术部位上，前臂、腕在原位静止性发力，产生快速而强烈的震动，使受术部位或穴位产生温热感或舒松感。

（2）注意事项。

①操作时手掌或手指轻按于施术部位，前臂伸、屈肌群对抗运动形成震颤，不宜故意摆动，也不要向受术部位施压。

②震动的幅度要小，频率要快，震动不可断断续续。

（3）临床应用：指振法适用于全身各部位穴位，掌振法多用于胸腹部，有温中散寒、理气和中、消食导滞、调节胃肠蠕动、行气活血等作用，临床主要用于头痛、失眠、胃脘痛、咳嗽、气喘、月经不调等的治疗。

（二）运动关节类手法

使关节做被动活动，在生理活动范围内进行屈伸、旋转、内收、外展等运动的一类手法，称为运动关节类手法。

1. 摇法

（1）动作要领。

①颈项部摇法：受术者取坐位，颈部放松，术者于其背后或侧后方，一手扶按其头顶后部，另一手托于下颌部，两手臂协调运动，以相反的方向缓慢地使头颈部按顺时针或逆时针方向进行环形摇转。

②肩关节摇法：受术者取坐位，肩关节放松，术者位于其侧方，以一手夹住受术者肩关节上部，另一手握住其腕部，做肩关节顺时针或逆时针方向的环转摆动，为握手摆肩法。一手扶住其肩关节上部，另一手托其肘部，使其前臂放在术者前臂上，做肩关节顺时针或逆时针方向的环转摆动，为拖肘摆肩法。两手握住被施术上肢的腕部，牵伸并抬高其上肢至其前外方约45°时，一手将其上肢慢慢向前外上方托起，当上举至160°时，即可虎口向下握住其腕部，另一手随其上举之势由腕部沿前臂滑移至肩关节上部。按于肩部的一手将肩关节略向下按并固定，握腕一手则略上提，使肩关节伸展，随即握腕一手摇向后下方，经下方复于原位，此时扶按肩部的手已顺势沿上臂、前臂滑落于腕部，呈动作初始时两手握腕部状态，此为大幅度摇法。

③腕关节摇法：受术者取坐位，掌心朝下，术者双手握其掌上，以两拇指按于腕背侧，余指端分别扣于大鱼际部和小鱼际部，做顺时针或逆时针方向摇转运动。

④腰部摇法：分为仰卧位摇腰法和俯卧位摇腰法。仰卧位摇腰法：受术者仰卧位，两下肢并拢，屈髋屈膝，术者双手分按其两膝部，或一手按膝，另一手按于足踝部，做顺时针或逆时针方向的摇转运动。俯卧位摇腰法：受术者俯卧位，两下肢伸直，术者一手按压其腰部，另一手臂托抱住双下肢膝关节上方，做顺时针或逆时针方向的摇转。

⑤髋关节摇法：受术者取仰卧位，一侧屈髋屈膝，术者一手按其屈起膝部，一手按其同侧足踝部，然后两手协调用力，使髋关节做顺时针或逆时针方向的摇转运动。

⑥踝关节摇法：受术者仰卧位，下肢自然伸直，术者取坐位，于其足端用一手托住足跟，另一手握住足趾，在稍用力拔伸下做环转运动。

（2）注意事项。

①被摇关节放松，摇转方向可顺时针，也可逆时针，一般以顺、逆方向各半。

②摇转的幅度应在人体生理活动范围内，力量由轻到重，幅度由小到大，速度由慢到快，切忌使用暴力。

③对习惯性关节脱位、关节不稳定、椎动脉—交感神经型颈椎病、颈椎骨折及脱位等禁用摇法。

（3）临床应用：适用于全身各关节部，具有舒筋活血、松解粘连、滑利关节等作用，临床主要适用于各种软组织损伤及运动功能障碍等的治疗。

2. 扳法

使关节做被动的扳动，称为扳法。

（1）动作要领。

①颈项部斜扳法：受术者取坐位，颈项部放松，术者位于其侧后方，一手扶头顶后部，另一手扶托其下颌部。两手协同动作，使其头部向侧方旋转。

②颈项部旋转定位扳法：受术者坐于低凳上，颈微屈，术者位于其侧后方，一手拇指顶按其病变颈椎棘突，另一手以肘弯部托住其下颌，肘臂部协调用力，缓慢地将颈椎向上拔伸，同时使头部向患侧旋转。

（2）注意事项。

①颈部肌肉放松，跟随扳动方向移动。

②扳动幅度应在人体生理活动范围内，力量适度，幅度由小到大，切忌使用暴力。

（3）临床应用：主要适用于颈部疾患，具有舒筋活血、缓解痉挛、滑利关节等作用，临床主要适用于颈部软组织急、慢性损伤等的治疗。

3. 拔伸法

将一端关节或一端肢体固定，牵拉另一端，应用对抗的力量使关节得到牵伸，为拔伸法。

（1）动作要领。

①颈椎拔伸法：可分为掌托拔伸法和肘托拔伸法。掌托拔伸法：受术者取坐位，术者站于其背后，以双手拇指分别顶按住其两侧枕骨下方风池穴处，两手掌于两侧下颌部上托，缓慢地向上拔伸1~2分钟，让颈椎得到持续向上的牵引。肘托拔伸法：受术者取坐位，术者站于其后方，一手扶其枕后以固定，另一侧上肢的肘弯部托住其下颌部，托住其下颌部的肘臂与扶枕后部，另一手同时用力，向上持续拔伸1~2分钟，以使颈椎在较短时间内得到持续的牵引（图3-13）。

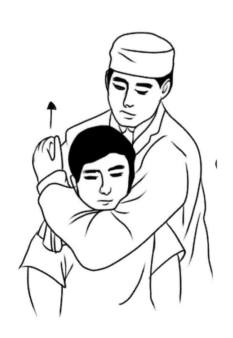

图3-13 肘托拔伸法

②肩关节拔伸法：可分为肩关节上举拔伸法和肩关节对抗拔伸法。肩关节上举拔伸法：受术者坐于低凳上，术者立于其身体后方，一手托住患肩侧上臂下段，在前屈或外展位使其手臂缓慢抬起，另一手握住患侧前臂腕关节处向上缓慢拔伸，至有阻力时再保持力量，持续进行牵引。肩关节对抗拔伸法：受术者取坐位，术者立于患肢一侧，两手分别握住其腕部和肘部，在肩关节外展位时逐渐用力牵拉，同时嘱患者身体向另一侧倾斜，或请助手协助固定

其身体上半部，以对抗牵拉之力，持续拔伸1～2分钟。

③腕关节拔伸法：受术者取坐位，术者立于其身体一侧，一手握住其前臂远端，另一手握住其手掌部，双手同时向相反方向用力，缓慢进行拔伸。

④指间关节拔伸法：术者以一手握住患者腕部，另一手捏住患指末节指骨，两手同时做相反方向拔伸。

⑤腰部拔伸法：受术者取俯卧位，两手抓住床头以对抗拉力，术者立于其足端，两手分别握住其两踝部，两手同时用力向下逐渐用力牵引。

⑥踝关节拔伸法：患者取仰卧位，术者一手握住其患侧的小腿远端，另一手握住其足掌前部，两手向相反方向牵拉拔伸。

(2)注意事项。

①拔伸力量应由小到大，循序渐进，不可用猛力拔伸，以免造成牵拉损伤。

②拔伸动作要稳定且缓慢，用力要均匀且持续，当拔伸至一定程度再给一个稳定的持续牵引力。

③拔伸力量和方向要根据患者的关节生理活动范围或耐受程度而确定。

(3)临床应用：适用于全身各部位关节，具有舒筋活血、理筋正畸、松解粘连、滑利关节等作用，临床主要用于软组织损伤、骨折及关节脱位等的治疗。

第二节　脱位整复技术

一、简介

凡构成关节的骨端关节面失去正常结构位置，引起关节功能障碍者，称为脱位。关节脱位好发生在活动范围较大、活动较频繁的关节，古代有脱臼、出臼、脱髎、骨错等多种称谓，治疗脱位的技术称为脱位整复技术。

二、脱位的分类

(一)按产生脱位的病因分类

1. 外伤性脱位

正常关节因遭受暴力而引起脱位者。

2. 病理性脱位

关节结构被病变破坏而产生脱位者。

3. 习惯性脱位

反复多次脱位者称为习惯性脱位。

4. 先天性脱位

因胚胎发育异常，导致先天性骨关节发育不良而发生脱位者，如先天性髋关节脱位、先天性髌骨脱位及先天性膝关节脱位。

(二)按脱位的方向分类

分为前脱位、后脱位、上脱位、下脱位及中心性脱位。肩关节脱位时，按脱位后肱骨头所在的位置可分为前脱位、后脱位；髋关节脱位时，按股骨头所在位置可分为前脱位、后脱位及中心性脱位。四肢及颞颌关节脱位以远侧骨端移位方向为准，脊柱脱位根据上位椎体移位方向而定。

（三）按脱位的时间分类

分为新鲜脱位和陈旧性脱位。一般来说，脱位时间在 2～3 周以内者为新鲜脱位，发生在 2～3 周以上者称为陈旧性脱位。

（四）按脱位程度分类

1. 完全脱位
组成关节的各骨端关节面完全脱出，互不接触。

2. 不完全脱位
又称半脱位，即组成关节的各骨端关节部分脱出。

3. 单纯性脱位
系指无合并症的脱位。

4. 复杂性脱位
脱位合并骨折或血管、神经、内脏损伤者。

（五）按脱位是否有创口与外界相通分类

分为开放性脱位和闭合性脱位。

三、诊查要点

（一）一般症状

1. 疼痛和压痛
关节局部出现不同程度的疼痛，活动时疼痛加剧。单纯关节脱位的压痛一般较广泛，不像骨折的压痛点明确。

2. 肿胀
单纯性关节脱位肿胀多不严重，且较局限。合并骨折时多有严重肿胀，伴有皮下瘀斑，甚至出现张力性水疱。

3. 功能障碍
任何已脱位的关节都将完全丧失或大部分丧失其运动功能，包括主动运动和被动运动，有时可影响到协同关节的运动。

（二）特有体征

1. 关节畸形
关节脱位后骨端脱离正常位置，关节骨性标志的正常关系发生改变，破坏了肢体原有轴线，与健侧对比不对称，因而发生畸形。

2. 关节盂空虚
构成关节的一侧骨端部分完全脱离了关节盂，造成原关节盂内空虚，表浅关节比较容易触摸辨别。

3. 弹性固定
脱位后骨端位置改变，关节周围未撕裂的肌肉痉挛、收缩，可将脱位后的骨端保持在特殊位置上。脱位关节被动运动时虽然有一定活动度，但存在弹性阻力，当去除外力后，脱位的关节又回复到原来的特殊位置。

4. 脱出骨端
关节脱位后往往可以触摸到脱位的骨端。

（三）X 线检查

对于关节脱位，无论在复位前或复位后 X 线检查都是必要的。其主要目的有：判断脱位的程度和方向；判断有无合并骨折；判断有无其他病理改变；检查关节复位和骨折复位是否完全。复位前 X 线检查有指导手法复位的作用。

四、脱位的治疗

（一）麻醉

麻醉可使痉挛的肌肉松弛，便于整复，减轻痛苦。根据脱位关节的位置，可选择全身麻醉、臂丛神经阻滞、硬膜外麻醉和局部麻醉等。对于肌肉不紧张的新鲜脱位，无须麻醉亦可复位成功，或仅选用止痛剂、镇痛剂即可进行复位。

（二）整复

根据脱位的方向和骨端的所处位置，选用适当手法。手法操作时，术者与助手应密切配合，避免粗暴、反复的手法复位。进行脱位手法整复的原则如下。

1. 松弛肌肉

应用阻滞麻醉或肌肉松弛剂，使患肢肌肉松弛，骨端易于还纳。

2. 欲合先离

通过术者与助手对抗牵引或持续骨牵引，使之分离后再复合。牵引手法是其他整复手法的基础。

3. 原路返回

根据造成关节脱位的损伤机制，使脱出的骨端沿发病原路，通过关节囊破裂口送回正常位置。

4. 杠杆作用

经过拔伸、屈伸、提按、端挤等手法，利用杠杆原理，将脱位的骨端回纳。

（三）固定

一般损伤后将肢体固定在功能位或关节稳定的位置上，可减少出血，消除肿胀，使损伤组织迅速修复，防止脱位复发和骨化性肌炎的发生。脱位固定的器材一般有牵引带、胶布、绷带、托板、三角巾、夹板、石膏等。脱位应固定 2～3 周，时间不宜过长，否则易发生组织粘连、关节僵硬。

五、整复技术

（一）颞颌关节脱位

颞颌关节脱位又称下颌关节脱位，多发于老年人及体质虚弱者。根据发病的时间、部位及不同的原因分为新鲜性、陈旧性和习惯性脱位，单侧脱位和双侧脱位，前脱位和后脱位等。临床上多为前脱位，后脱位相对少见。

颞颌关节前脱位分为双侧前脱位和单侧前脱位。双侧前脱位表现为局部酸痛，下颌骨下垂，向前突出，口不能张合，言语不清，口流涎唾；摸诊时在双侧耳屏前方可触及下颌关节凹陷，颧弓下方可触及下颌髁状突。单侧前脱位表现为口角㖞斜，颏部向前突出，并向健侧倾斜，在患侧颧弓下可触及下颌髁状突，在患侧耳屏前方可触及一凹陷。

1. 整复方法

(1)双侧脱位口腔内复位法：患者坐位，术者站立于患者面前，用无菌纱布包裹双手拇指并置于口腔内，尽量置于两侧最后一个下臼齿上，其余手指放于两侧下颌骨下缘。两拇指同时向下施压，下颌骨移动后再向后推移，余指配合向上端送，听到滑入的响声表示脱位已复入，同时术者拇指迅速向两旁颊侧滑开，并从口腔内退出。

(2)单侧脱位口腔内复位法：患者取坐位，术者位于患者旁侧，一手将头部抱住固定，另一手拇指用纱布包缠好并探入口内，按于患侧下臼齿，余指托住下颌且斜行上提，同时拇指用力向下推按，听到滑动响声表示已复位。

(3)口腔外复位法：术者站在患者面前，双手拇指分别置于患者两侧下颌体与下颌支前缘交界处，其余四指托于下颌体，双手拇指向下推按，由轻渐重，余指同时用力向后方推送，可听到滑入之响声，说明脱位已整复。此法适用于年老齿落的习惯性脱位患者。

(4)软木复位法：如脱位超过3周仍未整复，为陈旧性脱位。用上述方法整复比较困难者，可用软木复位法。局部麻醉下将高约2cm的软木块分别置于两侧下臼齿咬面上，形成杠杆，然后上提颏部，可将髁状突向下方牵拉而滑入下颌窝内，从而复位。

2. 固定方法

复位成功后托住下颌部，维持闭口位，用四头带兜住患者下颌部，固定时间1～2周，习惯性颞颌关节脱位固定时间为2～3周。其目的是保持复位后的位置，使关节囊和韧带得到良好修复，防止再脱位。

(二)肩关节脱位

肩关节脱位亦称肩肱关节脱位，古称"肩胛骨突出""肩胛骨出臼"或"肩骨脱臼"。肩关节是全身关节脱位中最常见的部位之一，好发于20～50岁的男性。根据脱位时间的长短和脱位次数的多少，可分为新鲜性、陈旧性和习惯性脱位3种。根据脱位后肱骨头所在的部位，又可分为前脱位、后脱位两种，而前脱位又可分为喙突下、盂下、锁骨下脱位，其中以喙突下脱位最多见。

1. 整复方法(以前脱位为例)

(1)牵引推拿法：患者取仰卧位，将宽布带于腋下绕过胸部，使一助手向健侧牵拉，另一助手用布带绕过腋下向上、外牵拉，术者紧握患肢腕部向下牵引，同时向外旋转，然后内收患肢，可使肱骨头复位。

(2)手牵足蹬法：患者取仰卧位，术者立于患侧，双手握住患肢腕部，一足蹬于患者腋下，相对逐渐用力牵拉伤肢，先外展、外旋，后内收、内旋，可有滑动落空感，即表明复位成功。

2. 固定方法

采用胸壁绷带或三角巾固定，将患侧上臂保持在内收、内旋位，肘关节屈曲60°～90°，前臂依附胸前，用绷带将上臂固定在胸壁2～3周。

(三)肘关节脱位

肘关节脱位多发生于青壮年。肘关节的构成为肱骨下端内外宽厚、前后扁薄状，两侧有坚强的韧带保护，关节囊的前后相对薄弱，尺骨冠突较尺骨鹰嘴小，对抗尺骨向后移位的能力要比对抗向前移位的能力弱，所以肘关节后脱位比较多见。肘关节脱位可分为后脱位、前脱位、侧方脱位及骨折脱位等，按发病时间可分为新鲜及陈旧脱位。

1. 整复方法(以后脱位为例)

(1)拔伸屈肘法：患者取坐位，助手立于患者背侧，用双手握其上臂前面下方，术者用双手握住患肢腕部，使前臂旋后，与助手相对牵引，并一手保持牵引，另一手的拇指抵住肱骨下端向后推按，其余四指于鹰嘴处缓慢地将肘关节屈曲，当闻及入臼声则脱位已整复。

（2）膝顶复位法：患者取坐位，术者一手握其前臂，一手握住腕部，以一膝顶在患侧肘窝内，顺势拔伸，然后逐渐屈肘，当有入臼声音，患侧手指可摸到同侧肩部，即为复位。

（3）推肘尖复位法：患者取坐位，一助手双手握其上臂，另一助手双手握腕部，术者立于患侧，双拇指置于鹰嘴尖部，其余手指环提前臂上段，拉前臂向后侧，使冠突与肱骨下端分离，然后助手在相对牵引下逐渐屈曲肘关节，同时术者由后向前下用力推鹰嘴，即可复位。

2. 固定方法

复位后一般用绷带做肘关节屈曲位"8"字固定；1周后采用肘屈曲90°前臂中立位，用三角巾悬吊或直角夹板固定，将前臂横放胸前，2周后去掉固定。

（四）小儿桡骨头半脱位

小儿桡骨头半脱位又称"牵拉肘"，多发生于5岁以下的幼儿，是临床常见的肘部损伤，左侧比右侧多见。

1. 整复方法

嘱家长抱患儿坐位，术者面对患儿，一手握患侧肘上，同时用另一手握持患肢腕部，并使前臂旋后向下适当用力牵引，然后一边使前臂旋前一边屈肘，常可听到轻微的入臼声，复位即告成功，疼痛立即消失，患儿即能屈伸伤肢。

2. 固定方法

复位后一般不需要制动，可用颈腕吊带或三角巾悬吊前臂2～3日。

（五）月骨脱位

月骨位于近排腕骨正中，月骨脱位在腕骨脱位中较为常见。

1. 整复方法

患者取坐位，肘关节屈曲90°，先使腕部极度背伸，一助手握肘部，术者一手提住腕部对抗牵引，并向掌侧端提，使桡骨与头状骨之间的关节间隙加宽，然后用另一手拇指尖于掌侧推压月骨，迫使月骨进入桡骨与头状骨间隙，同时逐渐使腕关节掌屈，术者指下有滑动感，且患手中指可以伸直时，说明复位成功。

2. 固定方法

复位后用夹板或石膏托将腕关节固定于掌屈30°～40°，1周后改为中立位，再固定2周（图3-14）。

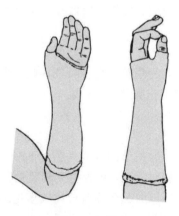

图3-14 固定

（六）掌指关节及指间关节脱位

掌指关节脱位是指近节指骨基底部脱离掌指关节向背侧移位，或掌骨头向掌侧移位。掌指关节脱位以拇指掌指关节脱位最多见，其次为示指掌指关节脱位，第3～5掌指关节脱位少见。

指间关节由近节指骨滑车与远节指骨基底部构成，脱位的方向多为远节指骨向背侧移位，或内外侧移位，前方脱位极为罕见。

1. 整复方法

患者取坐位，助手固定患手腕部。术者用拇指和示指捏住近节指骨，顺势向掌侧牵拉；同时用另一手握住手掌，并用拇指向背侧推按脱位的掌骨头，两手配合逐渐屈曲伤指的掌指关节，使其复位。

2. 固定方法

复位后掌指关节屈曲位外固定1～2周，将绷带卷置于手掌心。近侧指间关节脱位合并侧副韧带损伤或撕脱性骨折者，应将关节固定于伸直位3周，防止韧带挛缩。

（七）髋关节脱位

髋关节脱位常为较强暴力造成，多发于活动能力强的青壮年男性。根据脱位后股骨头处在髂前上棘与坐骨结节连线的前后位置，可分为前脱位、后脱位及中心性脱位；根据脱位后至整复时间的长短，可分为新鲜脱位和陈旧脱位。前脱位又可分为耻骨部脱位和闭孔脱位；后脱位又可分为髂骨部脱位和坐骨部脱位。脱位超过3周为陈旧性脱位。临床上以后脱位多见。

1. 整复方法

（1）后脱位复位手法。

①屈髋拔伸法：患者取仰卧位，助手两手分别按压两侧髂前上棘以固定骨盆，术者面向患者，用双前臂、肘窝扣在患肢腘窝部，使患肢屈髋、屈膝各90°。先在内旋、内收位顺势拔伸，然后垂直向上，以使股骨头接近关节囊裂口，当听到入臼声后再将患肢伸直，即可复位。

②回旋法：患者取仰卧位，助手以双手按压双侧髂前上棘固定骨盆，术者立于患侧，一手握住患肢踝部，另一手以肘窝提托腘窝部，在向上提拉的基础上，将大腿内收、内旋，膝部贴近腹壁，使髋关节极度屈曲，然后将患肢外展、外旋、伸髋、伸膝，听到入臼声即复位成功。因此法的屈曲、外展、外旋、伸直是一连续动作，形状恰似画一个问号（左侧）或反问号（右侧），故也称画问号复位法。

③拔伸足蹬法：患者仰卧位，术者两手握患肢踝部，一足外缘蹬于坐骨结节与腹股沟内侧，手拉足蹬，协同用力，两手可试探将患肢旋转，即可复位。

（2）前脱位复位手法。

①屈髋拔伸法：患者取仰卧位，一助手将骨盆固定，另一助手将患肢在髋关节外展、外旋位渐渐向上拔伸至屈髋90°，术者将大腿根部向后、外方按压，可使股骨头回纳髋臼内。

②侧牵复位法：患者仰卧位，一助手固定骨盆，另一助手用一宽布绕过大腿内侧根部，向外、上方牵拉，术者两手分别把持患肢膝及踝部，连续伸、屈髋关节，可慢慢内收、内旋患肢，待感到腿部突然弹动，可听到入臼响声，畸形消失，即为复位成功。

③反回旋法：其操作步骤与后脱位相反，将髋关节外展、外旋，然后屈髋、屈膝，再内收、内旋，最后伸直下肢。

（3）中心性脱位复位手法。

①拔伸扳拉法：适用于移位较轻者。患者仰卧位，一助手握患肢踝部，使足处于中立位，髋外展约30°，进行拔伸、旋转；另一助手把住患者腋窝行对抗牵引。术者立于患侧，用宽布带绕过患侧大腿根部，一手向健侧推骨盆，另一手抓住绕大腿根部之布带向外将内移的股骨头拉出。触摸双侧大转子，如两侧对称，即为复位成功。

②牵引复位法：患者仰卧位，患侧用股骨先上牵引，重量8～12kg，可逐步复位。经X线检查确认已将股骨头拉出复位后，减轻牵引重量至维持量，继续牵引8～10周。注意此法

复位往往可将移位的骨折片与脱位的股骨头一同拉出。

2. 固定方法

复位后可采用皮肤牵引或骨牵引固定，患肢两侧置沙袋以防止内旋、外旋，牵引重量为5～7kg。通常牵引3～4周，中心性脱位牵引6～8周。

第三节　骨折整复技术

一、简介

骨骼的完整性或连续性受到破坏，称为骨折。中医骨伤科在骨折复位方面具有其独特的方法。

二、骨折的病因病机

（一）外因

1. 直接暴力

骨折发生在直接暴力作用的部位，如打伤、压伤、枪伤、炸伤及撞击伤等。骨折类型多为横断骨折或粉碎性骨折，骨折周围软组织损伤较严重。

2. 间接暴力

骨折发生在远离外力作用的部位。间接暴力包括传导暴力、扭转暴力等，多在骨质较薄弱部位造成斜形骨折或螺旋形骨折，骨折处的软组织损伤较轻。

3. 筋肉牵拉

由于肌肉急剧收缩而牵拉骨骼发生骨折，如跌倒时股四头肌剧烈收缩可导致髌骨骨折。

4. 疲劳骨折

骨骼长期反复受到震动或形变，长久外力积累可造成骨折。多发生于长途跋涉或行军途中，以第二、三跖骨及腓骨干下1/3骨折较为多见。

（二）内因

1. 年龄和健康状况

年老体弱、平时缺少锻炼或长期废用者，骨质脆弱、疏松，遭受外力作用后容易引起骨折。

2. 骨的解剖位结构状况

幼儿骨膜较厚，骨有机质较多、易发生青枝骨折；18岁以下的青少年骨骺未闭合，易发生骨骺分离；老年人骨质疏松，骨的脆性增大，最易发生骨折。再如肱骨下端扁而宽，前面有冠状窝，后面有鹰嘴窝，中间仅一层较薄的骨片，此部位也易发生骨折。骨质的疏松部位和致密部位交接处也容易发生骨折。

3. 骨骼病变

如先天性脆骨病、营养不良、佝偻病、甲状腺功能亢进、骨感染和骨肿瘤等常为导致骨折的内在因素。

（三）骨折移位的程度和方向

骨折移位的程度和方向一方面与暴力的大小、作用方向等外在因素有关，另一方面与肢体重力、肌肉附着点、肌肉收缩力和方向等内在因素有关。

1. 成角移位

两骨折端轴线交叉成角度，按角顶的方向称为向前、向后、向内或向外成角。

2. 侧方移位

两骨折端向侧方移位。四肢骨折按远端移位方向、脊柱按上段的移位方向称为向前、向后、向内或向外侧方移位。

3. 缩短移位

骨折端互相重叠或嵌插，因而形成缩短移位。

4. 分离移位

两骨折端互相分离，骨的整体长度增加。

5. 旋转移位

两骨折端围绕骨的纵轴旋转。

三、骨折的分类

(一)根据骨折断端是否与外界相通

1. 闭合骨折

骨折断端与外界不相通者。

2. 开放骨折

有皮肤破裂，骨折断端与外界相通者。

(二)根据骨折的损伤程度

1. 单纯骨折

无合并重要神经、血管、肌腱或脏器损伤者。

2. 复杂骨折

合并重要神经、血管、肌腱或脏器损伤者。

3. 不完全骨折

骨的连续性仅有部分中断。此类骨折多无移位。

4. 完全骨折

骨的连续性全部中断者。此类骨折断端多有移位。

(三)根据骨折线的形态

1. 横断骨折

骨折线与骨干纵轴呈垂直。

2. 斜形骨折

骨折线与骨干纵轴形成一定角度。

3. 螺旋形骨折

骨折线呈螺旋形。

4. 粉碎骨折

骨折碎裂成 3 块以上。

5. 青枝骨折

多发生于儿童。骨皮质连续，似青嫩树枝折曲状。

6. 嵌插骨折

密质骨嵌插入松质骨内。

7. 裂缝骨折

或称骨裂，骨折断端呈裂缝或线状。

8. 骨骺分离

在骨骺板部位骨骺与骨干分离，骨骺的断面可带有大小不等的骨组织。

9. 压缩骨折

松质骨呈压缩而变形。

(四)根据骨折整复后的稳定程度

1. 稳定骨折

复位后不易发生再移位者。如裂缝骨折、青枝骨折、嵌插骨折、横断骨折等。

2. 不稳定骨折

复位后容易发生再移位者。

(五)根据骨折后就诊时间

1. 新鲜骨折

伤后 2～3 周内就诊者。

2. 陈旧骨折

伤后 3 周后就诊者。

(六)根据受伤前骨质是否正常

1. 外伤骨折

骨折前骨质结构正常，因外力作用而产生骨折者。

2. 病理骨折

骨质原本已有病理改变(如骨髓炎、骨结核、骨肿瘤等)，经轻微外力作用而产生骨折者。

四、骨折的临床表现

(一)全身情况

非严重骨折可无全身症状，偶有发热(体温约 38.5℃)，5～7 日后体温逐渐降至正常。

(二)局部情况

1. 一般情况

疼痛、肿胀、活动功能障碍。

2. 骨折特征

畸形、骨擦音和异常活动是骨折的特征，这三种特征只要有其中一种出现，即可初步判断为骨折。但在查体时，不应主动寻找骨擦音或异常活动，避免增加患者痛苦、加重局部损伤或导致严重的并发症。

(三)X 线检查

能显示临床检查难以发现的损伤和移位，如不完全骨折、脱位及伴有小骨片撕脱等。

五、复位

复位是将移位的骨折端恢复正常或接近正常的解剖关系，以重建骨骼的支架作用。在全身情况许可的条件下，复位越早越好。

（一）手法复位

采用手法使骨折复位的方法称手法复位,绝大多数骨折都可用手法复位而取得满意的效果。手法复位要求及时、准确、轻巧,力争一次手法整复成功。

1. 复位标准

①解剖复位:骨折畸形、移位完全纠正,正常解剖关系得到恢复,对位(指两骨折端的接触面)和对线(指两骨折端在纵轴上的关系)良好,称为解剖复位。对所有骨折都应争取达到解剖复位。

②功能复位:某种移位不能完全纠正,但骨折在此位置愈合后对肢体功能活动无明显妨碍者,称为功能复位。对不能达到解剖复位者,应力争达到功能复位。

2. 复位前准备

①麻醉:骨折复位一般应采用麻醉止痛,以便于复位操作。应根据具体情况选择不同的麻醉方式。

②器械:根据不同的复位方法准备不同的器械。

3. 复位基本手法

以远瑞对近端的复位原则,常用的基本复位手法有拔伸、旋转、屈伸、提按、端挤、摇摆、触碰、分骨、折顶、回旋等。

（二）切开复位

采用手术切开,直视下对位并内固定的方法。

六、固定

固定是治疗骨折的一种重要手段,常用的固定方法可分外固定和内固定两类。外固定如夹板、石膏绷带、持续牵引和外固定架等固定,内固定如钢板、螺丝钉、髓内钉、钢丝、克氏针及各类内固定器械固定。

七、练功

练功活动是骨折治疗的重要组成部分,骨折经固定后必须尽早进行练功活动和康复训练,以促进骨折愈合,防止筋肉萎缩、骨质疏松、关节僵硬等并发症的发生。

（一）骨折早期

伤后1～2周内,患肢局部肿胀、疼痛,容易发生再移位。此期练功的目的是消肿止痛、促进血液循环。方法是使患肢肌肉做舒缩活动,但骨折部上下关节则不活动或轻微活动。

（二）骨折中期

2周以后肿胀基本消退,局部疼痛逐渐消失,新骨始生,骨折部日趋稳定,此期练功的目的是防止筋肉萎缩、关节僵硬以及并发症的发生。练功活动的形式除继续进行患肢肌肉的舒缩活动外,还应在医务人员的帮助下逐步活动骨折部上下关节。

（三）骨折后期

骨折后期骨折已临床愈合,夹缚固定已解除,但筋骨未坚,肢体功能未完全恢复。此期练功的目的是尽快恢复患肢关节功能和肌力,逐步达到筋骨强劲、关节滑利的效果。练功的方法常取坐位、立位,以加强伤肢各关节的活动为重点。

八、骨折整复方法

(一)锁骨骨折

锁骨呈"～"形，内侧段前凸，且有胸锁乳突肌和胸大肌附着；外侧段后凸，有三角肌和斜方肌附着。锁骨骨折较常见，多发生在中外 1/3 处。

1. 整复方法

患者坐位，挺胸抬头，双手叉腰。术者立于患者背侧，将一膝顶于患者背部正中，双手握其两肩外侧，向背侧用力牵引，使之充分挺胸展肩，此时骨折移位可复位或改善；如仍有侧方移位，可用提按手法矫正。

2. 固定方法

在两侧腋下垫上棉垫，采用"∞"字绷带固定法固定(图 3-15)，也可采用双圈固定法。一般需固定 4 周，粉碎骨折可延长固定至 6 周。大多数病例均可达到骨折愈合。

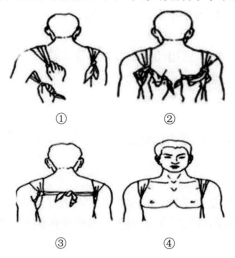

① ② ③ ④

图 3-15　锁骨骨折固定方法

3. 练功活动

早期让患者做握拳以及屈伸肘、腕关节的功能活动，4 周后适当练习双侧肩关节各方向活动，活动范围应循序渐进。X 线检查显示骨折愈合即可解除外固定。后期加强功能锻炼，以防止肩关节活动受限。

(二)肱骨外科颈骨折

肱骨外科颈位于大、小结节下缘与肱骨干的交界处，又为疏松骨质和致密骨质交界处，常易发生骨折。

患者坐位或卧位，一助手用布带绕过腋窝向上提拉，另一助手握其肘部，沿肱骨纵轴方向牵拉，纠正缩短移位，然后根据不同骨折类型再采用不同的复位方法。

1. 整复方法

(1)外展型骨折：术者双手握骨折部，两拇指按于骨折近端的外侧，其他各指握骨折远端的内侧向外端提，助手同时在牵拉下内收其上臂，即可复位。

(2)内收型骨折：术者两拇指压住骨折部向内推，其他四指使远端外展，助手在牵引下将上臂外展，即可复位。对合并肩关节脱位者可先持续牵引，使肩肱关节间隙加大，纳入肱骨头，然后整复骨折。

2. 夹板固定

(1)夹板规格：长夹板三块下达肘部，上端超过肩部，夹板上端可钻小孔系以布带结，以便做超关节固定。短夹板一块由腋窝下达肱骨内上髁以上，夹板的一端用棉花包裹，即成蘑菇头样大头垫夹板。

（2）固定方法：在助手维持牵引下，准备棉垫 3～4 个，短夹板放在内侧，若为内收型骨折，大头垫应放在肱骨内上髁的上部；若为外展型骨折，大头垫应顶住腋窝部，并在成角突起处放一平垫；三块长夹板分别放在上臂前、后、外侧，用三条扎带将夹板捆紧，然后用长布带绕过对侧腋下用棉花垫好后打结（图 3-16）。

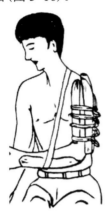

图 3-16　肱骨外科颈骨折的夹板固定

对移位明显的内收型骨折，夹板固定后再配合皮肤牵引 3 周，肩关节置于外展前屈位。

3. 练功活动

早期让患者做握拳以及屈伸肘、腕关节的功能活动，3 周后适当练习肩关节各方向活动，活动范围应循序渐进，每日练习 1～5 次。一般在 4 周左右做 X 线检查，骨折愈合即可解除外固定。后期功能锻炼配合中药熏洗，以促进肩关节功能恢复。

（三）肱骨干骨折

肱骨干骨折很常见，绝大多数为有移位骨折，X 线正侧位检查可明确骨折的部位、类型和移位情况。

1. 整复方法

患者坐位或仰卧位，一助手用布带通过腋窝向上，另一助手握持前臂保持在中立位向下，沿上臂纵轴对抗牵引。牵引力不宜过大，否则易引起断端分离移位和桡神经损伤。待重叠移位完全矫正后，根据骨折不同部位的移位情况进行整复。

（1）肱骨上 1/3 骨折：在牵引下，术者两拇指抵住骨折远端外侧，其余四指环握骨折近端内侧，将骨折近端向外托起，使骨折断端略向外成角，两拇指由外推骨折远端向内，即可复位。

（2）肱骨中 1/3 骨折：在牵引下，术者以两拇指抵住骨折近端外侧向内，其余四指环握骨折远端内侧向外，移位即可纠正。

（3）肱骨下 1/3 骨折：多为螺旋或斜形不稳定骨折。用轻微力量牵引，矫正成角畸形，适当调整即可复位。

2. 夹板固定

需用前、后、内、外 4 块夹板，其长度根据骨折部位确定，上 1/3 骨折应超肩关节，下 1/3 骨折应超肘关节，中 1/3 骨折则可不超过上下关节，并应注意前方夹板的下端不要压迫肘窝。

如果移位已完全纠正，可在骨折部位的前、后方各放一长方形大的固定垫，将上、下骨折端紧密包围。若仍有轻度侧方移位，可利用固定垫两点加压；若仍有轻度成角，可用固定垫三点加压，使其逐渐复位。若碎骨片不能满意复位时，也可用固定垫将其逐渐加压回位，但应注意固定垫厚度要适中，防止皮肤压迫性坏死。桡神经沟部位不要放固定垫，以防桡神经受压而损伤。固定时间成人为6～8周，儿童为3～5周。中1/3处骨折是延迟愈合和不愈合的好发部位，固定时间应适当延长，经X线复查，见有足够骨痂生长后才能解除夹板固定。

固定后肘关节屈曲90°位，用托板将患肢前臂置于中立位，悬吊在胸前。应定期作X线摄片，以及时发现在固定期间骨折端是否有分离移位。若发现断端分离，应加用弹性绷带上下缠绕肩、肘部，使断端得到纵向拉力而逐渐接近。

3. 练功活动

固定后即可做伸屈指、掌、腕关节功能活动，以利于气血畅通。肿胀开始消退后，患肢上臂肌肉应用力做舒缩运动，逐渐进行肩、肘关节功能活动。

(四)肱骨髁上骨折

肱骨髁上骨折时，容易因骨折端被刺伤或受挤压而合并血管神经损伤。

1. 整复方法

患者仰卧，两助手分别提住其上臂和前臂，做顺势拔伸牵引，术者两手分别提住骨折远端、近端相对挤压，先矫正侧方移位，再纠正前后重叠移位。若骨折远端旋转，应首先纠正旋转移位。纠正上述移位后，若整复伸直型骨折，则以两拇指从肘后推按远端向前，两手其余四指重叠环握骨折近端向后提拉，并让助手在牵引下徐徐屈曲肘关节；整复屈曲型骨折时，手法与上述相反，应在牵引后将远端向背侧下压并徐徐伸直肘关节。

尺偏型骨折容易后遗肘内翻畸形，是由于整复不良或尺侧骨皮质遭受挤压而产生塌陷嵌插所致。因此，在整复肱骨髁上骨折时应特别注意矫正尺偏畸形，以防止发生肘内翻。

开放性骨折则应在清创后进行手法复位，再缝合伤口。若系粉碎性骨折或软组织肿胀严重、水疱较多而不能手法整复或整复后固定不稳定者，可在屈肘45°～90°位置进行尺骨鹰嘴牵引或皮肤牵引，重量1～2kg，一般在3～7日后再进行复位。肱骨髁上粉碎性骨折并发血循环障碍者，必须紧急处理。首先应在麻醉下整复移位的骨折断端，并行尺骨鹰嘴牵引，以解除骨折端对血管的压迫。如冰冷的手指温度逐渐转暖，手指可主动伸直，则可继续观察；如经上述处理无效，则必须及时探查肱动脉情况。肱骨髁上骨折所造成的神经损伤一般多为挫伤，在3个月左右多能自行恢复，除确诊为神经断裂者外，不应过早地进行手术探查。

2. 固定方法

复位后固定肘关节于屈曲90°～110°位置3周，夹板长度应近端达三角肌中部，内、外侧夹板下端达(或超过)肘关节，前侧板下端至肘横纹，后侧板远端向前略弧形弯曲，并嵌一铝钉，使下端布带斜跨肘关节缚扎其上，以防止脱落。为防止骨折远端向后移位，可在尺骨鹰嘴后面加上梯形垫；为防止内翻移位，可在骨折近端的外侧和远端的内侧分别加上塔形垫。夹缚后用颈腕部吊带悬吊胸前。屈曲型骨折应固定肘关节于屈曲40°～60°位置，3周后逐渐改变至屈曲90°位置1～2周，注意观察远端血液循环情况。

3. 练功活动

固定期间多做手指和腕关节屈伸等活动，解除固定后积极主动锻炼肘关节伸屈活动，可在康复医生指导下进行康复训练，严禁暴力被动活动。

(五)肱骨外髁骨折

前臂的伸肌群附着于肱骨外髁上，肱骨外髁骨折多发于儿童。

1. 整复方法

(1)单纯向外移位：将其屈肘、前臂旋后，向内推挤骨折块，使骨折复位。

(2)翻转移位：术者左手握住患者腕部，肘关节屈曲45°，前臂旋后位，加大肘内翻，使关节腔外侧间隙增宽，腕关节背伸以使伸肌群松弛，用右示指(或中指)扣住骨折块，拇指扣住肱骨外上方，将骨折块向后方推移，再将滑车端推向后内下方，把肱骨外上力端向外上方推以矫正旋转移位，右拇指将骨折块向内挤压，同时将肘关节做屈伸、内收和外展活动，以矫正残余移位。

另外可用钢针插入，直接顶、拔翻转移位的骨折块，使之复位。

2. 固定方法

肘伸直，前臂旋后位，肱骨外髁处放一固定垫，采用 4 块夹板从上臂中上段到前臂中下段，可用四条布带缚扎，肘关节伸直且略外翻位固定 2 周，以后改变为屈肘 90°位固定 2 周。亦可固定肘关节屈曲 60°位 4 周，骨折愈合后解除外固定。

3. 练功活动

有移位骨折在复位 1 周内可做手指屈伸活动，不宜做强力前臂旋转、握拳、腕关节屈伸活动。1 周后逐渐增加指、掌、腕关节的活动范围。解除固定之后，开始进行肘关节屈伸、前臂旋转和腕、手的功能活动及康复训练。

(六)肱骨内上髁骨折

肱骨内上髁为前臂屈肌群和旋前圆肌的附着处，其后方有尺神经紧贴尺神经沟，此处骨折易于损伤尺神经。

1. 整复方法

(1)Ⅰ度骨折：用夹板固定于屈肘 90°位约 4 周。

(2)Ⅱ度骨折：手法整复时，屈肘 45°位，前臂取中立位，术者用拇指、示指固定骨折块，然后用拇指由下向上方推挤，使其复位。

(3)Ⅲ度骨折：手法复位时，在拔伸牵引下，肘关节伸直，前臂旋后、外展，使肘外翻，增宽肘关节的内侧间隙，将关节内的骨折块拉出，然后再按Ⅱ度骨折做手法整复。

(4)Ⅳ度骨折：先将脱位的肘关节复位，使其转化为Ⅰ度或Ⅱ度骨折，再按上法复位。整复时应注意勿使其转变为Ⅲ度骨折，整复后应立即复查X线片，且应常规检查尺神经有无损伤。

2. 固定方法

对位满意后，在骨折块的前内下方放固定垫，再用夹板超肘关节固定于屈肘 90°位 4 周。

3. 练功活动

1 周内只做手指轻微屈伸活动；1 周后可逐渐加大手指屈伸活动幅度，禁忌做握拳及前臂旋转活动；2 周后可在康复医生指导下开始做适当肘关节屈伸活动；解除固定后可配合中药熏洗并加强肘关节屈伸活动。

(七)尺骨鹰嘴骨折

尺骨鹰嘴为肱三头肌的附着处，尺骨半月切迹关节面与肱骨滑车关节面构成肱尺关节。

1. 整复方法

术者两手握住患肢，用两拇指推挤分离的骨折近端向远端靠拢，两示指与两中指使肘关节伸直，即可复位。

2. 固定方法

无移位骨折或已施行内固定者，可固定肘关节于屈曲 20°～60°位 3 周；有移位骨折手法整复后，在尺骨鹰嘴上端用一抱骨垫固定，并用前、后侧超肘关节夹板固定肘关节于屈曲 0°～20°位 3 周，以后再逐渐调整固定在 90°位 1～2 周。

3. 练功活动

3 周以内只做手指、腕关节屈伸活动，禁止肘关节屈伸活动，第 4 周以后才逐步做肘关节主动屈伸和康复锻炼。

(八)桡骨头骨折

桡骨头骨折临床上易被忽视，若不及时治疗，会造成前臂旋转功能障碍或引起创伤性关节炎。

1. 整复方法

前臂在肘关节伸直内收位，术者一手牵引，并来回旋转前臂；另一手的拇指把桡骨头向上、向内侧推挤，使其复位。或使用钢针拨正法，局部皮肤消毒，铺无菌巾，在X线透视下，术者用不锈钢针自骨骺的外后方刺入，并以针尖顶住骨骺，向内、上方拨正。应注意避免损伤桡神经，并采用无菌操作。

2. 固定方法

固定肘关节于屈曲90°位置2～3周。

3. 练功活动

整复后即可做手指、腕关节屈伸活动，2～3周后做肘关节屈伸活动和康复训练。

(九)尺骨上1/3骨折合并桡骨头脱位

尺骨上1/3骨折合并桡骨头脱位是指尺骨半月切迹以下的尺骨上1/3骨折，同时桡骨头自肱桡关节、桡尺近侧关节脱位。

1. 整复方法

根据原则先整复桡骨头脱位，后整复尺骨骨折。患者平卧，前臂置中立位向下拔伸，矫正重叠移位。对伸直型骨折，术者两拇指放在桡骨头外侧和前侧，向尺侧、背侧推挤，同时使肘关节缓慢屈曲90°位，使桡骨头复位，然后术者捏住骨折断端，并在骨折处向掌侧加大成角，再逐渐向背侧按压，使尺骨复位；对屈曲型骨折，术者两拇指放在桡骨头的外、背侧，向内侧及掌侧挤按，同时肘关节缓慢伸直至0°位，使桡骨头复位，然后先向背侧加大成角，再逐渐向掌侧挤按，使尺骨复位；对内收型骨折，助手在拔伸牵引的同时外展患侧肘关节，术者拇指放于桡骨头外侧，并向内侧推按，使之还纳，尺骨向桡侧成角畸形亦随之矫正。

2. 固定方法

以尺骨骨折平面为中心，在前臂的掌侧与背侧各置一分骨垫，在骨折的掌侧(伸直型)或背侧(屈曲型)置一平垫；在桡骨头的前外侧(伸直型)或后外侧(屈曲型)或外侧(内收型)放置葫芦垫；在尺骨内侧的上、下端分别放一平垫，用胶布将垫固定以防止移动。然后在前臂掌、背侧与桡、尺侧分别放上长度合适的夹板固定。伸直型骨折脱位应固定于屈肘位4～5周；屈曲型或内收型宜固定于伸肘位2～3周后，改屈肘位固定2周。

3. 练功活动

在3周内做手指、腕关节的屈伸锻炼，逐步做肘关节屈伸锻炼。前臂的旋转活动须在X线片显示尺骨骨折线模糊并有连续性骨痂生长后逐步锻炼。

(十)桡、尺骨干双骨折

前臂肌肉较多，有屈肌群、伸肌群、旋前肌和旋后肌等。骨折后可出现重叠、成角、旋转及侧方移位，故整复较难。

1. 整复方法

患者平卧，肩关节外展，肘关节屈曲，前臂中下1/3骨折取中立位，前臂上1/3骨折取旋后位。两助手相对做拔伸牵引，以矫正重叠、旋转及成角畸形。整复骨折的一般顺序为：如骨折在前臂上1/3，则先整复尺骨；如骨折在下1/3，则先整复桡骨；骨折在中段时，则根据两骨干骨折的相对稳定性来确定。若前臂肌肉比较发达，加上骨折后局部出血肿胀，经牵引后重叠移位不能完全纠正，可采用折顶手法复位。如果是斜形或锯齿形骨折向背侧或侧方移位，可采用回旋手法复位。若桡、尺骨骨折断端互相靠拢移位，可采用挤捏分骨手法复位。

2. 固定方法

若复位前尺、桡骨相互靠拢移位者，可采用分骨垫放置在尺、桡骨之间；若骨折有成角畸形，则采用三点加压法固定。各垫放置适当位置后，掌侧板从肘横纹至腕横纹或掌横纹，背侧板从尺骨鹰嘴至腕关节或掌指关节，桡侧板由桡骨头至桡骨茎突，尺侧板自肱骨内上髁下达第 5 掌骨基底部，夹板间距离约 1cm。缚扎后用三角巾悬吊在屈肘 90°位，前臂放置在中立位，定期做 X 线检查，观察并调整夹板，固定至临床愈合，成人固定 4～6 周，儿童固定 3～4 周。

3. 练功活动

初期鼓励患者做手指关节屈伸活动和上肢肌肉舒缩运动；中期开始做肩、肘关节的活动，活动范围逐渐增大，但不宜做前臂旋转活动。解除固定后开始逐步做前臂旋转活动。

(十一)桡、尺骨干单骨折

桡、尺骨干单骨折多发生于青少年。

1. 整复方法

患者平卧，肩关节外展、屈肘，两助手行拔伸牵引。骨折在中或下 1/3 部位时，在牵引下断端重叠拉开后，若两骨为靠拢移位，采用分骨手法整复；若骨折向掌背侧移位，采用提按手法整复。在桡骨干上 1/3 骨折时，在牵引下将单骨折桡骨干远端向桡侧、背侧提拉，并用拇指向尺、掌侧挤按骨折近端。

2. 固定方法

先于掌、背侧放置分骨垫各 1 个，再放好其他固定垫。

(1)若为桡骨上 1/3 骨折，须在近端的桡侧再放 1 个小固定垫，防止向桡侧移位。然后先放置掌、背侧夹板，再放桡、尺侧夹板。

(2)桡骨干下 1/3 骨折时，桡侧板下端超腕关节，将腕部固定于尺偏位，借紧张的腕桡侧副韧带限制远端尺偏移位。

(3)尺骨下 1/3 骨折则尺侧板须超腕关节，使腕部固定于桡偏位。夹板放置妥善后，用绷带缠绕固定在屈肘 90°位，前臂中立位，并用三角巾悬挂于胸前。

3. 练功活动

早期鼓励患者做握拳锻炼，以促进肿胀消退，并开始肩、肘关节功能活动，避免关节粘连。解除固定后可做前臂旋转活动锻炼。

(十二)桡骨下 1/3 骨折合并桡尺远侧关节脱位

桡骨下 1/3 骨折合并桡尺远侧关节脱位多见于成人，儿童较少见。桡骨下 1/3 骨折为不稳定骨折，整复固定困难，桡尺远侧关节脱位容易漏诊。

1. 整复方法

患者平卧，肩外展，肘屈曲，前臂中立位，两助手行拔伸牵引，纠正重叠移位。术者用左手拇指及示指、中指二指调整掌侧移位。再用两拇指由桡尺侧向中心扣紧桡尺远侧关节。关节脱位整复后，将备好的合骨垫置于腕部背侧，由桡骨茎突掌侧 1cm 处绕过背侧到尺骨茎突掌侧 1cm，做半环状包扎，再用绷带缠绕固定。

若桡骨远折端向尺掌侧移位时，一手分骨，另一手拇指向掌侧按近折端，示指、中指、环指三指提远折端向背侧，使之对位。若桡骨远折端向尺背侧移位时，一手分骨，另一手拇指按远折端向掌侧，示指、中指、环指三指提近折端向背侧，使之对位。

骨折整复后用夹板、绷带固定，做 X 线检查。

2. 固定方法

在维持牵引和分骨下，掌、背侧各放 1 个分骨垫。分骨垫在骨折线远侧内 2/3，近侧占 1/3。背侧分骨垫用 2 条粘膏固定。根据骨折远端移位方向，可再加用小平垫，然后再放置掌、背侧夹板，用手捏住，再放桡、尺侧板，桡侧板下端稍超过腕关节，以限制手的桡偏；尺侧板下端不超过腕关节，以便手的尺偏，并借紧张的腕桡侧副韧带牵拉桡骨远折端向桡侧，克服其尺偏倾向。对于桡骨骨折，骨折线自外侧上方斜向内侧下方者，置分骨垫于骨折线近侧，尺侧夹板改用固定桡、尺骨干双骨折的尺侧夹板，以限制手的尺偏，利于骨折对位。

3. 练功活动

与桡、尺骨干双骨折相同。

(十三)桡骨下端骨折

桡骨下端(包括桡骨远侧端 3cm 以内)骨折在临床上比较常见。

1. 整复方法

患者坐位，老年人可取平卧位，肘部略屈曲，掌心朝下。术者一手置于患掌尺侧，另一手置于患掌桡侧，双手拔伸牵引。

(1)骨折线未进入关节、骨折端完整的伸直型骨折：一助手把持上臂，术者两拇指置于患肢手背侧，其他四指扣紧大小鱼际肌进行牵引，先待重叠移位完全纠正后，将远端旋前，并在牵引下骤然猛抖，同时迅速尺偏掌屈，使之复位。

(2)骨折线进入关节或骨折块粉碎的伸直型骨折：助手和术者拔伸牵引纠正重叠移位后，术者双手拇指在背侧按压骨折远端，双手示指置于近端的掌侧，向背侧上提骨折近端，以矫正远端掌背侧移位，同时使腕掌屈、尺偏，以纠正侧方移位。

(3)屈曲型骨折：两助手于远、近端拔伸牵引，术者两手拇指由背侧将近端骨折片向掌侧推挤，同时用示指、中指、环指三指将远端骨折片由掌侧向背侧挤压，然后术者持住骨折部，牵引远端的助手在保持牵引下将腕关节背伸，使屈肌腱紧张，防止复位的骨折片移位。

2. 固定方法

(1)伸直型骨折：先在骨折远端背侧和近端掌侧分别放置一平垫，然后放上夹板，夹板上端达前臂中上 1/3，夹板下端应超过腕关节，限制手腕的桡偏和背伸活动。

(2)屈曲型骨折：在远端的掌侧和近端的背侧各放一平垫，夹板下端应超过腕关节，限制桡偏和掌屈活动。绷带缠绕夹板后，将前臂悬挂胸前，保持固定 4～5 周。

3. 练功活动

固定期间做指间关节、指掌关节屈伸功能锻炼和肩肘部功能活动。解除固定后做腕关节屈伸和前臂旋转功能锻炼。

(十四)腕舟骨骨折

舟骨是最大的一块腕骨，略弯曲呈舟状，中段较细者为腰，骨折多发生于此处。

1. 整复方法

舟骨骨折很少移位，一般无须整复。若有移位时，可在手牵引下使患腕尺偏，以拇指向内按压骨块，即可复位。

2. 固定方法

鼻烟窝部位放置棉花球作固定垫，用塑形夹板或纸壳夹板固定腕关节于伸直位，并略向尺侧偏，拇指于对掌位，固定范围包括前臂下 1/3、远端掌横纹处、拇指掌指关节及拇指指间关节，也可用短前臂石膏管形固定腕关节于背伸、尺偏位，拇指为对掌位，前臂在中立位。应定期进行 X 线检查，如骨折仍未愈合，则须继续固定。

3. 练功活动

加强其余未固定手指的功能锻炼。

(十五)股骨干骨折

股骨是人体中最长的管状骨，股骨干是指股骨转子下至股骨髁上的部分。

1. 整复方法

患者取仰卧位，一助手固定患者骨盆，另一助手用双手握小腿上段，并将伤肢逐渐屈髋、屈膝，且沿股骨纵轴方向用力牵引，以矫正重叠移位。根据骨折的不同部位分别采用以下手法：

(1)股骨上 1/3 骨折：将伤肢外展并略加外旋，然后术者一手提近端向下挤按，另一手握住远端由后向上端提。

(2)股骨中 1/3 骨折：将伤肢外展，术者自断端的外侧向内挤按，然后用双手在前、后、内、外夹挤。

(3)股骨下 1/3 骨折：在维持牵引下，膝关节逐渐屈曲，以腘窝内的双手作支点将骨折远端向近端推挤。

成年人或较大年龄儿童的股骨干骨折，特别是粉碎性骨折、斜形骨折或螺旋形骨折，可采用较大重量的股骨牵引逐渐复位，如果牵引方向和牵引重量合适，往往能自动得到良好的对位。牵引 3～5 日后经 X 线床头透视或摄片显示骨折畸形已纠正，逐步减轻牵引重量。如横断骨折仍有侧方移位，施行端提和挤按手法，以矫正侧方移位；粉碎性骨折可用四面挤按手法，使碎片互相接近；斜形骨折，如两斜面为背向移位时，可用回旋手法使远端由前或由后绕过对面。

2. 固定方法

骨折复位后，在维持牵引下，采用夹板固定前，根据上、中、下不同部位放置压垫，防止骨折的成角和再移位。股骨干上 1/3 段骨折应将压垫放在近端的前方和外方；股骨干中 1/3 骨折把压垫放在骨折线的外方和前方；股骨干下 1/3 骨折把压垫放在骨折近端的前方，再按照大腿的长度放置 4 块夹板，后侧夹板下应放置一较长的塔形垫，以保持股骨正常的生理弧度，然后用绷带捆扎固定。

3. 练功活动

患者复位后次日即开始练习股四头肌舒缩及踝关节、足趾关节屈伸活动；如小腿及足出现肿胀，可适当按摩及抬高患肢。从第 3 周开始，患者逐渐直坐床上，用健足蹬床、以两手扶床作为支点练习抬臀，使身体离开床面，以达到使髋、膝关节开始活动的目的。第 5 周开始，患者两手扶吊杆，健足踩在床上支撑，做收腹、抬臀动作，使臀部完全离床，让身体、大腿与小腿成一直线，以加大髋、膝关节活动范围。经 X 线检查或透视显示骨折端无移位，可从第 7 周开始扶床架练习站立。

解除牵引后对上 1/3 骨折加用外展夹板，防止内收成角移位，在床上做功能活动 1 周后，可扶双拐下地做患肢不负重的步行锻炼。当骨折端有连续性骨痂生长后，患肢可循序渐进增加负重。经复查骨折断端稳定，可改用单拐行走，1～2 周后弃拐行走。

(十六)股骨髁上骨折

股骨自腓肠肌起点上 2～4cm 范围内的骨折称股骨九上骨折，青壮年人多见。

1. 整复方法

骨折分为屈曲型骨折和伸直型骨折。采用胫骨结节牵引复位，骨牵引(图 3-17)下稍配合手法即可复位，复位困难者可加大牵引重量后整复。

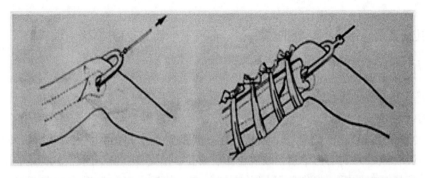

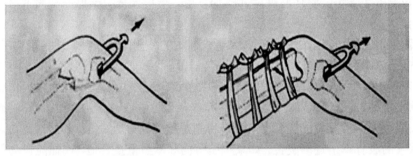

图 3-17　股骨髁上骨折及牵引方法

2. 固定方法

骨折对位后局部用夹板固定，两侧板的下端呈叉状，骑在骨牵引的克氏针上。

3. 练功活动

与股骨干骨折基本相同，但因骨折靠近关节，易发生膝关节功能受限，所以应尽早进行股四头肌锻炼和关节屈伸功能锻炼。

(十七)股骨髁间骨折

股骨髁间骨折为关节内骨折，要求良好的对位，关节面光滑完整，才能有效地恢复关节的功能，防止和减少创伤性关节炎发生。

1. 整复方法

在胫骨结节牵引下，用两手掌压迫股骨内、外部，使骨折块复位。复位不满意时需手术内固定。

2. 固定方法

施行超关节夹板固定(固定方法见股骨髁上骨折)。

3. 练功活动

在牵引期间应练习股四头肌舒缩活动，6～8周后解除牵引，指导患者练习不负重步行锻炼和关节屈伸活动。骨折愈合牢固后逐渐负重行走。

(十八)髌骨骨折

髌骨系人体中最大的籽骨，髌骨骨折多见于30～50岁的成年人，儿童极为少见。

1. 整复方法

患者平卧，患肢膝关节伸直位，术者以一手拇指及中指先捏挤远端向上推按，并固定之；另一手拇指及中指捏挤近端上缘的内外两角，向下推按，使骨折近端向远端对位。

2. 固定方法

可用抱膝圈固定法。用绷带做一个较髌骨略大的圆圈，直径约2cm，并等距离扎上4条布带，后侧夹板或石膏板长度由大腿中部到小腿中部。复位满意后，用抱膝圈环抱固定髌骨，抱膝圈的4条布带捆扎于后侧板上固定，固定时间为4周。

3. 练功活动

在固定期间由轻到重地逐步加强股四头肌舒缩活动,待解除固定后逐步进行膝关节的屈伸锻炼。定期进行X线检查,在骨折未达到临床愈合之前,不要过度屈膝运动,以免将骨折处重新拉开。

(十九)胫骨髁骨折

胫骨髁骨折又称胫骨平台骨折,多发生于青壮年。

1. 整复方法

患者仰卧位,一助手控制住患肢大腿,另一助手握住患肢足踝部向下用力牵引。若为胫骨外力骨折,则令助手在维持牵引下将患肢内收,术者两手四指环抱于膝关节内侧,两手拇指推按骨折片向上、向内复位;若为胫骨内髁骨折,用相反方向的手法整复;若为胫骨双骨折,两助手在中立位强力相对拔伸牵引,术者以两手掌及掌根部分置于胫骨上端内、外髁处,相对推挤复位。

2. 固定方法

骨折复位后用5块夹板,分别置于膝内、外、后、前内和外侧,加压垫包扎,将一长夹板加于后托上包扎固定,腘窝垫一小枕,使膝关节置于略屈位。

牵引治疗应用于比较严重的粉碎性骨折,手法整复和手术都难以复位者。可采用胫骨下端或跟骨牵引,牵引后早期开始膝关节活动,在股骨髁的挤压下使胫骨关节面复位。

3. 练功活动

早期可以做股四头肌功能锻炼及关节屈伸锻炼,解除固定后在床上练习膝关节的屈伸活动或扶拐不负重步行锻炼,5~6周后经检查骨折牢固愈合,可以下地适当练习负重,注意负重过早可造成胫骨平台进一步塌陷。早期进行功能锻炼并避免负重,以免发生膝关节僵硬以及晚期退行性病变。

(二十)胫、腓骨干骨折

胫、腓骨干骨折各种年龄均可发生,以10岁以下儿童或青壮年为多见,一般儿童多为青枝骨折或无移位骨折。其中又以单纯胫骨干骨折为多,胫、腓骨干双骨折次之,腓骨干骨折相对少见。

1. 整复方法

患者平卧,膝关节屈曲,一助手将患者腘窝部以肘关节扣住,另一助手双手握住足踝部,沿胫骨长轴做对抗牵引,矫正重叠及成角移位。若近端向前侧移位,则术者两手环握小腿远端保持牵引并向前端提拉,助手将骨折近端向后按压对位。如仍有内、外侧移位,可同时推挤骨折近端向外或内,并牵拉远端向内或外,一般即可复位。螺旋形、斜形骨折时,远端易向外移位,术者用拇指于胫、腓骨之间将骨折远端向内侧推挤,其余四指于骨折近端的内侧用力拉向外侧,并将骨折远端略内旋,可使完全对位。在维持牵引下,术者两手扶住骨折处,助手轻柔摇摆骨折远端,使骨折端更紧密接触。最后以拇指和示指沿胫骨前嵴及内侧面来回触摸骨折部,检查对位对线情况。

2. 固定方法

夹板固定,根据骨折断端在复位前移位的方向及其倾向性而放置适当的压力垫。

(1)上1/3部骨折:膝关节略微屈曲,夹板下端达内、外踝上4cm,内、外侧板上端超过膝关节10cm,于胫骨前肌两侧放置两块窄的前侧板,外前侧板下放置分骨垫;两块前侧板上端平胫骨两侧髁,后侧板的上端超过腘窝部,在股骨下端做超膝关节固定。

(2)中1/3部骨折:外侧板下平外踝尖,上达胫骨外侧髁上缘;内侧板下平内踝尖,上达胫骨内侧髁上缘;后侧板下端抵于跟骨结节上缘,上达腘窝下2cm,以不妨碍膝关节屈曲

90°为宜；两前侧板下达踝上，上平胫骨结节。

（3）下1/3部骨折：内、外侧板上达胫骨内、外侧髁平面，下平齐足底，后侧板上达腘窝下2cm，下抵跟骨结节上缘，两前侧板与中1/3部骨折相同。

将夹板按部位放好后，用布带或绷带缠绕固定。下1/3部骨折的内、外侧板在足跟下方做超踝关节固定；上1/3部骨折的内、外侧板在胫骨下端做超膝关节固定，腓骨小头处应以棉垫保护，避免夹板压迫导致腓总神经损伤。

3. 练功活动

整复固定后应尽早做踝、足部关节屈伸活动及股四头肌锻炼。稳定性骨折从第2周开始进行适当抬腿及屈、伸膝关节活动，在第4周开始扶双拐做不负重步行锻炼。不稳定性骨折在解除固定后仍需在床上继续功能锻炼1～2周，才可扶双拐做不负重步行锻炼。此时患肢虽不负重，但足底要放平，不要用足尖着地，避免导致远折端受力而引起骨折旋转或成角移位。锻炼后骨折部无疼痛，自觉有力，可改用单拐逐渐负重锻炼。8～10周后根据X线检查及临床检查，达到临床愈合标准即可去除外固定。

（二十一）踝部骨折

踝关节骨折多发于青壮年和老年患者，也是多发的骨折疾病。

1. 整复方法

患者平卧屈膝，助手抱住其大腿，术者双手握其足跟和足背做顺势拔伸，外翻损伤使踝关节内翻，内翻损伤使踝关节外翻；如有胫腓联合分离，可在内、外踝两侧向内挤压；如后踝骨折合并距骨后脱位，可用一手握胫骨下段前侧向后推，另一手握前足向前提，并将踝关节逐渐背伸。总之，要根据踝关节的受伤机制和骨折类型并分析X线摄片来确定整复手法。

2. 固定方法

在内、外踝的上方各放一塔形垫，其下方各放一梯形垫，可用内、外、后、前内、前外5块夹板固定，其中内、外、后板上自小腿中上1/3，下平足跟；前内侧及前外侧夹板较窄，其长度上起小腿中上1/3，下至踝关节上。将夹板适当塑形，将踝关节固定于90°位置，持续4～6周。

3. 练功活动

整复固定后1周内鼓励患者做足趾的屈伸活动。从第2周起可在保持夹板固定的情况下轻度做踝关节的主动活动，并加大足趾的活动范围和力度。第3周开始适当加大踝关节的活动范围和力度。第4周可以适当增加踝关节的被动活动。第5周可以去除夹板固定，逐渐负重做步行训练。

第四节　夹板固定技术

一、简介

夹板固定是用扎带或绷带将木板、竹板、硬纸或塑料制成的夹板固定在已复位的骨折肢体上，使骨折断端能够在相对静止的条件下逐渐愈合，通过循序渐进的功能锻炼，促进骨折愈合并恢复肢体功能的一种治疗方法。

夹板固定主要用到夹板、压垫和扎带。

（一）夹板

材料有柳木、杉树皮、竹片、塑料板、三合板、马粪纸、工业硬纸等，要求具有可塑性、牢固性和弹性三种性能。夹板的规格、长度视骨折的部位不同，分为不超关节和超关节夹板。

不超关节夹板长度以不超过骨折处上、下两个关节为准，超关节夹板多用于关节附近或关节内的骨折。

夹板宽度一般可按肢体形状分为大致相等的 4 块或两宽两窄的 4 块，包扎时夹板之间要留有大约 1cm 的间隙，夹板两端和边缘要求呈圆角钝边。木制、竹制或塑料制板的一面需衬以毛毡类物品，并用棉织布包裹夹板。树皮类夹板两端应制成向上翘起的软边，使用时下衬以棉花衬垫。三合板或硬纸类夹板应用时也要衬棉花衬垫。

（二）压垫

安放在夹板内，用以调节局部的固定压力，或补充夹板塑形上的不足。一般常选用质地柔软、能吸潮、透气、维持一定形态、对皮肤无刺激性的材料制作，如毛头纸、棉花、毡垫等，根据需要折叠或剪裁成不同大小和形状备用。常用压垫的种类有平垫、梯形垫、塔形垫、空心垫、合骨垫、分骨垫等。压垫的面积要足够大，否则易在局部形成压迫性溃疡。

（三）扎带

常用 1cm 左右宽的纱带，其长度以能在夹板外环绕两周并打结为度，也可用绷带和布带缠绕。

二、适应证和禁忌证

主要用于四肢闭合性骨折、开放性骨折而创面较小或经处理创口已愈合者。陈旧性骨折适合于闭合复位的也可采用。下肢长骨骨折或某些不稳定的骨折，在用牵引、支架等其他外固定方法的同时可使用夹板固定。某些关节附近骨折或关节内骨折，如股骨颈骨折、肱骨内上髁骨折等，因夹板不易固定而不宜使用。

三、应用范围

(1)用于骨干骨折的单纯夹板固定。
(2)用于部分近关节骨折及关节内骨折的超关节夹板固定。
(3)用于不稳定性股骨骨折和胫、腓骨骨折，结合骨牵引或外固定支架的夹板固定。
(4)用于关节面破坏结合骨牵引的超关节夹板固定。
(5)用于有分离移位的肱骨干骨折和不稳定肱骨外科颈内收型骨折的夹板固定并结合支架等。

四、操作步骤

(1)选用大小合适的夹板和压垫。
(2)局部可涂敷一些油膏类，功效多为活血化瘀、消肿止痛、疏通经络，涂敷范围可稍大，表面要求平整。
(3)将绷带松弛地缠绕 4～5 圈后，在相应的部位放置合适压垫，并以胶布固定。
(4)安放夹板，用 4 道扎带捆缚。先捆缚夹板中间部位两道，再捆缚夹板远侧和近侧端，捆缚时两手用力要平均，缠绕两周后打结。扎带的松紧以能在夹板面上下移动 1cm 为度。另一种固定方法是放好压垫后，先放对骨折固定起主要作用的两块相对的夹板，用绷带在其中间较松地缠绕几周，再放其他夹板，并将绷带在夹板外包裹，以维持各夹板的位置，最后在绷带末端从中间撕开打结，或另用 4 道扎带捆缚。

五、注意事项

(1)操作和搬动患者时要防止骨折移位。

(2)固定后抬高患肢以消肿，并预防压疮发生。

(3)根据患肢肿胀消退情况，及时调整布带捆扎松紧度。

(4)经常检查，及时纠正错位。固定后1周内进行X线复查，如发现骨折有错位，应及时拆除夹板，重新整复固定。

(5)定期复查，更换药膏。固定后2周，如X线检查对位对线良好，骨折部位有纤维性粘连，可牵引、换药并重新固定，每周复查1次，直至骨折愈合。

(6)指导并协助患者做功能锻炼，加强生活护理，恢复肌力和关节运动。

(7)拆除夹板后，可用熏洗、理疗等方法促进伤肢恢复，患肢要注意肢端血运。

(8)先用手法或牵引复位后，再用夹板固定方法外固定。

(9)夹板固定的时间应在骨折端达到临床愈合后。

第五节　石膏固定技术

一、简介

石膏固定技术是在骨伤科中较为常用的临床治疗技术之一。该技术能保持躯干和肢体于某一特定位置，促进组织和骨折的愈合，保持矫正后肢体的外形，具有操作简单、固定可靠及护理方便的优点。

二、操作方法

(一)材料准备

准备石膏绷带若干卷。使用时将石膏绷带卷根据长、宽需要，折叠后放于30～40℃的温水桶内，待气泡出净后取出，医者以双手握住绷带的两端挤去多余水分，再将浸泡水后的石膏摊平，即可使用。注意石膏在水中不可浸泡过久，取出后尽快使用，耽搁的时间过长石膏会很快硬固，如勉强使用将影响固定效果。

可将石膏绷带分为有衬垫石膏和无垫石膏，有衬垫石膏即将整个肢体先用棉花或棉纸自上而下全部包好，然后外面缠石膏绷带。用有垫石膏，患者较为舒适，但固定效果略差，多在手术后作固定用。无垫石膏也需在骨突部位放置衬垫，防止产生压疮。无垫石膏虽然固定效果较好，但骨折后因肢体肿胀，容易影响血液循环或压伤皮肤。

(二)石膏绷带操作步骤

1. 操作前准备

包括人员安排(人员的数量和具体分工)、患者准备(患肢准备和心理准备)、石膏及辅助工具准备等。

2. 操作步骤

(1)体位：将患肢置于功能位(或特殊要求体位)。

(2)保护骨隆突部位：放上棉花或棉垫保护。

(3)制作石膏：可在桌面或平板上测量好所需的长度和宽度，将石膏绷带往返折叠6～8层，用温水浸泡并挤出水分后，将石膏绷带摊平，避免有皱折。

(4)石膏托的应用：将石膏托迅速置于所需要固定的部位，按体形加以塑形。关节部为避免石膏出现皱折，可将石膏相应部位横向剪开一半或1/3，呈重叠状，然后用手掌将石膏抹平，使其紧贴肢体。

(5)缠绕包扎石膏：环绕包扎时，一般由肢体的近端向远端叠瓦氏缠绕，且以滚动方式进行。缠绕时要求松紧适度，以免造成肢体血液循环障碍。操作过程要迅速、准确，两手配合，一手缠绕石膏绷带，另一手朝相反方向抹平，让每层石膏相互紧密贴合。整个石膏的厚度应以不致折裂为原则，一般应为8～12层。因石膏易于固定成形，需在成形前完成。固定后，超过固定范围部分要适当修剪。对髋人字石膏、蛙式石膏，应在会阴区留有足够空间。石膏固定后，要标记诊断及石膏固定日期。有创面者要将创面标明位置，以备开窗。

（三）石膏固定体位

肢体关节必须要固定在能够发挥最大功能的位置，也就是关节的功能位。当然，关节功能位是相对的，尚需结合每个患者的具体情况决定。

（四）各部位石膏固定

1. 肩关节

上臂外展45°，前屈30°，外旋15°，肘屈曲30°，拇指尖对准鼻尖为肩人字石膏，包括胸、肩、上臂、肘及前臂。女性应托起乳房、避免乳房受压。

2. 肘关节

一侧肢体固定，肘关节屈曲90°，前臂中立位。如果两侧肢体固定，则一侧肘关节屈曲110°，另一侧屈曲70°。自腋下起，下至手掌远侧横纹。腕关节腕背伸20°～30°，手半握拳，拇指对掌位。

3. 手指关节

掌指关节屈曲60°，指间关节屈曲30°～45°。范围从前臂或手掌至手指。

4. 髋关节

一侧固定为屈曲15°～20°，外展10°～15°，外旋5°～10°。如为两侧者，一侧伸直，一侧稍屈曲。小儿则为一侧伸直。范围从乳头至足趾，必要时包括对侧髋关节，下至膝关节。

5. 膝关节

固定为屈膝10°～15°，小儿伸直。范围从大腿至足趾。

6. 踝关节

固定为踝关节足中立位，无内外翻。范围从小腿至足趾。

7. 脊柱

尽量按正常生理弧度，两髋稍屈，适当外展，膝关节稍屈曲。T_4椎体以上包括头颈部，L_4椎体以下包括双侧下肢。

三、石膏固定后注意事项

(1)石膏定型后可自然晾干，也可用电吹风或其他办法烘干。

(2)在石膏未干以前搬动患者，应防止石膏折断或变形。

(3)抬高患肢以促进静脉回流。

(4)注意有无受压症状，随时观察指(趾)血运。

(5)寒冷季节注意外露肢体的保温，炎热季节注意局部通风。

(6)注意保持石膏清洁，勿使尿、便等浸湿污染。

(7)如肿胀消退或肌肉萎缩致石膏松动者，应及时更换石膏。

(8)患者未下床前须有陪护帮助翻身，指导做肌肉收缩活动。情况允许时，鼓励下床活动。

四、石膏的开窗、剖开、楔形切开和拆除

(一)开窗

有下列情况者须行开窗：a.手术后需检查切口和拆除缝线；b.局部尤其是骨隆突处有持续性疼痛者；c.骨髓炎手术后或有感染伤口，需要长期换药者。

(二)石膏剖开

一般用于以下两种情况：a.有针对性石膏剖开，如肢体肿胀；b.急诊情况下石膏剖开，如血循环障碍者。

(三)楔形切开

一般用于成角畸形后的矫正。

(四)拆除石膏

用于肢体固定时间足够，并经 X 线复查有足够骨痂形成，骨折已临床愈合者。

第六节　骨外固定支架技术

一、简介

骨外固定支架治疗是通过在患病骨骼上穿插的固定针和体外连接装置相结合，以达到骨折固定、加压、牵伸等作用，以使骨折愈合、骨形态改建或骨延长，并创造良好的生物力学环境，从而达到治疗目的。

二、骨外固定支架类型

按照几何形状将骨外固定支架分为单边式、双边式、四边式、三角式、半环式、全环式6 种类型；根据平面的多少分为单平面和多平面两种类型。

三、骨外固定支架使用的适应证和禁忌证

(一)适应证

(1)四肢开放性骨折，有广泛软组织损伤、伤口污染严重及难以彻底清创的开放性骨折。

(2)感染性骨折，病灶清除不彻底，不能采用内固定的。可在远离病灶处穿针固定，提供稳定固定，以利于创口换药。

(3)合并复合伤骨折，及时为骨折伤肢提供保护，便于及时处理威胁生命的脏器损伤。

(4)某些闭合性骨折粉碎严重，用常规固定方法难以确切固定骨折端的骨干骨折；接近关节端的粉碎性骨折及某些关节内骨折。

(5)需多次搬动、输送和分期处理的战伤，以及批量伤员的骨折。

(6)烧伤合并骨折。用骨外固定支架固定骨折便于创伤面处理，并能够防止植皮区受压。

(7)开放性骨盆骨折。骨外固定支架可给予良好的固定，并能控制失血，减轻疼痛。

(8)修复性手术。断肢再植术后、骨折合并血管神经损伤需修复或重建、交腿皮瓣、肌皮瓣、游离带血管蒂股皮瓣移植等。

(9)不能内固定手术治疗的不稳定粉碎性骨折。

(10)非坚强内固定的补充辅助固定。

(二)禁忌证

(1)伤肢有广泛的皮肤病。

(2)高龄及其他原因不能配合者。

四、骨外固定支架基本操作技术

(一)麻醉

一般上肢采用臂丛神经阻滞麻醉，下肢采用硬膜外或蛛网膜下腔阻滞麻醉，也可根据具体情况选用全身麻醉或局部麻醉。

(二)体位

1. 上肢

取仰卧位，屈肘，前臂置于胸前。

2. 下肢

取仰卧位，屈髋、外展、屈膝并将踝关节置于背伸90°位。

(三)操作步骤

外固定支架的操作顺序是复位、穿针、固定。先将骨折初步复位以纠正旋转、重叠移位，再穿骨折线远处的固定针初步固定，然后使骨折进一步复位并穿近骨折线处固定针，将骨折复位满意后进行整体固定。在某些情况下也可直接穿针固定，然后行复位，调整后重新固定。

1. 骨折复位

骨折复位是骨折治疗的关键，关系到骨折愈合的质量。骨折复位根据不同情况可采用闭合复位或直视下复位，也可以根据体表标志进行复位后，再根据X线检查进行相应调整。具体复位方法如下：

(1)直视下复位：对骨折端已外露的开放性骨折，经切开彻底清创后直视下复位。如闭合骨折手法复位失败，也可在骨折处做小切口，在直视下复位，然后穿针、固定。

(2)闭合复位方法：先使骨折大致复位，再利用近骨折线处的固定针，采用提、扳等方法协助骨折复位至满意后将其固定。也可根据体表或骨性标志复位固定后，运用X线检查，对尚未纠正的移位做适当的调整。

2. 穿针

穿针是骨外固定的重要操作技术，穿针质量影响到骨折固定的牢稳性，因此穿针应严格按照以下操作要求进行：

(1)要充分了解穿针部位的解剖结构，避免主要血管与神经损伤。

(2)严格无菌操作技术，穿针部位必须在感染病灶区2～3cm以外。

(3)注意穿针位置和角度，尽可能选在肌间隙穿针。

(4)根据骨折类型正确地选择固定针类型和直径。

(5)穿好固定针后，针孔用酒精纱布及无菌纱布平整包裹。

3. 安装与固定

一般情况下骨折复位、穿针后进行连接、固定。对稳定骨折在固定过程中实施适度加压固定。

（四）注意事项

(1)检验固定的牢稳性。适度活动关节，轻度纵向牵拉或侧向推挤骨折端，牢稳固定的骨折端为无活动或仅有微量弹性活动。稳定性不够时可采取相应调整以增加强度。

(2)有严重软组织损伤时，可使受伤肢体悬吊或架空，以使肢体消肿和防止压伤。

(3)如为骨干部的骨折，骨外固定器应不影响临近关节的功能活动，下肢要利于行走，上肢要利于日常活动。

(4)外露的固定针尾端超出固定夹 1cm 左右为度，针尾用塑料帽套或胶布包缠保护。

(5)伤情严重或者危及生命的抢救，以及野外现场急救或批量伤员急诊情况下，可先行穿针固定，然后选择适当时机进行整复、固定。

五、术后治疗

术后治疗直接影响着治疗效果，应避免针孔感染、骨折不愈合等并发症的出现。因此要给予足够的重视。

1. 一般治疗

术后抬高伤肢，观察伤肢末梢血循环和肿胀情况，若骨外固定器压迫皮肤时，应及时做相应处理，如有螺丝松动现象应及时调整。

2. 防治感染

对开放性骨折虽然经过彻底清创，仍须应用抗生素 3～7 日，感染性骨折需要适当延长抗生素的应用时间。

3. 针孔护理

要常规对针孔进行护理，防止发生针孔感染。

(1)一般术后第 3 日更换敷料 1 次，针孔有渗出时需每日更换敷料。

(2)保持皮肤清洁、干燥，每隔 1～2 日在针孔处滴少许 75%的酒精或碘伏溶液。

(3)针孔处皮肤如有较大张力，应在张力侧给予切开减张。

(4)如发生针孔感染，及时进行对症治疗，并将伤肢架高休息并适当应用抗生素。

六、功能锻炼

正确的功能锻炼可促进骨折愈合，有利于关节功能恢复。一般在术后 1 周内开始在床上进行肌肉收缩及关节功能活动，上肢进行手指的捏、握和腕、肘关节的屈伸运动，1 周后开始逐渐加大功能锻炼的力量和活动范围，3 周后开始逐步锻炼负重行走。

七、拆除骨外固定器

骨折已达到临床愈合标准时，应拆除外固定支架。在不确定骨愈合强度情况下，不要过早拆除骨外固定，特别是治疗陈旧性骨折、粉碎性骨折、骨不连等情况时。

八、外固定支架技术的应用

（一）肱骨干骨折

1. 骨外固定支架选择

(1)横断骨折选用标准的单侧构型。

(2)斜形、螺旋形骨折可选用肱骨专用的构型。

(3)粉碎性和多段骨折可选用上肢半环式。

2.操作要点

(1)不要在中下1/3交界的前外侧穿针，避免血管神经损伤。

(2)由内、外髁穿针时，要从内向外，注意不要误伤尺神经。

(3)早期用三角巾悬吊前臂，中后期可逐渐适当加压。

(4)注意手、肘、肩关节的功能活动。

(二)尺骨和桡骨骨折

1.骨外固定器构型选择

无论是尺骨或桡骨骨折还是尺骨、桡骨双骨折，一般都选用单侧构型。

2.操作要点

(1)骨外固定器安放位置：桡骨安放在桡背侧，尺骨安放在尺骨背侧。

(2)桡骨的进针点在近端，要注意避免误伤桡神经深支，在远端要注意避免误伤桡神经皮支。

(3)固定针尖端穿出对侧皮肤不宜过多。

(4)多段骨折时可增加固定针。

(5)术后进行手、肘部的功能锻炼。

(三)股骨干骨折

1.骨外固定器构型选择

(1)横断骨折选用股骨标准构型。

(2)某些不稳定性骨折可结合有限内固定后选用股骨标准构型。

(3)粉碎性和多段骨折可在股骨标准构型的基础上适当增加穿针。

2.操作要点

(1)穿针时膝关节适当屈曲。股骨远端的针孔做切口时，应使髂胫束的切口适当大一些。

(2)固定时外侧行加压，内侧行牵伸，以纠正骨折向外成角。

(3)术后行股四头肌运动和逐渐下肢负重锻炼。

(4)在保障骨折稳定的前提下，尽早做膝关节功能锻炼。如骨折不稳定，尽早让骨折达到愈合强度后，及时拆除骨外固定器，并进行积极有效的功能康复。

(四)胫骨干骨折

1.骨外固定器构型选择

(1)中端横断骨折：选用单侧构型，实施加压固定。

(2)斜形、螺旋形骨折：可结合有限内固定后用单侧构型或选用方框式构型实施固定。

(3)中段粉碎骨折：选用双边式、方框式或半环式构型实施固定。

(4)多段骨折：选用加强半环式构型固定。

(5)骨缺损：确定骨外固定器构型要考虑后期的骨缺损修复方法。如采用骨段延长方法，则选用能进行分段牵伸和加压功能的构型，以便实施骨段延长修复骨缺损。

(6)若伴有严重软组织损伤，需要小腿交叉皮瓣修复创面时，可选用双边式构型。

2.操作要点

(1)小腿部位的穿针，一般情况下可以不穿越肌肉，如单侧和方框式骨外固定器可安置在小腿的前外侧，半环式在胫骨结节和踝上穿全针，在前内侧穿半针，均可避免穿越小腿肌肉。

(2)对内固定结合外固定架治疗的粉碎性骨折，尽可能少采用钢丝捆绑，特别是开放性骨折和小腿下1/3的骨折，尽可能用侧方针顶压固定或结合螺钉内固定，但螺钉数量不宜过多。

(3)术后尽早完全负重功能锻炼，锻炼中要避免弯曲应力和旋转应力。

（五）骨盆骨折

骨盆骨折的骨外固定器治疗相对难度较大，要根据各种类型的力学特点，采用相应的固定构型。应用得当能够恢复良好的骨盆形态，甚至能挽救生命。

1. 骨外固定器构型选择

主要有梯形骨盆骨外固定器构型和半环式骨盆骨外固定器构型。

2. 操作要点

(1)传统的骨盆骨外固定器不能提供多维固定，复杂的骨盆骨折要用三维骨外固定器。

(2)不能仅依靠骨外固定器进行骨折复位，应结合骨牵引等其他复位方法。

(3)根据具体情况采用内、外固定相结合。

(4)术后要加强护理观察，给予及时必要的调整。

第七节　骨科牵引技术

一、简介

骨科牵引技术是通过用骨针、牵引弓、绳索、牵引架、滑轮以及牵引砝码等器具和器械，对骨折、脱位进行逐渐复位和对某些骨科疾病进行治疗的方法，也可起到良好的固定作用。胫骨结节和股骨髁上牵引主要用于股骨骨折、股骨颈骨折、粗隆间骨折、骨盆骨折、中心性和陈旧性髋关节脱位；跟骨牵引主要用于胫骨平台骨折、不稳定骨折、胫骨开放性骨折和粉碎性骨折等；器械牵引主要用于颈椎病和腰椎间盘脱出症等。

二、材料和用品

（一）骨牵引

克氏针、斯氏针、牵引弓、牵引绳、布朗氏架、托马氏架、牵引砝码、骨钻、骨锤、颅骨钻、颅骨牵引弓。

（二）皮牵引

绷带、胶布、扩张板、牵引绳索、滑轮、牵引砝码。

（三）器械牵引

牵引床、专用牵引器械。

三、牵引目的和作用

牵引可达到复位与固定的双重目的，其作用主要在于治疗创伤、骨科疾病及术前术后的辅助治疗。

（一）治疗创伤

(1)矫正骨折缩短移位，使骨折复位。通过调整牵引方向和角度，可矫正成角和旋转移位。

(2)稳定骨折断端，达到止痛和利于骨折愈合的目的。

(3)使脱位的关节复位。

(二)治疗骨科疾病

(1)轻度、中度突出的椎间盘治疗后，减轻脊髓和神经根压迫症状，促进神经根消肿和无菌性炎症的吸收。

(2)使患有骨结核、骨髓炎、瘤样病损和骨肿瘤的患肢相对固定，防止病理性骨折发生。

(3)矫正和防止关节屈曲挛缩。

(4)使肢体制动，减少刺激，减轻局部炎症扩散。

(5)缓解肌肉痉挛，改善血液循环，消除肿胀，促进软组织修复。

四、牵引种类和方法

(一)皮肤牵引

皮肤牵引是采用借助胶布贴在伤肢皮肤上、海绵带捆绑在伤肢皮肤上，间接将牵引力作用在骨骼上的牵引方法，故皮肤牵引力相对较小。

1. 胶布牵引

主要有小腿胶布牵引、大腿胶布牵引、上臂胶布牵引、前臂胶布牵引和双下肢悬吊牵引等。牵引方法：在胶布全长中央放一块有中央孔的扩张板，从中央孔穿一牵引绳打结备用。胶布两侧端中间纵向撕开适当长度，将撕开部分略分开，平行贴于肢体两侧，不可交叉缠绕，在骨隆起部位加小块纱布衬垫保护。将胶布按压平整贴紧后用绷带包扎，以加强固定胶布。

(1)小腿胶布牵引：自胫骨结节下缘至足缘，沿小腿两侧粘贴胶布进行牵引。主要用于小儿股骨干骨折、化脓性膝或髋关节炎、膝关节或髋关节结核、股骨骨髓炎、膝关节软组织损伤等。

(2)长腿胶布牵引：自大腿中上1/3至踝关节上方，沿肢体两侧粘贴胶布进行牵引。主要用于小儿先天性髋关节脱位、化脓性髋关节炎、髋关节结核、老年股骨粗隆间骨折、股骨头缺血性坏死的辅助牵引等。

(3)上肢胶布牵引：一种是上臂胶布牵引，自上臂腋窝下缘至肘关节的上臂两侧粘贴胶布，肩关节外展90°、肘关节屈曲90°持续牵引；另一皮肤牵引为长臂胶布牵引，自上臂中上1/3部或腋窝下缘至腕关节的上肢两侧粘贴胶布进行牵引，主要用于小儿的肩关节脱位合并骨折、肱骨头骨骺滑脱、化脓性肩关节炎、肩关节结核、年老体弱者肱骨外科颈骨折等的治疗。

(4)双下肢悬吊牵引：一般用于3岁以下的婴幼儿。牵引重量以臀部离床面一拳为准，主要用于小儿股骨干骨折、股骨头骨骺滑脱、先天性髋关节脱位的术前治疗等。需特别注意以下几点：a.定时检查牵引；b.严密观察患肢末端血液循环及肢体活动情况；c.若检查肢体包扎太紧或牵引过重，及时予以调整。

2. 海绵带牵引

主要有小腿海绵带牵引和长腿海绵带牵引两种方法。

(1)小腿海绵带牵引：上自胫骨结节腘窝下缘起始，下至内、外踝。

(2)长腿海绵带牵引：上自腹股沟下方和臀横纹下方起始，下至内、外踝关节。

长腿海绵带牵引的重量较大，小腿海绵带牵引的重量较小，多用于小儿股骨干骨折、化脓性膝关节炎、膝或髋关节结核、股骨骨髓炎等，以及股骨头缺血性坏死的辅助牵引。

3. 皮肤牵引注意事项

(1)患肢皮肤有损伤或感染，禁用皮肤牵引。

(2)牵引重量一般不得超过5kg。

(3)牵引期间应定时检查肢体牵引带的松紧度及牵引的胶布粘贴情况，及时调整重量和牵引带的松紧度，防止过紧而影响肢体血运循环，或过松而达不到牵引效果。

(4)胶布牵引应注意粘贴胶布的部位及长度要适当，胶布要平整无皱，不要粘贴在内外踝上，包缠绷带时不可压迫腓骨头颈部，以免造成腓总神经麻痹。

(二)兜带牵引

兜带牵引是采用布带或海绵兜带兜住特定部位进行的牵引。临床常用的有颌枕带牵引、骨盆带牵引、骨盆兜悬吊牵引。

1.头颅带牵引

用于轻度颈椎骨折或脱位、颈椎间盘突出症及神经根型颈椎病等。有以下两种牵引体位。

(1)仰卧位持续牵引：牵引重量一般为2.5～3kg，其目的是通过牵引使头颈部固定和颈部肌肉放松，从而使症状缓解。

(2)坐位牵引：每日1次，每次20～30分钟，牵引重量根据每个患者的具体情况而定，以舒适为度，可增加重量到10kg左右。

2.骨盆带牵引

适用于腰椎间盘突出症和脊柱手术的术前辅助治疗。牵引方法是：用骨盆牵引带固定骨盆，在骨盆牵引带的两侧各有一个牵引带，为系重量之用。床脚抬高大约20cm，使人体重量作为对抗进行持续牵引。根据病情可利用器械进行较大重量间断牵引，即用固定带将两侧腋和胸部固定，用骨盆牵引带包托骨盆髂骨进行对抗牵引，每日牵引1次，每次牵引20～30分钟，牵引重量先从体重的1/3开始，逐渐加重，以患者感觉舒适为宜。

3.骨盆兜悬吊牵引

适用于骨盆骨折有明显分离移位，或骨盆环骨折有向上移位和分离移位。兜带从后方托住骨盆，两侧各系牵引绳，交叉至对侧上方滑轮上悬吊牵引，牵引重量以臀部抬离床面大约2cm为宜。对骨盆环骨折有向上移位者，同时配合两下肢的皮肤或骨牵引，可使骨盆骨折分离移位复位。

(三)骨牵引

骨牵引是用穿入骨内的克氏针、斯氏针、牵引弓、牵引绳和重锤等器械对躯体患部进行的牵引，常见的有颅骨牵引、尺骨鹰嘴牵引、尺骨和桡骨茎突牵引、股骨髁上牵引、胫骨结节牵引、踝上牵引和跟骨牵引等。

1.股骨髁上牵引

适用于股骨骨折、有移位的骨盆环骨折、髋关节中心脱位和陈旧性髋关节后脱位等。

操作步骤：将伤肢放于牵引支架上，自髌骨上缘1cm处画一条横线，再沿腓骨小头前缘画一条轴向直线与髌骨上缘横线相交，相交点为进针点。局麻后，根据病情需要，选择粗细适合的牵引针或骨圆针，使进针处软组织向上绷紧后再穿针。牵引针应由大腿内侧向外侧钻入，注意穿针应在股骨的中间，以免进入股骨上部的关节囊，造成膝关节感染和血管神经损伤。安装牵引弓和牵引架后，将床脚抬高20～25cm，以利于做对抗牵引。牵引所用的总重量应根据患者体重和损伤情况决定，成人一般按体重的1/7或1/8计算，年老体弱者、肌肉损伤过多或有病理性骨折者，牵引所用总重量为体重的1/9。

2.胫骨结节牵引

适用于有移位的股骨及骨盆环骨折、髋关节中心脱位及陈旧性髋关节脱位等。因胫骨结节位置相对表浅，周围软组织少，操作简便，胫骨结节牵引较股骨髁上牵引更常用。

操作步骤：将伤肢放在牵引支架上，自胫骨结节最高点向后2cm，再向下2cm进针。先使该处软组织向上绷紧，然后由外向内进针，应避免损伤腓总神经。将床脚抬高20cm左右，以便于做对抗牵引。牵引总重量成人一般按体重的1/7或1/8计算，年老体弱者、肌肉萎缩、粉碎性骨折或有病理性骨折者，牵引所用总重量为体重的 1/9。术后要定期测量伤肢的长度，做 X 线检查，调整牵引重量，并检查伤肢远端的运动、感觉及血运情况。

3. 跟骨牵引

用于胫腓骨不稳定性或开放性骨折、髋关节和膝关节轻度挛缩畸形的早期或辅助性治疗。

操作步骤：在局部麻醉下，于内踝尖和足跟后下缘连线的中点穿针；或者自外踝尖向下 2～2.5cm，再向后 2～2.5cm 处穿针。一般穿针由内向外，也可由外向内。进针时内侧进针点略低于外侧，与踝关节面保持 15° 倾角，以恢复胫骨的生理弧度。一般成人的牵引重量为体重的 1/12～1/11。术后要经常观察脚趾活动、感觉及血运情况。

4. 尺骨鹰嘴牵引

常用于肱骨髁上和髁间粉碎性骨折移位明显，且局部肿胀严重，不能立即复位固定者。

操作步骤：患肢向上提起，肘关节 90° 屈曲位固定，在尺骨鹰嘴顶点远端 2.5cm 处，尺骨嵴的两侧 1cm 处为牵引针的进、出点。克氏针横穿尺骨鹰嘴时须小心，避免穿过肘关节囊或损伤尺神经。5 岁以下的小儿可用巾钳夹持上述穿针部位进行尺骨鹰嘴牵引。为防止损伤尺神经，应由内侧向外侧穿针。保持肘关节屈曲 90°，一般牵引重量为 2～4kg 或体重的 1/20。

5. 颅骨牵引

此牵引技术常用于颈椎压缩骨折、齿状突骨折、寰枢关节脱位、颈椎脱位、颈椎结核并脱位等的牵引治疗。

操作步骤：仰卧位，剃去头发，于两侧乳突之间画一条冠状线，再沿鼻尖到枕外粗隆画一条矢状线。将颅骨牵引弓的交叉部对准两线的交点，两端钩尖在横线上充分撑开牵引弓，钩尖在横线上的落点做钻孔定位标记。局部麻醉后各做一个小切口，深达骨膜并略做剥离。颅骨钻头与颅顶水平线向内成 45°，仅钻入颅骨外板，钻孔后安装颅骨牵引弓，并拧紧牵引弓上的螺旋进行固定。牵引绳通过床头滑轮进行牵引。床头抬高 20cm 左右，作为对抗牵引。牵引重量要根据颈椎骨折和脱位情况决定，一般为 6～8kg。如伴小关节交锁者，重量可加到 12.5～15kg，将头稍屈曲，以利复位。如颈椎骨折、脱位已复位，应在颈部和两肩之下垫薄枕，使头颈稍呈伸展位置，减轻牵引重量，进行维持性牵引。

（四）注意事项

(1) 各种骨牵引穿针均在局麻和无菌操作下进行。

(2) 除颅骨牵引外，其他骨牵引在进出针时可不做皮肤小切口，即将牵引针或巾钳直接穿入皮肤至骨。

(3) 进针前将皮肤向肢体近端推移，以免牵引针远侧在牵引下出现皮肤皱折或压迫针孔远侧皮肤，导致针眼感染。

(4) 有较大软组织创面时，进针部位要离创面较远。

(5) 克氏针需用张力牵引弓进行牵引，斯氏针可用普通牵引弓进行牵引。

(6) 小儿慎用骨牵引。

(7) 在牵引针两头分别安上一个小玻璃瓶或进行其他保护处理，以免牵引针头刺伤患者或划破床单。

第八节　练功康复技术

一、简介

练功康复技术(疗法)又称功能锻炼，古称导引，是指通过肢体功能锻炼的方法来防治伤病、增进人体健康的一种疗法。传统的练功方法是在肢体运动的同时强调精神和呼吸的调节，并用肢体运动与意、气相结合来防治皮肉、筋骨、气血、脏腑、经络的伤病，从而达到身体健康、延年益寿的目的。练功康复是中医伤科广泛使用的传统疗法之一。

练功应根据患者的具体情况制订练功计划，并定期随访，观察患者的病情变化，及时调整练功方案与运动量。要发挥患者练功的主观能动性，使患者自觉坚持练功，这是达到防治疾病效果的关键之一。练功活动应以主动练功为主，被动练功为辅，循序渐进。在练功活动中应同时进行调息与调心，提高练功的保健作用。

练功次数一般每日2～3次，每次15～30分钟，全身锻炼每次为30～60分钟，以不感到疲劳为宜。骨折后期的练功可配合热敷、熏洗、擦外用药水、药浴及按摩、理疗等方法。

二、全身各部位练功方法

(一)颈项功

1.颈项屈伸

(1)预备姿势：两脚开立，距离与肩同宽(或取坐位)，两手叉腰。

(2)动作要领：a.仰头望天；b.还原；c.低头看足；d.还原。抬头时配合吸气，低头时配合呼气，呼吸自然并逐渐加深，用力均匀平和。

(3)作用：锻炼颈项部肌肉的力量，可辅助治疗颈部劳损和颈、项背肌肉酸痛，防止颈椎伸屈功能障碍。若配合热敷，则效果更佳。

2.颈项回转

(1)预备姿势：同上势。

(2)动作要领：a.头颈右转看身后；b.还原；c.头颈左转看身后；d.还原。

(3)作用：同上势。可与上势结合锻炼，可防止颈椎某些劳损性疾患和旋转障碍。

3.颈项侧弯

(1)预备姿势：同上势。

(2)动作要领：a.头颈左侧弯直视；b.还原；c.头颈右侧弯直视；d.还原。

(3)作用：同上势。可与上势结合锻炼，可防治颈部侧屈肌肉功能障碍。

4.颈项前伸转

(1)预备姿势：同上势。

(2)动作要领：a.头颈前伸并右转，眼看右前下方；b.还原；c.头颈前伸并左转，眼看左前下方；d.还原。

(3)作用：同上势。

5.颈项后伸转

(1)预备姿势：同上势。

(2)动作要领：a.头颈后伸右转，眼看右后上方；b.还原；c.头颈后伸左转，眼看左后上方；d.还原。

(3)作用：同上势。

6.颈椎环转

(1)预备姿势：同上势。

(2)动作要领：头颈先向左缓慢环绕一周，再向右缓慢环绕一周。

(3)作用：同上势。

7.颈项抗阻屈伸

(1)预备姿势：同上势。

(2)动作要领：a.将一手握拳置于颈前颌下，用力前屈；b.还原；c.双手十指交叉置于颈后，头部用力后仰；d.还原。

(3)作用：除同以上功法的作用外，本势可以加强颈部前、后肌肉的肌力锻炼，预防颈部肌肉劳损，达到稳定和保护颈椎的作用。

8. 颈项抗阻侧弯

(1)预备姿势：同上。

(2)动作要领：a. 将左侧手掌置于左侧头上部，头颈用力左侧弯；b. 还原；c. 将右侧手掌置于右侧头上部，头颈用力右侧弯；d. 还原。

(3)作用：除同以上功法的作用外，本势可以加强颈部左、右两侧肌肉的肌力锻炼，预防颈部肌肉劳损，达到稳定和保护颈椎的作用。

9. 颈项抗阻侧旋

(1)预备姿势：同上。

(2)动作要领：a. 将左侧手掌置于左侧面部，头颈用力左旋；b. 还原；c. 将右侧手掌置于右侧面部，头颈用力右旋；d. 还原。

(3)作用：除同以上功法的作用外，本势可以加强颈部旋转肌肉的肌力锻炼，预防颈部肌肉劳损，达到稳定和保护颈椎的作用。

10. 颈项牵伸

(1)预备姿势：同上。

(2)动作要领：a. 将右手掌经头顶覆于左耳上，头颈向右侧弯至极限后，右手向右上方稍用力提拉，并保持10秒；b. 还原；c. 将左手掌经头顶覆于左耳上，头颈向左侧弯至极限后，左手向左上方稍用力提拉并保持10秒钟；d. 还原。

(3)作用：本势可以牵拉颈部两侧肌肉，缓解颈部肌肉痉挛，并使一侧神经根孔开大，减轻神经根受压症状。

(二)肩臂功

1. 上提下按

(1)预备姿势：两脚开立，距离与肩同宽，两臂下垂。

(2)动作要领：a. 屈肘、抬肩，两掌心向下平行用力匀速上提至与两肩平行，同时吸气至最大；b. 两掌用力匀速下按，至两臂伸直，同时呼气至最净。

(3)作用：增强肩部肌肉力量和肩关节活动能力，对肩关节的粘连、疼痛有防治作用。

2. 左右开弓

(1)预备姿势：两脚开立，距离与肩同宽，两掌放身体两侧，掌心向后、外，手指稍屈。

(2)动作要领：a. 两手逐渐用力握成拳向外旋转，两肘关节伸直，肩、肘用力向下，胸部尽力向前挺出；b. 放松肩、肘关节和手掌，并放松胸、背部肌肉，恢复预备姿势；c. 两手逐渐用力握成拳向内旋转，两肘关节伸直，肩、肘用力向下，胸部尽力向前挺出；d. 放松肩、肘关节和手掌，并放松胸、背部肌肉，恢复预备姿势。

(3)作用：增强肩部肌肉力量，恢复肩关节内、外旋功能活动。

3. 按胸摇肩

(1)预备姿势：两脚开立，距离与肩同宽，两肘屈曲，右手叠于左手背上，掌心向内放于胸前。

(2)动作要领：a. 两手相叠，自左向右轻按胸部及腹部，上下、左右和回旋运动；b. 两手相叠，自右向左轻按胸部及腹部，上下、左右和回旋运动；c. 做完上述动作后，两手握拳于身体两侧，肘关节屈曲，预备姿势同"左右开弓"，随后自前向后摇肩关节一周，再自后向前摇肩关节一周，称为小摇肩。

(3)作用：同上势，可作为练习"轮转辘轳"的前阶段。

4. 双手托天

(1)预备姿势：两脚开立，两掌平伸，两手放在腹前，手指交叉，掌心向下。

(2)动作要领：a. 反掌逐渐用力上举，掌心向上，同时抬头，眼看手背；b. 还原。

(3)作用：辅助治疗某些肩部疾患，恢复肩关节的功能。

5. 双手举鼎

(1)预备姿势：两脚开立，距离与肩同宽，两上肢屈肘上抬，两手虚握拳，平放胸前，高度与肩平齐。

(2)动作要领：a. 两手张开，掌心向上，如托重物，两臂用力伸直，向上直举过头，眼随之上看；b. 两手逐渐用力下降，回到预备姿势。下降时两手逐渐握成虚拳，手指用力，如拉单杠引体向上。

(3)作用：锻炼肩部上举和下拉的肌肉力量。对肩部、颈部软组织劳损所致酸痛，以及某些肩部慢性关节炎，通过锻炼有助于恢复上举功能。对严重的肩关节粘连，可先练"双手托天"势。在初期锻炼时不宜勉强上举，经过锻炼再逐渐举直。

6. 弯肘拔刀

(1)预备姿势：两脚开立，两臂下垂。

(2)动作要领：a. 右臂屈肘向上提起，掌心向前，提过头顶并吸气，足跟微提起，然后向右下落，抱住颈项后侧；左臂同时屈肘，掌心向后，自背后上提，手背贴于背后；b. 还原；c. 左臂屈肘向上提起，掌心向前，提过头顶并吸气，足跟微提起，然后向左下落，抱住颈项后侧；右臂同时屈肘，掌心向后，自背后上提，手背贴于背后；d. 还原。

(3)作用：锻炼肩关节的上举及内旋活动，同时对脊柱姿势不良所致的腰与骶尾部酸痛有辅助治疗作用。

7. 单臂摘果

(1)预备姿势：同上势。

(2)动作要领：a. 右臂屈肘向上提起，掌心向外，提过头顶，右掌心向上横于头顶并吸气，仰头上看，足跟微提；左臂同时屈肘，掌心向后，自背后上提于后背部；b. 还原；c. 右臂屈肘向上提起，掌心向外，提过头顶，右掌心向上横于头顶并吸气，仰头上看，足跟微提；左臂同时屈肘，掌心向后，自背后上提于后背部；d. 还原。

(3)作用：同上势。

8. 轮转辘轳

(1)预备姿势：双脚开立，右手下垂。

(2)动作要领：a. 左手叉腰，右臂以肩关节为轴向前摇一圈，然后再反向摇一圈；b. 右手叉腰，左臂以肩关节为轴向前摇一圈，然后反向摇一圈。

(3)作用：可防治关节强直及肩周炎的关节粘连。

9. 背手抬拉

(1)预备姿势：两脚开立，双手向后反背相握。

(2)动作要领：用一侧手牵拉另一侧手腕，渐渐向上抬拉，或用毛巾做擦澡动作，反复进行。

(3)作用：恢复肩关节的后伸功能。

10. 屈肘挎篮

(1)预备姿势：两脚开立，两手下垂。

(2)动作要领：a. 右手握拳，渐渐弯曲肘部；b. 渐渐伸直还原；c. 左手握拳，渐渐弯曲肘部；d. 渐渐伸直还原。

(3)作用：增强上臂肌力，有助于恢复肘关节伸屈功能。

11. 旋肘拗腕

(1)预备姿势：两脚开立，两臂下垂。

(2)动作要领：a.左手叉腰，右上肢握拳屈肘，做前臂旋前动作；b.随后渐渐旋后，上臂尽量不动；c.还原；d.改右手叉腰，左手做同样动作。

(3)作用：同上势结合，可增强上臂及前臂的肌力，恢复关节伸屈功能及前臂旋转功能。

（三）腕部功

1. 抓空增力

(1)预备姿势：立位与坐位均可，两手臂向前平举。

(2)动作要领：将手指尽力伸展张开，然后用力屈曲握拳，左右交替进行，也可双手同时进行。

(3)作用：能够促进前臂、手和腕部的血液循环，消除前臂远端的肿胀，并有助于恢复掌指关节的功能和解除掌指关节麻木、疼痛等症状。上肢骨折锻炼早期一般都以此势开始。

2. 拧拳反掌

(1)预备姿势：同上势。

(2)动作要领：两臂向前平举，掌心向上，逐渐向前内侧旋转，使掌心转向下变成握拳，如同拧毛巾动作(故称拧拳)；还原变掌，反复进行。

(3)作用：帮助恢复前臂的旋转功能。

3. 上翘下勾

(1)预备姿势：同上势。

(2)动作要领：两手掌向上翘起呈立掌姿势，然后双手逐渐缓慢向下用力，变成勾手。

(3)作用：能帮助恢复腕关节背伸、掌屈的功能。

4. 青龙摆尾

(1)预备姿势：同上势。

(2)动作要领：两前臂及手平行向前，掌心朝下，两手水平向两侧徐徐摆动，做外展、内收动作。

(3)作用：本法同上述各势结合，是锻炼腕关节内收、外展功能的方法。

（四）腰背功

1. 按摩腰眼

(1)预备姿势：坐位、立位均可，两手掌对搓至发热后，紧按腰背部。

(2)动作要领：从背部用力向下推摩到尾骶部，然后再向上推回到背部。

(3)作用：具有自我按摩的作用，放松腰部肌肉，坚持锻炼可防治各种腰痛。

2. 风摆荷叶

(1)预备姿势：两脚开立，比肩稍宽，两手叉腰，拇指在前。

(2)动作要领：a.两腿保持直立，腰部自左向前、右、后做回旋动作；b.再改为腰部自右向前、左、后回旋，两手轻托于后腰部，回旋的圈子可逐渐增大。

(3)作用：疏通气血，防治腰部各种原因引起的功能活动受限。

3. 转腰推碑

(1)预备姿势：两脚开立，比肩稍宽，两臂下垂。

(2)动作要领：a.向左转体，右手呈立掌向正前方缓慢用力推出，手臂伸直与肩平，左手同时缓慢用力握拳抽至腰际抱肘，眼看左后方；b.向右转体，左手呈立掌向正前方推出，右手握拳抽至腰际抱肘，眼看右后方。

(3)作用：锻炼颈椎、腰椎的旋转活动，防治颈椎病、腰椎肥大、劳损等引起的颈、腰部酸痛。

4. 双手攀足

(1)预备姿势：两脚开立，两手置腹前，掌心向下。

(2)动作要领：a.腰向前弯，两腿并直，手掌下按接触地面；b.还原。

(3)作用：增强腰腹部肌肉力量，能防治腰部酸痛及腰部前屈功能障碍。

5. 前俯分掌

(1)预备姿势：两脚开立，两臂下垂，两手交叉。

(2)动作要领：a.身体向前屈，眼看双手，两臂伸直，两手交叉举至头顶上端，身体挺直；b.两臂上举后向两侧分开并下落，恢复预备姿势。

(3)作用：本势是肩关节的环转运动和腰部脊柱的屈伸运动，能消除肩部活动障碍，防治腰背酸痛以及肩背筋络挛缩、麻木等，也是全身锻炼的方法。

6. 俯卧背伸

(1)预备姿势：患者俯卧，头转向一侧。

(2)动作要领：a.两腿交替向后抬起做过伸动作；b.两腿同时抬起做过伸动作；c.两腿不动，上身抬起向后背伸；d.上身与两腿同时背伸抬起；e.还原。

(3)作用：可防治胸椎骨折、腰椎骨折、腰椎间盘突出症、腰肌劳损患者的腰痛后遗症，最好在伤后早期就开始锻炼。

7. 仰卧拱桥

(1)预备姿势：患者仰卧，以两手叉腰作支撑，两腿半屈膝状态，两脚掌贴于床上。

(2)动作要领：挺起躯干时，以头后枕部及两肘支持上半身，两脚支持下半身，形成半拱桥形，重复动作。

(3)作用：配合上势能加强腰、背及腹部肌肉力量的锻炼，有利于解除损伤、劳损等所致的腰背痛。

(五)腿功

1. 左右下伏

(1)预备姿势：两脚开立，比肩稍宽，两手叉腰。四指在前，两肘外展。

(2)动作要领：a.上体保持正直，右腿屈膝下弯，左膝伸直；b.还原；c.上体保持正直，左膝屈曲下弯，右膝伸直；d.还原。

(3)作用：增强腰部、髋部、腿部的肌肉力量。

2. 半蹲转膝

(1)预备姿势：两脚、两膝并拢，两手扶于膝上。

(2)动作要领：a.手扶两膝自左向后、右、前做回旋动作；b.再自右向后、左、前回旋。

(3)作用：一般膝部损伤、骨折去除固定后及膝关节劳损都可选练此势。

3. 屈膝下蹲

(1)预备姿势：两脚开立，距离与肩同宽，两手交叉抱肘。

(2)动作要领：a.前脚掌着地，脚跟提起，下蹲，尽可能臀部触及脚跟；b.起立恢复预备姿势。

(3)作用：增强大腿伸肌和臀部肌肉的力量。

4. 四面摆踢

(1)预备姿势：两脚并立，两手叉腰，拇指在前，其余四指在后。

(2)动作要领：a.先将右小腿向后抬起，大腿保持不动，然后右脚向前踢出，右足背尽量伸直；b.右腿下落还原后再向后踢腿，尽量以足跟触及臀部；c.右下肢屈膝上抬，右脚向内横踢，似踢毽子动作；d.右下肢屈膝抬起，右脚向外踢。左下肢做相同动作。

(3)作用：增加大腿、小腿的肌肉力量。

5. 仰卧举腿

(1)预备姿势：仰卧位，两腿伸直，两手自然放置于身体两侧。

(2)动作要领：做直腿抬举动作，抬举开始为45°，以后逐渐锻炼使角度增至70°以上，后期可在踝关节绑沙袋增加重量。

(3)作用：增强下肢伸肌，防止股四头肌萎缩，有助于恢复行走功能，是下肢骨折后及腰部疾患引起下肢肌肉萎缩的主要锻炼方法。

6. 蹬空增力

(1)预备姿势：同上势。

(2)动作要领：a.屈膝、屈髋，踝关节背伸；b.向斜上方蹬足，绷直踝关节，并足趾尽量屈曲。

(3)作用：促进下肢血液循环，防止下肢肌肉萎缩，有利于消除肿胀及改善髋、膝、踝关节伸屈功能。

7. 侧卧外摆

(1)预备姿势：侧卧位，下肢伸直。

(2)动作要领：a.做下肢尽力外展动作；b.还原。

(3)作用：增强大腿外展肌力，防止肌肉萎缩。

8. 搓滚舒筋

(1)预备姿势：坐于凳上，足踏在竹管或圆棒上。

(2)动作要领：膝关节前后伸屈滚动竹管。

(3)作用：锻炼膝、踝关节伸屈功能。

9. 蹬车活动

(1)预备姿势：坐在特制的练功自行车上。

(2)动作要领：做蹬车运动，模拟踏自行车。

(3)作用：锻炼下肢肌肉及膝、踝关节功能。

第九节　针刺运动疗法

一、简介

针刺运动疗法系在针刺头穴、头皮刺激区的同时进行功能锻炼，并在治疗过程中多次行针刺激，治疗脑卒中后出现的各种功能障碍的方法。《针灸大成》曰："首为诸阳之会，百脉之宗……"《难经•七十四难》曰："人头者，诸阳之会也。"头是百脉会聚之处，气血运行之总枢纽。根据中医学"诸经皆归于脑""脑为髓之海，真气之所聚"的理论，头针的每个刺激区包括多经多穴，通过相互联系的经络来影响全身有关部位，使受损组织功能恢复，达到治疗的目的。因此，针刺头部可直接刺激诸阳之会，疏通经络，调动五脏六腑之精气，促进功能恢复。

脑卒中后表现为不同程度的运动功能障碍，多伴有认知、语言障碍，因此恢复其运动功能，使其生活自理，是康复训练的重点。根据临床及科研观察证明，针刺头穴及头皮刺激区能起到扶正祛邪、疏通经络、调和阴阳之作用。头针联合功能训练能进一步减轻脑组织的损害，促进脑血液循环，改善脑血流量，促进新的脑高级中枢与肢体运动传导通路的形成，使肢体功能恢复更加完善，对运动、感觉、平衡、吞咽、言语、认知等功能障碍有明显的治疗作用。

针刺运动疗法是一种将传统中医疗法与现代康复技术相结合的康复方法,针灸和功能训练可以互相促进，取长补短，在脑卒中的康复中发挥了独特且重要的作用。

二、适应证

针刺运动适用于脑卒中、痹证、痿证等。

三、禁忌证

(1)中风患者急性期昏迷、血压过高、生命体征不平稳者禁用。

(2)严重心脏病、重度糖尿病、重度贫血者禁用。

(3)婴儿颅骨缝隙骨化不全者禁用。

(4)头部有严重感染、溃疡者禁用。

(5)孕妇禁用。

(6)急性炎症、高热、心衰患者慎用。

(7)精神紧张、过饱、过饥者慎用。

四、操作规范

(一)患者准备

患者多采取坐位，也可采取平卧或半卧位。观察患者针刺区域头皮情况，避开皮肤破损区域。

(二)针刺部位

采用于氏头穴分区的顶区、顶前区、额区治疗脑卒中后遗症。顶区为百会至前顶及其向左、右各1寸及2寸的平行线，顶前区是前顶至囟会及其左、右各1寸及2寸的平行线，额区是神庭至囟会及其向左、右各1寸及2寸的平行线。

(三)操作方法

使用一次性消毒毫针，医者单手或双手进针，按上述穴区向前或后透刺，针体与皮肤成15°快速将针刺入头皮下，当针尖到达帽状腱膜下层时，指下感到阻力减小，然后使针与头皮平行，继续捻转进针，深约20mm，针后捻转200次/分，根据患者病情留针10～30分钟。康复训练结束后将头皮针退到皮下，然后迅速拔出，用消毒干棉球或棉签按压针刺部位，以免出血。每周5日，4周为1个疗程。

(四)康复训练

患者头部进行针刺后进行系统的康复训练，即需要进行的康复疗法包括运动疗法、作业疗法等速功能训练，在训练过程中简单施以捻转刺激。

五、注意事项

(1)头部针刺区严格消毒，防止感染。

(2)治疗前注意检查针具质量，治疗时注意手法力度、角度，防止弯针、滞针、断针等。

(3)头部针刺区刺激性强、留针时间长，应注意观察患者，防止晕针。

(4)治疗中注意观察患者反应，必要时监测生命体征，防止治疗意外。

六、可能出现意外的处理方法

(一)晕针的处理

如有晕针发生，应立即停止针刺，将针全部起出，让患者平卧休息，并给予温开水或糖水，严重者予以吸氧、补液等急救措施。

(二)出血的处理

头皮血管丰富，容易出血，出针时应注意按压针孔，如出现严重血肿，应先冷敷止血，再做热敷或揉按局部，以促进瘀血吸收。

(三)弯针的处理

发现弯针后，不可再行提插、捻转等手法，应顺势慢慢退出；如因患者体位改变所致，应使患者缓慢恢复体位，使局部肌肉放松后再将针缓慢退出，切忌强行拔针，以免将针断入体内。

(四)断针的处理

嘱患者不要紧张、乱动，以防断针继续向肌肉深层陷入。如残断部分针身尚露于体外，可立即用手指或镊子取出；如残断面与皮肤相平，可按压针孔两旁，使断针暴露于体外，用镊子取出；如断针完全深入皮下或肌肉时，应在 X 线下定位，手术取出。

第四章　关节脱位

第一节　小关节脱位

一、脱位的定义

凡造成关节的骨端关节面脱离正常的位置，发生关节功能障碍者称为脱位。中医伤科把关节脱位称为脱臼、出臼、脱骱、脱髎、骨错。

二、病因病理

（一）外因

关节脱位多由直接或间接暴力所致，而以间接暴力产生的脱位较多，如跌倒、扭转、冲撞、挤压等暴力。当外力达到使关节周围的肌腱、肌肉、韧带、关节囊破裂，使构成关节的骨端改变其正常的范围，引起关节脱位。

（二）内因

1.生理因素

关节脱位与年龄、性别、体质、局部解剖结构都有一定的关系，如老年体弱、肉松弛者，易发生颞颌关节脱位；小儿因桡骨颈处环状韧带发育未完全，会发生桡骨小头半脱位；而小儿又因关节囊与韧带柔软，故较成人不易脱位，而老年人骨质疏松，外伤时常常是出现骨折，脱位少见。男性关节脱位多于女性。如肩关节的关节盂小而浅，肱骨头大，前下方肌肉少，关节活动范围大，故较易发生脱位。

2.病理因素

先天性关节发育不良，也会使关节脱位；偏瘫患者因关节周围肌肉无力，韧带松弛，也可引起关节半脱位或脱位，常见如肩关节；关节感染使关节破坏，大量脓液使关节囊过于肿大，造成病理性脱位。关节脱位后未治或误治，使破裂的关节囊不能修复，会导致今后习惯性脱位。

三、脱位的分类

（一）按脱位的病因分类

可分为外伤性脱位、病理性脱位、习惯性脱位和先天性脱位。

（二）按时间分类

可分为新鲜脱位（脱位时间在 2 周内）与陈旧性脱位（脱位时间在 2 周以上）。因一般软组织修复时间约为 2 周，因此作为划分。

（三）按脱位的方向分类

分为前脱位、后脱位、上脱位、下脱位和中心脱位。脊柱脱位以上一个椎体移位的方向而定，其余各关节则以远端骨移位的方向而定。

(四)按脱位程度分类

1. 单纯性脱位

指无神经、血管、内脏损伤或无骨折的脱位。又可分为完全脱位(指关节的各骨端关节面完全脱出)、不全脱位。不全脱位又称半脱位(指关节各骨端关节面部分脱出)。

2. 复杂性脱位

指脱位伴有神经、血管、内脏损伤或骨折,此类脱位多为完全脱位,不全脱位临床少见。

(五)按关节是否与外界相通分类

可分为开放性脱位与闭合性脱位。开放性脱位是指关节腔与外界相通。

四、诊断要点

首先需询问患者有无外伤史、发热史以及有无此关节脱位史等。

(一)一般症状

1. 疼痛与压痛

关节脱位使关节周围、韧带、关节囊等组织同时损伤,气血凝滞,阻塞经络,出现疼痛,活动时疼痛加剧,关节周围压痛明显。

2. 肿胀

关节脱位后,组织损伤局部出血,组织液渗出,可出现肿胀和血肿。

3. 功能障碍

关节脱位后,因疼痛和关节结构异常,丧失关节功能。

(二)特有体征

1. 关节畸形

关节脱位后,关节骨端失去正常位置,关节骨性的体表标志也随之发生改变,破坏了肢体原有的轴线,与健侧不对称,出现畸形。

2. 关节盂空虚

关节脱位后,触摸此关节,可发现其内部结构异常,原关节处凹陷,按压有空虚感。

3. 弹性固定

关节脱位后,骨端位置改变,关节周围位断裂的韧带、关节囊、肌腱、肌肉处于过度牵拉的位置。当对脱位关节做被动活动时,可有一定活动度,但有弹性阻力,当去除外力后,脱位的关节立即回复到原畸形位。

4. 触摸骨端

关节脱位后,检查时可以发现脱出的骨端位于畸形位置。

(三)X线检查

X线摄片可明确脱位方向、程度和是否合并骨折。CT扫描对特殊部位的诊断上有很大的帮助,如脊椎及关节脱位,髋关节脱位伴有髋臼骨折、骨片位移的情况等。

五、脱位的并发症

脱位的并发症是指因脱位而引起的其他损伤或症状。可分为两种,即早期并发症(是指脱位同时发生的损伤)与晚期并发症(是指复位后逐渐出现的病症)。早期并发症如不及时处理,晚期再治疗则难以达到较好的效果。晚期并发症应早期预防。

（一）早期并发症

1. 骨折

多发生于脱位关节的骨端或关节盂，也有少数在脱位的同一肢体的骨干。

2. 神经损伤

多因脱位的骨端压迫或牵拉引起，一般关节复位后，神经不再受到压迫或牵拉，3个月内可恢复，如确诊神经已断裂，需手术治疗。

3. 血管损伤

如同神经损伤，也是因骨端压迫或牵拉所致，使血管破裂或栓塞。

4. 感染

开放性脱位，可引起关节化脓性感染，关节腔内感染，治疗较困难，后果严重，需及时彻底清创，并用抗生素治疗。

（二）晚期并发症

1. 关节僵硬

脱位损伤后，关节出现血肿机化和固定后，使组织粘连、瘢痕、肌腱、韧带挛缩、导致关节活动受限。

2. 骨化性肌炎

脱位后关节周围血肿，少数患者会出现血肿，骨样组织形成，骨化性肌炎多见于肘关节。

3. 创伤性关节炎

脱位时使关节软骨面部分损伤，引起关节面不平整，或因有少量软组织嵌入关节腔内，使关节未能达到完全复位，当长期活动、负重，关节面处于不正常的磨压，引起关节过早出现退行性变，产生创伤性关节炎。

4. 骨缺血性坏死

当脱位时损伤了供应骨的滋养血管，使骨的供血破坏，导致骨的缺血性坏死。股骨头、月骨、距骨等经常会发生缺血性坏死。

六、辨证论治

新鲜外伤性脱位的治法。

（一）麻醉

一般新鲜脱位患者，可不用麻醉或止痛镇静剂，对于肌肉比较丰富的肩、髋关节等，为了减轻患者的疼痛，使痉挛的肌肉放松，利于手法复位，根据不同的部位可用局麻、硬膜外麻或全身麻醉。

（二）手法复位

手法复位应根据脱位的位置和方向，采用拔伸牵引、旋转屈伸、提按端挤或利用杠杆原理等使骨端从原脱出的关节囊破口送回原位。然后用理筋手法按、摩、推、拿使随脱位而位移的筋脉恢复到原处。

手法复位时应注意：年老体弱者手法前应做血压、心电图检查，排除严重心血管疾病后，方可手法复位；儿童关节脱位，复位时手法要轻柔，避免骨骺损伤；手法复位失败，应找出原因，是否有小骨片、关节囊或肌腱等卡入关节腔内，或是手法的方法不妥，不应强行复位，不然会加重损伤。

对于开放性脱位，伴有骨折，肌腱、韧带完全断裂，严重血管、神经损伤者应手术治疗。

（三）关节固定

关节脱位复位后，需根据不同的关节特点，固定于功能位或关节稳定的位置。可用绷带加胶布、夹板、石膏、牵引做固定，固定时间一般为3周，伴有骨折应适当延长固定时间。固定的目的是防止再次脱位，以及今后因关节囊未能修复而发生习惯性脱位，并有利关节周围软组织的修复。复位固定后应做X线摄片以证实关节已处于正常位置。

（四）药物治疗

关节脱位后，有不同程度的肌筋损伤，故以治伤为主；如伴有骨折，以治疗骨折为主，一般可按早、中、晚三期进行辨证论治，内外药同时治疗。

早期：脱位后1~2周内，以活血行气，消肿止痛为主，内服四物止痛汤、云南白药、三七片等，外用消肿散。

中期：脱位3~4周内，以和营生新为主，内服壮筋养血汤，外用舒筋活血膏。

后期：脱位3周后，拆除固定后，以补益肝肾，壮筋活络为主，内服壮筋片、大活络丸、伸筋活血汤等，外用四肢洗方熏洗。

（五）功能锻炼

拆除固定后关节一般僵硬，活动受限，除药物治疗外，功能锻炼也十分重要，主要是主动做关节的伸屈活动，可配合手法，但不可强暴手法，每日要锻炼多次，每次时间不宜过长。

七、注意事项

(1)如患者自述损伤后关节出现脱位的症状，而在活动后自行修复，就诊时未发现关节脱位者，仍须固定治疗，以防今后出现习惯性脱位。

(2)关节脱位经手法复位固定后，须做X线摄片，有时因少量软组织或小骨片嵌入关节腔内，X线摄片显示关节间隙增大，须手术治疗。

(3)复位前应认真检查有无血管、神经损伤，复位后须检查脱位关节周围的韧带、肌腱是否断裂。

(4)复位时要注意观察，个别患者会因剧烈的疼痛出现休克等意外。

第二节 颞下颌关节脱位

颞下颌关节脱位，又称下颌关节脱位。民间称为"吊下巴"，古代医家称为"失欠颊车""落下颏""颌颏脱下"。

颞下颌关节由下颌骨的下颌头与颞骨的下颌窝和关节结构构成，颞下颌关节周围有关节囊包绕，囊的侧壁为韧带所加强，前壁无韧带，故松弛薄弱。关节囊内有纤维软骨构成的关节盘，颞下颌关节是头部唯一活动的一对关节。在闭口时，下颌骨的下颌头位于颞骨的下颌窝内；张口时，下颌头向前下滑动，如下颌头滑至关节结节前方而不能退回关节窝，造成下颌关节脱位。

一、病因病理

（一）张口过大

当张口过大时，下颌骨的髁状突及关节都向前下滑动，当越过关节结节的前方，发生颞颌关节前脱位，如打哈欠、大笑等。

(二)杠杆作用

当单侧臼齿咬较大较硬物时,以硬物为支点,嚼肌用力,下颌体向前下滑动,形成关节脱位。

(三)外伤暴力

在张口时,暴力从侧方击于下颌部,关节囊侧壁韧带不能抵御外力,使关节脱位。

(四)肝肾亏虚,气血不足

年老体衰或久病之后,气血亏损,筋肉失养,气血不能收束关窍,故易发生习惯性脱位。

颞下颌关节脱位,可分为单侧和双侧脱位,但单侧较为多见。按脱位时间与次数可分为新鲜性、陈旧性和习惯性脱位。

二、临床表现

颞下颌关节脱位,多有张口过大或咬较大较硬物体的病史,患者常呈张口位状态,不能张口或闭口,常伴说话不清、吞咽困难、流口涎等症状。

单侧前脱位,患者有明显口角歪斜,下颌骨向前突出,向健侧倾斜,并低于健侧。患侧颧弓下方可触到下颌头,在耳屏前方,可触到凹陷。

双侧前脱位,下颌骨下垂,并向前方突出下颏部,下齿列突出上齿列前,双侧咬肌痉挛,呈隆起,可触到双侧颧弓下方下颌头和耳屏前方的凹陷。

临床上要注意与下颌髁状突骨折、颞下颌关节炎相鉴别,除临床表现外,均须 X 线检查,加以区别。

三、辨证论治

(一)新鲜颞下颌关节脱位

1. 手法复位

手法前准备如下。患者坐位,背靠椅背,助手一人立在后面,双手固定患者头部,防止患者在手法时头部摇动。术者站立于患者前面,先用活络药水在颊车穴处擦揉数次或热敷数分钟,使嚼肌放松。术者用数层纱布包裹住双侧拇指,以防止复位时被患者误伤。

(1)口腔内复位:双手拇指伸入患者口腔内,按于双侧最后臼齿,余指同时夹住下颌骨。双拇指先向下按压,当手指感到下颌骨向下移动后,余指同时协调地将下颌骨向后再向上推动,如听到滑入关节的响声,表明脱位已复入,此时将拇指迅速退出口腔。

(2)口腔外复位:与口腔内复位的原理相同,双手拇指分别置于两侧下颌体与下颌支前缘交界处,其余四指托住下颌体,然后双手拇指由轻而重向下按压下颌骨,双手余指同时用力将其向后方推,当听到响声,说明已复位。此法适用于老年有臼齿脱落患者。单侧脱位复位手法与双侧脱位复位手法相似,区别在于健侧手不需用力,起控制作用。

2. 固定方法

固定之前应摸局部耳屏前凹陷是否消失,上下牙齿是否能对齐。

固定用四头带,带兜位下颌部,四头带分别在头顶上打结,固定松紧适当,以嘴可张开1cm 为宜。固定时间为 1 周,使关节囊得到良好的修复,防止再次脱位。

3. 药物治疗

内服药早期以活血化瘀为主,如四物汤、复元活血汤等;中后期以补肝肾、壮筋骨、养气血为主,如壮筋养血汤、补肾壮筋汤、八珍汤等。外用药可用活络药水局部涂擦。

(二)习惯性颞下颌关节脱位

手法复位与新鲜复位手法相同，因关节囊松弛，所以复位较容易，但固定时间较长，一般为 2 周。肝肾亏虚者拟六味地黄丸、补肾壮筋汤加减；气血虚弱者，拟补中益气汤、八珍汤加减。外用活络药水局部涂擦，每日 2～3 次。

四、注意事项

颞下颌关节脱位后，在复位时应手法敏捷，不应使用暴力以免造成新的损伤。复位后需用四头带固定，如不加固定或固定时间过短，关节囊与韧带未能修复，可再次脱位，严重者可产生习惯性脱位。拆除固定后数月中，不应张口过大或咬硬物，以防脱位复发。

第三节　肩关节脱位

肩关节脱位也称肩肱关节脱位，古代称为"肩解"，好发于 20～50 岁男性。肩关节是全身最常见关节脱位之一，其易发生脱位的原因与解剖结构和生理功能有关。肩关节由肱骨头和肩盂构成，肩盂小而浅，肱骨头大，呈半球形关节面，是肩盂的 3～4 倍，关节囊和韧带薄而松弛，关节囊的前下方缺少韧带和肌肉覆盖。肩关节活动幅度是全身各关节中活动最大的，故有不稳定趋势。

一、病因病理

(一)直接暴力

多因打击、冲撞或跌倒肩部着地引起肩关节脱位，临床少见。

(二)间接暴力

1. 传达暴力

患者侧向跌倒，上肢外展外旋，手掌向下撑地，暴力由手掌沿肱骨纵轴向上传到肱骨头。肱骨头可能冲破较薄弱的肩关节囊前壁，向前滑出至喙突下间隙，造成喙突下脱位。如暴力较大继续向上传递，肱骨头可被推至锁骨下，造成锁骨下前脱位。

2. 杠杆作用

当上肢过度高举、外旋、外展时跌倒，肱骨颈受到肩峰冲击，成为杠杆支点，使肱骨头向下部滑脱，先造成盂下脱位，后可滑至肩前造成喙突下脱位。

肩关节脱位的主要病理变化为关节囊撕裂后肱骨头移位，肩关节周围的软组织不同程度的损伤。按肱骨头脱出后的位置分为前脱位和后脱位。前脱位分为喙突下脱位、锁骨下脱位、盂下脱位、胸内脱位四型。后脱位分为肩峰下脱位、盂上脱位、盂下脱位、肩胛冈下脱位四型。临床以前脱位常见，前脱位又以喙突下脱位最多，后脱位少见。按脱位后时间长短分为新鲜性脱位(是指脱位在 2 周以内)、陈旧性脱位(是指脱位超过 2 周)。

二、临床表现

(一)有明显外伤史

跌倒、手掌撑地、肩部出现外展外旋或为肩关节后方直接受到撞伤，或既往有习惯性肩关节脱位史。

（二）肩部异常

患肩可有肿胀，不能活动，常以健手托住患肢肘部。

（三）出现方肩畸形

是因肱骨头脱出喙突以下，肩部失去圆的轮廓而出现方肩畸形，用手扪及肩部，原肩胛盂处有空虚感。

（四）搭背试验呈阳性

肩关节脱位时，将患侧肘部紧贴胸壁时，手掌达不到健侧肩部，或手掌搭在健侧肩部时，肘部无法贴近胸壁，称为搭肩试验阳性。同时应注意，患肢是否伴有神经血管损伤表现。X线摄片可以了解脱位的类型，以及是否骨折。

三、辨证论治

（一）手法复位

1. 新鲜肩关节脱位

肩关节脱位后，尽可能早期手法复位，因早期局部肿胀，疼痛较轻，一般不需要麻醉。

（1）拔伸足蹬法：此法为肩关节脱位最常用的复位手法。患者仰卧，术者站在患侧床边，患者腋下放一棉垫，用同侧足跟顶住腋下棉垫，双手握住患肢腕部外展外旋，做牵引，牵引需持续，均衡用力，牵引2～3分钟后，肩部肌逐渐松弛，此时使上肢轻度内收内旋，如感到响声，提示复位成功。

（2）牵引回旋法：患者坐位或卧位，如右肩脱位，术者用右手握住患肢肘部，左手握住腕部，患肢屈肘90°，沿上臂畸形方向作牵引，维持牵引轻缓地外旋上臂，迅速使上臂内收，使肘关节贴近胸壁，使肘尖到达体中线，同时内旋上臂，使患肢手能搭于对侧肩上，表示复位成功。

2. 陈旧性肩关节脱位

陈旧性肩关节脱位，复位较困难，复位后肩关节功能恢复也需要较长时间。应根据患者年龄、脱位的时间、全身情况决定是否可复位治疗。一般陈旧性肩关节脱位复位，仅适用于青壮年，脱位时间在2个月左右，无骨折，神经血管无异常症状者。复位前准备：可先为患者做手法，松解粘连，以及中药热敷。约1周后，在全身麻醉或肌间沟麻醉下进行复位，可用卧位杠杆整复法；患者仰卧位，第一助手用宽布套住患者胸廓向健侧牵引，第二助手用一手扶住竖立于患肢腋下的木棍，另一手固定肩部，第三助手牵引患肢，外展60°。术者双手握住肱骨头，三个助手同时用力，第三助手在牵引下徐徐内收，利用腋下木棍为杠杆支点使肱骨头复位。

对于年老体弱，骨质疏松，脱位时间超过2个月的中老年，或青年人脱位超过3个月的患者，不适合手法复位，可手术治疗或功能治疗，以及功能锻炼，以主动活动为主，被动活动为辅，活动范围逐渐增大，一般2～3个月，可取得效果。

复位后检查：手法复位后，应使患肢屈肘90°，手掌搭于对肩，观察肘部能否与胸部接触，患者畸形是否消失，患肢腋下、喙突下、锁骨下是否摸不到脱出的肱骨头。

（二）固定方法

1. 肩关节前脱位

屈肘90°，上臂内收，紧贴前胸用绷带固定上臂，再用颈腕吊带，托住肘部与前臂，固定 3 周。如伴有骨折，则固定 4～5 周。

2. 肩关节后脱位

需用外展支架，使患者固定于外展 80°，后伸 30°的位置，屈肘，固定 3～4 周。

3. 陈旧性肩关节脱位

一般前臂屈肘，颈腕吊带固定 3～4 周。

4. 习惯性肩关节脱位

一般前臂屈肘，颈腕吊带固定 4～6 周。

(三)药物治疗

1. 外用药

损伤初期肩部瘀肿疼痛，可用消肿散外敷，2 日更换一次药，持续 1～2 周。后期，即拆除固定后，肩关节肿痛减轻，但关节活动受限，此时可用四肢洗方，每日 2 次熏洗，或用蒸敷方，每日 2 次肩部热敷。

2. 内服药

损伤初期，宜活血化瘀、消肿止痛，可用七厘片、四物止痛汤等。后期，气血虚者拟八珍汤补气血；肝肾不足者，拟左归丸或补中益气汤加菟丝子、补骨脂。如疼痛者加秦艽、桑枝、羌活等祛风药。

(四)功能锻炼

固定期间主要做手指与腕关节的主动锻炼，拆除固定后可做上举、外展、后伸等活动，幅度由小到大，严禁暴力被动牵引或大幅度上举后伸活动。

四、注意事项

肩关节脱位常伴有骨折或神经血管症状，在复位前须认真检查、记录并与患者说明。复位时不能用力过大以免造成骨折。固定要牢固，在固定期间要复查固定是否松动，这对于今后是否出现习惯性脱位十分重要。也不要过早地参加剧烈活动。

第四节　肘关节脱位

肘关节脱位并不少见，发生率仅次于肩关节脱位。多发生于青少年。肘关节由肱桡关节、肱尺关节和尺桡关节三个关节共同组成，并包在一个关节囊内，有一个共同的关节腔，关节囊前后壁薄弱而松弛，而两侧的纤维层则增厚形成桡侧韧带与尺侧副韧带关节囊纤维层的环形纤维，形成一桡骨环韧带包绕桡骨小头。肘关节伸屈运动，主要是肱尺关节。肱骨内上髁、肱骨外上髁与尺骨鹰嘴突为肘部三点骨性标志，肘伸直时这三点为一直线，屈肘 90°时三点为等边三角形，称为肘三角。

一、病因病理

肘关节脱位主要是间接暴力所引起，因暴力传导与方向不同，产生不同脱位类型。如跌倒时手撑着地，肘关节伸直位，前臂旋后位，因人体重力和地面反作用力使肘关节过伸，尺骨鹰嘴的顶端冲击肱骨下端的鹰嘴窝，形成支点，使附于喙突上的肱骨前侧肌肉和肘关节囊的前侧部分撕裂，造成尺骨鹰嘴移位于肱骨下端的后侧，形成肘关节后脱位。如跌倒后手掌撑地，在前臂固定的情况下，身体沿上肢纵轴旋转，先产生肘侧方向脱位，外力继续作用，可使尺骨、桡骨完全脱到肘前方，形成肘关节前脱位。如肘关节在外翻应力的作用下产生外侧脱位。如肘关节在内翻应力的作用下产生内侧脱位。

有时暴力较大，因前臂伸肌或屈肌收缩使外髁或内髁产生撕脱性骨折，多见于内上髁撕脱性骨折。撕脱的小骨块有时嵌入关节腔内。

按脱位方向分类为：

（一）后脱位

尺骨、桡骨近端脱向肱骨远端的后侧。

（二）前脱位

尺骨、桡骨近端脱向肱骨远端的前侧。

（三）侧方脱位

尺骨、桡骨近端脱向肱骨远端内侧或外侧。

（四）分离脱位

发生此种脱位很少见，是指肱骨下端脱出于尺骨、桡骨中间，并有广泛的软组织损伤。又可分为前后型（桡骨处在肱骨之前，尺骨在其后）与内外型（尺骨、桡骨分别移向内侧及外侧，肱骨下端处在二者之间）。

二、诊断要点

患者有明确的外伤史，损伤后出现肘关节肿胀、疼痛、压痛，特有畸形，肘后三点关节失常，弹性固定，肘关节功能活动障碍。

（一）肘关节后脱位

尺骨鹰嘴向后突出，鹰嘴上方凹陷或空虚感。肘窝可触及扁圆光滑的肱骨髁，后外侧可触及脱位的桡骨小头，肘关节呈靴状畸形。X线摄片显示，正位片见尺骨、桡骨近端与肱骨远端相重叠，侧位片见尺骨、桡骨近端脱出肱骨远端后侧。

（二）肘关节前脱位

肘后部空虚，前臂较健侧变长，肘前可触到尺骨鹰嘴，前臂有不同程度的旋前或旋后畸形。

X线摄片显示，侧位片见尺骨鹰嘴位于肘前方，或伴有尺骨鹰嘴骨折，尺骨、桡骨上段向前方移位。

（三）肘关节侧方脱位

肘关节内外径增宽，内侧脱位时肘呈内翻。肱骨外髁明显突出，尺骨鹰嘴和桡骨小头向内侧移位；外侧脱位时，肱骨内髁明显突出，鹰嘴位于外髁外方，桡骨头突出，前臂呈旋前位，肘部呈外翻。X线摄片显示，内侧脱位时，尺骨鹰嘴桡骨小头位于肱骨内髁内侧。外侧脱位时，尺骨半月切迹与外髁相接触、桡骨头移向肱骨头外侧，桡骨纵轴线移向前方。

（四）肘关节分离脱位

肘关节与前臂严重肿胀、瘀斑，常有合并血管、神经与皮肤损伤。

1. 前后型

肘关节前后径增宽，前臂轻度旋前呈伸直位弹性固定，肘前后分别可触及桡骨小头与尺骨鹰嘴。X线摄片显示，正位片，肱骨远端与尺、桡骨近端相重叠或近于重叠。侧位片，桡骨近端脱位肱骨远端之前，尺骨近端脱于肱骨远端之后。

2. 内外型

肘关节横径增宽，肘外侧可触及脱出突起的桡骨头，内侧可触及尺骨鹰嘴的突起，肘关节微屈。X线摄片显示，正位片见尺骨、桡骨近端分别位于肱骨远端的内外侧，尺骨、桡骨间分离，侧位片见尺骨、桡骨近端与肱骨远端相重叠或局部重叠。

三、辨证论治

（一）手法复位

1. 新鲜肘关节脱位

（1）肘关节后脱位：可以采用一人复位法，术者站在患者的前面，将患者的患肢提起，环抱术者的腰部，使肘关节置于半屈曲位置。一手握住患者腕部，沿前臂纵轴做持续的牵引，另一手拇指按压住尺骨鹰嘴突，沿前臂纵向持续用力，经一段时间后可听到响声，复位成功。

（2）关节前脱位：一手握住患肢肱骨远端，另一手握住腕部稍做牵引，助手在前臂上段向后推压，听到响声，为复位。

（3）关节侧方脱位：术者双手握住肘关节，双手拇指使肱骨下端和尺骨、桡骨近端向相对方向移动，使其复位。

（4）肘关节分离脱位。前后型：前臂旋后位做对抗牵引，术者做向后挤压桡骨头使其复位，再行肘关节后脱位复位法，使肱尺关节复位。内外型：在对抗牵引下，同时由内外挤压尺骨、桡骨近端使其复位。手法复位后，应X线摄片证实是否已完全复位，同时注意是否有小骨块嵌入关节腔内。

2. 陈旧性肘关节脱位

复位前准备，首先应做X线摄片明确脱位类型，排除骨折、骨化性肌炎或局部骨质疏松等后，可做尺骨鹰嘴牵引，重量4～5kg，约1周。同时每日在做手法，使僵硬的组织部分松解。

手法复位：拆除骨牵引，行臂丛神经麻醉，待麻醉生效后，在肘部手法，慢慢摇晃肘关节，屈伸内外旋转，力量由轻到重，范围由小到大，然后根据脱位的类型，与新鲜脱位方法类同，如复位失败，可在此做屈伸，旋转后，做第二次复位，手法不可强行暴力，以免造成肘部损伤或骨折。

（二）固定

复位后用长臂石膏托或小夹板屈肘90°固定。除肘关节前脱位，应将肘关节屈曲45°。如分离脱位因肘关节损伤严重，或复位后肿胀加重，固定后应注意观察前臂的血循环情况，固定时间一般为3周。

（三）药物治疗

1. 外用药

损伤初期可外敷消肿散，2～3日换药1次，换药时需拆除外固定，敷完药后重新外固定，应注意肘关节是否脱位。拆除外固定后，可外擦活络药水，每日3次。

2. 内服药

早期宜活血化瘀、消肿止痛，可用桃红四物汤、云南白药、三七片等。中期用活血化瘀舒筋通络，如和营止痛汤。后期补益气血、壮筋活络，如八珍汤、壮筋片、伸筋活血汤等。

（四）功能锻炼

拆除固定后，应及时做肘关节的锻炼，每日数次做肘关节伸屈与前臂旋前、旋后活动，直至肘关节功能完全恢复。

四、注意事项

新鲜肘关节脱位早期正确诊断与治疗，一般后期不会有明显功能障碍，如不能早期复位，或未能固定再次脱位，造成陈旧性脱位，则多需手术治疗，很难达到功能完全恢复。应认真诊断，按损伤类型采用不同的手法复位，复位后应检查肘三角是否处于正常位置，伸屈活动是否正常，然后做 X 线摄片，观察关节间隙是否正常，是否有小骨块嵌入关节腔内。如严重脱位，前 3 日内应即时观察前臂与血循环的情况。当拆除固定后，肘关节活动受限，不应用暴力手法使肘关节被动活动或用过热的外敷药熏洗，以免产生骨化性肌炎。

第五节　小儿桡骨头半脱位

小儿桡骨头半脱位，多发生于 5 岁以下儿童，以 2～3 岁年龄最多见，7～8 岁很少发生。多因大人过度牵拉小儿手或前臂引起，故又称牵拉肘。

上尺桡关节由尺骨的桡切迹与桡骨头的环状关节面构成。桡骨头被环状韧带包绕，此韧带将桡骨头紧紧固定于尺骨桡切迹外侧。环状韧带借助肘关节的桡侧副韧带远侧纤维与肱骨附着。在尺骨桡切迹下缘和桡骨颈内侧缘有一纤维束附着，称方韧带。环状韧带和方韧带对维持上尺桡关节的稳定起主要作用。

一、病因病理

5 岁以下的儿童，环状韧带较松弛，固定桡骨头的环状韧带远侧缘附着于桡骨颈骨膜处，部分薄弱，桡骨头矢状径大于冠状面直径，当前臂旋前时桡骨头直径短的部分转至前后位，这时前臂受到牵引外力，桡骨头便从环状韧带的撕裂处脱出，环状韧带嵌入肱桡关节内。常由于大人牵着小儿的手行走时，突然用力上提而造成桡骨头半脱位。

二、诊断要点

有对小儿上肢过度的牵拉史，通常是由大人牵拉小儿的手或腕时突然提拉或强制为小儿脱上衣时过度的牵拉等。小儿诉肘部疼痛，不愿用该手取物和肘关节活动，拒绝别人触摸。检查所见体征很少，一般肘部无肿胀和畸形，肘关节屈曲位，桡骨头处有压痛，X 线检查无明显异常。

三、辨证论治

手法复位：术者一手握住患肢腕部，另一手握住肘部，并用拇指压在桡骨头部位，肘关节屈曲 90°。然后前臂作旋前旋后活动，来回数次，大多可感觉到肘部有轻微的弹响声，如小儿肯用患手上举拿物，说明已复位，复位后可用颈腕吊带固定 3 日。对于多次发生脱位小儿，复位后可用上肢石膏托固定 2 周。

四、注意事项

小儿桡骨头半脱位，因检查所见体征很少，X 线检查表现为正常，临床应认真询问病史，仔细检查，防止漏诊。手法复位后要反复观察小儿的患肢是否活动正常，以确实复位。同时要告知家长，不应过度牵拉小儿上肢，以防止再次脱位。

第六节 下尺桡关节脱位

下尺桡关节脱位，在上肢损伤中并不少见，常为一些前臂骨折的后遗症，如桡骨远端骨折、孟氏骨折、盖氏骨折等。单纯的下尺桡关节脱位在临床青壮年也不少见。常因 X 线摄片未见骨折而漏诊，如能早期正确固定，一般恢复良好。

下尺桡关节由尺骨头的环状关节面与桡骨的尺骨切迹组成车轴关节。桡骨可围绕尺骨旋转。尺骨、桡骨下端掌侧与背侧各有一条韧带相连接，称为桡尺背侧韧带和桡尺掌侧韧带，这两条韧带较松弛。在尺骨切迹的远侧缘有三角纤维软骨盘附着，此软骨盘止于尺骨茎突的基部，三角纤维软骨与以上两条韧带对下尺桡关节起稳定作用。

一、病因病理

下尺桡关节脱位多因外伤所致，如腕部跌伤、扭伤，使腕关节过度的背伸、旋转、桡偏。当前臂旋前时，下尺桡背侧韧带紧张，当暴力增大，使下尺桡背侧韧带断裂，旋前尺骨小头向背侧半脱位。当前臂旋后时，下尺桡掌侧韧带紧张，当暴力增大，使下尺掌侧韧带断裂，旋后时出现尺骨小头向掌侧半脱位。当暴力更大时，如三角纤维软骨盘破裂或尺骨茎突骨折时，出现尺骨小头完全脱位。

根据脱位方向分为：尺骨头向掌侧脱位，尺骨头向背侧脱位，尺骨远端向背、尺侧移位，尺桡关节分离。

二、临床表现

多有腕部损伤史、腕部疼痛、尺桡下关节处有压痛，当腕关节极度掌屈时，按压尺骨小头有松动感，腕关节背伸、掌屈活动常常受限不明显，而旋转时因疼痛受限。临床尺骨小头向背侧半脱位最多见，此时前臂旋前位时尺骨小头向背侧突起。

X 线正位片可见下尺桡关节间隙增宽超过 3mm，侧位片可见尺骨小头向背侧或掌侧脱位，一般应与健侧相对比。

三、辨证论治

（一）手法复位

患者坐位，屈肘 90°，助手双手握紧肘部，术者一手握住患肢手掌，与助手做对抗牵引，如尺骨头向背侧脱位，前臂旋前位牵引，术者另一手拇指向掌侧、桡侧按压尺骨头以复位。如尺骨头向掌侧脱位，前臂旋前位牵引，术者另一手拇指向背侧、桡侧按压尺骨头以复位。如下尺桡关节分离移位，前臂中立位，术者向中间挤压下尺桡关节。

（二）固定

复位后，可用长臂石膏托或夹做固定，尺骨头向背侧脱位，前臂固定于旋后位；尺骨头向掌侧脱位，前臂固定于旋前位；尺桡下关节分离前臂固定于中立位，固定 3～4 周。

（三）药物治疗

1. 外用药

固定初期腕部肿痛；外敷消肿散，2～3 日更换 1 次，换药时应注意保持固定时的位置。拆除固定后可用四肢洗方，每日 2 次熏洗，洗完后外擦活络药水。

2. 内服药

损伤早期宜用活血化瘀、消肿止痛药，如三七片、云南白药、桃红四物汤等。损伤后期以壮筋骨，如壮筋片；关节疼痛、活动不利者，可用伸筋活血汤。

四、注意事项

下尺桡关节脱位，因临床症状与其他关节脱位有所不同，常常关节无明显畸形，功能障碍也较轻。X 线摄片显示为尺骨、桡骨远端有轻度移位，故易漏诊，失去早期治疗。而后期保守治疗难以痊愈。在固定时前臂不应过度旋前或旋后位，患者会感到疼痛加剧，难以接受。拆除固定后损伤韧带还未完全修复，4～6 周内患肢不应做提重物或用力旋转等运动。

第七节　腕骨脱位

腕关节包括桡腕关节、腕骨中间关节和下尺桡关节，是全身中骨骼最多、结构最复杂的部位，因此腕关节功能灵活，并有利于手功能的发挥。但腕关节易受损伤而发生脱位，且脱位后不易复位，腕骨脱位青壮年多于老年人。临床以月骨脱位、月骨周围腕骨脱位较为多见。

腕骨共有八块，大致分为远近两排，从桡侧向尺侧排列。近排为：舟骨，月骨、三角骨、豌豆骨。远排为：大多角骨、小多角骨、头状骨、钩骨。腕关节韧带有两组，为外在韧带和内在韧带，外在韧带起于桡骨、尺骨与掌骨，止于腕骨，内在韧带起止均在腕骨之间，韧带起稳定腕关节的作用。

一、病因病理

腕骨脱位，多为跌倒时直接暴力所致，如腕骨极度背伸，使月骨向掌侧倾而挤出关节间隙，背侧韧带断裂翻转脱出，位于头状骨之前，形成月骨脱位。如腕关节背伸约 45°时，手腕触及暴力，则使其余腕骨至月骨背侧，形成月骨周围腕骨背侧脱位。如腕关节极度背伸并向尺侧偏旋转时，手腕部受到暴力时可使腕舟骨和月骨向掌侧脱位。如腕关节背伸约 45°并尺偏旋转时，手腕部受到暴力时，可使腕舟骨和月骨周围其他腕骨被推向背侧，出现腕舟骨、月骨周围其他腕骨背侧脱位。如腕关节极度背伸并桡偏旋转时，手腕部受到暴力时，使腕舟骨撞击于桡骨茎突上致舟骨与月骨被挤向腕关节的掌侧，出现腕舟骨月骨脱位。如腕关节背屈约 45°并桡倾旋转时，可使腕舟骨骨折后，舟骨远端骨块同月骨周围其他腕骨推向背侧，出现经腕舟骨月骨周围腕骨背侧脱位。腕骨脱位损伤分类如下：

（一）月骨脱位

月骨向掌侧脱位。

（二）月骨周围腕骨脱位

月桡关节关系正常，其他腕骨向背侧脱出。

（三）经舟骨、月骨脱位

腕舟骨骨折、舟骨体部及月骨向掌侧脱位，其他腕骨关系正常。

（四）经舟骨、月骨周围腕骨脱位

舟骨骨折后，舟骨体和月骨与桡骨关系正常，舟骨头部连同其他腕骨向背侧或掌侧脱位。

（五）舟骨、月骨脱位

舟骨月骨向掌侧脱出，其他腕骨关系正常。

（六）舟骨、月骨周围腕骨脱位

舟骨、月骨与桡骨所构成的关节关系正常，其他腕骨向背侧或掌侧脱位。

二、诊断要点

有明确外伤史，损伤后腕部肿胀、疼痛、压痛明显、功能障碍。

（一）月骨脱位

腕掌侧可触及骨性突出，腕关节背伸，手指可出现伸、屈受限，如合并正中神经受压，则桡侧三指半掌面感觉障碍或疼痛。

X 线正位片，月骨呈三角形，尖部指向远端，底部向近端。侧位片，桡骨、月骨、舟骨三者失去正常关系，月骨已脱出原位，舟骨不在月骨杯状关节面内，月骨杯朝向掌侧。

（二）月骨周围腕骨脱位

腕关节背伸畸形，向桡侧偏移，腕部向背侧突起，有少数患者可出现正中神经压迫症状。

X 线正位片，月骨与桡骨关节面的位置正常，其他腕骨与月骨的关系失常，多向桡侧偏位。侧位片，月桡关节正常，其他腕骨多向背侧移位，头状骨经舟骨、月骨脱位症状与月骨周围腕骨脱位相似，但掌侧肿胀更明显，又有舟骨损伤的症状鼻烟窝处压痛。

X 线正位片，月骨脱位后，为三角形舟骨骨折。侧位片，月骨和舟骨体部向掌侧脱位。

（三）经舟骨、月骨脱位

症状与单纯月骨脱位相类似，尤以手鼻烟窝压痛显著，且有空虚感。腕前部骨突畸形面积大而宽，且有高低不平的骨错感。

X 线正位片，月骨呈三角形，舟骨骨折，体部旋转分离。侧位片，月骨与舟骨体部向掌侧脱位，与桡骨所构成的关节关系失常，其他同月骨脱位。

（四）经舟骨、月骨周围腕骨脱位

症状与月骨周围腕骨脱位同，但同时有舟骨骨折的症状鼻烟窝处压痛，或有骨擦音。

X 线正位片，月骨、舟骨体部位置正常，但舟骨有骨折，其他腕骨移位。侧位片，月骨与舟骨体部位置正常，舟骨远端骨折块与其他腕骨向掌侧或背侧移位。头状骨脱出月骨杯状关节面内。

（五）舟骨、月骨脱位

症状与月骨脱位近似，腕掌侧可触及月骨和舟骨突起，有时出现正中神经的压迫症状。

X 线正位片，月骨呈三角形，舟骨旋转，并与桡骨所构成关系失常。侧位片，舟骨与月骨旋转脱向掌侧，与桡骨远端关节面分离，月骨、舟骨两者关系正常，其他腕骨均正常。

（六）舟骨、月骨周围腕骨脱位

症状与月骨周围腕骨脱位相似。

X 线正位片，月骨、舟骨与桡骨关节面正常，其他腕骨多偏向桡侧脱位。侧位片，月骨、舟骨与桡骨位置正常，其他腕骨多向背侧脱位。

三、辨证论治

（一）手法复位

1. 月骨脱位

患者坐位或仰卧位，助手固定患肘，术者双手握住患肢手部，与助手对抗牵引，同时使腕部背伸，用拇指用力按压向掌侧突起的月骨，并摇动腕关节，如月骨复位拇指有明显按入感觉，此时应将腕关节掌屈，以防月骨再次脱出。

2. 月骨周围腕骨脱位

患者坐位或仰卧位，助手固定前臂于旋前位，术者双手牵拉患手，用拇指按住脱出的头状骨近端凹陷，再将腕关节背伸，使头状骨的近端滑过月骨后缘。在牵引下使腕关节掌屈，即可恢复。

3. 经舟骨、月骨脱位

手法与月骨脱位相同。先使舟骨与月骨复位，后按压腕关节，使舟骨骨折对位。

4. 经舟骨、月骨周围腕骨脱位

手法与月骨周围背侧脱位相同，先使脱位的其他腕骨复位，再按压骨折的舟骨使其骨折对应。

5. 舟骨、月骨脱位

手法与月骨脱位相同，在牵引时腕部背伸的同时极度尺偏，这样有利于舟骨复位。

6. 舟骨、月骨周围腕骨脱位

手法与经舟骨、月骨周围腕骨脱位相同。

（二）固定

复位后可用石膏或可塑形夹板固定。背侧脱位，腕关节固定于背伸位；掌侧脱位，腕关节固定于掌屈位。固定时间为 3 周，如伴有舟骨骨折，固定 8 周。

（三）药物治疗

1. 外用药

早期因固定中，换药不便，一般不用外用药物。后期固定拆除后可用舒筋活络、通利关节药物，如四肢洗方、活络药水等。

2. 内服药

早期应用活血化瘀、消肿止痛，如桃红四物汤、云南白药，后期以补肝肾、强筋骨为主，可用六味地黄丸、壮筋片。

四、注意事项

腕骨脱位的诊断相对其他关节脱位而言更为困难，关节外形没有明显的脱位畸形特征，须 X 线检查才能作出正确诊断。同时腕骨有八块，其解剖结构较为复杂，对解剖结构熟悉才能正确作出诊断并判别脱位的类型，以及是否完全复位。腕骨脱位，因局部血液循环破坏，可使月骨、舟骨坏死，舟骨骨折不愈合等，后期出现腕关节疼痛。腕骨脱位、复位比较困难，复位经常失败，有时因软组织嵌入而不能解剖复位，须手术治疗。

第八节　髋关节脱位

髋关节脱位，中医称臀骭脱臼、胯骨出、机枢错努、大腿根出臼等。一般可分为前、后及中心脱位二种类型。股骨头脱位后，位于髂前上棘与坐骨节结连线之前者为前脱位；反之，为后脱位；向盆腔方向脱位者，为中心脱位。

一、病因病理

(一)髋关节前脱位

当髋部因外力强度外展、外旋时，大转子顶即与髋臼上缘相接触，股骨头因受杠杆作用而被顶出髋臼，突破关节囊的前下方，而形成前脱位。

(二)髋关节后脱位

当髋关节屈曲90°时，如果过度内收并内旋股骨干，则使股骨头的大部分不能抵触于髋臼内，而移到较薄弱的关节囊后方，股骨颈前缘紧抵髋臼缘而形成杠杆的支点，此时来自腿与膝前方或腰部背侧的暴力，可使股骨头受到杠杆作用而冲破关节囊，脱出髋臼，造成后脱位。

(三)中心性脱位

当强大的暴力作用于股骨大转子外侧，或髋关节在轻度屈曲外旋位，顺着股骨纵轴加以外力冲击，传达的暴力使股骨头撞击髋臼底部，引起臼底骨折。如外力继续作用，股骨头可连同髋臼骨折片一同向盆腔内移位，形成中心性脱位。

二、临床表现

髋关节脱位均有明显外伤史，伤后髋部疼痛、肿胀、活动功能障碍，不能站立行走。

(一)前脱位

患肢呈外展、外旋及轻度屈曲畸形，患肢外形较健侧增长，腹股沟处可触及股骨头，在做内收、内旋动作时呈弹性固定。

X线检查可见股骨头向前下方移位。

(二)后脱位

患肢呈内收、内旋畸形，患侧膝关节也轻度屈曲，常置于健膝上部，患肢外形较健侧缩短，患侧臀部膨胀，股骨大转子上移凸出，在髂前上棘与坐骨结节连线后上方可触及股骨头。在做外展、外旋动作时呈弹性固定。

X线检查可见股骨头向后方移位。

(三)中心性脱位的体征

患肢缩短，大转子可内移，若髋臼骨折形成血肿，患侧下腹部有压痛。

X线检查可见髋臼骨折与突入盆腔的股骨头。

(四)髋关节脱位合并损伤

1.髋臼骨折

当股骨头复位后，髋臼骨折难以达到解剖复位，对骨片较大者多需切开复位及螺丝钉内固定，否则可影响关节稳定性或继发创伤性关节炎。

2.神经损伤

后脱位合并坐骨神经损伤较多见，合并髋臼骨折者更易发生，其发生率在10%以上，坐骨神经损伤常以腓总神经为主，因而出现足下垂，前脱位合并股神经损伤者偶见，表现为不同程度的股四头肌麻痹，由于这类损伤多为捻挫或牵拉性不全损伤，多可在数月内逐渐恢复，故不急于单纯为神经损伤而施行手术。

三、辨证论治

(一)手法复位

首先准备软垫一条，放在平地上，使患者仰卧其上。

1. 前脱位

共需助手四人，第一助手拉患者两腋窝，固定上身；第二助手拉住健腿踝部；第三助手两手按住患者骨盆；第四助手两手紧握患膝，两大腿夹住患肢小腿，由外旋位提至正中位，术者主要控制股骨头，并示意第四助手用晃、提、拔手法将患腿由外旋位，用力晃、拔矫正，并用力上提。术者将股骨头向髋臼方向拉移，待股骨头移出后，即将患腿上屈用力推入，听到入臼响声，手法复位就算成功。复位后，须将患腿放平，做复位检查。

2. 后脱位

助手四人，固定部位与前脱位者方法相同，唯第四助手在提、拉时不能完全向上直线用力，必须向上方斜线用力，以拉、晃手法，将股骨头向下移动，并须与术者密切配合动作。术者由上往下推股骨头，待其移下时，再将腿上屈，听到入位响声，手法成功。

3. 中心脱位

患者仰卧，一助手握患肢踝部，使足中立位，髋外展30°，轻轻拔伸旋转，另一助手把住患者腋窝行反向牵引。术者立于患侧，一手推髂骨部，另一手抓住绕过患侧大腿根部的布带，向外拔拉，即可将内移的股骨头拉出，触摸大转子与健侧比较，两侧对称，即整复成功。移位的骨碎片可能与脱位的股骨头一起复位。

4. 陈旧性脱位

常将脱位超过3周者称为陈旧性脱位，治疗比较困难，复位前可骨牵引1～2周，髋部用中药热敷，手法松解，充分松动后再行复位，可根据脱位的类型采用不同的复位方法。

如患者过于疼痛，肌肉紧张，对抗复位，可在静脉麻醉下实施手法复位。

手法复位后须X线检查，证实股骨头确实复位方可牵引或固定，如皮肤牵引重量为2～3kg，或患肢外展30°，大腿内外侧各放长形沙袋固定4周，8周后负重活动。中心脱位多采用合力牵引，一为沿股骨干纵轴的骨牵引，另一经股骨上端方向侧向牵引，8周去牵引，12周后承重行走。下肢肌肉发达者多用胫骨结节牵引，重量为3～5kg。

(二)药物治疗

1. 外用药物

初期固定期，外敷消肿散，伴有骨折者用断骨丹。后期活动期，改用四肢洗方，外擦活络药水。

2. 内服药物

初期用四物止痛汤；皮下瘀斑者用化瘀汤。后期用加味八珍汤、伸筋活血汤或壮筋片。

四、注意事项

髋关节脱位、复位比较困难，在复位的过程中要稳妥，千万不可用力过猛，可在麻醉下进行。如复位仍失败，应手术复位，如强行复位可能造成股骨颈骨折。复位后必须牵引3周以上，防止再次脱位，有利于关节周围软组织的修复。髋关节脱位可使供养股骨头的血管受到损伤，有少数患者后期出现股骨头无菌性坏死。

第五章　骨关节炎

第一节　辨证要点

一、辨病因

骨关节炎，中医称"骨痹"。引起骨痹的病因多种多样，治疗时需辨清内因、外因。外感六淫之邪致病，以风、寒、湿、热等邪气为多。风邪致病可见颈项强痛、腰背麻痛、汗出恶风等，以关节疼痛游走不定为证候特点；寒邪致病可见全身或局部有明显的寒象，且疼痛为寒证的重要特征之一，兼见筋脉拘挛作痛、屈伸不利或冷厥不仁；湿邪致病也见疼痛，并常有沉重、缠绵等的特性，可见肌肤不仁，关节疼痛重着等；热邪致病可见关节红肿疼痛、重着、功能障碍，甚至关节畸形，脏腑内伤。骨痹的发生与肝、肾及脾的关系密切。肝主筋，肝血虚无以养筋，筋不能束骨；肝肾同源，肝血不足，也可以引起肾精亏损，肾精亏损不能生髓养骨，肝肾亏损是发生本病的根本原因。脾为气血生化之源，为后天之本；肾藏先天之精，为五脏阴阳之根本，为先天之本。先天与后天互相影响，脾主四肢，合肌肉，脾气亏虚则易于劳损，筋骨失养，骨痹乃成。

二、辨病性及分期

骨痹的病理性质有寒、热、虚、实之别，病期有早、中、晚期之异。骨痹早期，病多实证，但有寒热之分，病情反复发作；至中晚期，也会导致气血耗损，瘀血凝滞，湿聚为痰，痰瘀互结，闭阻经络。肝主筋，肾主骨，进一步损伤又可以导致肝肾亏虚。

三、辨病位

骨痹可以发生在全身关节，临床以颈椎、腰椎和膝关节多见，所以临证时需辨清此病的具体病变部位，病变部位不同，临床表现也不同。在相应的病变部位出现相应症状，如腰痛、膝关节疼痛或肿胀等，不难辨别。

第二节　诊疗思路

一、据病因论治

引起骨痹的病因有内因和外因。外因以风、寒、湿、热等邪气为主，所以治疗时以祛风、散寒、祛湿及清热等祛邪为主要治法；内因则以脾虚、气血不足及肝肾亏虚为主，治疗则以健脾益气养血、补益肝肾为主要治法。

二、据病性及分期论治

骨痹的病理性质不外乎寒、热、虚、实之别，病期分早、中、晚三期。早期以实证为主，治疗以祛邪为基本原则，根据寒热的不同，可采用以散寒或清热为主的治法。中晚期或表现为正虚，或表现为虚实夹杂。正虚者以扶助正气为主；虚实夹杂或本虚标实者，以扶正祛邪为要。

三、据病位论治

在根据病因、病理性质及病期的不同进行辨证论治时，尚需结合病变部位的不同为治。骨痹最常影响的关节为负重的颈椎、腰椎及膝关节。腰为肾之府，当病变影响到腰椎时，常常加用补肾的药物；病变涉及颈椎时，当适量加用羌活、葛根等引经药以引药力上行；病变以膝关节为主时，可适量加入牛膝等药以引药力下行。

四、据不同人群论治

不同性别及不同年龄段的人群，在治疗上也有偏重。中年人群所患骨痹以健脾为主；老年人以补益肝肾、气血为主；女性在围绝经期及绝经后的治疗也不同，围绝经期以补益肝肾为主，绝经后以调补冲任为主。

第三节　辨证论治

一、按八纲辨证论治

骨痹的临床证候有寒、热、虚、实之不同，治疗要点在于辨别虚实寒热、病程长短和病位，确定治疗原则。骨痹早期，病多实证，但有寒热之分；寒证肢冷恶寒，得热痛减，舌淡苔白，脉弦紧；热证则关节红肿热痛，汗出心烦，舌红苔黄，脉滑数或细数。早期治疗以祛邪为主。反复发作，迁延不愈，日久气血耗损，瘀血凝滞，湿聚为痰，痰瘀互结，闭阻经络，脉络失去滋养，肌肉、关节受累，必然引起关节的损伤，久而久之，则出现退行性病变。治疗以扶正祛邪为主。病在腰背者，多见于年老体弱者，起病急，当以肝肾不足，气血亏虚为本，治以补益肝肾、益气活血通络为主；病在四肢者，多见于中壮年，其病机多以邪实为主，当辨别寒热论治。

骨痹的临床证候以寒湿痹阻证、湿热阻络证、痰瘀互结证、肝肾亏虚证及气血两虚证多见。各证候的具体辨证论治如下。

(一)寒湿痹阻证

证候：活动期多见。肢体、关节酸痛，局部畏寒，皮色不红，触之不热，得热痛减，遇寒痛增，关节屈伸不利，活动时疼痛加重；舌苔薄白或白滑，脉弦紧。

证候分析：营卫失调，卫阳不固，寒湿合邪为患，乘虚而入。寒性凝滞收引，湿性重浊黏滞，致气机阻滞，不通则痛，故见肢体关节疼痛重着，屈伸不利；遇寒则气血凝滞加重，得热则气血流通，故遇寒痛增，得热痛减。舌脉为寒湿阻络之象。

治法：温经散寒，除湿通络。

方药：乌头汤或桂枝附子汤加减。

乌头汤加减用药：制川乌 10～15g(开水先煎 3 小时)，麻黄 10g，白芍 15g，黄芪 30g，甘草 10g。

桂枝附子汤加减用药：制川乌 10～15g(开水先煎 3 小时)，制附子 10～30g(开水先煎 3 小时)，黄芪 30g，桂枝 15g，白芍 15g，细辛 6g，川芎 15g，防风 10g，秦艽 15g，海桐皮 10g，海风藤 10g，独活 15g，怀牛膝 15g，生姜 10g，大枣 10g，甘草 10g。

加减：痛在上肢者，加羌活、秦艽、桑枝、姜黄；痛在下肢者，加独活、怀牛膝、木瓜。

注意事项：制川乌、制附子应开水先煎 3 小时或高压锅煮 1 小时，以舌尝不麻为度，或用免煎颗粒。

(二)湿热阻络证

证候：活动期多见。关节红肿热痛，局部触之发热，活动不利，发热，口渴不欲饮，烦闷不安；舌质红，苔黄腻，脉濡数或滑数。

证候分析：多因素体阳气偏盛，内有蕴热，或感受风湿热邪，或风寒湿邪郁而化热，湿热交阻于经络、关节、肌肉等处，故关节肌肉红肿疼痛，局部触之灼热；湿热上犯，故见发热，口渴。舌脉为湿热之象。

治法：清热利湿，宣痹通络。

方药：四妙丸或竹叶石膏汤加减。

四妙丸加减用药：黄柏15g，苍术10g，薏苡仁30g，牛膝15g，知母10g，忍冬藤30g，络石藤10g。

竹叶石膏汤加减用药：淡竹叶10g，生石膏30g，知母10g，沙参15g，麦冬15g，法半夏10g，海桐皮10g，海风藤10g，透骨草10g，淫羊藿10g，薏苡仁30g，独活10g，甘草10g。

加减：痛在上肢者、加秦艽、桑枝；痛在下肢者，加骨碎补、独活、怀牛膝；湿胜者，加苍术、草薢；热甚者，加黄柏、防己、连翘、忍冬藤；表证甚者，加桂枝、白芍，或改用白虎桂枝汤加减。

(三)痰瘀互结证

证候：慢性期多见。痹痛日久，患处刺痛、掣痛；或疼痛较剧，入夜尤甚，痛有定处或痛而麻木，不可屈伸，反复发作，骨关节僵硬变形，关节及周围可见瘀色；舌质紫黯或有瘀点、瘀斑、苔白腻或黄腻，脉细涩。

证候分析：痹证日久，耗伤气血。气虚无力行血，久病必瘀；加之气虚无力行津，津聚成痰，痰瘀互结，凝聚关节，故见关节肿大，不可屈伸；痰瘀互结，经脉痹阻失养，故见骨关节僵硬变形，关节及周围可见瘀色。

治法：益气活血，化痰通络。

方药：身痛逐瘀汤合二陈汤加减。偏气虚血瘀者，补阳还五汤加减。

身痛逐瘀汤合二陈汤加减用药：桃仁10g，红花10g，川芎15g，秦艽10g，羌活10g，没药10g，当归15g，五灵脂10g，地龙10g，怀牛膝15g，陈皮10g，法半夏10g，茯苓15g，甘草10g。

补阳还五汤加减用药：黄芪30g，桃仁10g，红花10g，当归尾20g，地龙10g，川芎15g，赤芍15g，桂枝15g，细辛6g，怀牛膝15g。

加减：腰腿痛甚者，加乌梢蛇、独活；腰以上痛甚者，去牛膝加姜黄。

(四)气血两虚证

证候：慢性期多见。关节酸沉。隐隐作痛，屈伸不利、肢体麻木，四肢乏力；或形体虚弱，面色无华，汗出畏寒，时感心悸。纳呆，尿多便溏；舌淡，苔薄白，脉沉细或沉缓。

证候分析：素体虚弱。或患病日久不愈，耗伤气血，脏腑亏虚，风寒湿邪乘虚而入，痹阻经络关节，故见关节酸沉，隐隐作痛，屈伸不利，肢体麻木，四肢乏力，形体虚弱，面色无华，卫表不固。则汗出恶寒；心神失养则时感心悸；气虚则纳呆，尿多便溏。舌脉为气血两虚之象。

治法：益气养血，舒筋和络。

方药：补中桂枝汤或黄芪桂枝五物汤加减。

补中桂枝汤加减用药：黄芪30g，党参30g，白术15g，陈皮10g，炙升麻10g，柴胡15g，当归20g，桂枝20g，白芍15g，细辛6g，川芎10g，独活15g，透骨草10g，淫羊藿15g，怀牛膝 15g，巴戟天 10g，大枣 5g，甘草 10g。

黄芪桂枝五物汤加减用药：黄芪 30g，桂枝 20g，白芍 15g，生姜 10g，大枣 5g，甘草 10g。

加减：头晕目眩者，加刺蒺藜、天麻、旋覆花；关节痛甚者，加鸡血藤、乳香、没药、络石藤；关节肌肉萎缩者，倍用生黄芪、蜂房、蕲蛇。

(五)肝肾亏虚证

证候：多见于慢性期。关节疼痛、肿胀，时轻时重，屈伸不利，或伴关节弹响，腰膝酸软，腰腿不利，屈伸运动时疼痛加剧；或关节变形，肌肉萎缩，形寒肢冷；或五心烦热，午后潮热；舌淡，或有瘀点、瘀斑，苔白或白腻，脉沉细或沉细涩。

证候分析：肾主骨生髓，肝藏血主筋，肝肾亏虚，精血不足，髓不能充，筋骨失养，致关节疼痛，屈伸不利。肝肾阴虚生内热，则五心烦热，午后潮热；肾阳虚则见形寒肢冷等阳虚证。

治法：补益肝肾，强筋健骨。

方药：独活寄生汤加减。

独活 15g，桑寄生 15g，骨碎补 15g，淫羊藿 10g，怀牛膝 15g，杜仲 15g，狗脊 15g，鸡血藤 15g，党参 30g，秦艽 10g，川芎 10g，桂枝 15g，细辛 6g，大枣 5g，甘草 10g。

加减：阳虚寒甚者，加附片、桂枝；阴虚热甚者，加知母、黄柏。

二、按六经辨证论治

骨痹的基本病机为肝、肾之阴阳气血不足，以肾之阳气不足为主，外感阴邪致经脉痰瘀凝滞，筋骨失养。六经辨证，骨痹的基本病位当属少阴表里相兼，临床兼见其他症状，则可"辨证归经""审证求机"。

(一)病在少阴(肾阳亏虚、寒湿凝滞)

证候：肢节、腰膝冷痛，畏寒喜暖，行动僵硬、困难，脉沉弱，尺部尤甚。

证候分析：《伤寒论》云："少阴之为病，脉微细，但欲寐也。"少阴肾阳不足，易为寒湿阴邪所犯。肾阳亏虚，寒湿凝滞，气血痹阻不通，不通则痛，故见肢节、腰膝冷痛；阳虚不能温煦则畏寒喜暖；寒主收引，筋脉拘急，则行动僵硬、困难；尺脉候肾，肾阳虚则脉沉弱，尺部尤甚。

治法：温补肾阳，散寒除湿。

方药：附子汤加减。

附子 30g(先煎 3 小时)，茯苓 15g，党参 30g，白术 15g，白芍 30g。

加减：下肢酸软无力，不能久站，腰酸痛(正虚为主，阴邪不甚)者，加金毛狗脊、杜仲、续断、川牛膝、木瓜、豨莶草等；下肢水肿，按之凹陷不起(风寒湿，湿重为主，渗于下肢)者，加胡芦巴、独活、海桐皮、防己、牛膝、薏苡仁等；肢节冷痛、僵硬、难以屈伸(风湿偏重)者，可加松节、豨莶草、桂枝；伴足跟刺痛，劳累加剧(痰湿流注，瘀痹日久)者，加牛膝、松节、苍术、地龙、大活血、独活、杜仲等；腰部晨起酸、硬、凉，活动则缓解(少阴经脉风寒湿血痹)者，可加千斤拔、细辛、桂枝、白芍、生黄芪、红花等；潮热自汗、心烦、月经周期紊乱(肾阴、阳不足为主)者，加仙茅、淫羊藿、百合、熟地黄、酸枣仁、女贞子、银柴胡、知母、浮小麦；若热象明显，可加桑叶、秦艽透热。

(二)病兼厥阴(肝血不足、厥阴经脉气血瘀滞)

证候：心烦、心悸，四肢逆冷，肢体麻木，肢体内侧放射痛，腰腿乏力等。

证候分析：病程日久，致正气亏虚，肝血不足，心神失养则心烦心悸；厥阴经脉气血瘀滞则四肢逆冷，肢体麻木，肢体内侧放射痛，腰腿乏力。

治法：补益肝血，疏通经脉。

方药：当归四逆汤加减。

当归20g，桂枝15g，白芍15g，细辛6g，通草10g，大枣10g，炙甘草6g。

加减：心烦，夜寐易醒（多醒于凌晨1~5点，厥阴欲解时）者，可加通补肝血之酸枣仁、制何首乌、熟地黄、川芎、当归，配合欢皮等疏肝解郁，活血宁心；心悸，抑郁，反应迟缓（厥阴气分湿郁）者，可加柴胡、郁金、远志、合欢皮、石菖蒲等；双下肢内侧放射性冷痛（厥阴经脉湿痹）者，可加牛膝、薏苡仁、伸筋草、独活等；心烦，抑郁，头及肢体麻木，脉弦涩（厥阴表里湿痹）者，可加柴胡、郁金、石菖蒲、羌活等；晨僵但握力正常，肢节屈伸不利，下肢酸软乏力，腰酸痛不能久站，坐卧位不痛，站立和行走时疼痛（厥阴里虚兼表痹）者，可加金毛狗脊、杜仲、牛膝、制何首乌、桂枝、细辛、秦艽等；腰椎间盘突出，单侧下肢向足跟放射疼痛伴脚发麻（痰湿瘀痹筋脉）者，可加牛膝、狗脊、苍术、薏苡仁、徐长卿、地龙、大活血等；颈椎退行性病变伴手麻木（痰湿瘀痹主干筋脉）者，可加葛根、苍术、伸筋草、鸡血藤等；小关节变形，屈伸不利（寒湿凝滞筋脉而挛缩）者，可加松节、伸筋草等；关节疼痛、发麻、无力，脉沉涩（肢节筋脉痹阻，正虚邪实）者，可加千年健、徐长卿、赤芍、白芍等，再酌情加桃仁、红花等活血之品。

（三）病兼太阴（脾肺气虚、寒湿郁滞）

证候：肢体疲乏无力，气短，易患感冒，食欲差，食后腹胀、腹痛，大便稀溏，小便不利等。

证候分析：病久，邪盛正虚，致太阴脾肺气虚。肺主气，肺气虚则肢体疲乏无力、气短；肺主卫表，肺气虚，卫表不固则易患感冒；不能通调水道则小便不利。《伤寒论》云："太阴之为病，腹满而吐，食不下，自利益甚，时腹自痛。"太阴脾阳不足，脾失健运，不能运化水谷精微则食欲差，食后腹胀，大便稀溏。

治法：补益脾肺，散寒除湿。

方药：香砂六君子汤加减。

党参30g，白术15g，茯苓15g，木香10g，砂仁10g，炙甘草10g，陈皮10g，半夏15g。

加减：纳呆食少，舌淡苔白腻，舌边齿印，大便稀者（脾虚湿盛），可加炒谷芽、炒麦芽、山药、炒扁豆、炒薏苡仁、茯苓等；腹冷痛，肠鸣，腹泻者（脾阳不足，寒湿化饮），可加桂枝、茯苓、白术等；腹胀、痞满气滞为主者，可加炒谷芽、炒麦芽、陈皮、焦山楂、枳壳等；稍饿则心慌、发抖，口唇色红（脾营不足）者，可加白芍、山药、白扁豆；晨起眼睑、面略肿，汗出（质地稀冷）恶风，脉微浮者（肺气不足，风湿留恋肌表），可加黄芪、防风、防己、白术等；如鼻塞、咳嗽，兼见右寸脉浮（太阴风湿表证）者，可加麻黄、杏仁、薏苡仁、秦艽等。

（四）病兼少阳（少阳风寒湿郁火）

证候：口苦，咽干，目眩，耳鸣，恶心，易怒，抑郁，失眠，两胁痛，肢体两侧发麻。

证候分析：《伤寒论》："少阳之为病，口苦，咽干，目眩也。"少阳枢机不利则口苦、咽干、目眩；风寒湿邪外袭，治疗不及时，郁而化火，则耳鸣、恶心、易怒、抑郁、失眠、两胁痛及肢体两侧发麻。

治法：开郁解枢。

方药：小柴胡汤加减。

柴胡15g，黄芩10g，党参15g，半夏15g，炙甘草10g，大枣10g。

加减：耳鸣或单侧耳鸣，头晕，眼胀，易上火，平素易发咽炎者（少阳风火上炎），可用龙胆草、黄芩、薄荷、菊花等；肩周外展、外旋困难、冷痛者（少阳经脉湿痹），可加川芎、忍冬藤、赤芍、白芍；两侧头痛，单侧耳闭，颈项疲劳感，夜寐手臂有震颤感者(表寒湿阻，内有瘀滞)。可加柴胡、桂枝(表寒风)、苦丁茶、川芎(湿阻)、丹参、鸡血藤(瘀阻)；肩部酸楚不适、恶风寒，CT 示颈椎未见明显病变者(少阳经风湿郁阻)，可加川芎、柴胡、薏苡仁、防风等；头晕、肩颈不适，CT 示左乳突炎(少阳经脉风湿热)者，可加忍冬藤、葛根、苦丁茶、薄荷、川芎；眼睛灼热、酸胀，肋骨疼痛，经前口苦、口疮者(少阳郁火并牵涉厥阴)，可加柴胡、黄芩、郁金、野菊花、川楝子等；咽痛、咽红、咽后壁滤泡者(少阳湿热郁阻营分)，可加金银花、连翘、马勃、牛蒡子、射干；乳房小叶增生，胸闷伴单侧手臂麻木者(少阳气郁痰结)，可加夏枯草、猫爪草、柴胡、郁金；兼见指端发胀(风重)则加白蒺藜；外踝前侧肿、紧胀、微红，按压疼痛，舌质暗者(少阳湿热郁阻、涉及血分)，可加忍冬藤、海桐皮、防己、牛膝、薏苡仁、泽泻、益母草；胸闷，叹气则舒，神疲乏力者(少焦膜气郁)，可加郁金、瓜蒌壳等。

(五)病兼阳明

证候：关节急痛(则痛不欲生)，红肿热痛，口渴喜凉饮；舌红、苔黄。

证候分析：疾病初期，外感风寒，郁而化热，或外感风热之邪，内传阳明，阳明热盛，痹阻经络则见关节急痛，红肿热痛；热为阳邪，热盛伤津则口渴喜凉饮。舌脉为热盛之象。

治法：解表散邪，兼清里热。

方药：白虎桂枝汤加减

知母 15g，生石膏 30g，炙甘草 10g，粳米 10g，桂枝 10g。

加减：关节急痛或红肿胀痛(晚上疼痛加剧)，伴灼热感，口渴喜凉饮，舌红、苔黄，脉数(正气抗邪于表、气、血分热盛)者，可合用桂枝白虎汤、牡丹皮、栀子、白鲜皮等；游走性疼痛(风邪偏重)者，可加露蜂房、乌梢蛇等；如痛剧(正邪交争剧烈，急则止痛治标)者，可加徐长卿、赤芍、雷公藤(必须先煎 1 小时以上)、延胡索等；伴随肢节屈伸不利(阳明经脉湿热痹阻)者，可加忍冬藤、丝瓜络、路路通等；发热而渴，咽喉红肿，面赤、便秘，舌淡苔薄黄，脉浮数或洪数(阳明气、营分风湿热)者，可加葛根、蔓荆子、牛蒡子、连翘、浙贝母、射干等；胃脘闷痛灼热(阳明湿热内蕴)者，可加紫苏梗、陈皮、蒲公英、黄连等。

(六)病兼太阳

证候：恶寒，头痛连项，关节明显冷痛，晨僵等。

证候分析：《伤寒论》曰："太阳之为病，脉浮，头项强痛而恶寒。"风寒外袭、太阳经气不利则恶寒，头痛连项，关节明显冷痛，晨僵。

治法：调和营卫，攻补兼施。

方药：桂枝汤加减。

桂枝 15g，白芍 15g，炙甘草 10g，大枣 15g，生姜 15g。

加减：恶寒，头部痛及后脑连项，项颈僵硬、疼痛，转侧不利，舌淡苔白腻，脉弦缓者(太阳风寒表证)，可加威灵仙、桂枝、麻黄、防风、羌活、鸡血藤；恶风寒，头项痛，关节冷痛，遇寒加剧者(太阳兼少阴风寒表证)，可加桂枝、麻黄、细辛、松节；手关节晨僵者(寒湿痹阻筋脉)，可加桂枝、羌活、豨莶草、威灵仙。表寒之象非见脉沉弱，腰膝冷痛等症突出，则为少阴阳气不足明显，在此基础上以独活寄生汤进一步固护少阴；甚者兼见腹部冷痛、泄泻清稀等里寒症状，则为太少同病，治疗当以治里为先，先宜四逆汤温里为要，里和再治表寒。

三、按病变部位辨证论治

（一）膝骨关节炎

1. 风寒湿痹证

证候：初期或发作期，部分患者会出现膝痛难忍，四肢不温，受风遇凉疼痛加重，或伴膝腿酸软无力；舌质紫黯或淡，苔白滑，脉沉紧或沉迟。

证候分析：风寒湿邪痹阻，不通则痛，故见膝痛难忍；四肢不温，受风遇凉疼痛加重为寒邪所致，舌脉为风寒湿阻之象。

治法：温阳祛邪。

方药：温经蠲痹汤加减。

制川乌（先煎）10g，附子（先煎）30g，熟地黄15g，桂枝15g，淫羊藿15g，鹿衔草30g，黄芪30g，干姜20g，苍术10g，白术10g，薏苡仁30g，当归12g，徐长卿15g，甘草5g。

加减：如若寒邪较轻，患者畏冷不甚，酌情去附子、干姜，或减其用量；瘀血较重，川芎加鸡血藤、穿山甲，活血破血；气机郁滞者，可加香附、合欢皮。

2. 湿热蕴阻证

证候：膝痹日久，湿邪化热，或患者素体湿热较重，症见膝关节疼痛，行走困难，屈伸不利，局部漫肿，皮肤颜色正常或微红；舌质红或淡红，苔薄黄或黄腻，脉濡数。

证候分析：湿郁化热，湿热蕴阳，气血运行不畅，不通则痛，故膝关节疼痛，行走困难，屈伸不利；湿盛则肿，故见局部漫肿；湿邪偏盛则皮肤颜色正常，热盛则皮肤微红。舌脉为湿热蕴阻之象。

治法：清利湿热。

方药：四妙丸加减。

苍术20g，生白术20g，炒薏苡仁30g，黄柏12g，川牛膝15g，木瓜15g，泽兰15g，泽泻15g，茯苓15g，猪苓15g，忍冬藤30g，土茯苓30g，萆薢15g，车前子（包煎）10g，防己12g，姜半夏10g，白芥子10g，陈皮10g，甘草6g。

加减：湿热之邪，常碍运化，影响气机，致腹满嘈杂，饮食不化，常用香附、厚朴、陈皮、砂仁等加以调理。

3. 痰瘀痹阻证

证候：膝痹中期，患者出现膝痛如刺，痛有定处，痛处拒按，活动受限，或膝关节皮肤紫黯、局部肿胀，肌肤顽麻或重着，伴有胸闷；舌质紫黯或有瘀斑，苔白滑或白腻，脉涩或涩滑。

证候分析：痹证中期入络，瘀血内停，故膝痛如刺，痛有定处，痛处拒按，活动受限，局部皮肤可见青紫或紫黯斑、舌脉为瘀血痰阻之象。

治法：祛痰通痹，活血化瘀。

方药：桃红四物汤加减。

桃仁10g，红花10g，当归15g，赤芍15g，熟地黄15g，陈皮10g，法夏10g，茯苓15g，川牛膝15g，木瓜15g，威灵仙15g，独活15g，桑寄生15g，香附15g，鸡血藤30g，甘草6g。

加减：此型患者常失眠多梦，加酸枣仁、夜交藤等养心安神。

4. 肝肾亏虚证

证候：痹证日久，久治不愈，患者可见行走不便，膝部隐隐作痛，动则加重，或兼头晕耳鸣，腰膝酸软，目昏易干。

证候分析：本病病程日久，累及肝肾，阴阳俱损，故精亏髓减、络虚骨弱，患者行走不便，膝部隐隐作痛，动则加重，或兼头晕耳鸣，腰膝酸软，目昏易干。

治法：补肝益肾，通络止痛。

方药：独活寄生汤加减。

独活 12g，桑寄生 30g，盐杜仲 15g，补骨脂 10g，当归 10g，白芍 15g，生地黄 15g，川牛膝 12g，川续断 15g，巴戟天 12g，淫羊藿 10g，狗脊 12g，乌梢蛇 15g，蜈蚣 6g。

加减：偏阴虚，加熟地黄、山茱萸；偏阳虚，加附子、干姜。

（二）腰椎骨关节炎

1. 肾阳亏虚证

证候：腰部疼痛，久不愈，畏寒肢冷，面色㿠白，伴筋脉拘急，屈伸不利，甚则出现强直，或背偻弯曲，形体消瘦，腰膝酸软，步履艰难，畏寒怕冷，夜尿多；舌淡或有齿痕，苔薄白或白，脉沉细无力或沉涩。

证候分析：肾阳虚，不能温煦形体，则见腰膝冷痛，畏寒肢冷，面色㿠白，手足不温；肾虚不固则夜尿多，舌脉为肾阳亏虚之象。

治法：温补肾阳，通络止痛。

方药：右归丸加减。

鹿角胶（烊化）10g，龟甲胶（烊化）10g，补骨脂 15g，杜仲 15g，巴戟天 10g，制附子 30g（先煎 3 小时），桂枝 15g，山茱萸 10g，熟地黄 15g，当归 15g，赤芍 10g，怀牛膝 15g。

加减：兼气虚者，重用黄芪以补气通阳；气滞不行者，加香附、青皮理气解郁；阴虚内热较重者，加炒黄柏、炒知母。

2. 肝肾阴虚证

证候：腰部酸软疼痛，痛处恶热，喜按，遇劳加剧，伴从下肢酸痛、拘急，屈伸不利，心烦失眠，夜梦纷纭，手足心热，形消体瘦，或见男子遗精、女子月经量少；舌质红、体瘦或有裂纹、苔少、脉沉细或细数。

证候分析：腰为肾之府，肝主筋，肝肾阴不足，故腰酸膝软；肾主骨生髓，肾虚髓润不足则头晕；肾开窍于耳，则耳鸣；肾阴虚不能上济心火，故见心烦等阴虚之症，舌脉为肝肾阴虚之象。

治法：滋补肝肾。

方药：左归丸加减。

熟地黄 15g，枸杞子 15g，山茱萸 10g，龟甲胶（烊化）10g，鹿角胶（烊化）10g，菟丝子 12g，怀牛膝 15g，狗脊 15g，桑寄生 15g，当归 10g。

加减：若病程较长、反复治疗仍腰痛不止者，多火瘀阻络，可酌加乌梢蛇、丹参、地龙；出现关节疼痛、重着者，多夹风湿之邪，可加防己、秦艽、威灵仙；夹湿热者，加炒薏苡仁、土茯苓、木瓜清利湿热，通络止痛；阴虚内热甚者，加生地黄、女贞子、旱莲草。

3. 寒湿痹阻证

证候：腰背部冷痛、重着，转侧不利，阴雨天遇寒触湿则剧，静卧无明显缓解，或伴周围关节肿胀；舌体胖质淡，苔白腻，脉沉而迟缓或沉紧。

证候分析：寒湿内侵，腰部气血阻滞，故腰部冷痛，重着；阴雨天湿邪重，故加剧。舌淡胖，舌苔白腻为寒湿内停之象。

治法：温散寒邪，通络止痛。

方药：甘姜苓术汤加味。

干姜 10g，茯苓 30g，白术 15g，甘草 10g，防己 10g，薏苡仁 30g，炮附子 30g（先煎 3 小时），烫狗脊 15g。

加减：兼有肾虚者，可加杜仲 15g，生川续断 30g 以补肾壮腰；若疼痛向下肢放射窜痛者，可加独活、青风藤以祛风散寒，除湿止痛。

4.湿热痹阻

证候：腰部灼热胀痛、重着，口干渴不欲饮，夏季或阴雨天加重，活动后稍减轻，小便短赤；舌质红苔黄腻，脉濡数或滑数。

证候分析：由于湿邪入里化热，或素体阳盛，内有蕴热、湿热交蒸于腰部而致。湿热阻滞气机故灼热胀痛；气化失常，津不上承，故渴不欲饮。舌脉为湿热之征象。

治法：清热利湿，通络止痛。

方药：四妙丸加味。

炒苍术10g，炒黄柏10g，川牛膝20g，炒薏苡仁30g，木瓜10g，川萆薢10g，苦参10g，防己10g。

加减：上肢痛甚者，可加秦艽、桑枝；下肢痛者，可加独活、怀牛膝；湿胜者，可加苍术、萆薢；热甚者，可加知母、防己、连翘、忍冬藤；兼表证者，可加桂枝、白芍，或改用白虎桂枝汤加减。

5.气滞血瘀证

证候：腰部刺痛，痛有定处，或向下肢窜痛，时轻时重；痛重时腰不能转侧，痛处拒按；舌质暗或有瘀斑，苔薄白或薄黄，脉沉涩或沉弦。

证候分析：瘀血内停，气为血之帅，血为气之母，瘀血阻络则气机郁滞，不通则痛，故腰痛剧烈痛有定处，拒按。舌脉为瘀血之象。

治法：理气活血，通络止痛。

方药：身痛逐瘀汤加减。

桃仁10g，红花10g，当归10g，川芎15g，没药10g，五灵脂10g，怀牛膝15g，地龙10g，羌活10g，秦艽10g，生川续断15g，香附10g，甘草6g。

加减：兼肝肾亏虚者，可加杜仲、狗脊、熟地黄以补益肝肾；久病气血亏损者，加生黄芪、党参、白术益气；寒甚者，加桂枝、炮附子以散寒温经；痛甚不解者，多为瘀血作祟，久病入络，可加穿山甲、制川乌、土鳖虫以增加化瘀止痛之力；若局部有硬结者，多为痰瘀互结，可加天南星、炒白芥子、制半夏以祛痰散结。

(三)颈椎骨关节炎

1.经输不利

证候：头、颈、肩、背部疼痛，颈项僵硬，颈肌拘急，颈部活动不利，伴有上肢疼痛或肌肤麻木，怕冷，头痛，出汗或无汗，周身不适等症状；舌质淡红，苔薄白或白腻，脉浮或浮紧或弦紧。

证候分析：外邪侵袭机体，太阳经输被束，营卫失和，故怕冷，头痛，出汗或无汗，周身不适等；邪气郁滞太阳经输，经络不畅，气血运行涩滞，故导致颈肌拘急、颈部活动不利、肌肤麻木等症。

治法：疏风散寒，调和营卫。

方药：桂枝加葛根汤加减。

桂枝15g，白芍15g，葛根30g，炙麻黄15g，姜黄15g，桑枝15g，羌活10g，生姜15g，大枣10g，炙甘草10g。

加减：颈项部拘急疼痛明显者，可重用葛根30g以增强解肌止痛之力；兼有阳虚寒重者，可加附子、细辛等温阳散寒止痛；兼有气虚者，加黄芪、党参、白术等药以益气。

2.经络痹阻

证候：头、颈、肩、背部及上肢疼痛，颈部僵硬且活动受限，伴有上肢麻木，无力或沉重，或手指麻胀，甚则肌肉萎缩，恶寒喜热，头身困重不适；舌质淡红或黯红，苔薄白或白腻，脉沉弦或迟。

证候分析：风寒湿等邪气乘虚侵袭机体，留滞于太阳经脉、督脉等部位，导致经脉气血闭阻不通，不通则痛，正如《素问·痹论》所说："风寒湿三气杂至，合而为痹也。"

治法：温阳散寒，补血通络。

方药：阳和汤加减。

熟地黄20g，肉桂（去皮，研粉兑服）10g，麻黄10g，鹿角胶10g，白芥子10g，姜炭10g，生甘草10g，细辛6g，葛根20g，白芍15g，白芷15g。

加减：颈肩痛甚者，重用葛根30～50g以增强解肌止痛之力；疼痛甚者，可加细辛、全蝎、蜈蚣以温经通络止痛；寒甚者，可加制附子以温阳散寒；兼有湿邪者，加苍术、羌活以祛风胜湿；上肢痛甚者，加羌活、姜黄以祛湿化瘀，引药上行。

3. 气滞血瘀

证候：头、颈、肩、背部及上肢疼痛、麻木，以刺痛为主，痛处固定，痛而拒按，日轻夜重，多伴有指端麻胀，或有肌肉萎缩，时有失眠、头晕、耳鸣、烦躁不安、胸痛、四肢周身拘急不利、面色无华等症；舌质黯红或有瘀斑、脉弦细涩或细涩。

证候分析：血液的正常运行有赖于气的推动，若气行不畅，无法行血，则血停而瘀生矣。本证多由外伤或外邪久滞，颈部关节及四肢气滞血瘀，经络痹阻所致。"不通则痛"，故表现为疼痛，且以刺痛为主；气血凝滞，肌肉关节失于润养，故表现为面色无华等症，日久则肌肉萎缩、关节拘急不利。

治法：活血祛瘀，通络止痛。

方药：血府逐瘀汤加减。

桃仁10g，红花10g，当归15g，熟地黄15g，牛膝15g，川芎15g，桔梗10g，赤芍15g，枳壳10g，柴胡15g，全蝎3g，地龙6g，细辛6g，甘草6g。

加减：气滞甚者，酌加乌药、木香以行气止痛；兼见气虚者，加黄芪、党参以益气；瘀血明显者，可加三七、乳香、没药以增加活血化瘀之力；寒甚者，可加桂枝、制附子以温阳散寒，通脉止痛；痛甚者，加延胡索理气活血止痛。

4. 痰瘀交阻

证候：头、颈、肩、背部疼痛，疼痛以刺痛为主。痛处固定，伴见头重，眩晕，恶心或呕吐，转头加重；严重者可致猝倒，胃脘满闷，纳呆，或大便溏泄，肢体困重乏力或麻木；舌质紫黯或有瘀斑、瘀点，苔白或腻或黄腻，脉弦滑或弦细涩。

证候分析：本证多为痹久不愈，酿痰生瘀血，痰瘀胶结阻滞于颈部，气血失于流通，故多在气滞血瘀的证型上兼夹痰湿之征象，如头重、眩晕、恶心、呕吐、胃脘满闷、纳呆等。

治法：祛湿化痰通络。

方药：身痛逐瘀汤合二陈汤加减。

陈皮10g，半夏15g，茯苓15g，竹茹10g，桃仁10g，红花10g，川芎10g，秦艽15g，羌活15g，没药10g，当归15g，五灵脂10g，怀牛膝15g，地龙10g，甘草10g。

加减：痰盛者，可加胆南星以祛痰；瘀血明显者，可加地龙、三七、全蝎、红花以活血通络止痛；兼见气虚者，可加黄芪、党参、白术以益气。

5. 肝肾亏虚

证候：颈、肩、背部不适或疼痛，肢体麻木乏力，步履蹒跚，甚至瘫痪，头脑空胀，耳鸣耳聋，失眠多梦，颧红盗汗，烦躁易怒，腰膝酸软，形瘦无力，或畏寒喜暖，手足不温，或阳痿；舌瘦红绛或胖大淡白，少苔或白腻，脉弦细、细数或沉。

证候分析：本证多由久病劳损，年高体弱，或肾精亏损导致肝血不足，或肝血不足引起肾精亏虚所致。肝主筋，肾主骨，肝肾两虚，筋骨失于濡养，故筋肉、关节疼痛，久则僵硬畸形，甚则瘫痪。偏阳虚者，则畏寒喜暖，手足不温；偏阴虚者，则骨蒸劳热，自汗盗汗。舌脉所见，也为肝肾亏虚之象。

治法：滋养肝肾，益气养血。

方药：健步壮骨丸加减。

黄柏10g，知母15g，熟地黄10g，龟甲15g，白芍20g，陈皮15g，干姜10g，杜仲15g，山茱萸15g，木瓜20g。

加减：血虚者，可加阿胶、鸡血藤、当归、桑寄生以养血；气虚者，加黄芪、党参、白术以益气；夜寐不安，加夜交藤、菖蒲、远志以安神；阴虚加女贞子、枸杞子以滋补肝肾之阴；偏于阳虚，加补骨脂、肉桂、杜仲以温阳。

6. 气血两虚

证候：颈、肩、背部不适或隐痛，肢体麻木乏力，关节酸沉，四肢乏力，麻木，屈伸不利；或少气懒言，面色苍白，形寒肢冷，小便清长，大便稀溏；舌淡，苔薄白，脉沉细或弱。

证候分析：本证多由痹病久治不愈，迁延日久所致气血两虚则肌肤筋骨关节失于濡养，病邪留恋，闭阻经脉，深伏关节，故骨节隐痛不适、麻木；气虚则四肢乏力，少气懒言，便溏等。

治法：益气养血，舒筋活络。

方药：补中桂枝汤加减。

黄芪30g，党参30g，白术15g，陈皮10g，炙升麻10g，柴胡10g，桂枝15g，白芍15g，细辛3g，淫羊藿10g，巴戟天10g，甘草10g。

加减：夹瘀阻者，可加丹参、苏木、赤芍等药活血化瘀；夹湿热者，加茯苓、泽泻、黄芩等药清热利湿；火痰湿者则加菖蒲、法半夏等药化痰。

(四)手骨关节炎

1. 肾阳不足

证候：关节隐痛或酸痛，腰膝酸软乏力，面色苍白，形体畏寒喜温，口淡不渴，小便清长，或夜尿频多；舌淡或淡嫩胖大，苔白，脉细或细弱。

证候分析：多因年老体弱，素体阳虚，或久病不愈所致。腰为肾之府，肾主骨，肾阳不足，不能温养腰府及骨骼，则腰膝酸软疼痛，关节隐痛或酸痛；不能温煦肌肤，故畏寒肢冷，下焦失于温煦，膀胱气化失司，则小便清长，夜尿频，即"若小便色白者，少阴病形悉具，小便白者，以下焦虚有寒，不能制水，故令色白"之谓。

治法：温补肾阳，通络止痛。

方药：济生肾气丸加减。

熟地黄20g，山药52g，山茱萸15g，泽泻10g，茯苓15g，牡丹皮10g，桂枝10g，炮附子30g(先煎3小时)，牛膝10g，车前子12g，乌梢蛇10g，土鳖虫10g，威灵仙10g，羌活10g。

2. 肝肾阴虚

证候：关节隐痛或酸痛，腰膝酸软，面色潮红，烦热失眠或潮热汗出，口干，头晕，目干涩，急躁易怒或烦躁焦虑，尿少而黄，大便干；舌红苔少，脉细数。

证候分析：本证多由久病劳伤，或温热病邪耗伤肝阴及肾阴，或先天禀赋不足，肾阴亏虚而及肝阴不足，形成肝肾阴虚。肝肾阴亏，水不涵木，肝阳上扰，则头晕、目干涩；不能濡养腰膝，则腰膝酸软；虚火上扰，则急躁易怒或烦躁焦虑；阴虚失润，虚热内炽，则尿少面黄，大便干。舌红少苔，脉细数为阴虚内热之征。

治法：补益肝肾，强筋健骨。

方药：独活寄生汤加减。

独活15g，桑寄生15g，杜仲15g，牛膝10g，细辛3g，秦艽10g，茯苓15g，肉桂心6g，防风10g，川芎10g，人参10g，当归10g，白芍10g，干地黄15g，甘草10g。

3. 瘀血阻络

证候：关节刺痛，痛处固定，关节局部胀满，皮色暗红或有瘀斑，关节肿大畸形，面色黧黑，渴不多饮，尿少而黄；舌淡黯、有瘀点，脉弦或弦细。

证候分析：因瘀血阻滞脉络，故刺痛面痛处固定，瘀血导致气行不畅，故自觉胀满；血运不畅，肌肤失养，故面色黧黑。舌黯有瘀斑，脉沉细涩，均为瘀血之征象。

治法：活血化瘀，通络止痛。

方药：身痛逐瘀汤加减。

秦艽 10g，川芎 10g，桃仁 10g，红花 10g，甘草 6g，羌活 10g，没药 10g，当归 10g，五灵脂 10g，(炒)香附 10g，牛膝 10g，地龙 10g。

4. 风寒湿阻

证候：关节冷痛、重着，阴雨天加重，关节得热痛减，遇寒痛甚，面色苍白；舌淡或淡嫩，苔白腻或白滑，脉弦缓或濡细。

证候分析：寒湿内侵，导致气血阻滞，故关节冷痛、重着；阴雨天湿邪重，故加剧。面色苍白，舌苔胖大，舌苔白腻皆寒湿内停之象。

治法：散寒除湿，温经活络。

方药：乌头汤合桂枝附子汤加减。

麻黄 10g，白芍 15g，黄芪 30g，炙甘草 10g，制附子 30g(先煎 3 小时)，桂枝 15g，白芍 15g，细辛 6g，川芎 10g，羌活 10g，白术 15g，独活 15g，怀牛膝 15g，生姜 15g，大枣 10g。

5. 脾肾阳虚

证候：关节冷痛或酸痛乏力，腰膝酸软无力，精神疲倦萎靡，畏寒肢冷，头面或形体浮肿，面色苍白，口淡不渴，食欲减退，便溏或五更泻，小便清长，夜尿频多或遗尿；舌淡胖或边有齿痕，苔白滑，脉细或细弱。

证候分析：肾阳虚，不能温煦形体，则见腰痛、膝冷痛，喜温喜按，面色㿠白，手足不温；肾虚不固则夜尿多；脾阳虚则中焦虚寒；胃脾失于纳化，表现为食欲减退，便溏等。

治法：温肾健脾，舒筋活络。

方药：真武汤合附子理中汤。

茯苓 15g，白芍 15g，白术 15g，生姜 15g，附子 30g(先煎 3 小时)，人参 10g，干姜 15g，炙甘草 10g，白术 15g，威灵仙 10g，羌活 10g。

6. 痰湿阻络

证候：关节肿大畸形，形体肥胖，头身困重或头晕不适，身疲困倦，嗜睡，食欲减退，脘腹痞闷，恶心或呕吐，渴喜热饮，便溏，苔白润滑或白腻，脉滑或弦滑。

证候分析：本证多因外感六淫、饮食所伤，使肺、脾、肾及三焦等脏腑气化功能失常，津液代谢障碍，以致水液停滞而成痰湿；或患者素为痰湿体质，痰湿阻碍气血运行，导致疼痛或者气滞；痰湿阻滞中焦，则身疲困倦，嗜睡，食欲减退，脘腹病闷，恶心或呕吐。

治法：化痰除湿，化瘀通络。

方药：二陈汤加减。

半夏 15g，橘红 10g，茯苓 15g，炙甘草 10g，秦艽 10g，白术 10g，当归 15g，川芎 10g，乌梢蛇 10g，土鳖虫 10g，威灵仙 10g，羌活 10g。

7. 湿热痹阻

证候：关节红肿灼痛，痛而拒按，局部皮温高，遇热痛甚，口干口苦，午后潮热汗出；舌红或黯红，苔黄腻，脉滑数或弦滑。

证候分析：多因素体阳气偏盛，内有蕴热，或感受风湿热邪，或风寒湿邪郁而化热，湿热交阻于经络、关节、肌肉等处。故关节、肌肉红肿疼痛，局部触之灼热；湿热上犯，故见发热，口渴、舌脉为湿热之征象。

治法：清热除湿，通络止痛。

方药：四妙丸加减。

黄柏 15g，苍术 15g，薏苡仁 30g，牛膝 15g，知母 10g，忍冬藤 30g，络石藤 10g，豨签草 10g，透骨草 15g，大枣 5g，甘草 10g。

四、分期论治

(一) 早期(肝肾气血亏虚，邪气痹阻)

证候：早期常表现为单个或多个关节疼痛，多发于承重关节，以腰、膝、踝、双手远端指间关节为主，上下楼梯劳累，负重时加重。

证候分析：骨痹的发生多在肝肾气血不足的基础上，气血为邪气痹阻，气血痹阻不通，不通则痛，故可见单个或多个关节疼痛；劳则耗气，故上下楼梯劳累，负重时加重。

治法：补气血，益肝肾，养血活血。

方药：血府逐瘀汤、补阳还五汤、身痛逐瘀汤加味。

(二) 中期(肝肾亏虚，瘀血内阻，兼气阴两伤)

证候：骨关节损害程度加重，可出现关节肿胀、畸形，如继发性膝内翻、膝外翻，还可累及脊柱，表现为颈、腰部僵硬、疼痛；严重时压迫脊神经根，出现相应的神经压迫症状。

治法：补益肝肾，活血消肿，养阴清热。

方药：四神煎加味或缓急舒痹汤。

膝痛，局部肿热疼痛：四神煎加味(生黄芪 30g，川牛膝 15g，石斛 30g，金银花 20g，远志 10g)。

颈、腰椎痛，局部僵硬疼痛，伴有神经压迫或肢体麻木：缓急舒痹汤(白芍 30g，生甘草 10g，生薏仁 30g，威灵仙 15g，羌活 10g，苏木 15g)。

加减：上肢疼痛，加桑枝、姜黄；下肢疼痛，加独活、牛膝；颈部疼痛，加羌活、葛根、钩藤；腰痛，加制何首乌、狗脊、杜仲。

(三) 晚期(肝肾气血虚损，阴阳俱虚，痰瘀互结)

证候：关节活动显著受限，甚至不能行走，肌肉萎缩。

治法：补益肝肾、气血，兼以活血化瘀。

方药：地黄饮子、独活寄生汤、三痹汤等加减。

使用注意：可加穿山甲、蜈蚣、全蝎、土鳖虫、地龙等。应注意过敏反应，如皮疹、瘙痒等。虫类药性多温燥，久用易耗伤阴血，宜配伍养阴，补血之品，如生地黄、白芍、石斛等。

五、按内外因辨证论治

(一) 外因

1. 寒湿痹证

证候：关节重着，活动不利，伴胸闷脘痞，倦怠乏力，食欲不振，大便稀溏；舌淡红，苔白腻，脉濡。

证候分析：湿邪偏胜，湿性重浊，痹阻关节，则见关节重着，活动不利；湿邪阻滞气机，则见胸闷脘痞；湿邪困脾，脾主四肢则四肢倦怠乏力，食欲不振，大便稀溏。舌脉为湿邪偏胜之象。

治法：理气燥湿。

方药：泽兰汤，专于上焦湿滞兼肿。药物组成：泽兰 10g，当归 15g，桃仁 10g，青皮 10g，陈皮 10g，香附 10g，桑寄生 15g，狗脊 10g，杜仲 10g，延胡索 10g，川楝子 10g。

关节肿胀可用滑膜炎方。药物组成：忍冬藤 15g，海风藤 15g，苍术 10g，海桐皮 10g，绿心豆 20g，威灵仙 10g，黄芩 10g，生地黄 10g，牛膝 10g，秦艽 10g，木瓜 10g，防己 10g，甘草 6g。

2. 湿热痹证

证候：关节红肿热痛，伴口干口渴，渴喜冷饮，小便短赤，大便不爽或干结不通；舌红苔黄腻，脉滑数。

证候分析：湿热痹阻，经络气血不通，则见关节红肿热痛；热邪为阳邪，灼伤津液，则口干口渴，渴喜冷饮；湿热下注则小便短赤，大便不爽或干结不通，舌脉为湿热痹阻之象。

治法：清热利湿止痛。

方药：五藤方。

青风藤 15g，忍冬藤 15g，海风藤 15g，络石藤 15g，鸡血藤 15g，秦艽 10g，黄芩 10g，生地黄 15g，延胡索 10g，甘草 10g。

3. 热毒痹证

证候：关节焮红，局部灼热，疼痛明显；舌红苔黄，脉数。

证候分析：热毒内扰，痹阻经络气血，不通则痛，故关节焮红，局部灼热，疼痛明显。舌脉为热毒内盛之象。

治法：清热解毒。

方药：清热除痹汤。

黄芩 10g，黄连 10g，黄柏 10g，知母 10g，地骨皮 10g，金银花 10g，栀子 10g，防风 10g，秦艽 10g，肿节风 10g，甘草 6g。

4. 风寒湿痹证兼气虚

证候：关节游走性疼痛、重着、麻木，遇寒加重，得温则缓，劳累后关节疼痛加重，伴气短乏力，神疲倦怠，纳差，便溏；舌淡苔薄白，脉细弱。

证候分析：风寒湿邪痹阻肢体关节，经络气血不通，则见关节游走性疼痛、重着、麻木，遇寒加重，得温痛缓；病久耗伤正气，导致气虚，故见气短乏力，神疲倦怠，纳差，便溏。舌脉为气虚之象。

治法：祛风散寒除湿，补气除痹。

方药：黄芪白芍木瓜汤加减，尤擅于项痹患者。药物组成：黄芪 20g，白芍 20g，木瓜 10g，威灵仙 10g，淫羊藿 15g，续断 15g，牛膝 10g，葛根 20g，延胡索 10g。

蠲痹汤，尤擅于肩痹患者。药物组成：羌活 10g，防风 10g，当归 10g，白芍 15g，黄芪 15g，延胡索 10g，桑枝 10g，桂枝 10g，甘草 6g。

若无气虚及风邪不盛者，可用舒筋汤，尤擅于脾胃虚弱，兼筋痹、软组织损伤患者，用蠲痹汤去防风、黄芪，加白术 15g、海桐皮 15g。

（二）内因

1. 肾阳虚痹证

证候：腰膝疼痛，足跟痛，畏寒肢冷，四末不温，男子阳痿早泄，女子月经早闭；舌淡胖，边有齿印，脉沉迟无力，尺脉甚。

证候分析：腰为肾之府，肾阳不足，腰失所养，则见腰膝疼痛，足跟痛，形体失于温煦则畏寒肢冷，四末不温；肾阳虚，宗筋失养，则男子阳痿；精室不固，则早泄；肾阳虚天癸绝则月经早闭。舌脉为肾阳虚之象。

治法：补肾壮阳，祛风通络。

方药：骨刺汤或抗增生汤骨刺汤。药物组成：鹿衔草 15g，淫羊藿 15g，肉苁蓉 15g，骨碎补 15g，鸡血藤 15g，刺五加 15g，穿山甲 10g，白花蛇 1 条。方中白花蛇通络止痉之效强，年老体弱者慎用。

抗增生汤，尤擅于骨质增生或合并骨质疏松症年老患者。药物组成：巴戟天 10g，肉苁蓉 10g，补骨脂 15g，怀牛膝 10g，鸡血藤 10g，淫羊藿 15g，延胡索 10g，莱菔子 10g。

2. 肾阴虚痹证

证候：腰膝疼痛，酸软无力，足跟痛，口燥咽干，五心烦热、潮热盗汗；舌红少苔，脉细数。

证候分析：肾阴虚，腰膝失养，则腰膝疼痛，酸软无力，足跟痛；阴虚失于濡养则口燥咽干；虚热内生则五心烦热，潮热盗汗。舌脉为肾阴亏虚之象。

治法：补肾养阴，舒筋活络。

方药：增生汤。

龟甲胶 10g，鹿角胶 10g，熟地黄 15g，山茱萸 10g，怀山药 15g，枸杞子 15g，菟丝子 10g，女贞子 10g，白芍 15g，延胡索 10g。

3. 肝肾两虚、气血不足痹证

证候：腰膝疼痛，酸软无力，两目干涩、头晕耳鸣，气短乏力，纳差，便溏，面色无华，心悸失眠，唇甲色淡；舌淡，苔薄白，脉沉细无力。

证候分析：肝肾亏虚，筋骨失养，则腰膝疼痛，酸软无力；肝开窍于目，肾开窍于耳，肝肾两虚，诸窍失养，故两目干涩，头晕耳鸣；气虚则气短乏力，纳差，便溏；血虚失养则面色无华；心失所养则心悸失眠；肝甲色淡亦为血虚所致，舌脉为肝肾两虚，气血不足之征。

治法：补益肝肾，健脾益气养血。

处方：独活寄生汤加减。

独活 10g，桑寄生 10g，秦艽 10g，防风 10g，肿节风 10g，川芎 10g，当归 15g，熟地黄 15g，白芍 15g，茯苓 15g，杜仲 15g，怀牛膝 10g。

4. 筋脉瘀滞痹证

证候：久病或外伤后，腰腿疼痛，行走时明显，或双髋疼痛，以刺痛为主，疼痛部位固定，关节周围皮肤色暗；舌紫黯，有瘀点、瘀斑，苔薄白，脉涩。

证候分析：病久或外伤后瘀血留着不去，不通则痛，则腰腿疼痛，行走时明显，或双髋疼痛，以刺痛为主，疼痛部位固定，关节周围皮肤色暗。舌脉为瘀血内停之象。

治法：活血化瘀，通络止痛。

方药：复方巴戟天汤或地龙汤加减。复方巴戟天汤，尤擅于缺血性股骨头坏死患者。药物组成：巴戟天 10g，丹参 10g，淫羊藿 15g，黄芪 15g，骨碎补 10g，补骨脂 10g，鹿角胶 10g，川续断 10g，三七粉 6g，郁金 10g，甘草 10g。

地龙汤，尤擅于腰椎间盘突出症，腰腿痛患者。药物组成：地龙 10g，当归 15g，桃仁 10g，川芎 10g，杜仲 10g，续断 15g，独活 10g，香附 10g，延胡索 10g。

六、女性绝经前后辨证论治

(一)围绝经期

证候：月经紊乱或停闭，关节疼痛、肿大、僵硬，烘热汗出，潮热而红，烦躁易怒，头晕耳鸣，失眠多梦，腰膝酸软、乏力，皮肤蚁走感，情志不宁。

证候分析：肾精亏虚，天癸将绝，则月经紊乱或停闭；肾精不足，肝郁血滞，风寒湿邪痹阻经络，则关节疼痛、肿大、僵硬；肾精亏虚，阴阳失调则烘热汗出，潮热面红，烦躁易怒，情绪不宁；头窍失养，腰府失养则头晕耳鸣，腰膝酸软乏力；心肾不交则失眠多梦；肌肤失养，则皮肤蚁走感。

治法：补肾壮骨，兼以疏肝，活血化瘀，祛风除湿。

方药：补肾祛邪汤。

熟地黄 20g，麸炒山药 30g，酒山茱萸 15g，桑寄生 20g，枸杞子 10g，陈皮 10g，柴胡 10g，土鳖虫 10g，川牛膝 10g，牡丹皮 10g，黄芪 30g，泽泻 15g，茯苓 15g，羌活 120g，秦艽 10g，独活 30g，丹参 10g，酸枣仁 20g。

（二）绝经后

患者可见广泛关节疼痛，包括手、膝、髋、脊柱等，早期见双手远端指间关节疼痛，伴晨僵，时间小于 30 分钟，可见骨样肿大结节，伴骨质疏松症、关节怕风、情绪波动大，甚至易怒善哭、疼痛不固定、汗出烘热、血压不稳定等。

1. 痰瘀痹阻型

证候：女性绝经后见关节刺痛，痛有定处，局部皮肤瘀暗，关节周围可见戈登结节或赫伯登结节，可伴晨僵，易怒善哭，烘热汗出；舌质紫黯，有瘀点、瘀斑，苔白腻，脉涩。

证候分析：病程日久，导致痰瘀内生，痹阻关节，经络气血运行不畅，不通则痛，故见关节刺痛，痛有定处，晨僵；瘀血内停，肌肤失养则局部皮肤瘀暗；痰浊停滞关节处，则关节周围可见戈登结节或赫伯登结节；冲任失调，则易怒善哭，烘热汗出。舌脉为痰瘀痹阻之象。

治法：化痰祛瘀，调补冲任。

方药：二仙汤合血府逐瘀汤加减。

仙茅 15g，淫羊藿 15g，巴戟天 15g，当归 15g，黄柏 10g，知母 10g，熟地黄 15g，川芎 10g，白芍 10g，柴胡 10g，白芍 15g，枳实 10g，甘草 10g，桔梗 10g，牛膝 10g。

2. 寒湿痹阻型

证候：女性绝经后见关节肿痛，遇寒加重，得温痛缓，恶风，伴喜怒善哭，烘热汗出，胸脘满闷，肢体倦怠，食欲不振，恶心欲吐，大便不成形；舌质淡，苔白腻，脉濡缓。

证候分析：女性绝经后，正气不足，感受寒湿之邪。寒湿痹阻肢体关节，经络气血运行不畅，则关节肿痛，遇寒加重，得温则缓，恶风；冲任不调，则烘热汗出，喜怒善哭；湿邪困脾，脾之运化失职则食欲不振，恶心欲吐，大便不成形；湿困四肢则肢体倦怠；湿阻气机则胸闷脘痞。舌脉为寒湿痹阻之象。

治法：散寒祛湿，调补冲任。

方药：二仙汤合鸡鸣散加减。

仙茅 15g，淫羊藿 15g，巴戟天 15g，当归 10g，知母 10g，黄柏 10g，槟榔 10g，陈皮 10g，木瓜 10g，吴茱萸 10g，紫苏 10g，桔梗 10g，生姜 10g。

3. 热毒痹阻型

证候：女性绝经后见关节肿痛，皮肤焮红，局部皮温升高，伴喜怒善哭，烘热汗出，口渴喜冷饮，大便干结，小便短赤；舌红苔黄，脉数。

证候分析：外感热邪，或外感风寒，入里化热，热毒痹阻肢体经络，则见关节肿痛，皮肤焮红，局部皮温升高；冲任不调，则喜怒善哭，烘热汗出；热为阳邪，易伤津液，故见口渴喜冷饮，小便短赤；肠道失于濡润则大便干结。舌脉为热毒痹阻之征。

治法：清热解毒，调补冲任。

方药：二仙汤合四神煎加减。

仙茅 10g，淫羊藿 15g，巴戟天 15g，当归 15g，黄柏 15g，知母 15g，生黄芪 30g，金银花 20g，石斛 30g，川牛膝 15g，远志 10g。

4. 肝肾亏虚型

证候：女性绝经后见关节疼痛，关节僵直变形，腰膝酸软无力，头晕耳鸣，两目干涩，易怒善哭，烘热汗出；舌红，苔少，脉细或细数。

证候分析：病程日久，肝肾亏虚，肢体关节失养，不荣则痛，故见关节疼痛；肝主筋，肾主骨，筋骨失养则关节僵直变形；腰为肾之府，肾虚则腰膝酸软无力；肝肾亏虚，头窍失养则头晕耳鸣，两目干涩；冲任失调则喜怒善哭，烘热汗出。舌脉为肝肾亏虚之象。

治法：补益肝肾，调补冲任。

方药：二仙汤合地黄饮子加减。

仙茅 15g，淫羊藿 15g，当归 15g，黄柏 10g，知母 10g，生地黄 15g，山茱萸 15g，石斛 20g，麦冬 10g，五味子 10g，远志 10g，茯苓 15g，肉苁蓉 10g，肉桂 10g，附子 30g(先煎)，巴戟天 15g，薄荷 10g(后下)，生姜 10g，大枣 6g。

在上述辨证论治的基础上，可根据患者实际情况进行化裁。汗出心烦，可加百合、五味子；伴失眠，可加百合半夏汤、百合地黄汤、生龙牡、夜交藤、酸枣仁；情绪低落，可加郁金、香附、合欢花、玫瑰花；眩晕合半夏白术天麻汤；易怒善哭合甘麦大枣汤；颈项僵痛，加葛根、白芍、威灵仙；病久乏力困倦，加生黄芪、紫河车；出现赫伯登结节疼痛，局部红热，加用龟甲、鳖甲、牡蛎。

第四节　症状治疗

骨痹主要症状为关节疼痛，常发生于晨间，经活动后疼痛可减轻，但如活动过度，又会导致疼痛加重，或伴有关节僵冷。常出现在晨起时或关节长时间静止不动后。关节疼痛主要好发于手指关节、颈部、肩臂、腰椎、髋部、膝关节、足跟，可伴有四肢麻木、腰酸、腰重、转筋等症状，本节予以分述。

一、手足不温

手足不温，或称"手足清"，为手足厥冷之轻症。骨痹所致手足不温多为冷不过腕、踝，仅手指、足趾不温，而无猝然昏倒、不省人事之厥证表现。《伤寒论•辨厥阴病脉证并治》："凡厥者，阴阳气不相顺接，便为厥。厥者，手足逆冷是也。"骨痹所致手足不温，以寒证、虚证多见；手足不温、形寒蜷卧，腰膝冷痛为阳虚肾寒；手足不温，伴胸胁苦满，嗳气不舒，多为阳气郁阻；面色萎黄，口舌色淡，手足不温伴脉沉细为血虚寒凝；形体肥胖伴手足厥冷，胸脘满闷，口黏或呕痰沫，舌苔白腻为痰浊内阻。

(一)阳虚肾寒

证候：手足不温，形寒蜷卧，腰膝冷痛或下利清谷，骨节疼痛；舌质淡，苔薄白，脉迟缓。

治法：回阳救逆。

方药：制附子 30g(先煎 3 小时)，干姜 10g，甘草 10g。

加减：汗出，脉沉微，加人参益气复脉，即四逆加人参汤。上肢症状重者加桂枝、姜黄；下肢症状重者加牛膝、威灵仙。

(二)阳气郁阻

证候：手足不温，胸胁苦满，嗳气不舒，呕吐下利，或小便不利；苔薄白，脉弦。

治法：理气解郁通阳。

方药：柴胡 15g，枳实 15g，白芍 15g，生甘草 15g。

加减：咳加五味子、干姜；心悸加桂枝；小便不利加茯苓；泄利后重加薤白。

（三）血虚寒凝

证候：手足厥冷，面色萎黄，口舌色淡，四肢不温，形寒身痛，得热痛减；舌质淡，苔薄白，脉沉细。

治法：温经散寒，养血通脉。

方药：当归 20g，桂枝 15g，白芍 15g，细辛 6g，通草 10g，大枣 10g，炙草 10g。

加减：如寒盛兼少腹冷痛，或干呕、吐涎液，可加吴茱萸、生姜暖肝温胃，散寒降逆。

（四）痰浊内阻

证候：形体肥胖，手足不温，胸脘满闷，喉间时有痰鸣，或呕吐痰涎，饥不欲食；舌苔白腻，脉滑。

治法：豁痰解郁。

方药：法半夏 15g，陈皮 15g，炒枳实 10g，茯苓 30g，胆南星 10g，生姜 15g，甘草 6g。

加减：胸脘满闷甚者加柴胡、香附；痰涎多加石菖蒲、竹茹。

二、四肢麻木

四肢麻木是指四肢肌肤感觉消失，不知痒痛：《素问·病机气宜保命集》始见麻木症名，《内经》及《金匮要略》中称之谓"不仁"，《诸病源候论》谓："其状，搔之皮肤如隔衣是也。"《医学正传》云："麻是气虚，木是湿痰死血。然则曰麻曰木者，以不仁中而分为二也。"故麻木与不仁同义。骨痹出现四肢麻木症状多因骨赘压迫神经、血管所致，临床应注意与中风先兆、半身不遂等相鉴别。骨痹所致四肢麻木，一般以双上肢、双下肢或单侧肢体麻木者多见；四肢麻木伴有疼痛，遇寒加重，或恶风寒，手足不温，舌质淡黯为风中经络；四肢麻木，抬举无力，面色萎黄无华，或伴气短心悸，唇甲色淡为气血两虚；四肢麻木伴胀满刺痛，面色晦暗，口唇发紫者多为气滞血瘀；四肢麻木伴瘙痒不适，或不时震颤，头晕，肩背沉重，或呕恶，痰多为风痰阻络；四肢麻木伴有肢体困重疼痛，双足欲踏凉地，口不渴为湿热郁阻。虚证患肢多痿软无力，实证患肢多疼痛郁胀。

（一）风中经络

证候：四肢麻木伴疼痛，遇阴雨寒冷天气加重，或伴有恶风寒，手足不温，腰膝酸冷；舌质淡黯，苔白润，脉浮紧或弦。

治法：益气温经通络。

方药：黄芪 30g，桂枝 10g，白芍 10g，生姜 15g，大枣 10g。

加减：上肢症状甚者，加防风、羌活、秦艽；下肢症状甚者，加牛膝、独活、木瓜；舌质紫黯，脉沉细涩者，可加当归、川芎、红花、鸡血藤。

（二）气血两虚

证候：四肢麻木伴抬举无力，面色萎黄无华，或伴气短心悸，唇甲色淡，或头晕目眩；舌质淡，苔薄白，脉细弱。

治法：补益气血。

方药：当归 15g，川芎 10g，熟地黄 10g，白芍 10g，人参 15g，白术 10g，茯苓 15g，生姜 10g，大枣 10g，炙甘草 6g。

加减：头晕目眩，血虚为主者可加天麻，重用地黄、白芍；乏力，气短，气虚为主者可加黄芪，重用人参、白术。

(三)气滞血瘀

证候：四肢麻木伴肢体胀满刺痛，按之则舒，面色晦暗，或口唇青紫；舌质黯淡或伴瘀斑、瘀点，舌苔薄偏干，脉细涩。

治法：行气活血通络。

方药：秦艽 10g，川芎 10g，桃仁 10g，红花 10g，羌活 10g，没药 10g，当归 15g，五灵脂 10g，香附 15g，牛膝 10g，地龙 10g，甘草 10g。

加减：乏力气短者加黄芪；胁痛满闷者加柴胡、郁金。

(四)风痰阻络

证候：四肢麻木伴皮肤瘙痒不适，或不时震颤，头晕，肩背沉重，或呕恶，痰多；舌质黯，苔白腻，脉弦滑或濡。

治法：祛风化痰。

方药：法半夏 10g，陈皮 15g，炒枳实 10g，茯苓 10g，胆南星 10g，生姜 15g，甘草 6g，防风 15g，黄芪 30g，白术 30g。

加减：自汗加浮小麦、炙麻黄根；痰多加石菖蒲。

(五)湿热郁阻

证候：四肢麻木伴有肢体困重疼痛，双足发热，欲踏凉地，口不渴；舌苔黄腻，脉弦滑或濡数。

治法：清热利湿通络。

方药：炒苍术 15g，炒黄柏 15g，制龟甲 30g，萆薢 30g，知母 15g。

加减：痛甚者加蜂房、骨碎补；热甚者加石膏、淡竹叶；湿盛者加滑石、赤小豆。

三、关节疼痛

关节疼痛是指周身一个或多个关节发生疼痛，《黄帝内经》称为"肢节痛""骨痛"。《素问·痹论》中所论述的"行痹""痛痹""着痹"等痹证，均为以关节疼痛为表现的病证。骨关节炎中医称为"骨痹"，关节疼痛部位以手指、肩关节、颈椎、腰椎、髋关节、膝关节、踝关节及足趾关节多见，病程较长者多伴有骨赘形成，严重者可出现关节畸形。骨痹所致关节疼痛辨证应注意辨别新久虚实、病邪性质；新病初期多为实证；痹证日久反复发作多为虚证。风邪偏胜者，四肢关节疼痛，游走不定，以上肢肩背为主；寒邪偏胜者，关节痛势剧烈，痛处固定不移，遇寒加重，得温则缓；湿邪偏胜者，关节疼痛重着伴酸麻，患处肿胀，或肢体困重；热邪偏胜，关节肿胀灼热，痛不可近，得冷则舒，或伴发热、口渴心烦；湿热蕴结者，关节肌肉疼痛，其痛不休，局部红肿，时有潮热；痰瘀痹阻者，反复发作，经久不愈，关节漫肿疼痛，痛如针刺，肢体困重；气血亏虚者，关节冷痛麻胀，神疲乏力，气短自汗；肝肾不足者，关节疼痛，腰膝酸软，喜揉喜按。

(一)风邪偏胜

证候：四肢关节疼痛，游走不定，以上肢肩背为主，或伴恶寒发热，恶风汗出；舌质淡，苔薄白，脉浮。

治法：祛风散寒通络。

方药：防风 10g，当归 15g，茯苓 15g，黄芩 10g，秦艽 10g，葛根 15g，麻黄 10g，甘草 6g。

加减：关节痛甚者，加桂枝、白芍；颈项痛甚，重用葛根；上肢痛甚，加桑枝、伸筋草；下肢痛甚，加独活、牛膝。

(二)寒邪偏胜

证候：关节痛势剧烈痛处固定不移，遇寒加重，得温则缓，痛处不红不热，常有冷感；舌淡苔白，脉弦紧。

治法：温经散寒通络。

方药：制川乌(先煎)3g，麻黄10g，白芍15g，黄芪30g，甘草10g，蜂蜜适量(以上药物煎好后冲入)。

加减：疼痛剧烈者，加桂枝、桑枝；上肢痛者，加威灵仙；下肢痛者，加独活、牛膝；颈肩痛者，加姜黄、葛根。

(三)湿邪偏胜

证候：关节疼痛、重着，伴酸麻，痛处固定，患处肿胀，或肢体困重；舌润而苔腻，脉濡缓。

治法：祛湿通络。

方药：薏苡仁30g，川芎10g，当归15g，麻黄10g，桂枝15g，羌活10g，独活15g，防风10g，制川乌(先煎)3g，苍术15g，生姜15g，甘草10g。

加减：肢体肿胀较甚者，加五加皮、茯苓皮、汉防己；脘腹痞闷伴苔腻者，加砂仁、厚朴；肌肤麻木者，加豨莶草、木瓜。

(四)热邪偏胜

证候：关节疼痛，红肿灼热，痛不可触，得冷稍舒，或伴发热、口渴心烦；舌质红，苔黄或燥，脉滑数。

治法：清热利湿，通络止痛。

方药：石膏30g，知母15g，桂枝15g，粳米15g，苍术15g，甘草10g。

加减：关节红肿灼热甚者，加忍冬藤、虎杖；上肢痛甚者加桑枝；下肢痛甚者加独活、牛膝；热甚者加生地黄、牡丹皮、赤芍。

(五)湿热蕴结

证候：关节肌肉疼痛，其痛不休，局部红肿，时有潮热，或伴口苦、溲黄，或恶寒发热；舌质红，苔黄腻，脉弦滑或濡。

治法：燥湿清热，通络止痛。

方药：当归15g，羌活10g，防风10g，葛根15g，升麻10g，苍术15g，白术10g，党参15g，苦参10g，黄芩10g，茵陈10g，猪苓10g，知母10g，甘草10g。

加减：痛甚者加秦艽、萆薢、忍冬藤；上肢甚者加桑枝、威灵仙；下肢甚者加土茯苓、牛膝。

(六)痰瘀痹阻

证候：关节疼痛，反复发作，经久不愈，关节漫肿，痛如针刺，肢体困重，或关节变形，屈伸不利，或伴下肢浮肿，小便短少；舌质紫黯夹瘀，苔白腻，脉沉或涩。

治法：祛痰化瘀，活血通络。

方药：秦艽10g，香附10g，羌活10g，川芎15g，没药10g，地龙10g，五灵脂10g，桃仁10g，红花10g，当归10g，牛膝15g，法半夏10g，陈皮15g，茯苓15g，甘草10g。

加减：关节痛甚者加桂枝、白芍；关节僵硬变形者加乌梢蛇、土鳖虫。

(七)气血亏虚

证候：关节冷痛麻胀，神疲乏力，气短自汗，时轻时重，面色无华；舌质淡胖，脉细弱。

治法：益气养血，调和营卫。

方药：黄芪 30g，白术 15g，陈皮 10g，升麻 5g，柴胡 5g，党参 15g，当归 15g，桂枝 10g，白芍 10g，生姜 15g，大枣 10g，甘草 10g。

加减：血虚者加何首乌、鸡血藤；夹湿者加苍术、厚朴；寒甚者加附子、细辛。

(八)肝肾不足

证候：关节疼痛，腰膝酸软，屈伸不利，喜揉喜按，或伴畏寒喜暖，头晕目眩，心悸气短，形体衰惫；舌质淡苔白，脉沉细。

治法：补益肝肾。

方药：独活 15g，桑寄生 15g，牛膝 15g，杜仲 10g，秦艽 10g，细辛 3g，茯苓 15g，防风 10g，党参 15g，川芎 10g，地黄 15g，桂枝 15g，当归 10g，白芍 10g，甘草 6g。

加减：上肢痛者加桑枝、伸筋草；颈项痛者加葛根、藁本；腰痛者加狗脊；湿甚者去地黄，加薏苡仁、苍术。

四、颈项痛

颈项痛是指颈项部发生疼痛的自觉症状。古人将颈项分为前、后两部分，前者为颈，后者为项。颈项痛可见于内、外科多种疾病。骨痹引起的颈项疼痛多因颈椎骨质增生刺激或压迫神经血管，一般无外伤病史，不伴有皮肤破溃。骨痹所致颈项疼痛新起多为实证，久病则虚证多见；颈项疼痛伴颈部强硬拘挛，肩背麻木为风寒袭表或寒湿痹阻；久则固定不移。疼痛拒按，昼轻夜重者多为瘀血阻络；颈项疼痛伴头重若裹，肢体沉重困乏，或伴眩晕欲呕者多为痰瘀互结。

(一)风寒袭表

证候：颈项疼痛，头重闷痛，项强；舌质淡，苔薄白，脉浮紧。

治法：解肌祛风，调和营卫。

方药：桂枝 10g，白芍 10g，葛根 15g，生姜 15g，大枣 10g，炙甘草 6g。

加减：项背痛甚者加藁本、羌活；上肢麻木者加姜黄、威灵仙。

(二)寒湿痹阻

证候：颈项疼痛，上肢重着、麻木，喜热畏寒，项不强硬，活动不利；舌质淡，苔白腻，脉濡缓。

治法：散寒除湿，通络止痛。

方药：桂枝 30g，附子 30g(先煎 3 小时)，生姜 30g，大枣 10g，炙甘草 10g。

加减：痛甚者加羌活、藁本；上肢麻胀者加威灵仙、姜黄。

(三)瘀血阻络

证候：颈项疼痛，痛如针刺，固定不移，昼轻夜重，或伴头晕眼花，肌肤甲错；舌质紫黯或有瘀点、瘀斑，脉细涩。

治法：活血化瘀。

方药：秦艽 10g，香附 10g，羌活 10g，川芎 15g，没药 10g，地龙 10g，五灵脂 10g，桃仁 10g，红花 10g，当归 10g，牛膝 15g。

加减：头晕目眩者可加天麻、蔓荆子；气虚血瘀者可用补阳还五汤。

（四）痰瘀互结

证候：颈项疼痛，指端麻木，伴肢体沉重困乏，或头痛若裹，眩晕欲呕；舌苔厚腻，脉弦滑。

方药：法半夏10g，陈皮15g，炒枳实10g，茯苓10g，胆南星10g，生姜15g，甘草6g，桃仁10g，红花10g，当归15g，川芎10g，生地黄10g，赤芍15g。

加减：项背痛甚者加葛根、藁本；上肢麻胀甚者加桑枝、姜黄；痰多者加石菖蒲、竹沥。

五、肩臂痛

肩臂痛是指肩关节及周围肌肉筋骨疼痛，且影响上臂甚至肘手部位的病证骨痹所致肩臂痛。多因年过五旬，正气不足，感受风寒，或因骨质增生，筋脉受到长期压迫，血脉不畅，气血阻滞引发症状，外感风寒所致肩臂疼痛症状较轻，病程短。疼痛以钝痛或隐痛为主，多半项背及上臂有拘急感；寒湿痹阻所致肩臂疼痛症状较重，病程较长，动则更甚；气滞血瘀所致肩臂疼痛多为刺痛，肩痛剧烈，可伴有经筋僵硬、肌肉萎缩。

（一）外感风寒

证候：起病前多有冒触风寒之病史，肩臂疼痛症状较轻。病程短，疼痛以钝痛或隐痛为主，多半项背及上臂有拘急感，肩臂部发凉，得温或揉按后症状减轻；舌质淡，苔白，脉浮或正常。

治法：祛风散寒，通络止痛。

方药：羌活15g，独活15g，桂枝15g，秦艽10g，海风藤10g，桑枝15g，当归10g，川芎10g，乳香6g，木香6g，甘草10g。

加减：风邪胜者加防风、黄芪；寒气胜者加附子、细辛；湿气胜者加防己、萆薢、薏苡仁。

（二）寒湿阻滞

证候：肩臂疼痛剧烈，病程较长，动则痛甚，可伴肩关节活动障碍，时感肩臂发凉，畏寒，或伴自汗、短气；舌质淡，苔白，脉弦滑。

治法：温经散寒，通络止痛。

方药：制川乌（先煎）10g，麻黄10g，白芍15g，黄芪30g，甘草10g，苍术15g，白术15g，茯苓15g，防己10g。

加减：痛甚者加姜黄、桂枝；伴肢体麻木者加细辛、土鳖虫；气虚者重用黄芪。

（三）气滞血瘀

证候：肩臂部痛如针刺，压痛点明显，抬举困难，活动或静止时均感疼痛，可伴有经筋僵硬，肌肉萎缩；舌质黯，舌边可见瘀斑、瘀点，舌苔白腻，脉涩。

治法：行气活血，舒经通络。

方药：当归15g，丹参10g，乳香10g，没药10g，熟地黄15g，川芎15g，白芍15g，桃仁10g，红花10g，姜黄10g。

加减：痛甚者加蜂房、骨碎补；肩臂麻木者加土鳖虫、细辛。

六、腰痛

腰痛是指腰部的一侧或双侧发生疼痛。骨痹多因腰椎骨质增生刺激或压迫软组织引起局部肌肉、筋膜挛缩而导致腰部疼痛；外因多为风寒湿热邪气侵袭机体，内因为年老或久病，肾气耗损所致，故多为虚证。《景岳全书·腰痛》云："腰痛虚证十居八九。"寒湿腰部疼痛左右不定，牵引两足，或痛点固定，遇寒加重，得暖则舒；湿热痹阻腰痛症状较重，痛点多伴灼热感，热天或雨天加重，活动后可减轻；肾虚腰痛以酸软为主，痛势绵绵，遇劳更甚；瘀血阻络腰痛，痛如针刺，昼轻夜重，痛点拒按。

(一)寒湿腰痛

证候：腰痛时轻时重，左右不定，牵引两足，或痛点固定，遇寒加重，得暖则舒；舌淡苔白腻，脉缓。

治法：散寒除湿，通络止痛。

方药：甘草10g，干姜10g，茯苓30g，白术30g。

加减：风邪偏胜者加羌活、独活、防风；肾虚者加桑寄生、杜仲、牛膝。

(二)湿热腰痛

证候：腰部疼痛伴重着。痛点多伴灼热感，热天或雨天加重，活动后可减轻，小便黄赤；舌苔黄腻，脉濡数。

治法：清热化湿，舒筋通络。

方药：防己15g，姜黄10g，海桐皮10g，连翘15g，蚕沙15g，薏苡仁20g，木瓜15g，杏仁10g，滑石15g。

加减：湿盛者加苍术，黄柏、牛膝；热甚者加忍冬藤、虎杖、知母。

(三)肾虚腰痛

证候：腰痛以酸软为主，痛势绵绵，遇劳更甚，不耐远行久立，或伴口干咽燥，手足心热；舌质红，脉细数。

治法：滋阴补肾。

方药：熟地黄15g，山茱萸10g，山药15g，菟丝子10g，枸杞子15g，牛膝15g，龟甲10g，续断10g，桑寄生15g。

加减：肾虚小便余沥者加巴戟天、补骨脂；大便溏泄者去枸杞子，加肉豆蔻、干姜。

(四)瘀血腰痛

证候：腰部疼痛，痛有定处，痛如针刺，昼轻夜重，痛点拒按；舌质紫黯，或伴瘀斑，脉涩。

治法：活血化瘀。

方药：秦艽10g，香附10g，羌活10g，川芎15g，没药10g，地龙10g，五灵脂10g，桃仁10g，红花10g，当归10g，怀牛膝15g。

加减：肾虚者加杜仲、续断；大便秘结者加大黄。

七、腰重

腰重指腰部沉重，如有物缠腰的自觉症状，甚者感腰部空虚伴下坠感，不能久立。《金匮要略·五脏风寒积聚病脉证治》有云："腰中冷，如坐水中。""腹重如带五千钱"骨痹所致腰重以寒湿、肾虚症状多见；腰重发凉，甚者腰冷若冰，如坐水中者为寒湿腰重；腰部沉重空虚，如有冷风吹入，腰膝酸软乏力者为肾虚腰重。

(一)寒湿腰重

证候：腰重发凉，甚者腰冷若冰，如坐水中，或伴腰痛，下腹部沉重发胀；舌质淡胖或边有齿痕，苔白，脉沉缓。

治法：散寒燥湿。

方药：白术30g，炮干姜10g，白芍10g，附子30g（先煎3小时），茯苓15g，党参15g，桂枝6g，生姜10g，大枣10g，炙甘草6g。

加减：久病且舌有瘀斑者可加红花、当归、土鳖虫，以活血通络。

（二）肾虚腰重

证候：腰部沉重空虚，如有冷风吹入，腰膝酸软乏力，或伴脱发，牙齿松动，头晕耳鸣；舌质淡，脉沉细。

治法：温肾助阳，益精填髓。

方药：山药10g，杜仲15g，菟丝子15g，五味子10g，肉苁蓉15g，茯苓10g，巴戟天10g，牛膝10g，山茱萸10g，熟地黄10g，泽泻10g，赤石脂10g。

加减：偏阴虚者可用左归丸；阳虚者可用右归丸。

八、腰酸

腰酸是指腰部酸楚不适，绵绵不已，伴有腰部轻度疼痛。《张氏医通·腰痛》曰："腰痛尚有寒湿伤损之异，腰酸悉属房劳肾虚。"

骨痹所致腰酸多因年老久病肾气不足所致，都兼有肾虚表现；腰部酸楚不适，绵绵不已，或腰膝无力、酸困冷痛；偏阴虚者，兼见头晕目眩，耳鸣耳聋，五心烦热；偏阳虚者，腰酸腿软，畏寒肢冷，或伴下肢浮肿，神疲倦怠。

（一）肾精亏虚

证候：腰部酸楚不适、绵绵不已，劳则更甚，或腰膝无力，酸困冷痛，足跟疼痛；舌质淡，苔薄白，脉沉细。

治法：补肾壮腰。

方药：制何首乌15g，茯苓15g，牛膝15g，当归10g，枸杞子15g，菟丝子15g，补骨脂15g，萆薢15g。

加减：脾胃虚寒者加白术、苍术；寒甚者加附子、干姜。

（二）肾阴不足

证候：腰部酸痛不适，兼见头晕目眩，耳鸣耳聋，或伴五心烦热，盗汗遗精；舌质红，少苔，脉细数。

治法：滋阴补肾。

方药：熟地黄10g，山药15g，山茱萸15g，枸杞子15g，菟丝子10g，鹿角胶15g，龟甲15g，川牛膝15g。

加减：虚火甚者去枸杞子、鹿角胶，加女贞子、麦冬；血虚者加当归；气虚者加党参、黄芪。

（三）肾阳亏虚

证候：腰酸腿软，畏寒肢冷，伴下肢浮肿，神疲倦怠；舌质淡，脉沉细。

治法：温补肾阳。

方药：熟地黄15g，山药10g，枸杞子10g，鹿角胶15g，菟丝子15g，杜仲15g，山茱萸10g，当归10g，肉桂10g，制附子30g（先煎3小时），炙甘草6g。

加减：气短者加人参、白术；腹痛泄泻加肉豆蔻；小腹冷痛者加吴茱萸。

九、腰腿痛

腰腿痛是指腰痛连及下肢之症。《素问·气交变大论》及《普济本事方·肾脏风及膝腰腿气》认为,该症因肾经虚损或寒湿外邪侵袭所致。骨痹所致腰腿痛多因肾虚,风寒湿邪侵袭。或久病气滞血瘀所致;腰腿疼痛剧烈,时伴下肢拘急。遇寒加重者多为寒湿凝滞;病程迁延,痛有定处,痛如针刺,或伴下肢麻木者,多为气滞血瘀。

(一)寒湿凝滞

证候:腰腿疼痛剧烈,腰膝酸软,患侧下肢屈伸不利,时伴下肢拘急,遇寒加重:舌质淡,苔白,脉浮紧。

治法:补肾温阳散寒。

方药:萆薢 15g,狗脊 15g,杜仲 15g,白茯苓 15g,何首乌 10g,附子 30g(先煎 3 小时),泽泻 10g。

加减:寒湿甚者加麻黄、细辛;下肢麻木者加红花、土鳖虫;湿甚者加苍术、薏苡仁。

(二)气滞血瘀

证候:腰腿疼痛,痛如针刺,痛点不移,昼轻夜重,或伴下肢麻木,痿弱无力;舌质紫黯夹瘀,脉细涩。

治法:益气活血,化瘀通络。

力药:黄芪 30g,当归 15g,白芍 15g,赤芍 15g,川芎 10g,桃仁 10g,红花 10g,牛膝 10g。

加减:麻木甚者加木瓜、土鳖虫;瘀血甚者加乳香、没药;痛甚者加细辛、制川乌。

十、膝肿痛

膝肿痛是指膝部肿大疼痛。《内经》有"膝肿痛"记载,此后医学著作提到的鹤膝风、鹤节、鼓槌风、历节风等均与之描述类似。膝肿痛是骨痹临床最常见症状。《素问·脉要精微论》曰:"膝者筋之府,屈伸不能,行则偻俯,筋将惫矣",肝肾不足为骨痹所致膝肿痛的主要内因,劳损加之外邪侵袭,或从热化,或从寒化进而形成病情较为复杂的症状。骨痹所致膝肿痛,膝部肿大疼痛,伴腰酸,步履艰难,遇劳更甚者多为肝肾亏虚;膝部肿痛,四肢痿弱无力,面色萎黄,或头晕心悸,气短者为气血两虚;双膝肿大,疼痛剧烈,行走困难,形寒肢冷多为寒湿痹阻;膝部肿大疼痛,拒按,局部触之灼热多为湿热蕴结;膝部漫肿疼痛,痛如针刺,昼轻夜重,伴肢体沉重,活动不利多为痰瘀互结。

(一)肝肾亏虚

证候:膝部肿大疼痛,伴腰酸,步履艰难,遇劳更甚,或伴关节弹响,腰腿不利,屈伸运动时疼痛加剧;舌质淡,苔薄白,脉沉细。

治法:补益肝肾。

方药:独活 15g,桑寄生 15g,杜仲 15g,牛膝 15g,细辛 5g,秦艽 10g,茯苓 15g,桂枝 15g,防风 10g,川芎 15g,党参 15g,当归 15g,白芍 15g,干地黄 15g,甘草 10g。

加减:疼痛较剧者可酌加乌梢蛇、蜈蚣;寒邪偏盛者酌加附子、干姜;湿邪偏盛者去地黄,加防己、薏苡仁、苍术;若偏肾阴虚者可选用左归丸,肾阳虚者可用右归丸。

(二)气血两虚

证候:关节肿痛酸沉,绵绵不休,关节屈伸不利,肢体麻木,四肢乏力,或伴形体虚弱,面色无华，汗出畏寒，时感心悸；舌淡，苔薄白，脉沉细。

治法：补益气血，通络止痛。

方药：黄芪 30g，党参 15g，白术 15g，陈皮 10g，炙升麻 10g，柴胡 15g，当归 15g，桂枝 15g，白芍 15g，细辛 3g，川芎 10g，独活 15g，淫羊藿 15g，牛膝 15g，大枣 10g，甘草 10g。

加减：寒甚者加附子、肉桂；夹湿者加薏苡仁、苍术。

(三)寒湿痹阻

证候：双膝肿大，疼痛剧烈，皮色不红，触之不热，得热痛减，遇寒痛增，行走困难，形寒肢冷，活动时疼痛加重；舌苔薄白或白滑，脉弦紧或弦缓。

治法：温阳通络，散寒除湿。

方药：制附子 30g(先煎 3 小时)，桂枝 15g，白芍 15g，细辛 5g，羌活 10g，独活 10g，秦艽 10g，海风藤 10g，牛膝 15g，当归 15g，川芎 10g，海桐皮 10g，木香 10g，生姜 15g，大枣 10g，甘草 10g。

加减：风邪甚者加威灵仙、防风；夹湿者加苍术、薏苡仁。

(四)湿热蕴结

证候：膝部肿大疼痛，拒按，局部触之灼热，活动不利，或伴发热、口渴，烦闷不安；舌质红，苔黄腻，脉濡数或滑数。

治法：清热化湿。

方药：苍术 15g，黄柏 15g，牛膝 15g，防己 15g，姜黄 10g，海桐皮 10g，连翘 15g，蚕沙 15g，薏苡仁 20g，木瓜 15g，杏仁 10g，滑石 15g。

加减：肿痛甚者加忍冬藤、透骨草；热甚者加石膏、知母。

(五)痰瘀互结

证候：膝部漫肿疼痛，痛如针刺，昼轻夜重，伴肢体困重，活动不利，不能久立，或伴头晕目眩，喉中痰鸣；舌质淡胖，苔白腻，脉滑。

治法：活血化瘀，祛痰通络。

方药：秦艽 10g，香附 10g，羌活 10g，川芎 15g，没药 10g，地龙 10g，五灵脂 10g，桃仁 10g，红花 10g，当归 10g，牛膝 15g，法半夏 10g，陈皮 15g，茯苓 15g，甘草 10g。

加减：关节痛甚者加桂枝、白芍；关节僵硬变形者加乌梢蛇、土鳖虫。

十一、足跟痛

足跟痛是指足跟一侧或双侧疼痛，不红不肿，行走不便，多因肾虚、血热、痰湿所致。《丹溪心法·足跟痛》有云："足跟痛，有痰，有血热。"骨痹所致足跟痛多因跟骨退变诱发症状，足跟疼痛。不能久立多行，劳则更甚，腰膝酸软，时感小腿灼痛者多为肾阴虚；足跟疼痛，形寒肢冷者多为肾阳虚；足跟疼痛，痛势绵绵，气短乏力，动则汗出者多为气血亏虚；足跟疼痛，下肢漫肿，或伴肢体沉重者多为痰湿阻络。

(一)肾阴虚

证候：足跟疼痛，不红不肿，劳则更甚，耳鸣耳聋，或伴五心烦热，盗汗遗精；舌质红，少苔，脉细数。

治法：滋阴补肾。

方药：熟地黄 10g，山药 15g，山茱萸 15g，枸杞子 15g，菟丝子 10g，鹿角胶 15g，龟甲 15g，川牛膝 15g。

加减：虚火甚者去枸杞子、鹿角胶，加女贞子、麦冬；血虚者加当归；气虚者加党参、黄芪。

(二)肾阳虚

证候：足跟疼痛，畏寒肢冷，或伴下肢浮肿，神疲倦怠；舌质淡，脉沉细。

治法：温补肾阳。

方药：熟地黄 15g，山药 10g，枸杞子 10g，鹿角胶 15g，菟丝子 15g，杜仲 15g，山茱萸 10g，当归 10g，肉桂 10g，制附子 30g(先煎 3 小时)，炙甘草 6g。

加减：倦怠乏力者加人参、白术；腹痛泄泻者加肉豆蔻；小腹冷痛者加吴茱萸。

(三)气血亏虚

证候：足跟疼痛，痛势绵绵，日间活动减轻，夜间痛甚，伴面色无华，神疲倦怠，恶风自汗；舌质淡，苔薄白，脉细弱。

治法：益气养血。

方药：党参 30g，肉桂 10g，川芎 10g，熟地黄 15g，白术 15g，茯苓 15g，黄芪 30g，当归 15g，白芍 10g，炙甘草 6g。

加减：气虚者可重用黄芪；痛甚者加续断、补骨脂。

(四)痰湿阻络

证候：足跟疼痛，下肢漫肿，或伴肢体困重，头晕目眩；舌质淡，苔腻，脉滑或濡。

治法：化痰祛湿，通络止痛。

方药：白芷 10g，枳壳 10g，麻黄 10g，苍术 15g，干姜 10g，桔梗 15g，厚朴 10g，茯苓 20g，当归 10g，肉桂 10g，川芎 10g，白芍 15g，半夏 10g，陈皮 10g，甘草 10g。

加减：湿甚者加薏苡仁、木瓜；痰多者加石菖蒲。

十二、转筋

转筋是指以小腿肌肉(腓肠肌)的抽搐拘挛为表现的症状。《灵枢经·阴阳二十五人》云："血气皆少则喜转筋。"《金匮要略》曰："转筋之为病，其人臂脚直。"骨痹患者常因气血不足、肝肾亏虚或风寒外袭而发生转筋；小腿或手指、足趾转筋，劳后易发，或伴面色无华，气短懒言者为气血不足；转筋伴腰膝酸软，头晕耳鸣者多为肝肾亏虚；受寒后转筋时作，伴肢体冷痛者多为风寒外袭。

(一)气血不足

证候：小腿或手指、足趾转筋，劳后易发，或伴面色无华，气短懒言，乏力心悸；舌质淡，苔薄白，脉细弱。

治法：益气养血。

方药：党参 30g，白术 15g，茯苓 15g，熟地黄 15g，川芎 10g，当归 15g，白芍 15g，甘草 10g，伸筋草 10g。

加减：气虚甚者加黄芪；血虚甚者加何首乌、鸡血藤；夹湿者加苍术、厚朴。

(二)肝肾亏虚

证候：转筋时作，伴腰膝酸软，头晕耳鸣，健忘体痛；舌质淡，苔薄白，脉细。

治法：补益肝肾。

方药：山药 10g，杜仲 15g，菟丝子 15g，五味子 10g，肉苁蓉 15g，茯苓 10g，巴戟天 10g，牛膝 10g，山茱萸 10g，熟地黄 10g，泽泻 10g，赤石脂 10g。

加减：转筋疼痛较剧者可酌加乌梢蛇、蜈蚣；寒邪偏盛者酌加附子、干姜；湿邪偏盛者去地黄，加防己、薏苡仁、苍术；若偏肾阴虚者可选用左归丸，肾阳虚者可用右归丸。

（三）风寒外袭

证候：受寒后转筋时作，伴肢体冷痛；舌质淡，苔薄白，脉弦紧。

治法：祛风散寒。

方药：制川乌（先煎）3g，麻黄 10g，白芍 15g，黄芪 30g，甘草 10g，苍术 15g，白术 15g，茯苓 15g，防己 10g。

加减：痛甚者加姜黄、桂枝；伴肢体麻木者加细辛、土鳖虫；表卫气虚者重用黄芪。

第五节　中成药用药方案

一、基本原则

本病属于中医学痹证（骨痹）范畴，多因肝肾亏虚、气血不足，外邪、外伤、劳损等侵犯于外，内外合邪，经络阻滞，导致气血运行不畅，而发为本病。临床可根据病情轻重、辨证类型，辨证使用中成药。

二、分证论治（表5-1）

表 5-1　分证论治

证型	治法	中成药
寒湿痹阻证	散寒除湿，温经活络	附桂骨痛胶囊、三乌胶丸、草乌甲素片、祖师麻片、祖师麻膏药、腰痛宁胶囊、黑骨藤追风活络胶囊、风湿骨痛胶囊、通痹胶囊、寒湿痹片、正清风痛宁缓释片、祛风止痛胶囊
湿热阻络证	清热除湿，通络止痛	湿热痹颗粒（片）、新癀片、四妙丸、当归拈痛丸、滑膜炎颗粒
痰瘀互结证	活血祛瘀，化痰通络	小活络丸、大活络丸、云南白药膏、肿痛气雾剂、痛舒胶囊、瘀血痹胶囊、盘龙七片、雪山金罗汉止痛涂膜剂、云南白药气雾剂、消痛贴膏、麝香活血化瘀膏、麝香壮骨膏
气血两虚证	益气养血，舒筋活络	八珍丸、补中益气丸
肝肾亏虚证	补益肝肾，强筋健骨	金乌骨通胶囊、金天格胶囊、壮腰健肾丸、七味通痹口服液、壮骨关节胶囊、仙灵骨葆胶囊、风湿液

以下内容为上表内容的详解，重点强调同病同证情况下不同中成药的选用区别。

（一）寒湿痹阻

辨证要点：肢体、关节酸痛重着，局部畏寒，皮色不红，触之不热，得热痛减，纳食欠佳，大便溏薄；舌苔薄滑，脉弦紧。

治法：散寒除湿，温经活络。

中成药：附桂骨痛胶囊、三乌胶丸、草乌甲素片、祖师麻片、祖师麻膏药、腰痛宁胶囊、黑骨藤追风活络胶囊、风湿骨痛胶囊、通痹胶囊、寒湿痹片、正清风痛宁缓释片、祛风止痛胶囊。

寒湿痹阻分证论治：

1. 附桂骨痛胶囊

(1)药物组成：附子(制)、制川乌、肉桂、党参、当归、白芍(炒)、淫羊藿、乳香(制)。

(2)功能主治：温阳散寒，益气活血，消肿止痛。用于阳虚寒湿型颈椎及膝关节增生性关节炎。症见局部骨节疼痛、屈伸不利、麻木或肿胀，遇热则减，畏寒肢冷等。

(3)用法用量：口服，每次4～6粒，每日3次，饭后服，疗程3个月。

(4)注意事项：孕妇及有出血倾向者，阴虚内热者禁用。服药后少数可见胃脘不舒，停药后可自行消除；服用期间注意血压变化；高血压、严重消化道疾病患者慎用。

2. 三乌胶丸

(1)药物组成：生草乌、生川乌、何首乌、生附子(附片)、白附子、乳香、冰糖、鲜猪蹄。

(2)功能主治：祛寒除湿，祛风通络，活血止痛，强筋健骨。用于风寒湿邪、风痰、瘀血引起的风湿麻木，骨节肿痛，腰腿疼痛，四肢瘫痪，陈伤劳损，中风偏瘫，口眼㖞斜，失语及风湿性关节炎，类风湿关节炎，风湿性肌炎，骨质增生，坐骨神经痛，肩周炎，创伤性关节炎等。

(3)用法用量：口服，每次5g，每日2次，饭后服。老人、少年酌减；重症、顽症酌加。

(4)注意事项：感冒发热患者及孕妇、儿童禁服。

3. 草乌甲素片

(1)药物组成：草乌甲素。

(2)功能主治：用于风湿性关节炎及类风湿关节炎、腰肌劳损、肩周炎、四肢扭伤、挫伤等。

(3)用法用量：口服，每次1片，每日2～3次。

(4)注意事项：极少数患者用药后，可出现短暂性轻度心慌、恶心、唇舌发麻及心悸等。心脏病患者，孕妇及哺乳期妇女，对本品过敏者禁用。

4. 祖师麻片

(1)药物组成：祖师麻。

(2)功能主治：用于风寒湿闭阻，瘀血阻络所致的痹病，症见肢体关节肿痛，畏寒肢冷；类风湿关节炎。

(3)用法用量：口服，每次3片，每日3次。

(4)注意事项：个别患者出现胃部反应及头晕。孕妇及风湿热痹者慎用。有胃病者可饭后服用，并配合健胃药使用。

5. 祖师麻膏药

(1)药物组成：祖师麻。

(2)功能主治：祛风除湿，活血止痛。用于风寒湿痹，瘀血痹阻经络。症见肢体关节肿痛、畏寒。局部肿胀有硬结或瘀斑。

(3)用法用量：温热软化后贴于患处。

(4)注意事项：忌贴于创伤处。孕妇慎用。

6. 腰痛宁胶囊

(1)药物组成：马钱子粉、土鳖虫、川牛膝、甘草、麻黄、乳香(醋制)、没药(醋制)、全蝎、僵蚕(麸炒)苍术。

(2)功能主治：消肿止痛，疏散寒邪，温经通络。用于寒湿瘀阻经络所致的腰间盘突出症、坐骨神经痛、腰肌劳损、腰肌纤维炎、风湿性关节炎。症见腰腿疼痛、关节痛及肢体活动受限者。

(3)用法用量：黄酒兑少量温开水送服，每次4～6粒，每日1次。睡前半小时服或遵医嘱。

(4)注意事项：孕妇、小儿及心脏病患者；风湿热体温37.5℃以上者应慎服或采用其他抗风湿治疗，合并高血压者不宜应用；脑溢血后遗症及脑血栓形成的后遗症偏瘫患者试服时遵医嘱；癫痫患者忌服。运动员慎用；心脏病、高血压及脾胃虚寒者慎用；不可过量久服。

7. 黑骨藤追风活络胶囊

(1) 药物组成：青风藤、黑骨藤、追风伞。

(2) 功能主治：祛风除湿，通络止痛。用于风寒湿痹，肩臂及腰腿疼痛。

(3) 用法用量：口服。每次 3 粒，每日 3 次；2 周为 1 疗程。

(4) 注意事项：孕妇禁用；消化道溃疡患者禁服。忌寒凉及油腻食物；本品宜饭后服用；不宜在服药期间同时服用其他泻火及滋补性中药；热痹者不适用，主要表现为关节肿痛如灼，痛处发热，疼痛窜痛无定处，口干唇燥；有高血压、心脏病、肝病、糖尿病、肾病等慢性病患者慎用；服药 7 日症状无缓解，应去医院就诊；严格按照用法、用量服用。年老体弱者应在医师指导下服用；对本品过敏者禁用，过敏体质者慎用；本品性状发生改变时禁止使用。请将本品放在儿童不能接触的地方；如正在使用其他药品，使用本品前请咨询医师或药师。

8. 风湿骨痛胶囊

(1) 药物组成：制川乌、制草乌、红花、木瓜、乌梅、麻黄、甘草。

(2) 功能主治：温经散寒，通络止痛。用于寒湿闭阻经络所致的痹病。症见腰脊疼痛，四肢关节冷痛；风湿性关节炎见上述证候者。

(3) 用法用量：口服，每次 2～4 粒，每日 2 次。

(4) 注意事项：本品含毒性药，不可多服，孕妇忌服；运动员慎用。

9. 通痹胶囊

(1) 药物组成：青风藤、黑骨藤、追风伞；辅料为淀粉。

(2) 功能主治：祛风除湿，通络止痛。用于风寒湿痹，肩臂及腰腿疼痛。

(3) 用法用量：口服，每次 3 粒，每日 3 次；2 周为 1 疗程。

(4) 注意事项：消化道溃疡患者禁服。忌寒凉及油腻食物；本品宜饭后服用；不宜在服药期间同时服用其他泻火及滋补性中药；热痹者不适用，主要表现为关节肿痛如灼，痛处发热，疼痛窜痛无定处，口干唇燥；有高血压、心脏病、肝病、糖尿病、肾病等慢性病患者慎用；服药 7 日症状无缓解，应去医院就诊；严格按照用法用量服用，年老体弱者应在医师指导下服用；对本品过敏者禁用，过敏体质者慎用；本品性状发生改变时禁止使用；请将本品放在儿童不能接触的地方；如正在使用其他药品，使用本品前请咨询医师或药师。

10. 寒湿痹片

(1) 药物组成：附子、制川乌、黄芪、桂枝、麻黄、白术、当归、白芍、威灵仙、木瓜、细辛、甘草。

(2) 功能主治：祛寒除湿，温通经络。用于肢体关节疼痛，疲困或肿胀，局部畏寒，风湿性关节炎。

(3) 用法用量：口服，每次 4 片。每日 3 次。

(4) 注意事项：孕妇忌服，身热高烧者禁用。

11. 正清风痛宁缓释片

(1) 药物组成：盐酸青藤碱。

(2) 功能主治：祛风除湿，活血通络，利水消肿。用于风湿性关节炎与类风湿关节炎属风寒湿痹证者。症见肌肉酸痛，关节肿胀、疼痛、屈伸不利、麻木僵硬等。

(3) 用法用量：口服，用于风湿与类风湿关节炎属风寒湿痹证者：每次 1 片，每日 2 次，2 个月为 1 疗程。用于慢性肾炎(普通型为主)患者：每次 2 片，每日 2 次，3 个月为 1 疗程。

(4) 注意事项：偶见皮肤潮红、灼热、瘙痒、皮疹；偶见胃肠不适，恶心，食欲减退，头昏、头痛，多汗；少数患者发生白细胞减少和血小板减少；罕见嗜睡。孕妇或哺乳期妇女忌用；有哮喘病史及对青藤碱过敏者禁用。

12. 祛风止痛胶囊

(1)药物组成：老鹳草、槲寄生、续断、威灵仙、独活、制草乌、红花。

(2)功能主治：祛风止痛，舒筋活血，强壮筋骨。用于四肢麻木、腰膝疼痛、风寒湿痹等。

(3)用法用量：口服，每次6粒，每日2次。

(4)注意事项：孕妇忌服。

(二)湿热阻络证

辨证要点：肢体、关节红肿热痛，得热痛剧，发热，口苦，纳食欠佳，小便短赤，大便秘结；舌红、苔黄腻，脉滑数。

治法：清热除湿，通络止痛。

中成药：湿热痹颗粒(片)、新癀片、四妙丸、当归拈痛丸、滑膜炎颗粒。

湿热痹阻分证论治：

1. 湿热痹颗粒(片)

(1)药物组成：黄柏、苍术、粉萆薢、薏苡仁、汉防己、连翘、川牛膝、地龙、防风、威灵仙、忍冬藤、桑枝。

(2)功能主治：清热除湿，消肿通络，祛风止痛。用于湿热痹证。症见肌肉或关节红肿热痛，有沉重感，步履艰难，发热，口渴不欲饮，小便黄淡。

(3)用法用量：口服，每次6g或4～6片，每日2～3次。

(4)注意事项：尚不明确。

2. 新癀片

(1)药物组成：肿节风、三七、人工牛黄、肖梵天花、珍珠层粉等。

(2)功能主治：清热解毒，活血化瘀，消肿止痛。用于热毒瘀血所致的咽喉肿痛、牙痛、痹痛、胁痛、黄疸、无名肿毒等。

(3)用法用量：口服，每次2～4片，每日3次，小儿酌减。外用，用冷开水调化，敷患处。

(4)注意事项：胃及十二指肠溃疡者、肾功能不全者及孕妇慎用。

3. 四妙丸

(1)药物组成：苍术、黄柏、牛膝、薏苡仁等。

(2)功能主治：清热利湿。用于湿热下注所致的痹病。症见足膝红肿，筋骨疼痛。

(3)用法用量：口服。每次1片，每日2～3次。

(4)注意事项：孕妇慎用。

4. 当归拈痛丸

(1)药物组成：当归、苦参、泽泻、茵陈、葛根、升麻、猪苓、白术、黄芩、人参、羌活、防风、知母。

(2)功能主治：益气健脾，清热利湿，通络止痛。用于湿热闭阻所致的痹病。症见关节红肿热痛，或足胫红肿热痛。也可用于疮疡。

(3)用法用量：口服，每次6g，每日2～3次。

(4)注意事项：孕妇及风寒湿闭阻痹病者慎用，忌食辛辣、油腻食物。

5. 滑膜炎颗粒

(1)药物组成：夏枯草、土茯苓、汉防己、薏苡仁、丹参、当归、泽兰、川牛膝、丝瓜络、豨莶草、黄芪、女贞子、功劳叶。

(2)功能主治：清热利湿，活血通络用于急性。慢性滑膜炎及膝关节术后患者。适用于各种关节炎、各型炎症性积液，尤其以外伤性滑膜炎疗效显著。

(3)用法用量：每日3次，每次1袋；开水冲服，一般2～3盒为1疗程。

(4)注意事项：孕妇慎用；本品清热燥湿，故寒湿痹阻、脾胃虚寒者慎用；服药期间宜食用清淡易消化之品，忌食辛辣、油腻之品，以免助热生湿；小儿、年老体虚者应在医师指导下服用；长期服用应向医师咨询；药品性状发生改变时，禁止服用。

(三)痰瘀互结证

辨证要点：肢体、关节刺痛，痛处固定，入夜尤甚，关节及周围可见瘀色；舌质紫黯或有瘀点，苔白腻或黄腻，脉细涩。

治法：活血祛瘀，化痰通络。

中成药：小活络丸、大活络丸、云南白药膏、肿痛气雾剂、痛舒胶囊、瘀血痹胶囊、盘龙七片、雪山金罗汉止痛涂膜剂、云南白药气雾剂、消痛贴膏、麝香活血化瘀膏、麝香壮骨膏。

痰瘀互结分证论治：

1. 小活络丸

(1)药物组成：胆南星、制川乌、制草乌、地龙、乳香、没药。

(2)功能主治：祛风散寒，化痰除湿，活血止痛。用于风寒湿邪闭阻、痰瘀阻络所致的痹病。症见肢体关节疼痛，或冷痛，或刺痛，或疼痛夜甚，关节屈伸不利，麻木拘挛。

(3)用法用量：黄酒或温开水送服，每次1丸，每日2次。

(4)注意事项：孕妇禁用。

2. 大活络丸

(1)药物组成：蕲蛇、乌梢蛇、威灵仙、两头尖、麻黄、贯众、甘草、羌活、肉桂、广藿香、乌药、黄连、熟地黄、大黄、木香、沉香、细辛、赤芍、没药(制)、丁香、乳香(制)、僵蚕(炒)、天南星(制)、青皮、骨碎补(烫、去毛)、豆蔻、安息香、黄芩、香附(醋制)、玄参、白术(麸炒)、防风、龟甲(醋淬)、葛根、豹骨(油酥)、当归、血竭、地龙、水牛角浓缩粉、人工麝香、松香、体外培育牛黄、冰片、红参、制草乌、天麻、全蝎、何首乌。

(2)功能主治：祛风止痛，除湿豁痰，舒筋活络用于缺血性中风引起的偏瘫，风湿痹证(风湿性关节炎)引起的疼痛、筋脉拘急、腰腿疼痛及跌打损伤引起的行走不便和胸痹心痛证。

(3)用法用量：温黄酒或温开水送服，每次1丸，每日1～2次。

(4)注意事项：肾脏病患者、孕妇、新生儿禁用。本品含有马兜铃科植物细辛，应在医生指导下使用，定期复查肾功能。

3. 云南白药膏

(1)药物组成：国家保密方。

(2)功能主治：活血散瘀，消肿止痛，祛风除湿，用于跌打损伤，瘀血肿痛，风湿疼痛。

(3)用法用量：贴患处。

(4)注意事项：孕妇禁用。皮肤破伤处不宜使用；皮肤过敏者停用；每次贴于皮肤的时间少于12小时，使用中发生皮肤发红、瘙痒等轻微反应时，可适当减少粘贴时间；小儿、年老患者应在医师指导下使用；对本品过敏者禁用，过敏体质者慎用；本品性状发生改变时禁止使用；儿童必须在成人的监护下使用；请将本品放在儿童不能接触的地方；如正在使用其他药品，使用本品前请咨询医师或药师。

4. 肿痛气雾剂

(1)药物组成：七叶莲、三七、雪上一枝蒿、滇草乌、金铁锁、玉葡萄根、灯盏细辛、金叶子、重楼、火把花根、八角莲、披麻草、白及等19味。

(2)功能主治：彝医瓜他使他齐，诺齐喽，补知扎诺。中医消肿镇痛，活血化瘀，舒筋活络，化瘀散结。用于跌打损伤，风湿关节痛，肩周炎，痛风关节炎，乳腺小叶增生。

(3)用法用量：外用，摇匀后喷于伤患处，每日2～3次。

(4)注意事项：个别病例出现头昏，偶有药疹，停药后即恢复正常。

5. 痛舒胶囊

(1)药物组成：七叶莲、灯晶细辛、玉葡萄根、三七。

(2)功能主治：活血化瘀，舒筋活络，消肿止痛，用于跌打损伤，风湿关节痛。

(3)用法用量：口服，每次3～4粒，每日3次。

(4)注意事项：孕妇禁用。忌食生冷、油腻食物；不宜在服药期间同时服用温补性中药；经期及哺乳期妇女慎用，儿童、年老体弱者应在医师指导下服用；高血压、心脏病、肝病、糖尿病、肾病等慢性病严重者应在医师指导下服用；服药3日症状无缓解，应去医院就诊；对本品过敏者禁用，过敏体质者慎用；本品性状发生改变时禁止使用；儿童必须在成人监护下使用；请将本品放在儿童不能接触的地方；如正在使用其他药品，使用本品前请咨询医师或药师。

6. 瘀血痹胶囊

(1)药物组成：乳香(制)、没药、(制)红花、威灵仙、川牛膝、香附(制)、姜黄、当归、丹参、川芎、炙黄芪。

(2)功能主治：活血化瘀，通络止痛。用于瘀血阻络所致的痹证。症见肌肉关节剧痛，痛处拒按，固定不移、可有硬节或瘀斑。

(3)用法用量：口服，每次6粒，每日3次或遵医嘱。

(4)注意事项：孕妇禁用，脾胃虚弱者慎用。

7. 盘龙七片

(1)药物组成：盘龙七、川乌、草乌、当归、杜仲、秦艽、铁棒槌、红花、五加皮、牛膝、过山龙、丹参等29味。

(2)功能主治：活血化瘀，祛风除湿，消肿止痛。用于风湿性关节炎，腰肌劳损，骨折及软组织损伤。

(3)用法用量：口服，每次3～4片，每日3次。

(4)注意事项：孕妇及高血压患者慎用。

8. 雪山金罗汉止痛涂膜剂

(1)药物组成：铁棒槌、延胡索、五灵脂、雪莲花、川芎、红景天、秦艽、桃仁、西红花、冰片、人工麝香。辅料：乙醇、丙酮、氮酮、乙基纤维素。

(2)功能主治：活血，消肿，止痛。用于急慢性扭挫伤，风湿性关节炎，类风湿关节炎，痛风，肩周炎，骨质增生所致的肢体关节疼痛肿胀，以及神经性头痛。

(3)用法用量：涂在患处，每日3次。

(4)注意事项：皮肤破损处禁用，孕妇禁用。本品为外用药，禁止内服；切勿接触眼睛、口腔等黏膜处。不宜长期或大面积使用；儿童、年老体弱者应在医师指导下使用；用药3日症状无缓解，应去医院就诊；对本品过敏者禁用，过敏体质者慎用；本品性状发生改变时禁止使用；儿童必须在成人监护下使用；请将本品放在儿童不能接触的地方；如正在使用其他药品，用本品前请咨询医师或药师。

9. 云南白药气雾剂

(1)药物组成：国家保密处方。云南白药气雾剂为淡黄色至黄棕色的液体；喷射时有特异香气。云南白药气雾剂保险液为黄色至黄棕色的液体；喷射时有特异香气。

(2)功能主治：活血散瘀，消肿止痛。用于跌打损伤，瘀血肿痛，肌肉酸痛及风湿疼痛。

(3)用法用量：外用，喷于伤患处。使用云南白药气雾剂，每日3～5次。凡遇较重闭合性跌打损伤者，先喷云南白药气雾剂保险液。若剧烈疼痛仍不缓解，可间隔1～2分钟重复给药，每日使用不得超过3次。喷云南白药气雾剂保险液间隔3分钟后，再喷云南白药气雾剂。

(4)注意事项：孕妇禁用；酒精过敏者禁用；对云南白药过敏者忌用。

10. 消痛贴膏

(1)药物组成：独一味、棘豆、姜黄、花椒、水牛角(炙)、水柏枝。

(2)功能主治：活血化瘀，消肿止痛。用于急慢性扭挫伤，跌打瘀痛，骨质增生，风湿及类风湿疼痛，落枕，肩周炎，腰肌劳损和陈旧性伤痛。

(3)用法用量：外用清洁患部皮肤，将药贴的塑料薄膜揭除，将小袋内润湿剂均匀涂在药垫表面，敷于患处或穴位，轻压周边使胶布贴实，每贴敷 24 小时。急性期 1 贴为 1 个疗程，慢性期 5 贴为 1 个疗程。

(4)注意事项：过敏性体质患者可能有胶布过敏或药物接触性瘙痒反应，甚至出现红肿、水疱等。如出现过敏，请立即停止使用并咨询医师。

11. 麝香活血化瘀膏

(1)药物组成：人工麝香、三七、红花、丹参、硼酸、樟脑、血竭、尿素、颠茄流浸膏、盐酸苯海拉明、盐酸普鲁卡因。

(2)功能主治：活血化瘀，消炎止痛。用于关节扭伤，软组织挫伤，急性腰扭伤，腰肌劳损，肩周炎，未溃冻疮，结节性红斑。

(3)用法用量：贴患处。2 日更换 1 次。

(4)注意事项：对橡胶膏过敏者、皮损患者及孕妇忌用。

12. 麝香壮骨膏

(1)药物组成：麝香、三七、红花、丹参、硼酸、樟脑、血竭、尿素、颠茄流浸膏、盐酸苯海拉明、盐酸普鲁卡因。

(2)功能主治：活血化瘀，消炎止痛。用于关节扭伤，软组织挫伤，急性腰扭伤，腰肌劳损，肩周炎，未溃冻疮，结节性红斑。

(3)用法用量：贴患处。2 日更换 1 次。

(4)注意事项：对橡胶膏过敏者，皮损患者及孕妇忌用。

(四)气血两虚证

辨证要点：肢体、关节酸痛、麻木、四肢乏力、纳食欠佳、大便溏薄；舌苔薄滑，脉弦紧。

治法：益气养血，舒筋活络。

中成药：八珍汤、补中益气丸。

气血亏虚分证论治：

1. 八珍丸

(1)药物组成：党参、白术(炒)、茯苓、熟地黄、当归、白芍、川芎、甘草。

(2)功能主治：补气益血，用于气血两虚，面色萎黄，食欲不振，四肢乏力，月经过多。

(3)用法用量：口服，每次 6g，每日 2 次，分次温水送服。

(4)注意事项：过敏体质者慎用；孕妇慎用；感冒慎用，以免表邪不解；按照用法、用量服用，高血压患者及年老体虚者应在医师指导下服用；服药期间出现食欲不振、恶心呕吐、腹胀便清者，应去医院就诊；儿童、年老体弱者，应在医师指导下服用；儿童必须在成人监护下使用；服药期间要改变不良饮食习惯，忌饮烈酒、浓茶、咖啡，忌食油腻、辛辣刺激食物，并戒烟；服药期间要舒畅情志，忌忧思恼怒，防忧郁，以免加重病情。

2. 补中益气丸

(1)药物组成：黄芪(蜜炙)、党参、甘草(蜜炙)、白术(炒)、当归、升麻、柴胡、陈皮、生姜、大枣。

(2)功能主治：补中益气。用于体倦乏力，内脏下垂。

(3)用法用量：口服，每次 8～10 丸，每日 3 次。

(4)注意事项：本品不适用于恶寒发热表证者，暴饮暴食脘腹胀满实证者；不宜和感冒类药同时服用；高血压患者慎服；服本药时不宜同时服用藜芦或其制剂；本品宜空腹或饭前服为佳，也可在进食同时服；照用法、用量服用，小儿应在医师指导下服用；服药期间出现头痛、头晕、复视等症或皮疹、面红者，以及血压有上升趋势者，应立即停药；对本品过敏者禁用，过敏体质者慎用；本品性状发生改变时禁止使用；儿童必须在成人监护下使用；请将本品放在儿童不能接触的地方；如正在使用其他药品，使用本品前请咨询医师或药师。

（五）肝肾亏虚

辨证要点：关节疼痛、屈伸不利，伴腰膝酸软，筋肉萎缩，形寒肢冷或五心烦热；舌淡，苔白或白腻，脉沉细。

治法：补益肝肾，强筋健骨。

中成药：金乌骨通胶囊、金天格胶囊、壮腰健肾丸、七味通痹口服液、壮骨关节胶囊、仙灵骨葆胶囊、风湿液。

肝肾亏虚分证论治：

1. 金乌骨通胶囊

（1）药物组成：金毛狗脊、淫羊藿、威灵仙、乌梢蛇、土牛膝、木瓜、葛根、姜黄、补骨脂、土党参。

（2）功能主治：滋补肝肾，祛风除湿，活血通络。用于肝肾不足、风寒湿痹引起的腰腿酸痛，肢体麻木。

（3）用法用量：口服，每次3粒，每日3次。

（4）注意事项：尚不明确。

2. 金天格胶囊

（1）药物组成：人工虎骨粉。

（2）功能主治：健骨。用于腰背疼痛、腰膝酸软、下肢痿弱、步履艰难等症状的改善。

（3）用法用量：口服，每次3粒，每日3次，3个月为1疗程。

（4）注意事项：未发现明显不良反应。偶见个别患者服药后出现口干。

3. 壮腰健肾丸

（1）药物组成：狗脊、黑老虎、千斤拔、桑寄生（蒸）、女贞子（蒸）、鸡血藤、金樱子、牛大力、菟丝子（盐水制）。辅料为炼蜜。

（2）功能主治：壮腰健肾，祛风活络。主治肾亏腰痛、膝软无力、小便频数、遗精梦泄、风湿骨痛、神经衰弱等。

（3）用法用量：蜜丸剂，每丸量5.6g，口服，每次1丸，每日2～3次。水蜜丸，每瓶60g，每次服3.5g，每日2～3次，温开水送服。

（4）注意事项：忌生冷食物；本品宜饭前服用；按照用法、用量服用，年老体弱者及高血压、糖尿病患者应在医师指导下服用；服药2周或服药期间症状无改善，或症状加重，或出现新的严重症状，应立即停药并去医院就诊；对本品过敏者禁用；过敏体质者慎用；本品性状发生改变时禁止使用；请将本品放在儿童不能接触的地方；如正在使用其他药品，使用本品前请咨询医师或药师。

4. 七味通痹口服液

（1）药物组成：蚂蚁、青风藤，鸡血藤、鹿衔草、石楠藤、千年健、威灵仙。

（2）功能主治：补肾壮骨，祛风蠲痹。主治类风湿关节炎证属肝肾不足，风湿阻络者。症见关节疼痛、肿胀、屈伸不利，腰膝酸软，硬结，晨僵，步履艰难，遇寒痛增，舌质淡或暗，苔薄白等。

（3）用法用量：口服，宜饭后服。每次1支，每日3次。

（4）注意事项：临床反应中少数病例出现胃脘部不适、恶心、呕吐。孕妇忌用。

5. 壮骨关节胶囊

(1)药物组成：熟地黄、淫羊藿、补骨脂、骨碎补、续断、桑寄生、枸杞子、乳香，没药、鸡血藤、独活、木香。

(2)功能主治：补益肝肾，养血活血，舒经活络，理气止痛。用于肝肾不足、气滞血瘀、经络痹阻所致的退行性骨关节病、腰肌劳损。

(3)用法用量：口服，每次2粒，每日2次，早晚饭后服用。30日为1疗程。

(4)注意事项：肝功能异常者慎用，定期检查肝功能；孕妇或哺乳期妇女尚无研究资料；30日为1疗程，目前尚无长期服用的临床资料。

6. 仙灵骨葆胶囊

(1)药物组成：淫羊藿、续断、丹参、知母、补骨脂、地黄。

(2)功能主治：滋补肝肾，活血通络，强筋壮骨。用于骨质疏松、骨折、骨关节炎、骨无菌性坏死等。

(3)用法用量：口服，每次3粒，每日2次；4～6周为1疗程；或遵医嘱。

(4)注意事项：重症感冒期间不宜服用。

7. 风湿液

(1)药物组成：独活、桑寄生、秦艽、防风、细辛、当归、白芍、川芎、熟地黄、盐杜仲、川牛膝、党参、茯苓、甘草、桂枝。

(2)功能主治：养血舒筋，祛风除湿，补益肝肾。用于风寒湿闭阻，肝肾两亏，气血不足所致的痹证。症见腰膝冷痛、屈伸不利。

(3)用法用量：口服，每次15～20mL，每日3次；用时摇匀。

(4)注意事项：孕妇慎用。忌生冷、油腻食物；小儿、年老患者应在医师指导下使用；高血压、心脏病、肝病、糖尿病、肾病等慢性病严重者应在医师指导下服用；发热患者暂停使用；药品性状发生改变时禁止服用；儿童必须在成人监护下使用；请将本品放在儿童不能接触的地方；如正在服用其他药物，使用本品前请咨询医师或药师。

第六节　外治及其他治疗

中医外治方法多样。针对骨关节炎患者，往往根据不同证候特点、个体差异、发病关节的不同临证合理选用。外治法治疗骨关节炎可以起到舒筋活血、消肿止痛、活血散瘀、祛风散寒的作用，效果颇佳。尤其对于尚有关节间隙的骨关节炎患者，采用中医微创小针刀疗法及局部药物外治。可使患者重新获得良好的功能，免于手术治疗。

一、中医外治法种类与特点

(一)中药外用

中药外用主要有贴敷及熏洗两种，根据"通则不痛"的原则，一般选用辛窜温热、具有温通经络、补肝肾、强筋骨、祛风除湿功效的药物，煎水熏洗患部或加工后热熨，敷贴于患处，使药力直达病所，以改善局部循环，促进病理渗出物吸收，消炎止痛。外治法所使用的药物与内治方药一致，针对所患病证辨证用药，多选气味俱厚之品，有时甚至选用力猛有毒的药物，如川乌、草乌、马钱子、川芎、防风、伸筋草、透骨草、鸡血藤、羌活、独活等。补法可用血肉有情之品，在此基础上适当选用通经走窜、芳香开窍、活血通络之品，以促进药物吸收，如冰片、麝香、沉香、丁香、檀香、菖蒲、川椒、白芥子、姜、肉桂等。制备时选择适当溶剂，如姜汁、酒、米醋等调和贴敷药物或熬膏，以达药力专、吸收快、收效速的目的，避免药物对人体产生不必要的反应，外用而不伤肠胃。

1. 贴敷疗法

贴敷疗法是应用中草药制剂施于皮肤、孔窍、俞穴及病变局部等部位的治病方法，穴位贴敷疗法、中药封包、中药热奄包等均属于此类。在中医理论的指导下，选取一定的穴位贴敷某些药物，通过俞穴刺激疗法和药物外治法的共同作用，起到扶正祛邪、防治疾病的目的。药物组方多采用具有刺激性及芳香走窜的药物，天灸（发泡灸）也属此类，一般取三伏及三九时节。阳气最强和最弱的时候进行贴敷治疗。贴敷疗法属于中医外治法的典型代表，具有方便，效佳、价廉、不良反应小等特点。

2. 中药涂擦治疗

中药涂擦治疗是根据中医辨证，结合临床经验，将中药制成各种药酒、药液，涂擦于患处，起到祛风除湿、活血通络消肿的功效。

3. 熏洗疗法

熏洗是利用药物煎汤趁热在皮肤或患处进行熏蒸、淋洗的治疗方法（一般先用药汤蒸气重，待药液降温时再洗）。此疗法借助药力和热力，通过皮肤、黏膜作用于肌体，促使腠理疏通、脉络调和、气血流畅，从而达到预防和治疗疾病的目的。熏洗分为全身熏洗和局部熏洗两种，其中足浴是局部重洗的特色疗法之一。中药足浴是通过水的理化作用及药物的治疗作用，配合足底相应穴位的手法刺激，而达到治疗多种疾病的目的，利用热水促进药物渗透人体，扩张足部的毛细血管，使中药的有效成分充分地通过毛细血管循环至全身经络，从而疏通经络，改善血液循环，促进新陈代谢，调节神经系统，达到内病外治、上病下治的作用，既可保证药物能通过脚部透达周身经络，又不会出现口服药物过量导致不良反应的情况。

4. 药物离子（导入）透入法

药物离子（导入）透入法是用直流或感应电配合离子液机械地把药物驱入皮肤，促进对机体有利的离子进入机体。从而调整机体内环境，达到活血通络、消炎止痛的目的。通过扩张关节局部血管，温通肝肾之经络，改善血液循环，增强人体新陈代谢，促进病理产物的吸收，从而达到利湿消肿、温经散寒、舒筋活络、通痹止痛之效。直流电药物离子导入疗法从体外给药，避免了口服或注射药物带来的毒副反应，同时直流电药物离子导入疗法不损伤皮肤，不引起疼痛，操作简单，患者易于接受直流电场和药物。除了作用于组织局部外，还通过神经反射等原理作用于全身组织，具有局部治疗和全身治疗相结合的特点。

（二）针灸治疗

中医学中的针灸疗法，近几年临床报道越来越多。各家方法不同，博采众长，具有疗效显著，维持时间长，副作用少，不易复发等特点。针灸疗法通过刺激人体经络穴位，改善脏腑气血运行，调节人体功能平衡，其操作简便，疗效显著，尤其适用于骨关节炎。针灸种类多样，有温针、电针、火针、水针、放血疗法等，根据不同证型及选穴的不同，可采用不同的针灸方案治疗。选穴原则主要是以病变部位周围的穴位为主，尤其是阿是穴，并与循经远道取穴相配合，按照补其不足、泻其有余的治则，诸穴配合，气至病所，以达到行气活血，疏筋通络、蠲痹止痛之效，从而使功能得到恢复。

（三）拔罐疗法

拔罐疗法古代又称"角法"，是以罐为工具，借助热力排除罐内空气，造成负压，使之吸附于俞穴或相应部位的肌肤上，使局部皮肤充血、瘀血，以达到防治疾病的目的。现代认为，拔罐局部的温热负压作用不仅使血管扩张，血流量增加，而且可增强血管壁的通透性和细胞的吞噬能力。拔罐处血管紧张度及黏膜渗透性改变，淋巴循环加速，吞噬作用加强，对感染性病灶形成一个抗生物性病因的良好环境。

（四）推拿治疗

中医学认为，推拿治疗可达到疏通经络、行气活血、调整脏腑、理筋散结的效果。现代研究发现，在患病关节局部推拿具有松解粘连、缓解肌肉痉挛、改变局部病变微环境等作用。结合骨关节炎病变部位及患者个体特点，推拿手法多样，主要以患病关节的松解类手法为主，适当使用整复类手法，切勿暴力按压、拔伸。

（五）针刀疗法

针刀疗法是遵循《素问》关于"刺骨者无伤筋；刺筋者无伤肉；刺肉者无伤脉；刺脉者无伤皮；刺皮者无伤肉；刺肉者无伤筋；刺筋者无伤骨"的古训，结合现代局部解剖和层次解剖知识，采用各种带刃针具进行刺激、切割、分离等的临床操作。本疗法可达到活血化瘀、舒筋通络、止痛除痹的治疗目的。小针刀治疗骨痹能取到剥离粘连，促进血液循环，解除疼痛、肿胀和功能障碍的功效。

（六）牵引治疗

牵引治疗是应用外力对身体某一部位或关节施加牵拉力，使其发生一定的分离，周围软组织得到适当的牵伸，从而达到治疗目的的一种方法。牵引治疗的主要作用如下。

（1）解除肌肉痉挛，使肌肉放松，缓解疼痛。

（2）改善局部血液循环，促进水肿的吸收和炎症消退，有利于损伤的软组织修复。

（3）松解软组织粘连，牵伸挛缩的关节囊和韧带。

（4）调整脊柱后关节的微细异常改变，使脊柱后关节嵌顿的滑膜或关节突关节的错位得到复位。

（5）改善或恢复脊柱的正常生理弯曲。

（6）使椎间孔增大，解除神经根的刺激和压迫。

（7）拉大椎间隙，减轻椎间盘内压力，有利于膨出的间盘回缩及外突的间盘回纳。

脊柱的退行性改变常引起椎间盘突出、膨出，压迫神经、血管，因此脊椎牵引疗法使用外力牵拉颈椎或腰椎—骨盆，以达到治疗目的，前者称为颈椎牵引，后者称为腰椎牵引。

（七）蜡疗

蜡疗技术是将石蜡涂在病变部位，利用温热及石蜡的作用，可以促进血液循环和炎症消散，缓解肌肉痉挛，降低纤维组织张力，增强其弹性，具有祛寒除湿、活血通络、消肿止痛的功效。蜡疗方法有蘸蜡法、刷蜡法、蜡块覆盖法等。蜡疗温和，患者治疗无痛苦，无副作用，同时还有增白润肤的作用，对于关节疼痛性疾病，以及肿胀、怕风、怕冷性疾病有较好的疗效，对于四肢的骨痹尤为适宜。

二、中医外治法临床运用

（一）贴敷疗法

1. 常用剂型

（1）散剂：散剂是穴位敷贴中最基本的剂型。根据辨证选药配方，将药物碾成极细的粉末，过80～100目细筛，药末可直接敷在穴位上或用水等溶剂调和成团贴敷，外用纱布、胶布固定，或将药末撒布在普通黑膏药中间敷贴穴位。散剂制法简便，剂量可以随意变换，药物可以对证加减，且稳定性较高，储存方便。由于药物粉碎后接触面较大，刺激性增强，故易于发挥作用，疗效迅速。

（2）糊剂：是指将散剂加入赋形剂，如酒、醋、姜汁、鸡蛋清等调成糊状敷涂在穴位上，外盖消毒纱布，胶布固定。糊剂可使药物缓慢释放，延长药效，缓和药物的毒性；再加上赋形剂本身所具有的作用，可提高疗效。

（3）膏剂：分硬膏和软膏两种，其制法不同。硬膏是将药物放入植物油内浸泡1～2日后，加热过滤，药油再加热煎熬至滴水成珠，加入铃粉或广丹收膏，摊贴穴位。硬膏易于保存且作用持久，用法简便。软膏是将药物粉碎为末过筛后，加入醋或酒，入锅加热，熬成膏状，用时摊贴穴位，定时换药；也可将适量药末加入葱汁、姜汁、凡士林等调成软膏，摊贴穴位。软膏渗透性较强，药物作用迅速，具有黏着性和扩展性。

（4）饼剂：是将药物粉碎过筛后，加入适量的面粉拌成糊，压成饼状，放笼上蒸30分钟，待稍凉后摊贴穴位。有些药物具有黏腻性，可直接捣融成饼，大小、重量应根据疾病轻重和贴敷部位而定。

2. 操作方法

（1）贴法：将已制备好的药物直接贴压于穴位上，然后外覆医用胶布固定；或先将药物置于医用胶布黏面正中，再对准穴位粘贴。硬膏剂可直接或温化后将其中心对准穴位贴牢。

（2）敷法：将已制备好的药物直接涂搽于穴位上，外覆医用防渗水敷料贴，再以医用胶布固定。使用膜剂者可将膜剂固定于穴位上或直接涂于穴位上成膜。使用水（酒）浸渍剂时，可用棉垫或纱布浸蘸，然后敷于穴位上，外覆医用防渗水敷料贴，再以医用胶布固定。

（3）贴敷部位：贴敷的部位一般以经穴或疼痛部位为主，常用于肺俞、定喘、大椎、中府、膻中等。可以根据患者的病情不同辨证取穴，临床常用穴位有风门、膈俞、心俞、脾俞、肾俞、足三里等。

（4）换药：贴敷部位无水疱、破溃者，可用消毒干棉球或棉签蘸温水、植物油或石蜡油清洁皮肤上的药物，擦干并消毒后再贴敷。贴敷部位起水疱或破溃者，应待皮肤愈后再贴敷。

（5）水疱处理：小的水疱一般不必特殊处理，让其自然吸收。大的水疱应以消毒针具挑破其底部，排尽液体，消毒以防感染。破溃的水疱做消毒处理后，外用无菌纱布包扎，以防感染。

根据疾病种类、药物特性及身体状况确定贴敷时间，一般情况下老年人、儿童及病轻、体质偏虚者贴敷时间宜短，出现皮肤过敏如瘙痒、疼痛者应即刻取下；刺激性小的药物每次贴敷4～8小时，可每隔1～3日贴治1次；刺激性大的药物，如蒜泥、白芥子等，应视患者的反应及发疱程度确定贴敷时间，数分钟至数小时不等（多控制在1～3小时）；如需再贴敷，应待局部皮肤基本恢复正常后再敷药，或改用其他有效俞穴交替贴敷。

3. 临床运用

此法尤其适用于体质虚弱、关节怕冷的骨痹患者，证属肝肾、气血亏虚及寒湿、痰瘀痹阻者可根据疼痛关节的不同，局部选取穴位治疗，如膝骨关节炎可选血海、鹤顶、内外膝眼等穴位。

（1）骨痛宁膏：川续断、骨碎补、淫羊藿、熟地黄、白芥子、生草乌、乳香、没药、三七、威灵仙、血竭、樟脑、麝香。

（2）骨伤熥药：独活、桑寄生、木瓜、牛膝、伸筋草、透骨草。

（3）复元活血膏：柴胡、白芍、当归、川芎、桃仁、红花、丹参、乳香、没药、葛根、天花粉、大黄、薏苡仁、蜂蜡。

（4）骨痹外敷散：大黄、马钱子、威灵仙、伸筋草、透骨草、忍冬藤、桂枝、白芥子、红花、独活、牛膝、当归、川乌、生草乌、白花蛇舌草、五加皮、刘寄奴、含羞草、骨碎补。

（5）金黄膏：白三百棒、肉桂、马钱子。

（6）雷公藤涂膜：雷公藤、乳香、没药、生南星等。

（7）奇正青鹏膏：棘豆、亚大黄、铁棒槌、诃子、毛诃子、余甘子、安息香、宽筋藤、麝香等。

（8）祛瘀止痛膏：刘寄奴、独活、秦艽、制川乌、制草乌、白附子、黄丹、花椒、艾叶、干姜、红花、伸筋草。

4.禁忌证与注意事项

（1）禁忌证。

①感染性、过敏性皮肤病患者。

②合并严重心脑血管、肝肾及造血系统等严重并发症者。

③精神病及老年痴呆症的患者。

（2）注意事项。

①所选穴位应少而精，一般每次不超过 8 个。

②严格掌握敷贴时间，如果药物刺激性弱，敷贴时间可以长些；如果药物刺激性很强，则应适当缩短敷贴时间。

③敷贴时尽量远离黏膜，以免刺激黏膜引起疼痛或水肿。

④固定牢靠，防止药物脱落影响疗效。

⑤久病、体弱、消瘦及有严重心肝肾功能障碍者慎用，颜面部慎用，糖尿病患者慎用。

⑥凡用溶剂调敷药物时，需随调配随敷用，以防挥发。

⑦对胶布过敏者，可选用低过敏胶布或用细带固定贴敷药物。

⑧对于残留在皮肤上的药膏，不宜用刺激性物质擦洗。

⑨贴敷药物后注意局部防水。

⑩贴敷后若出现范围较大、程度较重的皮肤红斑、水疱、瘙痒现象，应立即停药，进行对症处理出现全身性皮肤过敏症状者，应及时到医院就诊。

（二）中药涂擦

1.操作方法

取合适体位，暴露患处，将配置的药物用棉签或棉球均匀地涂擦在患病关节，涂药厚薄均匀，必要时用纱布包裹，胶布固定，每日 2～3 次。

2.临床运用

根据制剂的不同性质，可用于不同证型的骨痹患者，一般来说，酒剂常常起到温经通络活血的作用，常用于关节怕冷、寒湿重的骨痹患者。

3.禁忌证

（1）有皮疹、开放性伤口及感染性病灶者。

（2）年龄过大或体质虚弱不能耐受者。

（3）对酒精及中药液中任一药物过敏者。

（三）中药熏洗

1.药物选择

可结合临床需要酌情选药，但常用的药物多具有祛风、止痛活血、温经通络作用，一般外洗方用量较大，药味多，且要对症选药，如桑枝、桂枝、红花、艾叶、伸筋草、透骨草、防风、荆芥、川椒、川芎、海风藤、鸡血藤、海桐皮、刘寄奴、羌活、威灵仙、三七、当归、苏木等。临床上独活寄生汤加减最为常用，药物组成为三七、当归、川芎、独活、羌活、威灵仙、桑寄生、秦艽、防风、桂枝、麻黄、川乌、草乌、寻骨风、伸筋草、透骨草各 30g，细辛、乳香、没药、木瓜、五加皮各 20g；主治肝肾两虚，气血不足，风寒湿邪外侵，腰膝冷痛，酸重无力，屈伸不利，或麻木偏枯，冷痹日久不愈。

2. 操作方法

取合适体位，暴露施术部位，根据病症先选定用药处方，将煎好的药物趁热倾入脸盆或适当的容器内。将患处搁于容器上，上覆布单不使热气外泄，待药液不烫手时，把患处浸于药液中洗浴。熏洗完毕后用干毛巾轻轻擦干，避风，一般每日熏洗 1～2 次，每次 20～30 分钟。

3. 临床运用

辨证用药，适用于各种证型的骨痹患者，中药泡洗或熏蒸的疗效受温度影响较大，治疗温度的推荐意见为 40～42℃，可降低皮肤感觉神经的兴奋性，提高痛阈，增加药物透入比例，提高疗效。

(1)海桐皮汤：海桐皮、铁线透骨草、明净乳香、没药、当归、川椒、红花、川芎、防风、白芷、威灵仙、甘草。

(2)金桂外洗方：桂枝、半枫荷、人地金牛、生川乌、生草乌、宽筋藤、海桐皮、大黄。

(3)三藤海桐皮汤：青风藤、宽筋藤、鸡血藤、海桐皮、伸筋草、透骨草、川椒、姜黄、木瓜、当归、乳香、没药、威灵仙、川乌、草乌、红花、苏木、白芷、防风。

(4)骨伤洗剂：续断、黄柏等。

(5)骨痛消煎剂：海桐皮、伸筋草、透骨草、桑枝、桂枝、姜黄、虎杖、丝瓜络、松节、路路通。

(6)温经通络方：大黄、桂枝、两面针、生川乌、生草乌、当归尾、鸡骨草、苏叶。

(7)宣痹洗剂：威灵仙、铁线透骨草、海桐皮、伸筋草、花椒、红花、川牛膝、苍术、路路通、乳香、没药、细辛。

(8)补肾活血汤：骨碎补、杜仲、桑寄生、葛根、白芍、当归、川芎、牛膝、丹参、鸡血藤、全蝎、什草。

4. 禁忌证与注意事项

(1)禁忌证。

①熏洗疗法无绝对的禁忌证，药物过敏者禁用。

②高血压、心脏病重症患者禁用。

(2)注意事项。

①煎药器具以砂锅为好，也可选用搪瓷锅、不锈钢锅和玻璃煎器，其具有抗酸耐碱的性能，可以避免与中药成分发生反应；不能使用铜、铁、铝、锡等器具。

②感冒、饥饿、虚弱、精神欠佳者及大量出汗后不宜熏洗。

③熏洗时室温、水温均应适宜，防止烫伤或受凉，以患者自觉舒适为度。

④熏洗过程中，如患者感觉不适，应立即停止并给予相应处理。

⑤皮肤大面积溃烂、感染者及严重的心脑血管系统疾病、神经精神系统疾患者不宜熏洗。

⑥炎夏季节，熏洗药液不可搁置过久，以防变质，注意更换。

⑦治疗期间要注意适当休息，避劳累；熏洗后立即擦干患部，并注意避风。

(四)药物离子透入

1. 操作方法

选适宜体位。充分暴露治疗部位，保暖；取中药药液倒入药杯后摇匀，取纱布或绵纸两块，折叠四层如电极板大小，放入药杯中充分浸湿；打开电源总开关，将药液棉布压敷在电极板上，将电极板固定在治疗部位；选择治疗时间，再选择治疗部位，然后选择治疗处方，调节治疗强度和温度，以患者能承受为止；治疗过程中，询问患者感受，观察患者局部及全身情况；治疗结束，取下电极，关闭电源，将配件清洗晾干，备用。

2.临床运用

各类骨痹证选药,均可使用适用于各种骨质增生及其他关节边缘形成的骨刺、滑膜肥厚等的方药。临床使用证实,这类方药对于其他肿痛及肌肉软组织损伤(肩周炎、腰肌劳损、扭挫伤)也有较好的效果。可根据证型辨证选择方药。

(1)风寒湿痹证:中药超声电导方(红花、川牛膝、紫草、猫爪草等)。

(2)湿瘀痹阻证:舒筋止痛液(当归、红花、紫花地丁、川牛膝等)。

(3)阳虚寒凝证:温经除痹汤(丹参、川乌、当归、川牛膝等)。

3.禁忌证与注意事项

(1)禁忌证。

①高热、心力衰竭、湿疹、妊娠者及对直流电不能耐受者。

②体内有金属的患者。

③恶性肿瘤患者。

④恶性血液系统疾病患者。

⑤皮肤存在急性湿疹患者。

⑥重要脏器病变患者。

⑦肢体神经损伤导致感觉不灵敏或感觉缺失患者,以及预置金属电极板部位有严重皮肤疾病或皮肤损害的患者。

⑧感觉缺失患者。

(2)注意事项。

①使用前,检查直流电治疗机有无故障。

②衬垫面积应大于电极,以免直流电直接刺激皮肤,使患者产生不适。

③治疗中不可改变正负极;变换极性时,电流强度必须调回零位。

④应用过程中的药物必须新鲜,日久或变质者均不宜使用。

⑤某些有过敏性反应的药物,在导入前应做皮肤过敏试验。

⑥避开皮肤溃疡、出血、瘢痕部位。

(五)针灸疗法

1.毫针针刺

利用毫针针具,通过一定的手法刺激机体的穴位,以疏通经络、调节脏腑,从而达到扶正祛邪、治疗疾病的目的。

(1)适应证:毫针刺法的适应证非常广泛,尤其适用于骨痹的各种痛症、慢性病。根据选穴加减不同,适用于各种证型的骨痹。

(2)常用选穴处方局部取穴并根据部位循经选穴。

肩部:肩髃、肩髎、臑俞。

肘部:曲池、天井、尺泽、少海、小海。

腕部:阳池、外关、阳溪、腕骨。

脊背:大椎、身柱、腰阳关、夹脊。

脾部:环跳、居髎、秩边。

股部:伏兔、殷门、承扶、风市、阳陵泉。

膝部:膝眼、梁丘、阳陵泉、膝阳关。

踝部:申脉、照海、昆仑、丘墟、太溪。

证型加减:行痹加膈俞、血海,活血调血;痛痹加肾俞、关元,温补阳气,驱寒外出;着痹加阴陵泉、足三里,健脾除湿;热痹加大椎、曲池,清泻热毒;各部位均可加阿是穴。

(3)操作方法:取合适体位,暴露施术部位,局部穴位碘伏消毒,各部穴位常规针刺,平补平泻，得气后留针。大椎、曲池可点刺出血；肾俞、关元用灸法或温针灸法；痛痹、着痹可加灸法；痛痹、着痹可与灸法同治；局部穴位可加拔罐法。得气留针15～30分钟，每日1次，10次为1疗程。

（4）禁忌证。

①严重心脏病、严重出血性疾病、过敏感的患者及有晕针病史的患者。

②常有自发性出血或损伤后出血不止的患者。

③皮肤有感染、溃疡、瘢痕、血管瘤或肿瘤的部位，不宜针刺。

（5）注意事项。

①患者在过于饥饿、疲劳，以及精神过度紧张时，不宜立即进行针刺。对身体瘦弱、气虚血亏的患者，进行针刺时手法不宜过强，并应尽量选用卧位。

②选择适当的针刺体位，有利于正确取穴和施术，还可防止晕针、滞针和弯针，精神紧张、年老体弱的患者宜采取卧位，不宜采用坐位。

③掌握正确的针刺角度、方向和深度，可增强针感，提高疗效，防止发生意外情况。头面部、胸背部及皮薄肉少的穴位，一定要浅刺；四肢、臀、腹及肌肉丰满处的穴位，可适当深刺。

④对尿潴留等患者，在针刺小腹部俞穴时，也应掌握适当的针刺方向、角度、深度等，以免误伤膀胱等器官出现意外的事故。

⑤严格消毒，穴位局部可用75%酒精棉球从里向外绕圈擦拭，施术者的手要用肥皂水洗刷干净，然后用75%酒精棉球擦拭针具可用纱布包扎，放在高压蒸汽锅内，灭菌，应做到一穴一针，使用一次性针具更佳。

2. 灸法

灸法是以艾绒为主要材料，点燃后直接或间接熏灼体表穴位的一种治疗方法，借助灸火的热力及药物的作用，激发经气，达到防治疾病的目的。灸法具有温经散寒、扶阳固脱、消瘀散结、防病保健的作用，对体质虚弱和风、寒、湿、瘀为重的骨痹患者尤为适宜。艾灸具有祛风除湿、温通经脉、温补气血的功效，局部灸疮对穴位产生持续刺激，继续发挥经穴调节作用，使人体阴阳平衡。艾灸疗法种类很多，常用的有隔物灸、悬灸两大类，现在临床上常用温灸盒。

（1）适应证：阴寒虚损、寒湿内盛、气血亏虚、寒凝血滞的骨痹患者均可使用。

（2）操作方法：取合适体位，暴露施术部位，温灸盒置于所选的施灸部位中央，点燃艾条后，放在施灸穴位上方的灸盒中铁纱上，盖好封盖以调节温度；每次每部位灸20～30分钟，一次可艾灸数穴。以灸后穴位局部皮肤潮红为度。每穴每次艾灸5～7壮，艾灸完后可适量饮用温水，每次选取3～4穴，每日1次，10次为1疗程。

取穴：局部压痛点。以膝骨关节炎为例，可配血海、梁丘、犊鼻、膝眼等穴，寒湿重者加足三里、阴陵泉。

（3）禁忌证。

①皮薄、肌少、筋肉结聚处，妊娠期妇女的腰骶部、下腹部，男女的乳头、阴部、睾丸等不要施灸；关节、颜面部位不要直接灸；大血管处、心脏部位、眼球禁灸。

②凡暴露在外的部位，不要直接灸，以防形成瘢痕，影响美观。

③无自制能力的人（如精神病患者等）忌灸。

④某些传染病，外感或者阴虚内热证，凡脉象数、急者禁灸；抽搐、高热、极度衰竭、形瘦骨弱者不宜灸。

⑤极度疲劳、过饱、过饥、酒醉、大汗淋漓、情绪不稳，或妇女经期忌灸。

⑥高血压患者头部不宜灸，糖尿病患者使用艾灸时不可灸伤皮肤，以免伤口难以愈合或感染，不可实施瘢痕灸。

(4)注意事项：注意关节的防寒保暖，增强体质，肥胖者应适当减轻体重，避免久行、久立。

3. 温针

温针疗法是在毫针针刺后，在针尾加置艾柱，点燃后使其热力通过针身传至体内，以防治疾病的一种方法，可达到活血化瘀，加速血液循环，祛风除湿的效果。

(1)适应证：常用于虚寒、痰瘀明显的骨痹患者，一般不用于红肿热痛症状重的患者。

(2)操作方法：取合适体位，暴露施术部位。毫针常规针刺，针刺得气后在针尾装裹如枣核大或小枣子大的艾绒，点火使燃。或用艾卷剪成长约 2cm 的段，插入针尾，点火加温，一般温针燃艾可 1～3 炷，使针下有温热感即可。留针 15～20 分钟，然后缓慢起针，每日 1次，10 次为 1 疗程。

(3)禁忌证。

①热性病(如发热和一切急性感染等)不宜用温针疗法。

②高血压不宜用温针疗法。

③凡不能留针的病证，如抽搐、痉挛、震颤等，均不宜用温针疗法。

(4)注意事项。

①针尾上装裹的艾绒一定要装好，以免燃烧时艾团和火星落下，造成烧伤。

②如用银针治疗，装裹的艾团宜小，因银针导热作用强。

③点燃艾绒时，应先从下端点燃，这样可使热力直接向下辐射和传导，增强治疗效果。

④如有艾火落下，可随即将艾火吹向地下或直接熄火，同时嘱咐患者不要更动体位，以免针尾上装裹的艾绒一起落下，加重烧伤，同时也为了防止造成弯针事故；为了防止烧伤的发生，可在温针的周围皮肤上垫纸片或毛巾、衣物等。

⑤其他注意事项可参考毫针疗法和艾灸疗法。

4. 电针

电针疗法是指在刺入人体穴位的毫针上连接电针机，通以微弱电流以刺激穴位、调整经气，具有调整人体功能，加强止痛、镇痛，促进气血循环，调整肌张力等作用。

(1)不同频率、波形电针分类：电针根据低频脉冲电流的波形、频率不同，其作用也不同，具体波形及适应证如下。

密波：同频 50～100 次 1 秒。能降低神经应激功能，止痛、镇静、缓解痉挛；常用于针麻。

疏波：低频 2～5 次 1 秒。能引起肌肉收缩，提高肌肉韧带张力；适用于各种肌肉、关节、韧带损伤。

疏密波：疏、密波交替，持续时间各约 1.5 秒，能促进代谢、气血循环，改善组织营养，消除炎性水肿，止痛；适用于各种扭挫伤、关节炎、面瘫、肌无力、冻伤等。

断续波：断时，1.5 秒内无电流，续时，1.5 秒通电。密波能提高肌肉组织的兴奋性；适用于痿证、瘫痪。

锯齿波：频率 6～20 次 1 分。锯齿形波能提高神经肌肉兴奋性，改善气血循环，刺激膈神经；常用于做人工电呼吸，抢救呼吸衰弱患者。

(2)操作方法：取合适体位，暴露施术部位，毫针常规针刺，针刺得气后，在针柄上连接电针机，调节频率及强度，以患者舒适为度。一般治疗 20 分钟，每日或隔日 1 次，10 次为 1 疗程。

(3)适应证：临床上治疗骨痹常使用密波、疏波或疏密波，适用于各种证候的骨痹，如颈椎病、肩周炎、腰椎间盘突出、膝骨关节炎等。

(4)禁忌证：参照毫针针刺，对电流刺激敏感或不能耐受者应慎用或禁用；体内有金属者慎用。

(5)注意事项。

①应按所取穴位的安全深度，选取针根无剥蚀、针柄无氧化的毫针，针刺时可比一般体针的深度略浅一些，以免通电后由于肌肉收缩致针刺深度发生变化而致意外。

②检查电针仪性能是否良好，电针治疗仪的电钮在使用前必须在零位，应根据患者病情需要、体质情况及通电后反应调节电流量，而不要仅根据患者要求盲目加大电量而造成不良后果。

③通电时间一般以20分钟为宜，可用时钟定时。

④一般不要在胸背部留针，以防通电后针刺深度变化而伤及内脏；心脏附近也应避免使用电针，特别对患有严重心脏病者，更应注意避免电流回路经过心脏；不横跨脊髓通电，以防损伤脊髓甚至发生脊髓休克。

⑤对老年人使用电针，因其反应迟钝和骨质疏松，应适当减小电流量以防灼伤和骨折；对于精神患者的治疗，因其不能自述针感，易躁动，使用电针时应固定其体位，并注意其表情和反应，以防意外发生。

⑥电针治疗的刺激量大于一般的单纯针刺治疗，因此更应当注意防止晕针，接受电针治疗时，要求体位舒适；过度疲劳、饥饿、恐惧等情况下不宜接受电针治疗，如果必须治疗时最好选用卧位。

⑦旧毫针必须常检查和调换，以免引起导电不良，或使用时须将输出电线夹持在针体上；定期检查，修理输出导线，以免发生意外。

⑧电针扶突、人迎等某些穴位，注意不可进针太深或电刺激量过大，否则可引起迷走神经反应或颈动脉窦综合征，患者可出现脉率和血压下降，心脏出现期外收缩，面色苍白，出冷汗等一系列证候；如出现这种现象，须立即将针退出或减轻刺激量，一般情况下患者可很快恢复。

⑨重视患者个体差异，注意调神，防止意外事故发生。

5. 火针

火针是用火烧红的针尖迅速刺入穴内，以治疗疾病的一种方法。早在《灵枢·官针》中记载："焠刺者，刺燔针则取痹也。"火针具有温经通络、祛风散寒的作用。

(1)适应证：此疗法治疗骨痹所致项背、四肢冷痛、怕风怕冷疗效显著。也可用于红肿热痛明显的实热证，以驱邪外出；配合拔罐放血以减压，促进炎症吸收。

(2)操作方法。

烧针：现多用乙醇灯烧针。先烧针身，后烧针尖。火针烧灼的程度有3种，根据治疗需要，可将针烧至白亮、通红或微红。若针刺较深，需烧至白亮，否则不易刺入，也不易拔出，而且剧痛；若针刺较浅，可烧至通红；若针刺表浅，烧至微红即可。

进针：取合适体位，暴露施术部位，选穴与消毒后，一般左手持灯，右手持针，靠近施术部位，把针烧红后对准穴位，迅速刺入选定的穴位内，即迅速进针。

针刺深度：火针针刺的深度，要根据病情、体质、年龄和针刺部位的肌肉厚薄、血管深浅、神经分布而定。一般四肢、腰腹针刺稍深，可刺2～5分深；胸背部穴位针刺宜浅，可刺1～2分深；夹脊穴可刺3～5分深。火针刺后，用干棉球迅速按压针孔，以减轻疼痛。针孔的处理视针刺深浅而定，若针刺1～3分深，可不做特殊处理；若针刺4～5分深，可用消毒纱布敷贴，胶布固定1～2日，以防感染。1～2周针刺1次为宜。

(3)禁忌证。

①火针刺激强烈，孕妇及年老体弱者禁用。

②火热证候和局部红肿者不宜用。

③高血压、心脏病、恶性肿瘤、凝血功能障碍等患者禁用。

(4)注意事项。

①施行火针后，针孔要用消毒纱布包敷，以防感染。

②使用火针时，必须细心慎重，动作敏捷、准确，避开血管、肌腱、神经干及内脏器官，以防损伤。

③火针必须把针烧红，速刺速起，不能停留，深浅适度。

④用本法治疗前，要做好患者思想工作，解除思想顾虑，消除紧张心理，取得患者配合，然后方可进行治疗。

6. 穴位注射

穴位注射又称"水针"，是选用中西药物注入有关穴位以治疗疾病的一种方法。穴位注射在骨痹中运用，多起到止痛的作用。大量的临床数据和实验结果证实，穴位注射与针刺一样，可以兴奋多种感受器，产生针感信号，通过不同的途径到达脊髓和脑，产生诱发电位，这种诱发电位可以有明显地抑制作用。因局部刺激信号进入中枢后，可以激发许多神经元的活动，释放出多种神经递质，其中有 5-羟色胺、内源性吗啡等，这些物质的释放起到了止痛作用。穴位注射还可以增强体质，预防疾病，主要与针刺可以激发体内的防御机制有关。

（1）适应证：各种类型的骨痹患者，如颈椎病、肩周炎、腰肌劳损、骨质增生、椎间盘突出等。根据患者证候加减选取穴位。

（2）常用药物：维生素制剂包括维生素 B_{12}、维生素 D_2 果糖酸钙注射液；中草药制剂如丹参针、当归针、红花针等。

常用穴位：有研究表明，使用频率最高的 4 个主穴依次是足三里、曲池、肺俞和血海，使用频率最高的两个配穴是血海和大椎。

（3）操作方法：患者取正坐位，每次取 2～4 穴，皮肤常规消毒，取 5mL 注射器抽取药物 2mL 左右，刺入穴位，缓慢提插至有针感，抽吸针筒无回血后，注入药液（每穴注入药液 0.2～0.4mL）。

①一般可根据治疗需要，循经络分布走行，寻找阳性反应明显的背俞穴、募穴为治疗点。

②根据所选穴位部位不同及用药剂量的差异，选择合适的注射器及针头。

③般疾病用中等速度推药；慢性疾病、体弱者用轻刺激，推药要慢；急性病、体强者用强刺激，可快速推药。

④每个穴位一次注入药液量，头面和耳穴等处一般为 0.3～0.5mL；四肢及腰背肌肉丰厚处可 2～5mL，并可根据病情和药物以增减。一般采用隔日治疗 1 次，5～10 次为 1 疗程。两个疗程之间可休息 3～5 日。

（4）禁忌证：晕针及药物过敏患者禁用，余同毫针针刺。

（5）注意事项。

①严格执行无菌操作，防止感染。注意药物性能，对存在过敏反应的药物需要经过皮试才可以使用。

②使用穴位注射时，应该向患者说明本疗法的特点和注射后的正常反应。如注射局部出现酸胀感，4～8 小时内局部有轻度不适，或不适感持续较长时间，但是一般不超过 1 日。

③要注意药物的有效期，并检查药液有无沉淀变质等情况，防止过敏反应的发生。注意药物的性能、药理作用、剂量、配伍禁忌、副作用和过敏反应，按操作规程谨慎使用。

④熟悉穴位的解剖位置。要避开大动脉、大静脉和神经干选穴。严格掌握针刺角度和深度，脊髓两侧俞穴注射时，针尖斜向脊髓为宜，避免直刺引起气胸。在神经干旁注射时，必须避开神经干，或浅刺以不达神经干所在的深度；如神经干较浅，可超过神经干之深度，以避开神经干；如针尖触到神经干，患者有触电感，立刻退针，改换角度，避开神经干后再注射，以免损伤神经，带来不良后果。

⑤药物不宜注入脊髓腔。误入脊髓腔，有损伤脊髓的可能，严重者可导致瘫痪。一般情况下，药液不宜注入关节腔内，以免引起关节红肿、酸痛。高渗葡萄糖不可注入皮下，一定要注入肌肉深部。

⑥年老体弱及初次接受治疗者，最好取卧位，注射部位不宜过多，用药量可酌情减少，

以免晕针。

⑦临床穴位注射操作时，还需因人制宜，选择适宜针头，透皮后进针要慢，最好不要直刺，针与皮肤呈45°～75°为宜（按经络循行方向取"迎""随"）。力求穴位准确，但不要过分强求针感。如患者有触电感或针感太重时，应即退针少许，针感减弱后，回抽确认无血，再缓慢注入药液，出针宜缓不宜疾。

7. 放血疗法

中医的放血疗法是以针刺某些穴位或体表小静脉而放出少量血液的治疗方法。具有改善微循环和血管功能、镇痛、提高人体免疫功能的作用，可以阻止炎症过度反应，促进炎症的恢复。临床上常用的方法有三棱针点刺出血、梅花针叩刺出血、毫针散刺出血或刺络后配合拔罐治疗法等。此处介绍三棱针点刺出血的操作方法。

（1）常用刺法

俞穴点刺：先在俞穴部位上下推按，使血液聚集穴部，常规消毒皮肤、针尖后，右手持针对准穴位迅速刺入0.3cm，立即出针，轻轻按压针孔周围，使出血数滴，然后用消毒干棉球按压针孔止血。

刺络：用三棱针缓慢地刺入已消毒的较细的浅静脉，使少量出血，然后用消毒干棉球按压止血。

散刺：又称豹纹刺，严密消毒后可在四周刺出血。

挑刺：左手按压施术部位的两侧，或夹起皮肤，使皮肤固定，右手持针，将经过严格消毒过的俞穴或反应点的表皮挑破，使之出血或流出黏液；也可再刺入0.5cm左右深，将针身倾斜并使针尖轻轻提高，挑断皮下部分纤维组织，然后局部消毒，覆盖敷料。

（2）适应证：此法主要适用于关节红肿热痛明显者。

（3）操作方法：取合适体位，暴露施术部位，常规消毒后，在手拇指、示指持住针柄，中指扶住针尖部，露出针尖1～2cm，以控制针刺深浅度。针刺时左手捏住患处或夹持，舒张皮肤，右手持三棱针或梅花针针刺消毒部位，针刺深浅根据局部肌肉厚薄、血管深浅而定，一般每次出血量以数滴至3～5mL为宜。一般而言，新病、实证、热证、体质较强的患者，出血量较大，反之则较少，三棱针法刺激较强，治疗过程中须注意患者体位。以防晕针，每日或隔日治疗1次，1～3次为1疗程。

（4）禁忌证。

①体质虚弱、贫血严重及低血压者，慎刺；对于饥饿、疲劳、精神高度紧张者，宜进食、休息，解除思想顾虑后施治。

②外伤有大出血者，禁刺。

③动脉禁刺对于重度下肢静脉曲张者，慎刺；一般下肢静脉曲张者，应选取边缘较小的静脉，注意控制出血量。

④皮肤有感染、溃疡、瘢痕，不要直接针刺局部患处，可在周围选穴针刺。

⑤危重烈性传染病患者和严重心、肝、肾功能损害患者，禁刺；血友病、血小板减少性紫癜等凝血机制障碍患者，慎刺或禁刺。

（5）注意事项。

①首先给患者做好解释工作，消除不必要的顾虑。

②放血针具及俞穴必须严格消毒，防止感染。

③针刺放血时应注意进针不宜过深，创口不宜过大，以免损伤其他组织，划制血管时，只宜划破即可，切不可割断血管。

④一般放血量为5滴左右，宜每日或2日1次；放血量大者，每周放血不超过2次，1～3次为1疗程。如出血不易停止，要采取压迫止血。

（六）拔罐疗法

目前常用的罐具种类很多，如竹罐、陶罐、玻璃罐和抽气罐等。其中火罐法最为常用。

1.适应证

适用于各种证型的骨痹患者。可以根据患者不同证候选取适宜的穴位，拔罐以调整经气，具体选穴参照针刺穴位加减选穴。

2.操作方法

选取合适的体位，暴露施术部位。检查拔罐部位皮肤及火罐罐口是否完好，局部皮肤可用热毛巾擦拭干净，用镊子夹住95%的酒精棉球。点燃后在罐内绕1~3圈再抽出，并迅速将罐子扣在应拔的部位上。可将火罐吸拔留置在施术部位5~10分钟，然后将罐起下。腰背、大腿等大面积部位，可采用走罐法，先在拔罐部位涂一些凡士林油膏等润滑剂，将罐拔住后，在患处上下往返推移，至所拔部位皮肤潮红、充血甚或瘀血时，将罐取下，对于肿胀疼痛明显的部位，可局部刺络拔罐放血。将应拔部位的皮肤消毒后，用三棱针点刺出血或用皮肤针叩刺，然后将火罐吸拔在点刺的部位上，使之出血，加强刺血治疗的作用。一般针后拔罐留置5~10分钟。

3.禁忌证

①凝血机制不好，有自发性出血倾向或损伤后出血不止的患者，不宜使用拔罐疗法，如血友病、紫癜、白血病等。

②皮肤破损、严重过敏或皮肤患有疥疮等传染性疾病者，不宜拔罐。

③恶性皮肤肿瘤患者或皮肤破损溃烂处、外伤骨折处、静脉曲张处、体表大血管处、皮肤丧失弹性处，不宜拔罐。

④肺结核活动期、重度心脏病、心力衰竭、呼吸衰竭及严重水肿的患者，不宜拔罐。

⑤重度神经质、全身抽搐痉挛、狂躁不安、不合作者，不宜拔罐。

⑥醉酒、过饥、过饱、过渴、过劳者，慎用拔罐。

4.注意事项

①拔罐时不宜留罐时间过长（一般拔罐时间应掌握在10分钟以内，具体视患者情况而定），以免造成起疱（尤其是患有糖尿病者，应尽量避免起疱带来的感染）。

②若在拔罐后不慎起疱，直径在1mm内散发者（每个罐内少于3个），一般不需处理，可自行吸收；但直径超过1mm，每个罐内多于3个或伴有糖尿病及免疫功能低下者，应及时到医院处理。

③注意罐的清洁，以防止感染。

④拔罐后的8小时内，尽量不要洗澡，注意防风保暖。

（七）推拿治疗

1.适应证

骨痹好发于负重关节及活动量较多的关节，推拿手法尤其适宜于累及颈椎、腰椎、膝关节、髋关节的骨痹等，一般来说小关节不做推拿治疗，如手指、足趾关节。

2.操作方法

（1）颈部。

①治疗部位及取穴：枕后部、颈项部、肩背部；风池、颈夹脊、天鼎、肩井、天宗、阿是穴。

②常用手法：一指禅推法、按法、拔伸法、推法、拿法、按揉法、拨法、扳法。

③基本操作：患者取坐位，用一指禅推法从风池沿颈项两侧推至颈肩交界处，往返10~20遍；用按揉法按揉两侧颈肩部，以椎旁及肩部的压痛点为重点，同时配合颈部的屈伸旋转等

被动运动，运动幅度由小逐渐加大，时间5～8分钟；用拿法拿肩井，约1分钟；用指按法按天鼎、天宗及阿是穴，每穴约1分钟。

④辨证治疗。

颈型颈椎病：有颈椎错缝者，可施颈椎旋转定位扳法整复神经根型颈椎病；以轻柔一指禅推法沿放射性神经痛路线循经操作3～5分钟，缓解疼痛；做颈椎掌托拔伸法或颈椎肘托拔伸法1～2分钟，再缓慢屈伸患者颈部5～10次。

脊髓型颈椎病：常规操作中除去颈椎被动运动手法；用按揉法在下肢前侧和后侧操作6～8分钟，以松解下肢肌张力。

椎动脉型颈椎病：用拇指按揉法或一指禅推法在两颞部及前额部操作约2分钟，用力要轻柔；用扫散法操作1～2分钟；用五指拿法拿头部五经3～5分钟。

交感神经型颈椎病：用轻巧的一指禅推法或拇指拨法在颈前气管两侧循序施治3～5分钟，以刺激其深部的椎前肌群，并配合轻巧的颈部后伸运动，使痉挛的椎前肌群放松；若患者以慢性头痛为主要症状，则配合按压百会、太阳、率谷等穴各1分钟，并以一指禅偏峰推法或点按法刺激两眼眶内缘1分钟；若患者以视力降低为主要表现，则需在拔伸颈椎时适当加大颈部前屈的角度，并以一指禅偏峰推法或点按法刺激两眼眶内缘及双侧风池1分钟；若患者以胸闷、心悸为主要临床特点，则以轻柔的一指禅推法或拇指拨法沿前斜角肌、胸小肌推移到胸大肌及诸肋间隙1分钟；以掌擦法擦热左侧胸壁，配合点按内关、膻中等穴各1分钟。

（2）腰部。

①治疗部位及取穴：脊柱两旁、腰臀、双下肢后侧；环跳、承扶、殷门、委中、承山、阿是穴。

②常用手法：一指禅、按法、拔伸法、推法、拿法、按揉法、拨法、扳法。

③基本操作：患者取俯卧位。按摩法，术者用两手拇指或掌部自上面下按摩脊柱两侧膀胱经，至患者承扶改用揉捏，下抵殷门、委中、承山。推压法，术者两手交叉，右手在上，左手在下，手掌向下用力推压脊柱，从胸椎至骶椎。擦法，从背、腰至臀腿部，着重于腰部，缓解、调理腰臀部的肌肉痉挛；然后用俯卧推髋扳肩法，术者一手掌于对侧推髋固定，另一手自对侧肩外上方缓缓扳起，使腰部后伸旋转到最大限度时，再适当推扳1～3次，对侧相同。俯卧推腰扳腿法，术者一手掌按住对侧患椎以上腰部，另一手自膝上方外侧将腿缓缓扳起，直到最大限度时，再适当推扳1～3次，对侧相同。侧卧推髋扳肩法，在上的下肢屈曲，贴床的下肢伸直，术者一手扶住患者肩部，另一手同时推髋部向前，两手同时向相反方向用力斜扳，使腰部扭转，可听到或感觉到"咔嗒"响声，换体位做另一侧。侧卧推腰扳腿法，术者一手掌按住患处，另一手自外侧握住膝部(或握踝上，使之屈膝)，进行推腰牵腿，做腰髋过伸动作1～3次，换体位做另一侧。推扳手法要有步骤、有节奏地缓缓进行，绝对避免使用暴力。中央型椎间盘脱出症不适宜用推扳法。

牵抖法，患者俯卧，两手抓床头，术者双手握住患者两踝，用力牵拉并上下抖动下肢，带动腰部，再行按摩腰部。搓摇法，患者仰卧，双髋膝屈曲，术者一手扶两踝，另一手扶双膝，将腰部旋转搓动，1～2分钟。以上手法可隔日1次，10次为1个疗程。

（3）髋部。

①治疗部位及取穴：臀部、髋区、大腿后侧；秩边、承扶、殷门、居髎、环跳、阿是穴。

②常用手法：擦法、按法、推法、拿法、按揉法、拨法、扳法。

③基本操作：患者取俯卧位，髋周擦法10～15分钟，柔和渗透；点按、指揉髋周痛点及穴位，视患者病情做髋关节的各方向被动活动，但忌暴力，以患者可忍受为度。

（4）膝部。

①治疗部位及取穴：膝部、大腿前侧、小腿后侧；委中、阿是穴。

②常用手法：掖法、按法、推法、拿法、按揉法、拨法、扳法。

③基本操作：根据部位不同，患者选取适宜的姿势。取仰卧位，膝关节伸直，以掖法在髌上方操作，以指揉或掌揉法在髌下、内侧、外侧操作 15 分钟。拔伸屈膝法：患者取仰卧位，膝关节屈曲 90°左右，助手固定住大腿，医者双手握住踝关节先做对抗牵引半分钟左右，在保持牵引力的同时左右扭动 2～3 次，然后将膝关节尽量屈曲，再恢复至膝关节屈曲 90°位，可行 2～3 遍，最后一遍在保持一定牵引的情况下，助手慢慢放松，使患膝完全伸直。用拿法拿股四头肌及小腿后侧肌肉 3～5 遍，搓揉膝。推拿的 1 个疗程以 10～15 次为宜，隔 1 日或每日 1 次，疗程间宜休息 3～5 日。

3. 禁忌证

(1)开放性的软组织损伤、某些感染性运动器官病症，如骨结核、丹毒、骨髓炎、化脓性关节炎等。

(2)某些急性传染病，如肝炎、肺结核等；各种出血病，如便血、尿血、外伤性出血等。

(3)皮肤病变的局部，如烫伤与溃疡性皮炎的局部。

(4)肿瘤、骨折早期、截瘫初期。

(5)孕妇的腰骶部、臀部、腹部；女性的经期不宜用或慎用推拿。

(6)年老体弱，久病体虚，过度疲劳，过饥过饱，醉酒之后，严重心脏病及病情危重者禁用或慎用推拿。

4. 注意事项

(1)操作者的手保持清洁，经常修剪指甲，不戴饰品，以免操作时伤及受术者皮肤。

(2)治疗室要光线充足，通风保暖。

(3)选取适当的体位，注意手法持久、柔和、有力、均匀、深透、渗透的基本要求。

(4)治疗过程中，应随时观察患者对手法治疗的反应，若有不适，应及时进行调整或停止，以防发生意外事故。

(八)针刀治疗

1. 适应证

骨痹引起的各种软组织损伤，如颈椎病、腰椎间盘脱出症、骨性关节炎等肌肉、肌腱和韧带的慢性积累性损伤、肌紧张、损伤后遗症；某些脊柱相关性内脏疾病。

2. 操作方法

(1)基本操作。

①定位：由轻到重触诊病变部位，确定痛点的部位及层次，用指甲压痕或染色剂标记。

②消毒：用碘伏做局部皮肤消毒，铺无菌孔巾。

③麻醉：以皮肤标记的痛点为中心，0.25%利多卡因 2mL 局部逐层浸润麻醉，为加强患者术中对针刀操作的反应，目前临床已逐步省略此步骤，可避免过度治疗而避免损伤。

④进针：术者带无菌橡皮手套，左手拇指指端乘直按压进针点，有手持针点刺进入皮肤，穿过皮肤时针下有种空虚感，是进入脂肪层的感觉，再缓慢刺入，出现第二个抵抗感时，针尖达到筋膜表面，再用力点刺即突破筋膜进入肌肉。

⑤松解：根据治疗需要，用针刀在不同的解剖层次进行点刺、切割、剥离。如在筋膜层减张，可用针刀在筋膜表面散在点刺 3～5 针；做条索状粘连松解，可沿纵轴方向连续进行线性切割。

⑥出针：完成治疗操作后，拔出针刀的同时，用无菌敷料覆盖针孔，术者拇指端垂直按压 1～2 分钟，用创可贴或无菌纱布封闭针孔 48 小时。

(2)具体部位操作。

①项痹病(颈型颈椎病)：患者有急性损伤或慢性积累性劳损史，头多向一侧偏歪或反复

落枕，颈部活动受限，颈背部疼痛、酸胀、发僵，头颈部活动时有弹响声或钙化组织摩擦音。晨起不适感较重，颈枕部肌肉筋膜韧带附着点处多有压痛及条索状物。X线检查显示，颈椎生理曲度变小、变直或反张，项韧带可有钙化，椎体呈增生性改变。

治以舒筋活络，通痹止痛。针刀松解增生、肥厚、变性、粘连的软组织。

操作步骤：患者取坐位或俯卧位，头前屈曲30°定点。治疗点选在病变椎体上、下棘突间及两侧旁开1～1.5cm处，刀口线与脊柱纵轴平行，先切开病变椎体棘突上下缘的棘间切带，然后刺入达关节突、关节囊、刀口线与颈椎纵轴平行，针体垂直于皮肤，刺破深筋膜，刀口线调转90°，纵切3～5刀出针。如横突结节有损伤点，针刀刀口线与颈椎纵轴平行，针体垂直于横突后结节外侧面，针刺到达骨而后将刀口线调转90°，在横突末端上、下边缘处松解3～5刀，松开部分横突表面的深筋膜，出针后用无菌敷料按压针孔1～2分钟，封闭针孔。

注意事项：针刀在颈部刺离松解治疗时，必须熟悉解剖位置，不可刺入过深，切忌损伤椎动脉和脊髓；摸索进针，小心剥离。

②肩胛提肌劳损：患者长期低头，有急性损伤史或慢性劳损史；肩胛提肌在颈2至颈3横突的起点或肩胛骨止点处疼痛，肩胛提肌紧张，以上部位可有压痛点，尤以肩胛骨内上角压痛显著；上肢后伸，并将肩胛上提或内旋，引起疼痛加剧，或不能完成此动作。颈、肩胛骨X线检查可排除骨性异常。

治以理筋减张，解痉止痛，对肩胛提肌起止点，采取减少张力为主、分离粘连为辅的针刀微创松解术。

操作步骤：患者取俯卧位或坐位头部微前曲。如压痛点在肩胛骨内上角的边缘，将刀口线方向和肩胛提肌纵轴平行，针体和背平面成90°角刺入，达肩胛骨面，先纵行剥离。后将针体倾斜，使其和肩胛骨平面成130°角，刀刃在肩胛骨边缘骨面上做纵向切开剥离，1～2次即可出针。如压痛点在颈椎棘突旁，即在棘突旁压痛点处进针刀，刀口线方向和颈椎纵轴平行，达到深筋膜层。点刺3～5次后，出针，无菌敷料按压针孔1～2分钟，术毕，医生一手压住患侧肩部。一手压于患侧枕部，牵拉肩胛提肌1～2次。

注意事项：针刺范围不能过大，在肩胛骨内上角进针刀时，肩胛骨缘较表浅，应紧贴骨面延长，不能过深，防止超过肋间误入胸腔；操作要轻柔，同时注意患者感觉。

③肩凝症（肩关节周围炎）：患者以40岁以上女性多见，多无外伤史（有外伤史者多为肩部肌肉陈旧性损伤）。肩部疼痛，一般时间较长，且为渐进性；肩部活动时，出现明显的肌肉痉挛，肩部外展，后伸时最为明显，梳头试验阳性。X线检查有时可见骨质疏松、冈上肌腱钙化或大结节处有高密度影。

治以舒筋活络，通痹止痛，对肩关节周围痛点进行减张止痛，对局部形成的条索、结节样结缔组织增生粘连进行松解。

操作步骤：患者取坐位或俯卧位，用针刀在喙突处喙肱肌和肱二头肌短头附着点、冈上肌抵止端、肩峰下滑囊、冈下肌和小圆肌的抵止端，分别做切开剥离或纵行疏通剥离，在肩峰下滑囊做通透剥离。如肩关节周围尚有其他明显压痛点，可以在该压痛点上做适当的针刀松解，出针后无菌敷料，按压针孔1～2分钟。术后第2日热醋熏洗患肩，并服中药局方五积散加制乳香、制没药、炒薏米等。5日后，如未愈，再进行1次针刀治疗，5次为1疗程。

注意事项：在喙突处治疗时，要摸准喙突尖，指切进针，避免损伤神经血管，冈上肌进针点要避开冈上切迹，防止伤及肩胛上神经，在肱骨结节间沟治疗时，刀口线应平行于肱二头肌长头肌腱方向将粘连松解，勿横向切制。针刀治疗后，患者在术后当日即可开始进行爬墙、体后拉手等功能锻炼。

④腰痛病（第三腰椎横突综合征）：患者有外伤或劳损史。腰痛或向臀部放射，弯腰后直起困难，不能久坐、久立，严重时行走困难，在第三腰椎横突尖部单侧或双侧有敏感局限性

的压痛点，位置固定不移，且可触到较长的横突。弯腰试验阳性。

治以活血化瘀，舒筋通络。针刀松解第三腰椎横突尖部的高应力纤维，使第三腰椎横突末端力学平衡得到恢复。

操作步骤：患者取俯卧位。在发作期和缓解期均可用针刀治疗，在第三腰椎横突尖部（即压痛点处）常规消毒，以刀口线和人体纵轴线平行刺入。当针刀刀口接触骨面时，用横行剥离法，感觉肌肉和骨端之间有松动感时出针，以棉球压迫针孔1~2分钟，一般1次治疗即可痊愈，如1次还没有完全治愈，尚存余痛，在5日后再做1次，最多不超过3次。

注意事项：操作时刀口不能离开横突骨面，以防过深误伤腹腔脏器。

⑤膝痹病：膝痹病相当于膝骨关节炎。常见于中老年人，一般都有典型的膝半蹲位受伤或反复劳损史。髌骨周围压痛，髌骨活动度小，股四头肌萎缩，屈伸受限，伸膝抗阻力试验阳性，单足半蹲试验阳性，髌骨研磨试验阳性，叩髌试验阳性。少数患者可有关节积液，浮髌试验阳性。脂肪垫增生肥厚而伴压痛、挤压痛及膝过伸痛。X线检查显示膝关节间隙变窄。软骨下骨硬化及囊样变或关节内有游离体，关节边缘增生明显。

治以舒筋通络，活血导滞、对髌骨周围软组织痛点及肌腱附着点处的增生肥厚部位松解减张，恢复膝关节的动态稳定。

操作步骤：患者仰卧位，屈膝90°，令足底放平于治疗床上，膝部痛点定位。髌骨周围的痛点和压痛点都是软组织损伤的病变部位，也是针刀治疗点。伴有髌前皮下滑囊炎者，用针刀将此滑囊的纤维层切开剥离即可，髌内外侧支持韧带痛点均在髌骨两侧边缘，用切开松解术即可。

3. 禁忌证

(1) 严重内脏疾病或体质虚弱不能耐受针刀治疗者。

(2) 全身或局部患有急性感染性疾病者。

(3) 施术部位有重要神经血管或有重要脏器而施术时无法避开者。

(4) 凝血机制不良或有其他出血倾向者。

(5) 高血压且情绪紧张者。

4. 注意事项

(1) 手法操作准确。由于小针刀疗法是在非直视下进行操作治疗，如果对人体解剖特别是局部解剖不熟悉，手法不当，容易造成损伤，因此医生必须做到熟悉欲刺激穴位深部的解剖知识，以提高操作的准确性和提高疗效。

(2) 定位准确。选择阿是穴作为治疗点的，一定要找准痛点的中心进针。进针时保持垂直（非痛点取穴可以灵活选择进针方式），如偏斜进针易在深部错离病变部位，易损伤非病变组织。

(3) 注意无菌操作。特别是做深部治疗以及重要关节（如膝、髋、肘、颈等部位的关节）深处切测时，尤当注意。必要时可在局部盖无菌洞巾，或在无菌手术室内进行。对于身体的其他部位只要注意无菌操作便可。

(4) 进针要速而捷。这样可以减轻进针带来的疼痛。在深部进行铲剥、横剥、纵刺等法剥离操作时，手法宜轻，不然会加重疼痛，甚或损伤周围的组织。在关节处做纵向切剥时，注意不要损伤或切断韧带、肌腱等。

(5) 术后处理要妥当。术后对某些创伤不太重的治疗点，可以做局部按摩，以促进血液循环和防止术后出血粘连。

(6) 注意术后随访。针刀对于部分病例短期疗效较好，一般可维持1~2个月或更长时间，但病情易反复，疼痛复发，又恢复原来疾病状态，尤其是负荷较大的部位，如膝关节、肩肘关节、腰部等。应注意下述因素：患者的生活习惯、走路姿势、工作姿势等可造成复发；手术解除了局部粘连，但术后创面因缺乏局部运动又造成粘连；局部再次遭受风、寒、湿邪的侵袭所致。因此，生活起居尤当注意。

（九）牵引

1. 适应证

（1）牵引主要适应的群体有轻度颈椎病，颈椎间盘突出症，颈椎生理曲度改变，年龄 18 岁以上（年龄过小骨骼尚未发育完全），无严重骨质疏松，椎动脉狭窄；初次发作并且病程较短的患者，一般病程不超过 6 个月。

（2）病程虽长（超过 6 个月），但病状及体征较轻者。

（3）由于其他疾病而不宜施行手术者，轻中度的腰椎间盘突出症，胸腰椎关节突关节紊乱，退行性病变引起的腰痛，神经根粘连，神经根关节卡压，滑膜嵌顿，腰椎假性滑脱，早期强直性脊柱炎。

2. 操作程序

仪器设备：电动牵引装置或机械牵引装置。

牵引体位：根据患者病情和治疗需要，选择坐位或仰卧位。

颈椎的角度：通常在中立位到 30°颈屈位范围内，上颈段病变牵引角度可小些，下颈段病变牵引角度可大些。

应用模式：可选择持续牵引或间歇牵引，具体可根据患者病情需求选择，通常间歇牵引可使患者更为舒适些。

牵引力量：牵引力量应在患者可以适应的范围，通常以患者体重的 7%为牵引首次力量，适应后逐渐增加。常用的牵引力量范围在 6～15kg。

治疗时间：大多数为 10～30 分钟。

频度和疗程：频度 1 次/日或 3～5 次/周，疗程为 3～6 周。

3. 操作方法

（1）颈部牵引适应于颈部肌肉疼痛导致的痉挛，颈椎退行性疾病，颈椎椎间盘突（膨）出，颈脊神经根受刺激或压迫，椎间关节囊炎，颈椎失稳症和寰枢椎半脱位等。

基本操作：治疗前明确牵引首次重量；根据处方选择患者舒适、放松的体位，如坐位、仰卧位等；根据处方确定患者颈部屈曲角度；牵引带加衬，使患者更为舒适，且使牵引力量作用于患者后枕部而非下颌部；将牵引带挂于牵引弓上。

治疗中设定控制参数，包括牵引力量、牵引时间、牵引方式、间歇牵引时的牵引、间歇时间及其比例；治疗调整：每次牵引后，可根据患者牵引后的症状、体征的改变，相应调整牵引体位、角度、力量和时间。

治疗后牵引绳完全放松，所有参数回零后关机；卸下牵引带；询问患者牵引效果及可能的不适，记录本次牵引参数，以作为下次治疗的依据。

（2）腰椎牵引。

基本操作：一般采用仰卧屈髋屈膝体位，可尽量减小脊柱应力。牵引力通常以自身体重的一半作为起始牵引重量，根据情况逐步增加，最多可加至相当于患者体重。以间断性牵引为主，每次牵引持续 20～30 分钟，每日牵引 1～2 次，15～20 日为 1 疗程。

牵引效果主要由牵引的角度、时间和重量等因素决定。如主要作用于下颈段，牵引角度应稍前倾，可在 15°～30°之间；如主要作用于上颈段或寰枢关节。则前倾角度应更小或垂直牵引，同时注意结合患者舒适度来调整角度。间歇牵引的重量可以其自身体重的 10%～20%确定，持续牵引则应适当减轻，以初始重量较轻，以后逐渐增加为好。牵引时间以连续牵引 20 分钟，间歇牵引 20～30 分钟为宜，每日 1 次，10～15 日为 1 疗程。多数用连续牵引，也可用间歇牵引或两者相结合。

4. 禁忌证

(1)颈椎牵引禁忌证：颈椎病伴严重心脑血管疾病者；颈椎严重退行性改变，骨桥形成的患者；颈椎管骨性狭窄超过1/2的患者；严重骨质疏松、椎动脉狭窄患者；年龄低于18岁者；颈椎骨折和椎体滑脱的患者；椎动脉型颈椎病患者；椎管狭窄者；寰枢关节错位者；脊髓型颈椎病者；颈椎体滑脱者。

(2)腰椎牵引禁忌证：中央型腰椎间盘突出，患者双下肢疼痛、麻木，伴有大小便功能障碍及鞍区麻木者；腰椎间盘突出症合并腰椎峡部不连或伴有滑脱者；腰椎间盘突出症伴全身明显衰弱的患者，如心血管、呼吸系统疾病，心肺功能较差的患者；腰椎间盘突出症的孕妇及妇女在月经期者；腰椎结核、腰椎肿瘤、急性化脓性脊柱炎、腰椎峡部不连、严重腰椎滑脱、椎弓根断裂者；既往有腰椎手术史、股骨头坏死、体质虚弱或过度疲劳者；较重度骨质疏松症、脊柱畸形及伴有严重的心、肺、肝、肾疾病或有危险证候的患者。

5. 注意事项

(1)患者牵引前应取下耳机、助听器、眼镜等影响治疗的物品；牵引中应尽可能使颈部及全身放松；如果出现不良反应，应及时报告。

(2)术者熟悉牵引装置的性能，要掌握好颈椎牵引的顺序、牵引的力度，做好牵引前的准备工作。应充分注意个体差异，治疗时密切观察患者状况，根据实际情况做必要的调整，预防不良反应。

(3)一般身体整体状况好、年轻者，重量可大些；体弱、老年人，牵引的时间要短些，重量也要轻些。

(4)首先排除牵引禁忌证，在明确诊断后确需牵引的，在无危险及方向明了的情况下选择牵引。

(5)牵引前要使病患处肌肉筋腱放松，如采用局部按摩、拔火罐、热敷、烤电后，使病患处气血畅通无僵硬感再实施腰牵。急性腰椎间盘突出症应经消炎、活血、脱水治疗后，病情逐渐稳定再选择腰牵。在选择牵引拉力时一定要慎重，从小量开始，若把握不住重量，有可能造成马尾损伤和牵引后突出物增大。

(6)枕颌吊带柔软，捆绑合适：腰椎牵引需胸围捆绑和腰围捆绑，捆绑固定后上下或一侧用力使胸腰分离，以达到牵拉复位的目的。捆绑时一定要松紧合适，如捆绑过紧而增加患者痛苦使肌肉产生紧张，再用力牵引患者会出现胸痛、胸闷气短、胸壁挫伤、肋骨骨折，或牵引后腰背区肌肉酸困疼痛等症状，致使治疗后病情不轻反重，弄巧成拙。捆绑时左右两侧力量一定要平衡均匀，否则会造成腰椎侧弯。

(7)牵拉时力量要均匀，循序渐进，不论快牵还是慢牵都要以患者舒适为度，牵引力不能过大。若牵拉中腰痛或下肢疼痛加重，则停止牵引，应改变牵引方式(俯卧位换仰卧位)或另图他策。

(8)牵引后应让患者充分卧床休息，减少负重低头、弯腰等剧烈动作，活动时应颈围、腰围固定。

(十)蜡疗

1. 适应证

主要适用于寒湿瘀血阻络的骨痹患者，红肿热痛症状明显的患者不宜应用。蜡疗通过提升皮肤局部温度，增进血液循环，提高细胞膜的透通性，进一步起到镇痛与解痉作用，温度范围选择40～50℃。

2. 操作方法

治疗前，将石蜡块加热使之完全熔化，达80℃以上，备用。

(1)蜡饼法。

①将加热后完全熔化的蜡液倒入木盘或搪瓷盘、铝盘中，使蜡液厚 2～3cm，自然冷却至石蜡初步凝结成块(表面 45～50℃)。

②患者取舒适体位，暴露治疗部位，下垫棉垫与塑料布。

③用小铲刀将蜡块从盘中取出，敷于治疗部位，外包塑料布与棉垫保温。

④每次治疗 20～30 分钟。治疗完毕，打开棉垫、塑料布，取出冷却的蜡块并擦去患者皮肤上的汗和蜡块上所沾的汗，把蜡块放回蜡槽内。

⑤治疗每 1～2 日 1 次，15～20 次为 1 疗程。

(2)浸蜡法。

①将加热后完全熔化的蜡液冷却到 55～60℃，留置于熔蜡槽或倒入搪瓷盆(筒)中。

②患者取舒适体位，暴露治疗部位。

③患者将需治疗的手(足)涂上一层凡士林后。浸入蜡液后立即提出，蜡液在手(足)浸入部分的表面冷却，形成一薄层蜡膜，如此反复浸入、提出多次，再次浸蜡时蜡的边缘不可超过第一层蜡膜边缘，直到体表的蜡层厚达 0.5～1cm，成为手套(袜套)样，然后再持续浸于蜡液中。

④每次治疗 20～30 分钟，治疗完毕，患者将手(足)从蜡液中提出，将蜡膜层剥下，擦去患者皮肤上的汗，把蜡放回蜡槽内。

⑤治疗每 1～2 日 1 次，15～20 次为 1 疗程。

(3)刷蜡法。

①将加热后完全熔化的蜡液冷却到 55～60℃，留置于熔蜡槽或倒入搪瓷盆(筒)中。

②患者取舒适体位，暴露治疗部位，用药酒涂擦患处。

③操作者用排笔浸蘸蜡液后在治疗部位皮肤上涂刷，或用长勺舀取蜡液淋浇患处，使蜡液在皮肤表面冷却凝成一薄层蜡膜，如此反复涂刷，直到蜡厚 1～2cm 时，用塑料布、棉垫包裹保温。

④每次治疗 20～30 分钟。治疗完毕，将蜡块取下，将蜡膜层剥下，用毛巾擦去患者皮肤上的汗和蜡块上所沾的汗，把蜡块放回蜡槽(盆)内。

⑤治疗每 1～2 日 1 次，15～20 次为 1 疗程。

3. 禁忌证

虚弱高热、恶性肿瘤、活动性肺结核、有出血倾向的疾病、重症糖尿病、甲状腺功能亢进症、慢性肾功能不全、感染性皮肤病患者及孕产妇、婴儿。

4. 注意事项

(1)准确掌握蜡的温度、蜡垫，应以其接触皮肤表面温度为准；涂刷时要均匀，动作要迅速，否则容易流出而烫伤皮肤或损伤衣物。

(2)若治疗时患者有疼痛感，应立即检查；做蜡疗时必须先向患者交代清楚；再次浸入蜡液时，不得超过第一层蜡膜的边缘，以免灼伤皮肤。

(3)蜡垫冷却后变硬，应轻拿轻放，防止碰撞或用力折叠，以免蜡垫破裂。加温后要先擦净蜡垫表面水分，再行治疗。

(4)在治疗过程中。必须注意观察和询问患者治疗部位的皮肤情况，如发现有皮疹，应立即停止治疗。其原因多见于蜡质不纯或变质(如高温后引起氧化)，也有对胶布(或油布)过敏者，应酌情处理。

第六章　骨伤科疾病的针灸治疗

一、颈椎病

颈椎病又称颈椎综合征，是由于颈椎间盘退行性改变、颈椎骨质增生以及颈椎部损伤等原因引起脊柱内外平衡失调，刺激或压迫颈神经根、椎动脉、脊髓或交感神经而引起的一系列临床症状。本病是中老年人的常见病、多发病。颈椎椎间盘的退变是引起颈椎病的内因，颈椎的急性外伤或慢性劳损是引起颈椎病的外因，某些颈椎先天性畸形也可导致颈椎病。

(一)诊断

1. 临床表现

(1)颈型颈椎病。

①早期的颈椎病，增生一般发生在颈 5 以上，可见颈项、肩背的痉挛性疼痛，颈部活动受限，当转动颈部时，通常借助身体代偿转动。

②急性期过后，时常感到颈肩和上背部疼痛，颈部有疲劳感，不能长时间伏案工作；可有头痛、后枕部疼痛及上肢无力；晨起颈项部僵硬发紧、活动受限，反复出现"落枕"现象。

(2)神经根型颈椎病。

①颈枕部或肩背部呈阵发性或持续性的隐痛或剧痛。

②增生一般发生在颈 5 以下，受刺激或压迫的颈脊神经其走行方向有烧灼样或刀割样疼痛，伴针刺样或电击样麻感。受累脊神经在相应棘突旁有压痛，并可向上肢放射。

③当颈部活动、腹压增高时，上述症状会加重。

④颈部活动受限、僵硬，可呈强迫体位。或颈呈痛性斜颈畸形。

⑤患侧上肢发沉、无力，握力减弱或持物坠落。受累神经支配的肌力减弱，重者出现肌肉萎缩。

(3)脊髓型颈椎病。

①颈部症状轻微或无症状。

②以慢性进行性四肢瘫痪为特征，早期双侧或单侧下肢麻木、疼痛、僵硬、无力，步态笨拙、走路不稳或有踏棉花感。

③后期出现一侧或双侧上肢麻木、酸胀、烧灼、疼痛、发抖或无力感，精细活动失调，握力减退。

④严重者可见四肢瘫痪、小便潴留或失禁。

(4)椎动脉型颈椎病。

①大多数患者出现眩晕，可伴有复视、眼震、耳鸣、耳聋、恶心、呕吐、血压升高等症状，头部活动到某一位置时而诱发或加重。

②肢体突然失去支撑而猝倒，猝倒时尚能保持头脑清醒。

③头痛多位于枕部、枕顶部或颞部，多呈跳痛。

④可有肢体麻木，感觉异常，还可出现失音、声嘶、吞咽困难等症状。

⑤颈部肌肉发僵、活动受限及枕部、项韧带部位有压痛，触之常有局部增厚及摩擦感。

(5)交感神经型颈椎病。

①头痛或偏头痛，头沉或头晕，枕部痛。

②心跳加快或缓慢，或有心前区疼痛。

③肢体发凉、局部皮温降低，肢体遇冷时有刺痒感，继而出现红肿、疼痛加重，或指端

发红、发热、疼痛或痛觉过敏。

④伴有耳鸣、耳聋等。

(6)混合型颈椎病：是指同时出现两型或两型以上症状者。

2. 检查

(1)颈型颈椎病。

①颈部肌肉痉挛，肌张力增高。

②颈项部有广泛压痛，斜方肌、冈上肌、菱形肌、大小圆肌等部位有压痛点，可触及棘上韧带肿胀、压痛及棘突移位。

③椎间孔挤压试验阳性。

④X 线检查可见颈椎生理曲度变直、反弓畸形，有轻度骨质增生。

(2)神经根型颈椎病。

①在病变节段间隙、棘突旁及其神经分布区可出现压痛。

②生理前凸减少或消失，脊柱侧凸。

③颈部肌肉张力增高，棘突旁有条索状或结节状反应物。

④椎间孔挤压试验、压顶试验阳性。

⑤臂丛神经牵拉试验阳性。

⑥X 线检查显示椎间隙变窄，椎间孔有骨刺突出并狭小等。

(3)脊髓型颈椎病。

①肢体张力增高，肌力减弱。

②肱二、三头肌肌腱及膝、跟腱反射亢进，同时还可出现髌阵挛和踝阵挛。

③腹壁反射和提睾反射减弱。

④霍夫曼氏征和巴宾斯基征阳性。

⑤X 线检查显示椎体后缘骨质增生。

⑥CT 或 MRI 检查颈椎段硬脊膜受压变形。

(4)椎动脉型颈椎病。

①有病变节段横突部压痛。

②颈椎旋转到一定的方位即出现眩晕，改变位置时，症状多可消失。

③X 线检查显示钩椎关节侧方或后关节部骨质增生，椎间孔变小。

④椎动脉造影可见椎动脉扭曲、狭窄或中断状。

⑤TCD(经颅彩色多普勒超声)检查显示椎—基底动脉供血不足。

(5)交感神经型颈椎病。

①颈 5 椎旁压痛。

②X 线检查显示椎体和钩椎关节骨质增生。

(二)鉴别诊断

1. 颈型颈椎病

(1)颈部风湿病：有颈肩上肢以外多发部位的疼痛史，无放射性疼痛，无反射改变，麻木区不按脊神经根节段分布，该病与天气变化有明显关系，服用抗风湿类药物症状可缓解。

(2)落枕：起病突然，颈项强痛，活动受限明显，无手指发麻症状，以往无颈肩症状。

2. 神经根型颈椎病

(1)颈部风湿病：同上。

(2)落枕：同上。

(3)前斜角肌综合征：颈项部疼痛，前斜角肌痉挛发硬，患肢有放射痛和麻木触电感；肩部下垂时症状加重，肩上举时症状可缓解，艾迪森氏试验阳性。

(4)肩周炎：无上肢的放射性疼痛，疼痛不按神经走向分布，患侧上肢可发生运动功能障碍，是主动运动与被动运动均受限，颈椎间孔挤压试验、臂丛神经牵拉试验均呈阴性。而神经根型颈椎病患者是患侧上肢主动运动受限，而被动运动不受限。

3. 脊髓型颈椎病

(1)颈脊髓肿瘤：颈、肩、枕、臂、手指疼痛或麻木，同侧上肢为下运动神经元损害，下肢为上运动神经元损害。症状逐渐发展到对侧下肢，最后到达对侧上肢。压迫平面以下显示椎间孔增大、椎体或椎弓破坏。造影片示梗阻部造影剂是"倒杯状"。

(2)脊髓粘连性蛛网膜炎：可有脊神经感觉根和运动根的神经症状，也可有脊髓的传导束症状。腰椎穿刺，脑脊液呈不全或完全梗阻现象。脊髓造影，造影剂通过蛛网膜下腔困难，并分散为点滴延续的条索状。

(3)脊髓空洞症：好发于20～30岁的年轻人，痛觉与其他深浅感觉分离，尤以温度觉的减退或消失较为突出。

4. 椎动脉型颈椎病

(1)梅尼埃病：平时可无症状，常因劳累、睡眠不足、情绪波动而发作，多为女性。其症状有发作性眩晕、头痛、恶心、呕吐、耳鸣、耳聋、眼球震颤等症。

(2)位置性低血压：患者突然改变体位时，尤其从卧位改为立位时，突然头晕，而颈部缓慢活动都无任何表现。

(3)内听动脉栓塞：突发耳鸣、耳聋及眩晕，症状严重且持续不减。

5. 交感神经型颈椎病

(1)心绞痛：有冠心病史，发作时心前区剧烈疼痛，伴胸闷、气短、出冷汗，心电图有异常表现。含服硝酸甘油片有效。

(2)神经官能症或自主神经紊乱症：X线检查显示颈椎无改变，神经根、脊髓无受累现象。使用调节植物神经类药物有效。对此患者需长期观察，以防误诊。

(三)治疗

治法：疏经通络、活血化瘀、解痉止痛、理筋整复。

1. 针灸治疗

(1)主穴：风池、颈部夹脊穴、天柱、大椎、后溪。

(2)配穴：颈型配风府、合谷、列缺；神经根型配肩井、曲池、外关、合谷；椎动脉型及交感神经型配百会、完骨、内关；脊髓型配悬钟等。

(3)操作：采用泻法或平补平泻法。

(4)方义：天柱穴可疏通太阳经气，风池、颈夹脊、大椎调畅局部经气，使气血通利，后溪穴疏导远部经气。

2. 推拿治疗

(1)部位及取穴：颈肩背及患肢，太阳、百会、风府、风池、缺盆、肩井、天宗、极泉、曲池、手三里、小海、合谷等。

(2)手法：滚法、拿法、捏法、点揉法、拔伸法、扳法、搓法、抖法、拍法、颈部的被动运动等。

(3)操作：患者取坐位。医者用滚法放松患者颈、肩背部的肌肉5分钟左右。用拇指、示指、中指三指拿捏颈项两旁的软组织，由上而下操作3分钟左右。拿风池穴1分钟左右，以有酸胀感并向头顶放散为佳。点揉太阳、百会、风府、肩井、天宗、曲池、手三里、合谷穴，每穴约1分钟，以局部有酸胀感为度。弹拨缺盆、极泉、小海穴，每穴约1分钟，以患者手指有触电样感为宜。医者两前臂尺侧放于患者两肩部并向下用力，双手拇指顶按在风池穴上方，其余四指及手掌托住下颌部，医者双手向上用力，前臂与手同时向相反方向用力，把颈牵开，持续约半分钟；接上势，边牵引边使头颈部前屈、后伸及左右旋转，其活动度由小逐渐加大，当达到最大限度时结束，反复 5 次。有颈椎棘突偏歪者，可施以颈部斜扳法或颈椎旋转定位扳法。用拍法拍打肩背部和上肢，约 1 分钟。搓患肢，约 1 分钟。抖上肢，约半分钟。

3. 其他治疗

(1)刺络拔罐在患侧颈背部选压痛点，皮肤针叩刺出血，加拔火罐。

(2)穴位注射法选局部压痛点，注射当归注射液或 0.5%普鲁卡因注射液，每次注射 1mL，隔日 1 次。

(四)功能锻炼

1. 颈部后上伸展法

又称犀牛望月势。深吸气时头颅向左后上方尽量旋转，双目视左后上天空，呼气时头颅还原，然后深吸气时再使头颅向右后上方尽量旋转，两目视向右后上天空，方法同前。反复 7～8 次。

2. 环绕颈项

又称金狮摇头势，头颈先向左环绕一周，再向右环绕一周，反复 7～8 次。

(五)注意事项与按语

(1)在使用扳法时，动作应缓慢，切忌暴力、蛮力和动作过大，以免发生意外。脊髓型颈椎病或严重骨质疏松或颈枕滑脱者，禁用扳法。

(2)低头位工作不宜太久，需坚持做颈部功能锻炼。

(3)注意颈肩部保暖，预防感冒。

(4)睡眠时枕头高低和软硬要适宜。

(5)神经根型颈椎病炎性反应较重者，可配合静脉滴注消炎脱水药物治疗。

(6)颈椎病患者在发病后，如果能得到合理恰当的针灸推拿治疗，配合相应的功能锻炼，并注意自我保护，一般情况下预后良好。

(7)脊髓型颈椎病若出现痉挛性瘫痪和排便障碍时，以及骨质增生严重使椎间孔狭小、神经根受压不能缓解者，可考虑手术治疗。

(8)神经根型、椎动脉型和交感型颈椎病如未经正规治疗而发展，会严重影响患者的生活和工作。

二、落枕

落枕是指因劳累、扭挫、牵拉、睡卧姿势不适或受寒等原因而引起的颈部某些肌肉的痉挛、肌张力骤然增高所致的以颈部僵硬、活动受限为主要临床表现的病症，中医学称为"失枕"。本病多发于青壮年，冬春季多发。成年人若反复发作者，常是颈椎病的前驱症状。本病多因卧姿不当或急性损伤或外感风寒所致。

(一)诊断

1. 临床表现

(1)颈项强痛常发生在起床后。

(2)颈部活动困难，头部常呈强迫体位，当转动颈部时，通常借助身体代偿转动。

(3)被动活动颈部可诱发疼痛或使疼痛加剧。

2. 检查

(1)颈活动受限：颈部呈僵硬态或歪斜，活动受限往往限于某个方位上，强行被动活动，则加重疼痛。

(2)肌痉挛伴压痛：胸锁乳突肌、斜方肌及肩胛提肌发生痉挛。胸锁乳突肌痉挛者，在胸锁乳突肌处有压痛明显的结节或条索状物；斜方肌痉挛者，在锁骨外 1/3 处或肩井穴处或肩胛骨内侧缘有压痛明显的结节或条索状物；肩胛提肌痉挛者，在上 4 个颈椎横突上和肩胛骨内上角处有明显压痛的结节或条索状物。

(3)可触及棘突偏移，或有棘突间隙的改变。

(4)颈椎 X 线检查：多无特殊改变，偶见颈椎生理曲度减小、椎体增生等。

(二)鉴别诊断

1.寰枢关节半脱位

临床表现为颈项疼痛、僵直，颈椎旋转活动严重受限。往往有外伤史，可经颈椎张口位片证实。

2.颈椎病

反复落枕，起病缓慢，病程长。因颈椎退变和劳损受凉而引起，常伴有椎间隙狭窄，骨质增生。可经颈椎 X 线检查证实。

3.颈椎结核

有结核病史和全身体征，如低热、消瘦、盗汗等，多发于儿童及青壮年，可经颈椎 X 线检查证实。

(三)治疗

治法：舒筋活血，解痉止痛，理筋整复。

1.针灸治疗

(1)主穴：落枕穴、阿是穴、后溪、悬钟。

(2)配穴：恶寒头痛配风池、合谷、列缺；肩痛配肩髃、外关；背痛配肩外俞、天宗；脊髓型配悬钟等。

(3)操作：毫针刺用泻法。

(4)方义：落枕穴是治疗本病的经验穴；手太阳、足少阳经循行于颈项侧部，取两经俞穴后溪、悬钟，与局部阿是穴合用，远近配穴可疏调颈项部经络气血，舒筋通络止痛。

2.推拿治疗

(1)部位及取穴：颈项部，风池、风府、肩井、天宗、肩外俞、阿是穴等。

(2)手法：滚法、揉法、点揉法、拿法、推法、拔伸法、扳法、擦法、按揉法等。

(3)操作：患者坐位。医者用轻柔的滚法、揉法在患侧颈项及肩部施术 3～5 分钟。用三指或五指拿颈椎棘突旁的软组织，以患侧为重点部位，往返操作 3 分钟左右。点揉风池、风府、肩井、天宗、肩外俞穴，每穴 1 分钟左右，以酸胀为度。用按揉法按揉紧张的肌肉约 3 分钟。用掌根推患侧斜方肌，反复 5 遍。用拇指推患侧桥弓穴，反复 20 遍。嘱患者自然放松颈项部肌肉，医者一手持续托起其下颌，另一手扶持后枕部，使颈略前屈，下颌内收，双手同时用力向上提拉，维持牵引力量半分钟左右，并缓慢左右旋转患者头部 3～5 次。作颈部斜扳法，左右各扳动 1 次。以小鱼际擦患部，以透热为度。

3.其他治疗

(1)拔罐：在患侧颈背部行闪罐法，沿肌肉走行拔罐。

(2)耳针：选取颈椎、肩、枕、神门。每次取 2～3 穴，毫针刺，中等强度刺激，持续运针，嘱患者慢慢活动颈部。

（四）功能锻炼

待患者颈部疼痛减轻后，适当进行颈部的功能锻炼。具体参照颈椎病中的功能锻炼法。活动速度不宜过快，活动幅度由小到大逐渐进行。早晚各 1 次，每次约 10 分钟。

（五）注意事项与按语

(1)合理用颈，注意颈项保护，可减少复发机会。

(2)经常发生落枕的患者，睡卧时垫枕高低要适当，并注意颈项部的保暖。

(3)坚持做颈部的功能锻炼。

(4)落枕是临床常见症状，常因睡眠时头部姿势不良，加之感受寒凉而发病。针灸推拿治疗本病，大多疗效显著，一般 1～2 次即可痊愈。

(5)针灸治疗本病时配合颈项部的活动，则效果更佳；推拿治疗本病过程中，手法宜轻柔，忌用强刺激手法，作颈部斜扳法时注意力度和幅度，不可强求关节弹响，以免发生意外。

三、胸椎后关节紊乱

胸椎后关节紊乱又称"胸椎后关节错缝""胸椎小关节紊乱"，多因突然的外力、体位变换、扭转，使后关节不能承受所分担的拉应力和压应力时，引起胸椎关节突关节、肋椎关节和肋横突关节发生急性错缝病变。关节紊乱影响相应节段神经和交感神经所支配的组织器官功能，出现以背部牵掣作痛、胸闷、胸背部压迫堵塞感、脏器功能失调为主的一系列临床证候群。

（一）诊断

1.临床表现

(1)多有长期不良姿势、背部受到挤压或用力不当的扭挫伤史。

(2)胸背疼痛，痛连胸前，牵掣颈肩背作痛，胁肋部疼痛不适，胸闷、胸背部压迫堵塞感，入夜翻身困难，以及相应脊神经支配区域组织的感觉和运动功能障碍。早期背部板滞酸痛，有背负重物之感，后症状逐渐加重，坐卧不宁，常在行走、咳嗽、喷嚏时疼痛剧烈，活动受限。慢性者与天气变化、过度疲劳有关。如伏案工作稍久，背部掣痛压迫难忍，患者自做挺胸后伸活动可感到轻松。

2.检查

(1)患椎及其临近胸椎棘突表面或棘间韧带处可触及压痛或深压痛，患椎处有筋结或条索状物等，部分患椎棘突隆起或偏歪或痛处有明显叩击痛。

(2)辅助检查：X 线检查可见患椎棘突偏歪改变，并可排除胸椎的其他疾病。

（二）治疗

治法：疏经通络，行气活血，理筋整复。

1.针灸治疗

(1)主穴：肺俞、心俞、膈俞、肝俞等。

(2)配穴：气滞血瘀者，加气海；肝肾亏虚者，加涌泉。

(3)操作：毫针刺，每日 1 次，每次留针约 30 分钟。

(4)方义：肺俞宣肺行气，膈俞、肝俞疏肝理气、活血通络，心俞活血以养心。

2.推拿治疗

(1)部位及取穴：胸椎及其两侧骶棘肌部。

(2)手法：推法、按揉法、擦法、拨法、按法、压法、拍法、叩法、擦法。

(3)操作：患者俯卧位。医者在胸椎两侧骶棘肌处施以轻柔的推法、掌根按揉法、擦法，使痉挛的肌肉得以松弛，时间约 5 分钟。沿胸椎棘突两旁，以错位节段为中心，用拨法对椎旁上下软组织松解 5 分钟左右。有选择地使用以下整复手法之一。

①俯卧推按法：患者俯卧位，自然放松。医者站立于患者患侧，右手掌根按压患椎棘突，左手掌置于右手掌背上，嘱患者深呼吸，医者两手掌根随呼气渐用力下按至最低点，于呼气末，右手掌根向下方再给予一小幅度冲压，能感到胸椎移动并常可闻及弹响。此法适用于中上段胸椎的调整。

②旋转按压法：患者俯卧位，自然放松。医者站立于患者患侧，一手掌根按压患椎健侧关节突关节，另一手掌根按压患侧上一或下一节段的关节突关节，然后按分、旋、压三要点完成。分：医者两手掌根与脊柱成垂直方向相对用力；旋：医者两手掌根以按患侧上一节段手势的，给与轻巧的逆时针方向旋转用力，下一节段手势操作医者需调换左右手，给与轻巧的顺时针方向旋转用力；压：医者两手掌根向患者脊柱的左前下和右前下方向相对按压用力，三步动作一气呵成。可随患者深呼吸动作，医者两手掌根随呼气渐用力，于呼气末时完成，此时可闻及关节整复的响声。此法适用于全段胸椎的调整。

然后医者在胸椎两侧骶棘肌处施以轻柔的推法、按揉法、擦法等，时间 3～5 分钟。最后以拍法、叩法、擦法等结束。

3. 其他治疗

(1)刮痧：选背部脊柱两侧部位。患者俯坐位或俯卧位，痛点周围涂抹刮痧油，在患椎上下 3～5 个椎体延伸，沿中线两侧自上而下均匀下刮 30～50 次，以出痧为度。

(2)拔罐：选背部第三胸椎至第十胸椎两侧部位。用火罐的闪火法施于上述部位。

(三)注意事项与按语

(1)避免过度的活动，适当休息，避免长时间伏案工作，注意端正坐姿。

(2)避免寒湿之邪，注意患部保暖。

(3)手法操作时用力要适当，尤其是调整手法应该以患者耐受为度。

(4)推拿运用力学矫正椎体位置异常及力学平衡失调来治疗本病，疗效显著。本病多为急性发病，一般 1～3 次治疗即愈，预后良好。

四、腰椎间盘突出症

腰椎间盘突出症是指因腰椎间盘退行性改变，并在多种外因的作用下，导致纤维环破裂、髓核突出，刺激或压迫神经根、马尾神经所表现出来的一系列临床症状和体征，俗称"腰突症"，是临床的常见病和引起腰腿痛最主要的原因。本病好发于 20～40 岁青壮年，男性多于女性。多因外伤、劳损、外感风寒湿等诱发，少数可无明显外伤史。

(一)诊断

1. 临床表现

(1)多有久坐、长期弯腰、长期受风寒湿的刺激或用力不当的扭挫伤史。

(2)腰痛向一侧或两侧臀部及下肢放射，咳嗽、喷嚏、用力排便、步行、弯腰、伸膝起坐等动作可使疼痛加剧，腰痛常发生于腿痛之前，也可二者同时发生。

(3)中央型突出造成马尾神经压迫，症状为马鞍区麻木、刺痛、二便功能障碍、阳痿或双下肢不全瘫痪。

(4)腰前屈、后仰活动受限，屈髋屈膝、卧床休息可使疼痛减轻。重者卧床不起，活动时疼痛加剧，多数患者采用侧卧位，并屈曲患肢，个别严重病例在各种体位均疼痛。

(5)病程长者其下肢放射痛部位可出现麻木、冰冷感、无力。

2. 检查

(1)腰肌紧张、痉挛，腰部压痛和叩痛，突出的椎间隙棘突旁有压痛和叩击痛，并沿患侧腰部、臀部、大腿后侧向下放射至小腿外侧、足跟部或足背外侧，部分沿坐骨神经走行有压痛。

(2)X线检查：部分患椎棘突偏歪改变并可排除胸椎的其他疾病，CT或腰椎磁共振可确诊。

(二)治疗

治法：舒筋活血，通络止痛，理筋整复。

1. 针灸治疗

(1)主穴：肾俞、关元俞、气海俞、三焦俞、环跳、委中、阳陵泉、承山、悬钟等。

(2)配穴：气滞血瘀者，加气海；肾气不足者，加命门、太溪、三阴交；寒湿阻络者，加腰阳关；湿热阻络者，加膀胱俞、阴陵泉。

(3)操作：毫针刺，每日1次，每次留针约30分钟。

(4)方义：肾俞、关元俞、气海俞、三焦俞四穴相配，可大补气血，通畅三焦经络气血；环跳、阳陵泉、承山、悬钟相配，可通畅足太阳、少阳经气血，为对症治疗穴位。

2. 推拿治疗

(1)部位及取穴：腰臀部、下肢后侧，肾俞、大肠俞、秩边、环跳、委中、承山、阳陵泉、昆仑。

(2)手法：按揉法、滚法、弹拨法、点法、按法、推法、抹法、扳法、被动运动。

(3)操作：患者俯卧位。医者用按揉法、滚法在脊柱两侧膀胱经及臀部、下肢后外侧施术3～5分钟，以腰部为重点。用拇指点、按、弹拨腰臀部肌筋，缓解、调理腰臀部的肌肉痉挛，时间以6～8分钟为宜。手法充分放松腰臀部以后，根据具体情况选择合适的调整手法，如腰部斜扳法、腰椎旋转扳法，不需要每种手法都选。每周2～3次为宜，病情较重者减少矫正次数及幅度。用指推抹法自上而下理顺棘上韧带及两侧腰肌1～2分钟。做腰部后伸扳法。点按肾俞、大肠俞、秩边、环跳、委中、承山、阳陵泉、昆仑等，每穴约1分钟。循经向下推按，重点推按腰臀部、下肢后外侧，时间2～3分钟。

3. 其他治疗

(1)刮痧：选腰部脊柱两侧。患者俯坐位或俯卧位，痛点周围涂抹刮痧油，在患椎上下3～5个椎体延伸，沿中线两侧自上而下均匀下刮30～50余次，以出痧为度。

(2)拔罐：选腰部第1腰椎至第1骶椎两侧。用火罐的闪火法施于上述部位。

(三)注意事项与按语

(1)急性期，如患者神经根水肿，疼痛不能忍受者，可酌情应用脱水药和卧位腰椎牵引。

(2)手法治疗后可能出现短暂疼痛加重现象，可平卧硬板床休息1～2周。

(3)用宽腰围保护腰部，尽量避免弯腰动作，预防腰部扭伤，注意保暖。

(4)腰椎扳法的使用次数应当适度，扳法操作时动作必须果断而快速，用力要稳，两手动作配合要协调，扳动幅度一般不能超过各关节的生理活动范围。

五、急性腰肌损伤

急性腰肌损伤是指腰部筋膜、肌肉、韧带、椎间小关节、滑膜等软组织的急性损伤，多因遭受突然直接或者间接暴力所致，俗称闪腰。若延误治疗，也可使症状长期延续，演变成慢性。急性腰肌损伤是常见的损伤疾病，多发于青壮年和体力劳动者。

（一）诊断

1. 临床表现

（1）腰部持续性剧烈疼痛，深呼吸、咳嗽、喷嚏等用力均可使疼痛加重，常以双手撑腰以减轻疼痛，休息后疼痛减轻但不消除，遇寒冷加重。

（2）严重者不能站立、行走或卧床难起，有时伴下肢牵涉痛，体位改变时疼痛尤其明显。

2. 检查

（1）有明显压痛点：在棘突旁骶棘肌处、腰椎横突或髂嵴后部有压痛；棘上、棘间韧带损伤时，棘突或棘突间压痛；髂腰韧带损伤时，其压痛点在髂嵴部与第5腰椎间三角区；椎间小关节损伤时，腰部被动旋转活动受限并使疼痛加剧，脊柱可有侧弯，有的棘突可偏歪，棘突两侧较深处有压痛。

（2）腰椎活动度下降：脊柱多呈强直位，腰部僵硬，腰肌紧张，生理前凸改变，不能挺直，脊柱活动度明显下降，仰俯转侧均感困难。

（3）X线检查：主要显示腰椎生理前凸消失和肌性侧弯，不伴有其他改变。

（二）鉴别诊断

1. 腰椎间盘突出症

腰痛和一侧下肢放射痛。直腿抬高试验阳性，加强试验为阳性，CT显示腰椎间盘突出向后压迫硬膜囊，侧隐窝狭窄。急性腰肌损伤一般无下肢痛，但有时可出现下肢反射性疼痛，多为屈髋时臀大肌痉挛，骨盆有后仰活动，牵动腰部的肌肉、韧带所致。所以，直腿抬高试验阳性，但加强试验为阴性，可与腰椎间盘突出神经根受压的下肢痛相鉴别。

2. 棘上韧带损伤

多有弯腰受伤病史，受伤局部棘突间隙疼痛明显，并有明确压痛点，肌肉无明显紧张痉挛；急性腰肌损伤的疼痛多发生在脊柱两侧的肌肉，可触及明显紧张痉挛的肌肉。

（三）治疗

治法：疏经通络，缓急止痛。

1. 针灸治疗

（1）治法：疏经通络，缓急止痛，理筋整复。

（2）主穴：肾俞、关元俞、大肠俞、委中、命门。

（3）配穴：气滞血瘀者，加气海；寒湿凝滞者，加丰隆、大椎。必要时加腰眼等局部穴位，配合人中、八邪、孔最、中渚、腰痛穴等远端穴位。

（4）操作：毫针刺，每日1次，每次留针约30分钟。灸法取穴以阿是穴为主，使用悬灸以温和灸、回旋灸为主，隔日1次，5次为1个疗程。

（5）方义：肾俞滋阴补肾、缓急止痛；关元俞补益气血、疏通经络；大肠俞、命门疏通气血、滋阴补肾；委中缓急、通络止痛。

2. 推拿治疗

部位与取穴腰部，阿是穴、肾俞、命门、腰阳关、大肠俞。

（1）手法：㨰法、按揉法、点按、按法、扳法、擦法。

（2）操作：患者俯卧位。医者在脊柱两侧的骶棘肌，自上而下用㨰法、按揉法操作6~8分钟，以松解肌肉的紧张、痉挛。点按阿是穴、命门、肾俞、腰阳关、大肠俞各约2分钟，手法治疗以痛点作为施术重点区，以轻柔为主。腰部肌肉紧张，疼痛明显者采用腰部斜扳法。用掌根在脊柱两侧的骶棘肌自上而下进行按揉，时间3~5分钟。用擦法擦腰部，以透热为度。

3. 其他治疗

刺络拔罐患者取俯卧位，腰背部肌肉放松，皮肤针均匀叩刺腰部压痛点、相应夹脊穴、背俞穴周围，力量适中，以皮肤渗血为度，然后用闪火法拔罐 5～10 分钟，拔罐时动作要快，大口玻璃罐为佳，每次拔出的皮肤渗出液、血液以 2～3mL 为宜。隔日 1 次，5 次为 1 个疗程。三棱针快速点刺委中、大肠俞穴约 0.2cm 深，刺后立即在该处拔罐，待瘀血尽出凝结后取罐，每穴出血 1～2mL。每周 2 次。

(四)功能锻炼

损伤后期宜作腰部前屈后伸、左右侧屈、左右回旋等各种功法锻炼，以促进气血循行，防止粘连，增强肌力。宜选用八段锦、易筋经作为锻炼的优选功法，坚持每日练习，每次不少于 10 分钟，每日 1～2 次。

(五)注意事项与按语

(1)损伤初期宜卧硬板床休息，注意腰部保暖，勿受风寒。

(2)急性腰肌损伤强调以预防为主，平时应适当做腰部的功能锻炼，劳动或运动前做好充分准备活动，量力而行，以避免腰部肌肉的损伤，弯腰搬物姿势要正确。

(3)疼痛较重时佩戴腰围固定，以减轻疼痛，缓解肌肉痉挛，防止进一步损伤。

(4)推拿治疗以舒适缓和为宜。本病治疗不当可迁延转换为慢性腰肌劳损。

六、慢性腰肌劳损

慢性腰肌劳损又称"腰背部肌筋膜炎""功能性腰痛"等，主要指腰背部肌肉、筋膜、韧带等软组织的慢性损伤，造成腰背部组织的无菌性炎症，刺激神经末梢，从而引起腰背部及腰骶部一侧或两侧的弥漫性疼痛。职业、工作环境、劳动方式等都与其发病密切关联。慢性腰肌劳损主要是由于腰肌过度疲劳引起。大多发生于姿势不良或长期从事弯腰和负重工作者。也可因先天畸形和肾虚而致。

(一)诊断

1. 临床表现

(1)多有腰部受凉、过度劳累、长期坐姿不良及扭伤史。

(2)长期反复发作的腰背部疼痛，呈钝性胀痛或酸痛不适，时轻时重，迁延难愈，休息、热敷、适当运动或经常改变体位可使症状减轻，劳累、阴雨天气、受风寒湿影响则症状加重。不耐久坐久站，不能胜任弯腰工作。弯腰稍久，便直腰困难。常喜双手捶击，以减轻疼痛。

2. 检查

(1)腰部压痛广泛，常无具体压痛点，压痛点多分布在骶棘肌、骶髂关节背面、骶骨背面和腰椎横突等处。轻者压痛多不明显，重者伴随压痛可有一侧或双侧骶棘肌痉挛僵硬。腰部活动基本正常，一般无明显障碍，时有牵掣不适感。急性发作时，诸症加重，可有肌痉挛，甚至出现腰脊柱侧弯。

(2)辅助检查：除少数可发现腰骶椎先天性畸形和老年患者椎体骨质增生外，多无异常发现。

(二)治疗

治法：温经活血，舒筋通络，解痉止痛。

1. 针灸治疗

(1)主穴：肾俞、大肠俞、委中、阿是穴。

(2)配穴：寒湿明显者，加腰阳关；肾虚明显者，加关元。

(3)操作：毫针刺，每日1次，每次留针约30分钟，可针上加灸。

(4)方义：肾俞、大肠俞局部取穴可疏通局部经络气血；阿是穴止痛作用较好；委中穴为足太阳膀胱经之"合穴"及"下合穴"。四总穴歌："腰背委中求"，可调畅膀胱经之气血。

2.推拿治疗

(1)部位及取穴：腰骶部，三焦俞、肾俞、气海俞、大肠俞、关元俞、志室、秩边。

(2)手法：按揉法、按法、压法、拨法、扳法、擦法、拍法。

(3)操作：患者俯卧位。医者用柔和的掌根按揉法沿腰部两侧足太阳膀胱经从上而下施术6～8分钟。用掌根在痛点周围按揉2～3分钟。以双手拇指或肘尖按、压两侧三焦俞、肾俞、气海俞、大肠俞、关元俞、志室、秩边穴，每穴1～2分钟，以酸胀为度。用拇指或者肘尖弹拨痉挛的条索状筋肉约2分钟。施腰椎斜扳法。患者俯卧位。用掌擦法直擦腰部两侧膀胱经，横擦腰骶部，均以透热为度。用拍法拍腰骶部，约1分钟。

3.其他治疗

(1)物理治疗：选腰背部脊柱两侧。用低频脉冲电治疗，或中频脉冲电治疗，或微波治疗，或电子生物反馈治疗。每日1次，10次为1疗程。

(2)走罐疗法：选腰背部第一腰椎至骶尾椎两侧。先用凡士林等润滑剂涂于腰背部脊柱两侧，将蘸有95%酒精的棉棒点燃后，快速放入罐底一闪，迅速撤出，随即将火罐扣在腰椎一侧，吸紧背部皮肤，医者用手握住火罐，沿两侧竖棘肌上下往返移动，至所拔部位潮红为宜。每周1次，1月为1疗程。

(三)注意事项与按语

(1)本病易复发，故在日常生活和工作中，注意保持正确的姿势，尽可能适时变换体位，切忌久坐久站，勿使长期处于过度疲劳状态。

(2)宜睡平板软硬适度的床，注意局部保暖，节制房事。

(3)针灸推拿治疗本病均有较好疗效，治疗的关键是要消除致病因素，即改变腰部肌群超负荷运转的现状，加强腰背肌的功能锻炼，可练习如下动作：飞燕点水式、五点支撑式、平板支撑以及中国传统功法，如易筋经中的"九鬼拔马刀""饿虎扑食势"和八段锦中的"摇头摆尾去心火"等动作，每日练习2次，每次10～15分钟，即能达到满意的治疗效果。

七、腰椎后关节紊乱

腰椎后关节紊乱症是指腰椎关节突关节位置发生异常改变而引起腰痛、腰椎活动受限为主症的病症，又称"腰椎小关节错位""腰椎后关节半脱位""关节突综合征"。若改变体位、突然转体、过久从事弯腰劳作等，使关节突关节面受力不均匀，极易发生错位或半脱位。青壮年好发，男性发病率较高。

(一)诊断

1.临床表现

(1)多有长期不良姿势、背部受到挤压或用力不当的扭挫伤史。

(2)首先为腰部剧痛，其次是刺痛或顽固性酸痛，疼痛局限于受累关节突以下，可向一侧臀部、骶尾部放射疼痛。少数病例可向下肢膝平面以上扩散，疼痛部位较深，且区域模糊。晨起时腰部剧痛、僵硬，轻微活动后疼痛减轻，过劳后又使疼痛增剧。休息加重，活动减轻是本病之特征。

(3)久病患者，长时期固定一个姿势工作，腰部出现僵硬，疼痛加重。

(4)症状之轻重与气候变化有关。

2. 检查

(1)慢性期腰椎活动度一般正常，少数患者在弯腰及坐后站起不便。

(2)腰骶部筋肉明显紧张，压痛点不明确，伴有肌肉扭伤时肌肉紧张，局部压痛明显。

(3)单侧腰肌呈索条状紧张，患椎棘突偏歪，偏歪棘突旁压痛，多不向下肢放射，棘上韧带钝厚、压痛，棘间隙无明显改变。

(4)辅助检查：X线摄片常可见到脊柱侧弯，两侧小关节间隙不对称。

（二）治疗

治法：理筋整复，舒筋活血，通络止痛。

1. 针灸治疗

(1)主穴：委中、肾俞、大肠俞。

(2)配穴：瘀血疼痛者，加膈俞；肾虚者加命门。

(3)操作：毫针刺，每日1次，每次留针约30分钟。

(4)方义：委中是腰背足太阳经两分支在腘窝的汇合点，"腰背委中求"可舒调腰背部经脉气血；肾俞可壮腰益肾；大肠俞可疏通局部筋脉、通经止痛。

2. 推拿治疗

(1)部位及取穴：腰部。

(2)手法：推法、擦法、扳法、摩法、按揉、擦法、揉法。

(3)操作：患者俯卧位。医者用全手掌或掌根沿脊柱两侧由上而下、由轻而重直推1～2分钟。用掌揉法轻揉腰部紧张痉挛的肌肉3～5分钟。用擦法施于腰部脊柱两侧6～8分钟。使用坐位腰部定点旋转复位扳法或侧卧位腰部斜扳法。在患者局部施用掌摩法、掌按揉法约3～5分钟。直擦腰部两侧膀胱经和督脉，以透热为度。

3. 其他治疗

(1)刮痧：选腰部脊柱两侧。患者俯坐位或俯卧位，痛点周围涂抹刮痧油，在患椎上下3～5个椎体延伸，沿中线两侧自上而下均匀下刮30～50次，以出痧为度。

(2)穴位注射法：对于剧烈疼痛的急性期患者，可取地塞米松5mg和普鲁卡因2mL取阿是穴痛点注射，缓解急性疼痛。

（三）注意事项与按语

(1)整复手法不宜太过频繁，整复后宜卧床休息，1周内勿做腰部前屈及旋转活动。

(2)腰部保暖，工作及日常生活中变换体位不宜太快，搬抬重物前适当进行准备活动。

(3)疾病进入恢复期，要加强腰背伸肌功法锻炼，可以选用五点支撑式、飞燕点水式和易筋经中的"九鬼拔马刀"式进行锻炼，这样有助于巩固疗效和预防再发。

(4)本病诊断明确，手法得当，多数能起到立竿见影的效果，整复后2～3日内不宜做重体力劳动或脊柱旋转活动。本病的整复手法相对安全，施术时如患者配合，大多无不良反应。

八、第三腰椎横突综合征

第三腰椎横突综合征，又名"腰三横突滑囊炎"或"腰三横突周围炎"，是指第三腰椎横突部位明显压痛，伴有腰臀部酸胀疼痛，翻身、行走困难及腰三横突周围肌肉、筋膜的痉挛、增生等的临床症候群。腰部的急性扭伤和慢性劳损是导致第三腰椎横突综合征的最重要因素，特别是在腰部的扭转过程中，第三腰椎横突承受的剪切力更大，容易使横突附着处的肌肉发生撕裂性损伤，肌纤维撕裂后可出现水肿、炎症，刺激相对应的神经，导致臀部及腿部疼痛。本病多由腰部感受风寒湿，邪气客于经络，壅滞气血，经络不通，不通则痛。或闪挫跌扑，损伤经脉，气血运行不畅，不荣则痛。多发于青壮年体力劳动者。

（一）诊断

1. 临床表现

(1)多有腰部的突然扭伤史或慢性劳损史。

(2)腰部一侧或两侧酸胀疼痛及局部肌紧张或肌痉挛，腰部及臀部弥散性疼痛，有时可向大腿后侧乃至腘窝处扩散。腰部活动时或活动后疼痛加重，有时患者翻身及行走均感困难，晨起或弯腰时疼痛加重。

2. 检查

(1)单侧或双侧第三腰椎横突尖端处有明显压痛，压迫该处可引起同侧下肢反射痛，但反射痛的范围多不过膝。

(2)病程久者，可在横突处触及条索状或结节状物，拨之有弹响声。

(3)腰部功能多无明显受限。少数患者病程久则可出现肌肉萎缩，继发对侧肌紧张。

(4)X 线检查一般无异常，有时可见到一侧或双侧第三腰椎横突过长。

（二）治疗

治法：行气活血，舒筋止痛。

1. 针灸治疗

(1)主穴：L_1～L_4夹脊穴、阿是穴(腰 3 横突尖端处)、阳陵泉。

(2)配穴：气滞血瘀者，加委中穴刺络放血；寒湿凝滞者，加命门穴。

(3)操作：毫针刺，每日 1 次，每次留针约 30 分钟。

(4)方义：夹脊穴、阿是穴直接作用于患处，起活血止痛的作用；阳陵泉是筋之会穴，为经筋之气会聚之处。《难经·四十五难》云："筋会阳陵泉。"故阳陵泉是治疗筋病的要穴，临床较为常用，具有舒筋和壮筋的作用。

2. 推拿治疗

(1)部位及取穴：腰部、臀部、大腿后侧，腰眼、肾俞、大肠俞、阿是穴。

(2)手法：按法、揉法、推法、擦法、点法、压法、拨法、擦法、拍法。

(3)操作：患者俯卧位。医者在腰部脊柱两侧的骶棘肌、臀部及大腿后侧施以擦、按、揉、推等手法，以理顺腰、臀、腿部肌肉，时间 6～8 分钟。用拇指分别按揉、点、按肾俞、腰眼、大肠俞、阿是穴，每穴 1～2 分钟，体质较强壮者可以使用肘压法，使局部产生酸胀得气感为度。肘尖或双拇指重叠按压弹拨腰三横突尖端两侧，每一侧操作 2～3 分钟，力度以患者能忍受为度。在腰部脊柱两侧的骶棘肌、臀部及大腿后侧用推法、拍法 3～5 分钟。在腰部两侧使用掌擦法，以透热为度。

3. 其他治疗

刺络拔罐：选腰三横突尖(阿是穴)。穴位常规消毒后，用梅花针叩刺阿是穴处 30～50次，以局部微微出血为宜，然后将准备好的火罐吸拔在出血部位。留罐 5 分钟后起罐，将拔出的瘀血擦拭干净，嘱咐患者当天避免受凉、洗澡。每周两次治疗，10 次为 1 疗程。

（三）注意事项与按语

(1)经常进行腰背肌锻炼是预防腰三横突综合征的行之有效的方法，另外在生活中要注意腰部保暖，勿受风寒侵袭。

(2)尽量避免过度使用腰部，切勿进行突然剧烈的扭转动作，以防韧带的拉伤撕裂，活动时可用腰围保护，以减轻疼痛、缓解肌肉痉挛。

(3)本病为劳损性疾病，应从病因上杜绝本病的发生，针灸推拿治疗疗效确切，适度的功法锻炼有利于增加脊柱的灵活性以达到强肾壮腰之功效，可习练八段锦中"两手攀足固肾腰""五劳七伤往后瞧"等功法。本病预后良好。

九、梨状肌综合征

梨状肌综合征是由于间接外力使梨状肌受到牵拉而造成撕裂，引起局部充血、水肿、痉挛，而刺激或压迫坐骨神经，产生局部疼痛并向下肢后外侧放射痛和功能障碍等一系列临床症状。又称梨状肌损伤，梨状肌孔狭窄综合征。本病多数患者为中老年人。多由间接外力所致。也可因梨状肌变异或感受风寒或妇女的盆腔炎导致。

(一)诊断

1.临床表现

(1)大部分患者有外伤史，如闪、扭、跨越、负重下蹲等，部分患者有受凉史或妇女有盆腔炎的病史。

(2)臀部深层疼痛，疼痛可呈烧灼样、刀割样或蹦跳样疼痛，且有紧缩感，疼痛逐渐沿坐骨神经分布区域出现下肢放射痛。偶有小腿外侧麻木，会阴部下坠不适。

(3)活动受限，患侧下肢不能伸直，自觉下肢短缩，步履跛行，或呈鸭步移行，髋关节内收、内旋活动受限。

2.检查

(1)压痛：沿梨状肌体表投影区有明显压痛。

(2)肌痉挛：在梨状肌处可触及条索样改变或弥漫性肿胀的肌束隆起。日久可出现臀部肌肉萎缩、松软。

(3)患侧下肢直腿抬高试验，在不超过 60°时疼痛明显，当超过 60°时，疼痛反而减轻。

(4)梨状肌紧张试验阳性。

(5)X 线检查可排除髋关节的骨性疾病。

(二)鉴别诊断

1.腰椎间盘突出症

腰痛伴一侧下肢放射痛或麻胀，当腹压增高(如咳嗽)时会加重此症状。病椎旁深压痛，叩击放射痛，直腿抬高试验和加强试验阳性，挺腹试验阳性。CT 扫描可见腰椎椎间盘膨出或突出影像。

2.臀上皮神经损伤

以一侧臀部及大腿后侧为主，痛不过膝，在髂嵴高点下方 2～3cm 处有一压痛明显的条索状物，梨状肌紧张试验阴性。

(三)治疗

治法：舒筋通络，活血散瘀，解痉止痛。

1.针灸治疗

(1)主穴：阿是穴、秩边、环跳、居髎、承扶、委中、承山。

(2)配穴：感受风寒、气滞血瘀可配风市、肾俞、肝俞、血海。

(3)操作：急性期，毫针刺用泻法。慢性期，宜平补平泻。

(4)方义：足太阳、足少阳经循行于下肢后、侧部，取秩边、环跳、居髎、承扶、委中、阳陵泉、承山与局部阿是穴合用，远近配穴可疏调臀腿部经络气血，舒筋通络止痛。

2.推拿治疗

(1)部位及取穴：臀部、大腿后侧，环跳、秩边、承扶、阳陵泉、委中、承山。

(2)手法：㨰法、按揉法、点法、按法、弹拨法、擦法、摇法、髋关节被动运动。

3.其他治疗

刺络拔罐：在患侧臀部选压痛点，皮肤针叩刺出血，加拔火罐。

（四）操作

1.急性期

患者俯卧位，患侧髋前垫枕，使髋、膝关节屈曲内收。医者用柔和而深沉的滚法、掌按揉法施于患侧臀部及大腿后侧 6～8 分钟。点按环跳、秩边、承扶、委中、阳陵泉、承山穴各约 2 分钟，以酸胀为度。用两拇指重叠弹拨痉挛的梨状肌肌腹 1～2 分钟。患者仰卧位。医者一手握于踝关节处，另一手握膝关节，使膝关节屈曲的同时做髋关节内收、外旋运动，范围由小逐渐加大，当达到最大限度时，使髋关节向相反方向做外展内旋运动，反复 5 次。

2.慢性期(缓解期)

患者俯卧位。医者用较重的按揉等手法施于患侧臀部及下肢 3～5 分钟。点按环跳、秩边、阳陵泉、委中穴各约 2 分钟，以局部酸胀为度。用两拇指或肘尖用力弹拨条索样之梨状肌肌腹 1～2 分钟，以患者能忍受为度。做髋关节的后伸、外展及外旋等被动运动反复 5 次。用擦法擦患部，以透热为度。

（五）功能锻炼

让患者做髋关节内收、内旋的被动运动。患者仰卧床上，患肢屈膝屈髋，双手抱膝做患髋的内收、内旋活动。早晚各做 1 次，每次做 10～20 次。

（六）注意事项与按语

(1)梨状肌位置较深，治疗时不可因位置深而用暴力，避免造成新的损伤。

(2)急性损伤期，应卧床休息 1～2 周，以利损伤组织的修复。

(3)注意局部保暖，免受风寒刺激。

(4)针灸推拿治疗梨状肌综合征关键是缓解梨状肌痉挛，解除对神经、血管的压迫；同时通过局部手法以加速血液循环，促进新陈代谢，消除局部无菌性炎症，改善局部组织的营养供应，有利于损伤组织的修复。本病预后良好。针灸推拿治疗见效快，疗效满意。治愈后要注意患臀部不要受凉，一般不易复发。

十、肩关节周围炎

肩周炎的全称叫作肩关节周围炎，是肩关节周围肌肉、韧带、肌腱、滑囊等软组织损伤或退变而引起的关节囊和周围软组织的一种慢性无菌性炎症，以肩关节疼痛和运动功能障碍为主要症状。一般发于单侧，女性多于男性，发病年龄主要在 50 岁左右，故有"五十肩"之称。若本病的发生与感受风寒湿邪等因素有关者，称为漏肩风（"漏"即"露"之意）。若发病日久，肩如冻结之状，又可称为"冻结肩""肩凝症"。常由于肝肾亏虚、劳损、风寒湿邪等引起本病。

（一）诊断

1.临床表现

(1)急性期：也称为早期或炎症期，起病较急，疼痛剧烈，肌肉痉挛，关节活动受限，疼痛常在夜间加重，半夜痛醒。

(2)慢性粘连期：此时症状相对急性期减轻，但压痛范围仍广泛。由于急性期肩关节肌肉痉挛，造成肩关节活动严重受限。病程越长症状越显著。

(3)功能恢复期：也称末期、晚期或者解冻期。肩部疼痛逐渐缓解，肩关节活动度改善，但有一部分人未经过正规治疗，导致肌肉萎缩或者肩关节功能受限者，需要很长时间使肩关节恢复正常。

2. 检查

(1)肩关节周围压痛：压痛点广泛，压痛点可分布在喙突部、肩峰下部位、肱骨小结节部、肱骨大结节部、结节间沟部。

(2)活动受限：轻者主要以外展、上举、后伸为主。严重者各个方向均受限，可出现"扛肩"现象。

(3)肌肉萎缩：可出现三角肌、冈上肌、冈下肌等肌肉萎缩。

(4)X线检查：早期阴性，一般无明显异常改变，日久可显示有骨质疏松、关节间隙改变，偶有肩袖钙化，有时可见冈上肌腱钙化或大结节处有密度增高的阴影。

(5)MRI：可见肩部周围的滑囊及盂肱关节腔积液。

(二)鉴别诊断

1. 肱二头肌长头肌腱炎

压痛点主要在肱骨结节间沟处和其上下方的肱二头肌长头肌腱处。肱二头肌抗阻力试验阳性和肩关节内旋试验阳性。

2. 冈上肌肌腱炎

主要以外展受限为主，并出现疼痛弧试验阳性，当肩关节外展到60°～120°范围时，出现疼痛受限，当外展角度超过120°，疼痛反而减轻或者消失。

3. 肩峰下滑囊炎

以疼痛、活动受限(但以外展外旋为主)、局限性压痛(主要在肩峰下、大结节部)为主，而肩周炎各个方向均受限，压痛点广泛。

4. 喙突炎

主要以喙突部压痛明显，被动外旋受限。但外展和上举无明显受限。喙突部封闭效果明显，而肩周炎压痛广泛可与之鉴别。

(三)治疗

治法：早期以舒筋通络，活血止痛为主；中期以松解粘连，止痛为主；晚期以滑利关节为主。

1. 针灸治疗

(1)主穴：肩髃、肩前、肩贞、阿是穴、阳陵泉、中平穴。

(2)配穴：太阴经证加尺泽、阳陵泉；阳明、少阳经证加手三里、外关；太阳经证加后溪、大杼、昆仑；痛在阳明、太阳经加条口透承山。

(3)操作：针灸并用，泻法，可加灸。每日1次，每次30分钟。

(4)方义：局部取"肩三针"肩髃、肩前、肩贞，配阿是穴可舒经通络、散寒祛风；阳陵泉舒筋通络、通经止痛，中平穴为治疗肩周炎经验效穴。

2. 推拿治疗

(1)部位及取穴：肩部周围，阿是穴、肩井、大椎、中府、肩髃、肩贞、臂臑、天宗、曲池、阳陵泉、听宫、养老等。

(2)手法：拿法、揉法、弹拨法、㨰法、一指禅推法、按揉法、点法、搓法、抖法及托肘摇肩法、拔伸法等活动关节类手法。

(3)操作：患者取端坐位。医者站于患者身后，嘱患者肩部主动运动，从而明确受限方向及损伤部位。肩周炎的治疗也根据具体三期分期而定。

①急性期：医者在患者肩部运用拿、揉手法，充分放松肩部紧张肌肉，操作时间为5～10

分钟。遵循轻重轻的原则并找出以喙突、肩峰下、大小结节及结节间沟等处的压痛点作为治疗的重点部位，施以弹拨法及一指禅推法，充分松解局部紧张肌肉，以活血止痛，促进局部炎症物质的吸收。急性期手法不宜过重。按揉肩部阿是穴、肩井、大椎、中府、肩髃、肩贞等穴位以起到舒筋通络的效果。

②粘连期：医者采用大面积的拿、揉手法充分松解肩关节周围紧张肌肉，并施以㨰法或弹拨法，明确压痛点后，施以一指禅推法，以充分松解粘连以缓解疼痛，时间约为15分钟。待肩关节肌肉充分松解后施以运动关节类手法，医者一边按听宫穴或养老穴一边嘱患者主动摇肩，患者若不敢活动，医者也可采用托肘摇肩法、合掌按肩、旋肩摇臂法等手法以松解粘连，增加活动度。操作时切忌暴力，幅度由小到大、频率由慢到快，循序渐进，操作时间约5分钟。根据活动受限方向，分别采用外展、上举、内旋、外旋位进行拔伸、扳法等约5分钟。采用主动运动与被动运用相结合手法，疗效显著。最后以抖法放松肌肉结束整个操作。

③恢复期：医者采用肩部拿、揉法松解肩部肌肉，用一指禅推法点按肩部压痛点，点按肩井、大椎、中府、肩髃、肩贞、臂臑、天宗、曲池约5分钟。做托肘摇肩法活动肩关节。做肩关节各个方向活动，增加肩关节活动度。做牵抖法结束操作。如果后期有肌肉萎缩的患者需结合患者主动运动以恢复患者肌肉力量。

3. 其他治疗

(1)刺络拔罐：取肿胀局部及阿是穴、浅表瘀阻部位。皮肤针局部中强度叩刺，使局部皮肤微微渗血，加拔火罐；也可用三棱针点刺致少量出血，加拔火罐，每周2次。

(2)耳针：取肩、肩关节、锁骨、神门。毫针刺，每日1次；或用压丸法，3日更换1次。

(四)功能锻炼

1. 后划臂运动

患者取站立位，双脚与肩部同宽，腰部向前微屈，双手臂自然下落，同时做向后划水动作，反复10余次为1组，每日做10组。

2. "爬"墙运动法

患者站立，患侧面朝墙壁，患手臂向上，直至因疼痛而不能再向上，刻画记号，维持约20秒，身体尽量向前压手，达到最大限度，如此反复。次日再向上爬，切忌被动强力牵伸。

3. 弯腰晃肩法

弯腰伸臂，做肩关节环转运动，动作由小到大、由慢到快，循序渐进，往返多次。

4. 体后拉手法

患者站立、双手放在后背，让健侧手拉住患侧腕部，渐渐向上拉、反复进行。以患者有牵拉感且能耐受为宜，每次6组，每日练习多次。

5. 内收托肩法

患者站立位，使肩关节处于屈曲内收位，手搭于健侧肩部、健侧手托于患肘部并向对侧肩部牵拉，以有牵拉感为度，维持一段时间，往返交替，如此反复多次。

(五)注意事项与按语

(1)注意生活习惯和纠正不良姿势，避免肩部急慢性损伤。

(2)加强体育锻炼，增强身体素质，提高抗病能力最重要。

(3)注意肩部保暖，避免风寒湿邪侵袭，夏天少吹空调，避免淋雨。

(4)睡眠饮食规律，保持心情舒畅，从而达到气血经络的畅通。

(5)根据患者的情况积极配合功能锻炼，贵在坚持，便能取得良好的疗效。

(6)针灸推拿治疗是一种安全、舒适、绿色的疗法，在肩周炎的恢复中能起到很好的疗效，医者明确诊断肩周炎的分期，制订最合适的治疗方案是本病的关键。医者选择最合适的治疗方法并嘱患者积极做肩关节的主动功能锻炼是最重要的,肩周炎的恢复是一个持久而又痛苦的过程,需要医患合作、动静结合才能取得最好的疗效。

十一、冈上肌肌腱炎

冈上肌肌腱炎又称"冈上肌腱综合征""外展综合征",是指由外伤、劳损或风寒湿邪侵袭使冈上肌肌腱产生炎性肿胀,出现肩外侧疼痛及活动受限的一种病症。以40岁以上肩部过度活动者居多,多见于长期从事体力劳动者和运动健身者,是肩部常见疾病。本病是由于肝肾亏虚,气血不足,筋脉失去濡养,肩部组织受损而无法快速修复所致。

(一)诊断

1.临床表现

(1)肩部疼痛:肩峰、大结节及三角肌止点处多见疼痛,可沿肩上部向上放射到颈部,向下放射到肘部、前臂以及手指,肩部外展活动时疼痛剧烈,劳累及阴雨天症状加重。

(2)活动受限:肩部主动外展时在60°～120°时疼痛加重且受限,在此范围外正常,常称为"疼痛弧"。冈上肌肌腱钙化者,肩关节的外展活动严重受限。

(3)肌肉萎缩:病久者可见冈上肌、冈下肌、三角肌后部肌张力下降,出现废用性肌萎缩。

2.检查

(1)大结节顶部与冈上肌肌腱抵止处有明确的压痛点。

(2)肩疼痛弧试验阳性。

(3)上肢外展外旋抗阻试验阳性。

(4)X线检查:无明显异常改变,冈上肌肌腱有钙化者,可见片状不均匀的高密度影。

(二)治疗

治法:疏经通络,活血化瘀。

1.针灸治疗

(1)主穴:巨骨、肩髃、曲垣、阿是穴。

(2)配穴:臂臑、天宗、曲池、外关、合谷、后溪。

(3)操作:毫针泻法。每日1次,每次留针约30分钟。灸法取阿是穴,用直接灸、回旋灸,每日1次,每次30分钟。

(4)方义:局部取阿是穴以舒筋止痛、通经活络;取手阳明多气多血之经和所过之处以调和经络气血;巨骨穴为冈上肌穿行部位,后溪为循经取穴,可松解肌腱痉挛、消肿止痛。

2.推拿治疗

(1)取穴:肩井、秉风、肩髃、肩贞、肩髎、天宗、阿是穴。

(2)手法:一指禅推法、按揉法、拿法、擦法、按法、弹拨法、摇法、搓法、抖法、擦法。

(3)操作:患者坐位。医者用一指禅推法、按揉法、拿法在肩胛骨内上角起沿冈上肌至肩峰往返,操作5分钟。擦法在肩外侧及肩胛冈周围操作5分钟。按曲垣、肩井、肩髎、肩贞、肩髃、天宗、阿是穴等穴,每穴1分钟。沿冈上肌肌腱往返弹拨数次。用托肘摇法摇肩关节1分钟。搓肩部、抖肩及上肢共1分钟。用小鱼际擦法擦冈上肌、大结节2分钟,透热为度。

3.其他治疗

(1)穴位注射法:取阿是穴。用维生素 B₁ 注射液或当归注射液,每穴选注一种药液1mL,每日注射1次。

(2)火针:取阿是穴。隔日1次,共2～3次。

(3)刺络拔罐:取阿是穴。用梅花针叩刺或三棱针点刺加拔罐,出血5～20mL,1周1

次，共 2～3 次。

(4)耳针：取相应的肩区敏感点、神门、皮质下、肾上腺。用压丸法，2 日更换 1 次，每日按压 3～5 次，每次 5～10 分钟。

(三)注意事项与按语

(1)注意局部保暖。疼痛剧烈阶段应减少运动，避免用力、活动及搬提重物等。

(2)疼痛缓解后为使组织修复和肌肉功能恢复，应适度作肩关节功能锻炼。可自行进行肩部上举、外展、后伸、内收等方向动作，每日 2 次，每次 15 分钟。

(3)推拿治疗手法要轻柔缓和，防止力量过重、时间过长而加重损伤。

(4)推拿局部操作时，操作体位为肩关节保持外展 45°左右，使肌腱暴露在肩峰外才能使力量达到病变部位，产生疗效。

(5)本病的发生与身体体质下降有关，采用增强体质的中药和理疗方法可缩短疗程，增加疗效。

十二、肱骨外上髁炎

肱骨外上髁炎是指由于前臂和肘部用力不当或外力撞击而致肱骨外上髁处骨膜或周围软组织损伤，出现以肘关节外侧疼痛、旋前功能受限为主要临床表现的病症，因网球运动员好发，故又称"网球肘"。在反复作前臂扭转受力动作的成年人中发病率较高，且多发于主动用力较多的右肘部。

(一)诊断

1.临床表现

(1)多见于肘部反复用力人群，如运动员、家庭主妇等，或有肘部损伤病史者。

(2)肘外侧疼痛，疼痛呈持续渐进性发展。做拧衣服、扫地、端壶倒水等动作时疼痛加重，可沿伸腕肌向下放射，常因疼痛而致前臂无力，握力减弱，甚至持物落地，休息时疼痛明显减轻或消失。程度较轻者，局部症状时隐时现，有的经数月数日自然痊愈。程度较重者，疼痛为持续性，可由于夜间疼痛过于强烈而影响睡眠，前臂旋转及握物无力，局部可轻微肿胀。

2.检查

(1)肱骨外上髁处及肱桡关节处明显压痛，严重者可延伸腕肌行走方向有广泛压痛。

(2)前臂伸肌群紧张试验和伸肌群抗阻力试验阳性。

(3)X 线摄片早期无异常，少数患者可见肘外侧骨质密度增高的钙化阴影或肱骨外，上髁骨膜肥厚粗糙影。

(二)治疗

治法：舒筋活血，通络止痛。

1.针灸治疗

(1)主穴：阿是穴、曲池、手三里。

(2)配穴：三间、阳陵泉。

(3)操作：毫针泻法。每日 1 次，每次留针约 30 分钟。也可先针刺对侧阳陵泉，配合各方向活动患部关节 20 分钟后，再在局部向关节腔和腕伸肌腱方向透刺不留针。灸法可取阿是穴，用直接灸或隔姜灸，每日 1 次，每次 30 分钟。

(4)方义：局部取阿是穴以舒筋止痛、通经活络；取手阳明多气多血之经和所过之处以疏通经络气血；阳陵泉为筋会，取对侧之缪刺法可解痉止痛。

2. 推拿治疗

(1) 部位及取穴：肘外侧部至前臂桡侧，曲池、尺泽、小海、少海、手三里。

(2) 手法：一指禅推法、按揉法、拿法、弹拨法、擦法、拔伸法。

(3) 操作：患者取坐位或仰卧位。医者用一指禅推法或拇指按揉法在肘外侧部至前臂桡侧区域操作，约 3 分钟。用拇指按揉曲池、手三里、尺泽、小海、少海穴 6~10 分钟，手法要轻柔和缓。沿伸腕肌用拿法往返操作约 3 分钟。将患者前臂屈肘置于旋前位，放置在治疗桌上，肘下垫枕。医者用单手拇指弹拨法在肘部桡侧腕长、短伸肌及附着点处操作约 5 分钟，以局部有中等强度的酸胀窜麻感为度。用擦法擦桡侧伸腕肌，以透热为度。对桡骨小头不稳或有局部软组织粘连的患者，需用理筋整复手法，即患者放松上肢，医者一手握肱骨下端，一手握腕部拔伸肘关节 1 分钟，然后握腕部的手同时作缓慢地前臂旋转、左右扳动活动 3~5 次，最后在拔伸的同时再作肘关节充分的屈伸活动 3~5 次。

3. 其他治疗

(1) 穴位注射法：取阿是穴。用维生素 B_1 注射液或当归注射液，每穴选注一种药液 1mL，每日注射 1 次。

(2) 火针：取阿是穴。隔日 1 次。

(三) 注意事项与按语

(1) 临床上常出现肱骨外上髁炎与神经根型颈椎病同时存在，所以应积极配合颈椎病的治疗，以免延误病情。

(2) 肱骨外上髁肌腱纤维较表浅，推拿治疗时避免过强的刺激，以免造成损伤加重。

(3) 肘部注意保暖，防止因寒冷刺激而加重病情。

(4) 在发病阶段尽量避免肘部不必要的用力和功能锻炼，在症状基本消失后可适度活动。

(5) 肱骨外上髁炎针灸推拿治疗疗效较好，适当休息患肢，限制用力握拳和伸腕动作是治疗和预防复发的基础。因疼痛剧烈而影响睡眠者可先在局部穴位封闭，疼痛开始减轻后再作针灸推拿可明显减少治疗次数。

十三、桡骨茎突部狭窄性腱鞘炎

桡骨茎突部狭窄性腱鞘炎，是指桡骨茎突部拇长展肌和拇短伸肌与腱鞘摩擦产生炎性肿胀、疼痛、运动障碍的病症。本病是临床常见病，多发于手工劳动者或抱小孩的妇女等，女性多于男性。

(一) 诊断

1. 临床表现

(1) 疼痛：初起腕部桡骨茎突部疼痛较轻，逐渐加重，晨起较重，活动后可减轻，严重时局部有酸胀感或烧灼感，可放射至手或肩臂部，遇寒或拇指运动、受力时疼痛剧烈。

(2) 运动受限：拇指无力，背伸拇指或外展拇指受限，常活动到某一位置时突然不能活动，日久可引起鱼际萎缩。

2. 检查

(1) 桡骨茎突部压痛。

(2) 局部有肿胀，可触及肿块或硬结，拇指运动时局部有摩擦感或摩擦音。

(3) 芬克斯坦征又称握拳尺偏试验阳性。

(4) X 线检查：无明显异常改变。

（二）治疗

治法：舒筋活血，消肿止痛，松解粘连，理筋通络。

1. 针灸治疗

（1）主穴：阿是穴、列缺、阳溪。

（2）配穴：手三里、合谷、偏历。

（3）操作：毫针泻法。每日或隔日1次，每次留针约30分钟。以阿是穴为主，在中心向四周斜刺2～4针或用齐刺法，10次为1疗程。灸法取阿是穴，用直接灸、回旋灸，每日1次，每次30分钟。

（4）方义：局部取阿是穴以舒筋活血、消肿止痛；取手阳明多气多血之经和所过之处以疏通经络气血、活血止痛。

2. 推拿治疗

（1）部位及取穴：阿是穴、列缺、手三里、阳溪、偏历。

（2）手法：按揉法、按法、弹拨法、拔伸法、擦法。

（3）操作：患者坐位。医者往返按揉前臂桡骨茎突部至第一掌骨背侧5分钟。用按法按桡骨茎突部阿是穴约5分钟，按列缺、手三里、阳溪、偏历各1分钟。弹拨桡骨茎突部肌腱数次。拔伸腕关节和拇指1分钟。用小鱼际擦法擦第1掌骨至前臂背侧，以透热为度。

3. 其他治疗

（1）穴位注射法：疼痛较重者，取阿是穴，用醋酸氢化可的松12.5mg，消除炎性渗出，每周1次，痛止1次即可，如必要可2～3次。

（2）耳针：取相应的腕区敏感点、神门、皮质下。用压丸法，2日更换1次，每日按压3～5次，每次5～10分钟。

（三）注意事项与按语

（1）本病早期快速消除局部炎性肿胀，是防止粘连和病情反复的关键，因疼痛剧烈而影响睡眠者可先在局部穴位封闭，疼痛开始减轻后再作针灸推拿可明显减少治疗次数。严重狭窄且粘连者可考虑采用小针刀或手术切开，剥离粘连。

（2）在疼痛剧烈阶段避免腕关节和手指的锻炼，以免加重病情；疼痛基本消失后可嘱患者自主进行功能锻炼，做拇指的外展、背伸运动，可促进组织修复和松解腱鞘粘连。

（3）避免局部受压、受凉和反复用力。

（4）疼痛明显者慎用热敷，手法也应轻柔，以免加重炎性渗出而加剧症状。

十四、腕管综合征

该病是指由于正中神经在腕管内受到压迫而引起手指麻木、疼痛等症状的疾病，是周围神经卡压综合征中最常见的一种。本病好发于40～60岁的中年女性，因其腕管相对狭窄和坚韧，缺乏延展性和对压力的缓冲作用。腕骨骨折、脱位、屈肌支持带增厚、滑膜腱鞘肿胀和肿瘤占位等原因都能引起腕管内容积增加、压力增高，压迫正中神经而出现神经压迫症状。

（一）诊断

1. 临床表现

（1）腕部有外伤史或劳损史。

（2）早期主要为正中神经受压症状，患手拇指、示指、中指及环指桡侧半手指麻木、疼痛，腕关节反复屈曲和伸展活动时症状加重，夜间加重可有麻醒史，醒后甩手或搓手后好转。腕部不适偶尔可向前臂、肘部，甚至肩部放射。患肢可伴握力减弱和活动受限。

(3)晚期患者出现大鱼际肌萎缩、麻痹及肌力减弱，拇指外展、对掌无力。拇指处于手掌的一侧，不能单侧外展(即拇指不能与掌面垂直)。肌萎缩程度常与病程长短有密切关系，一般病程在 4 个月以后可逐步出现肌萎缩。

2. 检查

(1)叩击试验阳性。在腕部近端轻叩正中神经时，可诱导出手指正中神经分布区疼痛和麻木症状。

(2)屈腕试验阳性。

(3)止血带试验阳性。上臂止血带充气后观察，压力超过收缩压时，60 秒内出现感觉异常，应考虑腕管综合征可能。

(4)肌电图检查。大鱼际肌可出现神经变性。

(5)X 线检查。可明确一些病因，如腕部骨折、脱位等骨性改变。

(二)治疗

治法：舒筋通络，活血化瘀。

1. 针灸治疗

(1)主穴：曲泽、内关、大陵、阳池。

(2)配穴：疼痛甚者，加血海、膈俞、阿是穴；肌肉无力者，加手足三里、中脘。

(3)操作：毫针刺，采用平补平泻法，可加灸。每日 1 次，每次留针约 30 分钟。

(4)方义：曲泽、内关疏通经络，大陵、阳池舒筋活血通络。

2. 推拿治疗

部位及穴位腕部，曲泽、鱼际、阳池、阳溪、大陵、合谷、内关、劳宫、列缺、外关、阿是穴等。

(1)手法：一指禅推法、点法、按法、揉法、拔伸法、摇法、擦法等。

(2)操作：患者正坐位，掌心朝上置放桌上，腕背部垫枕。医者坐于同侧，以一指禅推法在前臂内侧至手腕正中线上往返 3～4 遍，在腕管及大鱼际处应重点治疗，手法应先轻后重。在施术中配合拇指点按曲泽、内关、大陵、鱼际等穴约 2 分钟，以局部酸胀为度。患者正坐位，掌心朝下置放桌上。医者站于患者对面，以双手握患者掌部，一手在桡侧，另一手在尺侧，而拇指平放于腕关节的背侧，以拇指指端按入腕关节背侧间隙内，在拔伸情况下抖腕关节，然后，将手腕在拇指按压下背伸至最大限度，随即屈曲 2～3 次；摇腕关节及指关节，依次拔伸第 1～4 指，以发生弹响为佳。以大鱼际擦法擦腕掌部 1 分钟，以透热为度。

3. 其他治疗

(1)腕部制动：减少腕部活动，将腕部以石膏托固定于功能位。腕关节制动对缓解腕管内充血水肿有一定效果。

(2)局部封闭治疗：复方倍他米松注射液 1mL，利多卡因 2mL，痛点注射，24～48 小时内症状可加重，而后减轻。

(3)小针刀：采取小针刀松解治疗。

(三)注意事项与按语

(1)治疗期间，患侧腕关节应避免用力和受寒。

(2)因骨折、脱位引起本病者，应在骨折愈合、关节复位后，再考虑给予针灸推拿治疗。

(3)推拿手法治疗时，切忌强力、暴力，以免发生新的损伤。

(4)对症状反复发作，手法治疗无效，或因占位性病变及骨折脱位引起者，应考虑行手术治疗。

(5)对内分泌紊乱等原因引起本病者，应结合病因治疗。与妊娠相关者，结束妊娠多可自愈。

十五、退行性膝关节炎

退行性膝关节炎是由于膝关节的退行性改变和慢性积累性磨损，引起膝部关节软骨变性，关节软骨面反应性增生，骨刺形成，导致膝关节疼痛、活动受限并伴有关节活动弹响及摩擦音的一种病症，又称增生性膝关节炎、肥大性关节炎、老年性关节炎。本病是中老年人最常见的疾病之一，尤以肥胖女性多见。中医认为产生本病的原因，一是因慢性劳损、受寒或轻微外伤，二是由于年老体弱，肝肾亏损，气血不足致使筋骨失养，日久则使膝关节发生退变及骨质增生而发生本病。

（一）诊断

1. 临床表现

(1) 发病缓慢，多见于中老年肥胖女性，往往有劳损史。

(2) 膝关节活动时疼痛。其特点足初起疼痛为发作性，后为持续性，劳累后加重，上下楼梯时疼痛明显。膝关节活动受限。跑、跳、跪、蹲时尤为明显，甚则跛行，但无强直。

(3) 关节活动时可有弹响摩擦音。

(4) 部分患者可出现关节肿胀，股四头肌萎缩。

(5) 个别患者可出现膝内翻或膝外翻；关节内有游离体时可在行走时突然出现交锁现象，稍活动后又可消失。

2. 检查

(1) 膝关节周围有压痛，活动髌骨时关节有疼痛感。

(2) X 线检查：正位片显示关节间隙变窄，关节边缘硬化，有不同程度的骨赘形成。侧位片可见股骨内侧髁和外侧髁粗糙，胫骨髁间棘变尖，呈象牙状，胫股关节面模糊，髌股关节面变窄，髌骨边缘骨质增生及髌韧带钙化。

(3) 实验室检查：血、尿常规化验均正常，红细胞沉降率正常，抗"O"及类风湿因子阴性，关节液为非炎性。

（二）治疗

治法：舒筋通络，活血止痛，滑利关节。

1. 针灸治疗

(1) 主穴：膝眼、梁丘、血海、阳陵泉、阿是穴、大杼。

(2) 配穴：寒湿证者，配腰阳关；瘀血者，配膈俞；肝肾亏虚者，配肝俞、肾俞、气海。

(3) 操作：毫针常规针刺，可加电针，或者加灸，或温针灸。

(4) 方义：膝眼、梁丘、血海、阿是穴属于膝关节局部的穴位，可疏通局部气血，通经活络止痛；阳陵泉乃筋之会穴，可舒筋通络止痛；骨会大杼，可壮骨止痛，以治其本。

2. 推拿治疗

(1) 部位及取穴：患膝髌周部位，内外膝眼、梁丘、血海、阴陵泉、阳陵泉、犊鼻、足三里、委中、承山、太溪。

(2) 手法：滚法、按揉法、弹拨法、摇法等。

(3) 操作：患者仰卧位。医者先以点法点按以上穴位，后以滚法、按揉法、拿捏法作用于大腿股四头肌及膝髌周围，直至局部发热为度。医者站在患膝外侧，用双拇指将髌骨向内推挤，同时垂直按压髌骨边缘压痛点，力量由轻逐渐加重。后用单手掌根部按揉髌骨下缘，反复多次。作膝关节摇法，同时配合膝关节屈伸、内旋、外旋的被动活动。在膝关节周围行擦法。患者俯卧位。医者施滚法于大腿后侧、腘窝及小腿后侧约 5 分钟，重点应在腘窝部委中穴。

3. 其他治疗

(1)刺络拔罐：皮肤针重叩阿是穴，使出血少许，并辅以拔罐。

(2)穴位注射法：取膝眼、阳陵泉、梁丘、膝阳关。每次取 2～3 穴，用当归注射液、威灵仙注射液等，每穴注入药液 0.5～1mL。

(三)注意事项与按语

(1)膝关节肿痛严重者应卧床休息，避免超负荷活动，以减轻膝关节的负担，必要时扶手杖走路。

(2)患者应主动进行膝关节功能锻炼，如膝关节伸屈活动，加强股四头肌力量。

(3)肥胖患者应注意节食，以便减轻膝关节受累。

(4)退行性膝关节炎发病率比其他负重关节为高。

十六、踝关节软组织损伤

踝关节软组织损伤是指踝关节软组织韧带发生损伤而引起的以踝关节疼痛、肿胀，甚至活动受限为主要表现的一种临床常见病症。损伤多由于弹跳、踩空、扭转、于不平整路面行走等踝关节用力过猛或用力不当引起。各年龄段均可发病，外踝损伤多见。病机为气滞血瘀，筋脉不通。

(一)诊断

1. 临床表现

(1)多有较明显的踝关节外伤病史。

(2)踝关节局部疼痛、肿胀和功能障碍。外侧副韧带损伤时表现为外踝疼痛、肿胀，踝内翻活动时疼痛加重，活动受限；外侧副韧带损伤时表现为内踝疼痛、肿胀，踝外翻活动时疼痛加重，活动受限。

(3)可兼有走路跛行，皮下淤血。

2. 检查

X 线检查，可以排除踝关节骨折、脱位等。

(二)治疗

治法：舒筋通络，活血止痛，理筋整复，滑利关节。

1. 针灸治疗

(1)主穴：阿是穴、申脉、丘墟、昆仑。

(2)配穴：疼痛、肿胀在外踝下方加养老；疼痛、肿胀在外踝前下方加悬钟；疼痛、肿胀在内踝下方加然谷；疼痛、肿胀在内踝前下方加商丘。

(3)操作：毫针刺，用泻法，可加灸。每日 1 次，每次留针约 20 分钟，急性期宜先选取远端穴位针刺，得气后配合踝关节主动活动。

(4)方义：阿是穴、申脉、丘墟、昆仑等局部取穴，可以舒筋通络、活血止痛；养老、悬钟、然谷、商丘等穴为经络辨证取穴；针刺时辅以踝关节主动运动，加强行气止痛之效。

2. 推拿治疗

(1)部位及取穴：阿是穴、申脉、丘墟、昆仑、悬钟、解溪、阳陵泉。

(2)手法：一指禅推法、摩法、点法、按法、按揉法、弹拨法、拔伸法、扳法、摇法、擦法。

(3)操作：患者仰卧位，患踝放松。医者以轻柔的摩法、一指禅推法、揉法于患处及上下周围往返施术约 5 分钟，以损伤局部为重点。以点法、按法、按揉法、弹拨法于以上穴位施术，每穴约 1 分钟，以得气为宜。施踝关节拔伸法、屈伸扳法、摇法，以理筋整复、滑利关节。于患处施以擦法，以透热为度。

3. 其他治疗

(1) 耳针：选取踝、神门、皮质下。行毫针刺，每日 1 次；或用压丸法，3 日更换 1 次。

(2) 冷敷：损伤急性期(48 小时内)可抬高患侧下肢，于患处冷敷。

(3) 热敷：急性期后，可于患处以热毛巾热敷。

(三)注意事项与按语

(1) 针灸推拿治疗前应排除踝关节骨折、脱位及韧带完全断裂等。

(2) 损伤急性期(48 小时内)局部不宜推拿治疗。

(3) 治疗期间应减少踝关节活动，或辅以弹力绷带包扎固定。

(4) 反复损伤者，可进行单脚踩实心球站立等锻炼活动。

第七章　骨伤科疾病

第一节　骨折

骨折是指骨与骨小梁的连续性发生中断，骨骼的完整性遭到破坏的一种症状。造成骨折的外因系损伤外力，一般可分为直接暴力、间接暴力、肌肉牵拉力和累积性力4种。骨折的发生，外因很重要，但它与年龄、健康状况、骨的解剖部位和结构、骨骼是否原有病变等内因关系十分密切。骨折移位方式有成角移位、侧方移位、缩短移位、分离移位和旋转移位5种，临床上常合并存在。骨折移位的程度和方向，一方面与暴力的大小、作用方向及搬运情况等外因有关，另一方面还与肢体远侧端的重量、肌肉附着点及其收缩牵拉力等内因有关。西医学将骨折分类很细，根据解剖部位的不同而有不同名称，如桡骨下端骨折、肱骨内上髁骨折、股骨颈骨折等。其共同的临床表现有：a. 全身情况：轻微骨折可无全身症状。一般骨折常有发热（体温一般38.5℃以内），5～7日后体温渐渐降至正常，兼有口渴、口苦、心烦等；b. 局部情况：固定而局限性的压痛、活动功能障碍、畸形、骨擦音和异常活动等。目前对于骨折的治疗，主要是根据骨折的程度和部位的不同而选用石膏固定术、外支架固定术或切开复位内固定术等。中医学对骨折很早就有认识，马王堆出土的汉代《脉法》中记载了"折骨绝筋""折骨裂肤"。骨折的治疗方法必须在继承中医丰富的传统理论和经验的基础上，结合现代自然科学的知识，辨证的处理好骨折治疗中复位、固定、功能锻炼、内外用药的关系。而骨折一经整复固定，内外辨证用药尤为重要。传统的内外辨证用药，内服药以四诊八纲为依据，根据损伤的发展过程，一般分为初、中、后3期。初期，一般在伤后1～2周内，由于气滞血瘀，需消肿止痛，以活血化瘀为主，即采用"下法"或"消法"；若瘀血积久不消，郁而化热，或邪毒入侵，或迫血妄行，可用"清法"；气闭昏厥或瘀血攻心，则用"开法"。中期，在损伤后3～6周期间，虽损伤症状改善，肿胀瘀阻渐趋消退，疼痛逐步减轻，但瘀阻去而未尽，疼痛减而未止，仍应以活血化瘀、和营生新、接骨续筋为主，故以"和""续"两法为基础。后期，为损伤7周以后，瘀肿已消，但筋骨尚未坚实，功能尚未恢复，应以坚骨壮筋，补养气血、肝肾、脾胃为主；而筋肌拘挛、风寒湿痹、关节屈伸不利者则予以温经散寒、舒筋活络，故后期多施"补""舒"两法。三期分治方法是以调和疏通气血、生新续损、强筋壮骨为主要目的，临证时，必须结合患者体质及损伤情况辨证施治。

一、辨证论治

（一）骨折早期

1. 临床表现

伤后1～2周，患处肿胀，有压痛及纵向叩击痛，患肢活动受限，局部皮下瘀斑，面色或晦暗，舌质暗红或有瘀斑，苔白或黄，脉弦或沉涩。

2. 治法

活血化瘀，消肿止痛。

3. 处方

内治方复方七厘散：乳香、硼砂、血竭、山羊血各15g，三七10g，没药、大黄、骨碎补、煅自然铜、酒炒当归各30g，将上药共研细末，每次服6～9g，每日3次，黄酒送服。

外治方消肿止痛膏：姜黄、羌活各15g，干姜、栀子各12g，乳香、没药各9g，将上药共为细末，水调外敷。

(二)骨折中期

1. 临床表现

伤后 3～6 周，局部肿胀消退，疼痛减轻，患肢活动尚可，或见肌肉萎缩，患肢无力，舌淡胖，苔白滑，脉沉弦或涩。

2. 治法

舒筋活络，活血祛瘀。

3. 处方

内治方壮骨强筋汤加减：续断、骨碎补、当归、补骨脂、自然铜、牛膝各 9g，熟地黄 12g，红花、桃仁、川芎各 6g，乳香、没药、甘草各 3g，水煎服。便秘者，加枳实、大黄各 6g。

外治方接骨膏：五加皮 1 份，地龙 2 份，乳香 1 份，没药 1 份，煅自然铜 1 份，骨碎补 1 份，白及 1 份，蜂蜜适量，将上药研成细末，用白酒调成厚糊外敷。

(三)骨折后期

1. 临床表现

伤后 7 周，骨折疼痛肿胀基本消失，关节活动无障碍。或见筋骨痿软，步履乏力，或见肌肉消瘦，不思饮食，怠倦气短，面色无华，舌淡苔白或少，脉细或无力。

2. 治法

补气血，养肝肾，壮筋骨。

3. 处方

内治方补肾壮筋汤加减：熟地黄、当归、山茱萸、茯苓、续断各 12g，杜仲、白芍、牛膝、五加皮各 10g，青皮 5g，甘草 6g，水煎服。骨折迟缓愈合者，加土鳖虫、煅自然铜各 10g，骨碎补 15g。

外治方损伤洗方加减：伸筋草、透骨草各 15g，千年健 12g，红花、刘寄奴、苏木、川芎、威灵仙各 9g，煎水熏洗患处，或将上药装入布袋水煎后将药袋外敷患处，治疗效果更佳。

二、临证备要

(一)鉴别诊断

1. 脱位

两者均有疼痛、肿胀、压痛、畸形，活动受限，反常活动等，骨折有骨擦音，骨擦感；脱位有关节囊空虚，弹性固定；通过影像学检查可鉴别，如 X 线检查等。

2. 软组织挫伤

软组织挫伤系指人体运动系统皮肤以下骨骼之外的肌肉、韧带、筋膜、肌腱、滑膜、脂肪、关节囊等组织以及周围神经、血管的不同损伤，而没有骨的完整性或连续性被中断或破坏；通过影像学检查可鉴别。

(二)对症治疗

1. 出血

开放性骨折伤员伤口处可有大量出血，一般可用敷料加压包扎止血。严重出血者若使用止血带止血，一定要记录开始使用止血带的时间，每隔 30 分钟应放松 1 次(每次 30～60 秒)，以防肢体缺血坏死。如遇以上有生命危险的骨折患者，应快速运往医院救治。

2.疼痛

骨折常伴有疼痛，强烈的疼痛刺激可引起休克，因此应给予必要的止痛药。如口服止痛片，也可注射止痛药，如吗啡 10mg 或哌替啶 50mg。但有脑、胸部损伤者不可注射吗啡，以免抑制呼吸中枢。

3.创伤

开放性伤口的处理除应及时恰当地止血外，还应立即用消毒纱布或干净布包扎伤口，以防伤口继续被污染。伤口表面的异物要去掉，外露的骨折端切勿推入伤口，以免污染深层组织。有条件者最好用高锰酸钾等消毒液冲洗伤口后再包扎、固定。

4.骨折

使用夹板固定，固定不应过紧，木板和肢体之间垫松软物品，再用带子绑好，木板长出骨折部位上下两个关节，如果没有木板可用树枝、擀面杖、雨伞、报纸卷等物品代替。

（三）促进骨折愈合的中药

1.对生长因子调控的中药

乳香、没药、云南白药、水蛭、丹参、土鳖虫、红花等。

2.促进血肿吸收的中药

马钱子、云南白药、续断、自然铜、骨碎补等。

3.提高成骨细胞活性的中药

杜仲、当归、龟甲、鹿茸、五味子、海螵蛸、淫羊藿、阿胶等。

三、各种骨折类型的治疗

（一）四步复位小夹板石膏结合疗法治疗 Colles 骨折

1.体位

患者取坐位，患肘关节屈曲 90°，前臂旋前，手掌向下，肩外展 90°。助手双手握住患肢上臂中下段作对抗牵引，术者一手持握远折端及大鱼际部，一手持握小鱼际部，双拇指压于骨折远端，余四指从下方握住患手，双手握紧大小鱼际及远折端。

2.四步复位

(1)纠正桡骨短缩：于原移位方向持续拔伸牵引 2～3 分钟，待骨折断端牵开后，两拇指向近端按压，纠正短缩及掌侧成角。

(2)纠正掌倾角：对骨折块掌背侧分离移位者，双手拇示指分别置于远折端掌背侧，四指同时用力作向心性挤压数次，使分离移位的骨折块尽量靠拢，顺势掌屈。骨折端有残余移位或再移位时，矫正手法略重。

(3)纠正尺偏角：术者以一手大鱼际按压患手桡侧，并以另一手大鱼际对抗挤压，纠正桡侧移位，顺势尺偏。

(4)滑利关节面：手法矫正后，术者一手固定骨折断端以维持复位，另一手握手掌作腕关节轻柔屈伸数次以使关节面平整光滑、关节滑利。

上述四步为一连贯动作。

目前，对 Colles 骨折的治疗多采用手法整复石膏或夹板外固定等保守方法。单纯应用石膏固定缺点是不宜根据肿胀情况调节松紧度，易移位至桡骨短缩，且关节不能活动，单纯用小夹板固定容易松动而失去固定效果，使复位的骨折移位。二者相结合则可取长补短。第 1 周应用小夹板结合中药外敷可随时调整松紧度，保持桡骨长度，中药可促进肿胀消退。第 2 周起肿胀消退应用石膏固定功能位，且因已经进入纤维连接期，故石膏固定确切，且好维护。石膏和小夹板结合可很好保持桡骨长度，对非复杂类型骨折能起到很好效果，疗效确切。

（二）跗骱骨高挫的中医正骨手法

1. 拔戳法

患者正坐床上，将足伸出床边。助手两手掌相对，双拇指在足背，示指在足底，余三指在后，兜住足跟，固定不动。医者双手拇指按住距骨，余四指在足底拿住伤足。医者向足趾方向，助手向足跟方向稍用力相对拔伸，同时医者将足前部环转摇晃 6～7 次。在持续拔伸下，先使足跖屈，再使足背伸，同时医者双手拇指用力向下戳按。用揉捻法按摩舒筋。

2. 踩法

用于陈旧性损伤。患者站立于床边，脱去伤足鞋袜，伤足心置于一半圆形绷带上。医者站在伤侧，将脱去鞋袜之同侧足，踩在伤足上，足心置于伤处。医者用手臂推患者之胸，使患者跌坐床上，同时足用力踩踏伤处。

跗骱骨高挫，西医病名上称为 Lisfranc 损伤，跗骱骨即指跗跖关节，在中医骨伤解剖中，跗骱骨间包括暗硬骨 1 块，包骨筋 1 道。其中暗硬骨为足背侧韧带，包骨筋为趾长伸肌腱与腱鞘。Lisfranc 损伤是指发生在跖跗关节近侧跖骨间关节和前方跗骨间关节的损伤。因为它的发生率较低，约占全身骨折的 0.02%。直接或间接暴力均可导致跗跖关节骨折脱位。足部扭曲、旋转的间接暴力常可造成纵向损伤。足部强力屈曲，可使跗跖关节较为薄弱的背侧组织受损。当跖骨基底骨折或跖侧关节囊韧带结构损伤时，可造成关节完全脱位。足部处于旋前屈曲位时，施于前足的外展暴力将造成外侧移位。早期准确的诊断、及时的处理是治疗的关键，因此根据脱位方向及时准确地手法复位很重要。轻度 Lisfranc 损伤在中医骨伤科属"骨错缝，筋出槽"范畴。正确的手法治疗，可使错位之楔状骨复位，并使损伤之肌腱、韧带等组织理顺，以促进其修复。《医宗金鉴•正骨心法要旨》还指出："先以手法轻轻搓摩，令其骨合筋舒，洗以海桐皮、八仙逍遥等汤……"踩法用于陈旧性损伤。准备动作时，患者足之重心在前足，向后欲坐时，重心必然后移，此时医者之足与患者足心之圆形木块（或绷带）形成挤压力，作用于足中跗跖部。此法将牵引、搓动、归挤几个力巧妙地融合在一起。且脚踩力量比手大，治疗效果良好。手法后加以固定，有利于关节的稳定性和受损的软组织的修复。

（三）补肾壮骨方对骨质疏松性骨折骨转换的作用

补肾壮骨方：补骨脂 30g，杜仲 20g，牛膝 15g，枸杞子 15g，黄芪 30g，白术 20g，肉苁蓉 15g，熟地黄 15g，白芍 20g，大枣 15g。偏肾阴虚用龟板 20g，偏肾阳虚用淫羊藿 20g，每日 1 剂，早晚分服。疗程均为 3 个月。

在临床上，骨质疏松性骨折是由于骨量的减少、骨微结构的破坏，导致骨的物理性能下降，轻微外力即致骨折，其细胞学基础是成骨细胞骨形成与破骨细胞骨吸收这一骨重建效应的失耦联，而骨重建的速率即骨转换的速率是加速骨质疏松进程的关键。当前研究认为，骨质疏松合并骨折的治疗关键在于打破骨折后骨质疏松不断加剧的恶性循环。根本治疗措施包括两个方面：一是有效缓解疼痛；二是采用有效抗骨质疏松药物等综合的治疗。骨转换生化标志物（骨转换标志物）包括多种来源于骨细胞和骨基质成分的酶或其分解产物，在血清或尿液中的含量可反映机体骨转换的水平。血清 ALP 是最常用来评价骨形成和骨转换的指标。BGP 是反映成骨细胞活性和骨代谢状态的敏感而特异的指标。U-Pyd 与 Cr 的比值是间接反映骨吸收的一个重要指标。该研究结果表明，补肾壮骨方不仅能有效缓解骨质疏松性骨折所引起的疼痛，而且能改善机体整体功能，同时降低骨转换生化指标（ALP、BGP、U-Pyd/Cr），即降低骨转换率，从而抑制骨吸收，减缓骨丢失，最终缓解骨质疏松的进程。

(四)透敷配合垫枕锻炼治疗胸腰椎单纯屈曲压缩性骨折

1. 中药透敷

仰卧硬板床。取中草药：伸筋草 30g，透骨草 30g，鸡血藤 30g，昆布 30g，海藻 30g，苏木 20g，制乳香 20g，制没药 20g，川芎 20g，生川乌 10g，生草乌 10g，黄柏 10g，苍术 10g，路路通 10g。共为粗末，用陈醋拌匀，分装于自行缝制的长 15 厘米、宽 10 厘米的白色棉质布袋中，放入专用蒸锅中，水开后蒸 10 分钟，置于 T03-Ⅳ型场效应治疗仪上，接通电源，调整温度，外敷腰背部，每次 40 分钟，每日 1 次。10 次 1 个疗程。

2. 垫枕锻炼

中药透敷后患者仍仰卧于硬板床上，平骨折脊椎平面垫，依据耐受程度一周内逐渐调整至 10cm。垫枕期间可行腰背肌功能锻炼。先做 5 点支撑法：用头部、双肘及足跟撑起全身，尽量腾空背伸练习 1 周。再改做 3 点支撑法：靠头及双足支撑，使背臀颈尽量后伸，练习 1 周。约于第 3 周起，做拱桥式支撑法：双手及双足撑起使全身后伸腾空呈拱桥状。第 4 周起，做俯卧背伸胸部离床锻炼。背伸锻炼均要求患者保持正确的姿势。练习原则：主动锻炼为主，被动锻炼为辅，早期锻炼，持之以恒，循序渐进。

中医认为中药热敷可以起到活血化瘀、舒筋活络、通痹止痛的作用。中药透敷袋与场效应治疗仪相结合，使透敷的温度可控，患者可以耐受、避免传统的透敷引起温度过高过低，出现患者烫伤或者疗效不佳的后果。配方中的透骨草、伸筋草等药的热敷渗透效应与中医穴位刺激经络效应相结合作用于患处，使局部毛细血管扩张、血液循环加快、局部肌肉松弛，起到活血通络、除湿舒筋、强筋壮骨、散瘀止痛的作用。并且中药外用较口服镇痛药副作用小，安全经济，简单易行。患者受伤后疼痛明显，主动活动受限，尽早缓解疼痛才能保证锻炼正常进行。本组患者应用 1~3 日后伤椎疼痛明显减轻，部分完全消失，其显著的止痛效果使垫枕锻炼提前且易于配合。垫枕法在《医宗金鉴·正骨心法要旨》中有记载："但宜仰睡不可俯卧侧眠，腰下以枕垫之，勿令左右移动"。此法让患者仰卧硬板床，骨折部置米枕，垫枕可逐渐加高，使脊柱过伸，卧床时间为 6~8 周。只有在伤椎下垫枕才能使脊椎保持过伸位，使压缩椎体矫正复原。功能锻炼是辅助垫枕复位，并使之得以保持的有效措施。早期锻炼可防止遗留慢性腰痛，减轻或避免骨质疏松和腰肌萎缩的发生，并有持续复位的作用。

(五)中西医结合治疗胫骨骨折骨不连

活血化瘀汤加减：柴胡 15g，瓜蒌根 9g，当归 9g，红花 6g，穿山甲 6g，大黄 30g，桃仁 15g，牛膝 10g，赤芍 10g，甘草 6g。中期：活血祛瘀、接骨续筋。续骨活血汤加减：当归尾 12g，赤芍 10g，白芍 10g，生地黄 15g，红花 6g，骨碎补 12g，煅自然铜 10g，续断 12g，乳香 10g，甘草 10g。后期：补益肝肾、舒筋通络。生血补髓汤加减：生地黄 12g，赤白芍各 9g，川芎 6g，黄芪 9g，杜仲炭 9g，五加皮 9g，牛膝 9g，红花 5g，当归 9g，续断 9g。水煎服，每日 1 剂，分 2 次服。

临床上胫骨骨折发生骨不连的几率较高，这和小腿的解剖结构有密切的关系，胫骨的滋养动脉从胫骨后方的中上 1/3 进入，特别是中下 1/3 骨折，滋养动脉被损伤，远端血液循环较差，加上局部肌肉覆盖少，骨膜来源的血液循环也较差，造成局部骨折处血液循环障碍，局部的抵抗力降低。同时，中下 1/3 骨的开放骨折发生率较高，感染的发生率也高；骨折后易出现粉碎性骨折、开放性骨折，创口的污染程度较重、局部的组织挫伤较重。中药内服可以促进局部血肿吸收、消散，有利于骨痂生长，缩短骨折临床愈合时间。有研究表明，用中药后能促进毛细血管内充血，促进成纤维细胞伸入血肿，形成肉芽组织，促进骨外膜细胞和骨内膜细胞生长，促进连结骨痂出现。术后多有瘀血，瘀血虽然参与纤维骨痂的形成，但是又会影响骨性骨痂的形成，影响骨折的愈合。所以应活血化瘀，瘀去则新生；骨不连患者病程较长，多有肾虚症状。肾主骨生髓，骨折的愈合有赖于肾精的充养，肾精充则骨折愈合快，筋骨坚强；肾精亏虚则筋骨失养，骨折愈合难以为续。因此，中医理论认为骨折延期愈合及不愈合与瘀血、肾虚关系密切，因此治疗应从瘀血、肾虚着手，通过活血化瘀、补益肝肾、养精填髓达到促进骨折愈合的目的。直流电离子导入可以促进骨折部钙的沉着，改善局部营养物质的供应，促使细胞的分化，使组织再生能力增强，胶原纤维在直流电场的作用下排列整齐，有利于骨折的愈合，同时活血化瘀的药物可以促进局部的血液循环，为骨折愈合提供更多的营养物质。

（六）中西医结合治疗肱骨髁上骨折

1. 手法复位治疗

在局部血肿浸润或硫喷妥钠麻醉下，患者仰卧，患肢外展，整复时两名助手分别握住患者的前臂和上臂，前臂旋后位，曲肘 30°～50°，行缓慢、持续牵引。术者双手四指握持骨折近端，拇指向侧方推挤骨折远端，矫正尺偏或桡偏移位。如果骨折远端为桡偏移位，整复时要达到解剖复位；尺偏移位复位时应维持在轻度桡偏位。手法复位后以小夹板或石膏外固定，伸直型骨折固定于肘关节屈曲 90°～110°，屈曲型骨折固定于肘关节屈曲 40°～60°，复位时注意纠正旋转、侧方及尺偏移位。一般复位后石膏固定 3～4 周，常规进行功能锻炼、药物治疗及伤肢理疗。

2. 中药治疗

中药内服按伤科三期用药，早期宜活血化瘀、续骨止痛，用药：丹参、生地黄、赤芍、陈皮、自然铜、桑枝等；中期宜和营通络、接骨续筋，用药：当归、泽兰、红花、独活、骨碎补、陈皮、续断等；后期宜益气血、补肝肾、壮筋骨，用药：黄芪、党参、当归、熟地黄、陈皮、五加皮、千年健等。术后 3 周后伤口闭合，患肢可主动抬高，且 X 线检查显示有少至中量骨痂生长时，可行中药熏洗。外洗方剂组成：麻黄 10g，桂枝 10g，红花 10g，当归尾 10g，丹参 20g，川芎 10g，白芷 10g，海桐皮 10g，透骨草 10g，木瓜 10g，乳没 10g。煎水熏洗，并配合功能锻炼、理疗和按摩治疗。

手法整复骨折复位过程中，由于肘部血管神经丰富，整复时用力应均匀灵巧，避免使用暴力，以免骨折端刺伤神经血管，加重损伤；整复后应密切注意伤肢血运情况，防止发生缺血性肌痉挛。缺血性肌痉挛是由于骨筋膜间室内压升高造成血液循环障碍，导致肌肉和神经缺血挛缩，其表现是肢体肿胀严重，进行性加剧灼痛，被动牵拉手指时疼痛加剧，远端动脉搏动减少或消失。一旦出现上述症状，应立即行解除外固定，伸直肘关节，利尿脱水等治疗，观察 1～2 小时无效后，应进行筋膜切开减压。整复后及时拍片复查，若发生移位者再次整复。肱骨髁上骨折处理不当容易发生肘内翻，据报道，尺偏型肱骨髁上骨折中肘内翻发生率高达 46.7%，其产生机制是由于骨折部尺侧骨皮质遭受挤压，而产生一定的塌陷或嵌插所致。因此，在整复时，尽可能纠正尺偏移位，尽可能恢复携带角，固定时把后侧的夹板延长至手背并用绷带缠绕固定，把前臂牢固维持在旋前位，前臂旋前时通过肘关节传导至骨折端尺侧的完整骨膜形成一定的张力，而骨折面的桡侧形成嵌压，这样可减少肘内翻的发生。骨折发生后，人体经脉受损，血溢脉外而成瘀血，阻止经脉，气血不通，不通则痛，留于肌肤腠理之间而肿胀，所以早期内服一些活血化瘀、消肿止痛的中药是有必要的。因青少年尚处于生长发育期，愈合能力很强，故在中后期的治疗过程中，可停服中药，采取中药外敷熏洗的方法，一般不会影响疗效。对于肱骨髁上骨折而言，功能锻炼起着非常重要的作用，积极进行手指屈伸锻炼，对于肿胀消除、防止缺血性挛缩是非常有益的；改善骨痂质量，缩短骨愈合时间。早期功能锻炼主要是握拳运动，以后可逐渐进行小幅度的肘关节屈伸运动，解除外固定后则应加强肘关节的屈伸活动，防止关节粘连，直至关节活动正常为止。

(七)跟骨钉板结合中医药治疗跟骨粉碎性骨折

桃红四物汤加牛膝、泽兰、泽泻等,中期宜和荣止痛、续筋接骨、舒筋通络,方用续骨活血汤加减,药用:续断、骨碎补、川芎、土鳖虫、龙骨、牡蛎、白芍、党参、黄芩等。后期宜补气养血、滋补肝肾、温经通络,方用补肾汤加减,药用:熟地黄、当归、菟丝子、补骨脂、黄芪等。煎水内服,切口愈合拆线后1周,以舒筋外洗颗粒,主要由透骨消、两面针、虎杖、走马箭、宽筋藤、威灵仙等组成,煎水熏洗患足,每日2~3次,每次15~30分钟。

内固定的目的在于加强功能锻炼,即中医的导引锻炼,即使手术切开,要达到三个关节面的解剖复位较为困难,关键在于加强术后功能锻炼以恢复关节面,防止创伤性关节炎的产生。锻炼时通过肌肉韧带等软组织的牵拉,足部趾屈背伸微动的调整,以适用关节面,从而达到关节功能的最大恢复。锻炼也能促进血液循环,加强骨折愈合。术后10~12周允许下地逐步负重行走,防止过早负重导致术后跟骨高度丢失。中医学对于骨折治疗倡导的"动静结合,筋骨并重,内外兼治,医患合作"的理念是对骨科临床的一大贡献,其中中医药的使用最为突出。骨折的三期辨证用药,对于手术前后止血,血肿消散,和营生骨,滋补强壮,通利经络等有独到的作用。外用洗剂煎水熏洗,可活血消肿,强筋健骨,疏通经络,从而促进术后切口愈合、骨折愈合、足部功能恢复。

(八)早期治疗胫腓骨开放性骨折

1. 肢伤一方

当归12g,赤芍12g,桃仁10g,红花6g,黄柏10g,防风10g,木通10g,甘草6g,生地黄12g,乳香5g。

2. 服法

每副中药加水600mL,泡30分钟,文火煎40分钟,取150mL口服,日1副,每日分2次口服。每剂中药煎两次。7日为1个疗程,一般应用1~2个疗程。

创伤早期容易出现毛细血管破裂,组织间水肿,处理不当可引起骨筋膜间室综合征,有引发肢体缺血性肌挛缩或缺血性坏死的可能,出现不同程度的肢体功能障碍,而且可影响肢体创伤的修复。同时创伤术后病人多卧床,伴有肿胀疼痛。应用肢伤一方能有效消除肿胀,减轻疼痛,临床应用取得满意疗效。方中当归补血活血止痛,润肠通便,其味甘而重,故专能补血,其气轻而辛,故又能行血,补中有动,行中有补,为血中之气药。赤芍行瘀,止痛,凉血,消肿,现代研究其药理作用具有解痉,镇痛,镇静,抗炎,抗菌,解热作用。生地黄具有清热凉血,养阴生津,主治热邪伤阴,舌绛烦渴,阴虚内热,夜热早凉,骨蒸劳热,内热消渴,吐血衄血,热毒斑疹。桃仁破血行瘀,润燥滑肠,治跌打损伤,瘀血肿痛,血燥便秘。黄柏治筋骨疼痛。防风发表,祛风,胜湿,止痛,治外感风寒,头痛,目眩,项强,风寒湿痹,骨节酸痛,四肢挛急,破伤风。现代研究其药理作用为镇痛、镇静、抗炎、解热。木通功能主治泻火行水,通血脉。乳香调气活血,定痛,治气血凝滞、跌仆损伤筋骨疼痛。红花活血通经,去瘀止痛,治瘀血作痛,痈肿,跌扑损伤。现代研究其药理作用,红花中含有红花黄色素、红花苷等成分,能促进冠状动脉血流量增加,抑制血小板聚集,防止血栓形成,强而持久的镇痛作用,因而广泛用于骨伤科各种疾病,疗效好,见效快。诸药合用能有效消除水肿,减轻疼痛。近年来应用肢伤一方,无骨筋膜间室综合征发生,患者卧床期间肿胀,疼痛均能耐受,无须应用止痛药物。肢伤一方治疗胫腓骨开放性骨折手术后肢体肿胀疼痛,取得满意疗效。

(九)髌骨骨折的中医治疗

1. 闭合式手法复位

手法以推、挤、按三种手法为主。推：是指在复位时将骨折两断端向膝关节中部推动，减小远、近端分离，达到骨折对位的目的。挤：是指在复位时，术者双手拇指、示指分别按住骨折的远、近端向中心挤压，纠正骨折的侧方移位。按：是对推、挤复位后可能形成的骨折块向上的隆起向下按压整复，以恢复髌骨的光滑平整。

2. 药物治疗

骨折初期，活血止痛，化瘀。方用桃红四物汤。骨折中期，续筋接骨，化瘀止痛，方用伤科七厘散。骨折后期，补肝肾，壮筋骨，方用虎潜丸。

3. 康复期的治疗

骨折4～6周后，可解除外固定夹板，进行膝关节功能训练，运用针灸、手法按摩，配合骨科外洗方熏洗，可促使膝关节功能的早日恢复。

中医文化源远流长，博大精深，中医治疗骨折有创伤小、疗程短、效果好、费用低的优点，同时还可避免因内固定手术后取出内固定材料的第二次手术，减少了对关节组织的进一步损伤，易被广大患者接受。

(十)浅谈肱骨外科颈骨折复位方法

1. 单一手法

患者正坐位，肘关节屈曲90°，前臂中立位，肩关节外展45°，助手用宽布带绕过腋下，向肩上方提拉，下助手握其前臂及肘部，沿骨折远端纵轴方向与上助手顺势对抗牵引。术者立于患侧，双手环抱骨折端，两拇指按压骨折近端，用力向内挤压，其余手指环握骨折远折端内侧向外拉。当两助手对抗牵引拉开嵌入和重叠后，嘱下助手在拔伸下内收上臂，使患肘移向躯体达胸前，以矫正骨折远端向内成角移位和向内侧方移位。

2. 俯卧位整复法

不需麻醉，患者俯卧于治疗床上，患者两手自然垂放于床旁，助手握住患肢腕肘部，前臂置于中立位，顺畸形方向向下牵拉。术者立于患侧，两手拇指固定骨折近端，其余手指固定骨折远折端。根据骨折端的内收、外展畸形情况，固定远折端的手指将骨折端外展或内收同时，助手在牵引下外展或内收患肢以纠正其向成角，然后助手把持患肢牵引不动，术者蹲于患臂后侧，双手拇指固定骨折近端，其余手指置于骨折端向前成角处。在牵引下助手将患臂上抬时，术者置于骨折端前侧的两手向后下拉压听到或感到骨折复位声时，说明骨折已复位，前倾角纠正，结束手法。

3. 折顶复位法

骨折属于外展型时将患肢屈曲90°，前臂旋中位，第一助手立于健侧，双手环抱于患侧腋下，第二助手立于患侧，两手分别握住腕、肘部。两助手顺势拔伸牵引，持续2～3分钟。术者立于患侧，两手环抱骨折处两拇指顶住骨折近端，其余手指提起骨折远端，顺势引力向胸臂方向折顶骨折部，继而回折即可复位。而内收型时其手法方向与外展型相反，在上述顺势牵引下，术者立于患者前方或后方，两手由内至外环抱骨折处，两拇指由内侧顶住骨折近端，其余手指由外侧提起骨折远端，顺势向外折顶骨折部，继而回折即可复位。

4. 皮牵甩肩法

用海绵做成约从腋窝至中指2倍长、宽8～10cm的布带，中间通过扩张板与牵引砣相连，将其用绷带环行包扎于患肢，松紧合适，牵引重量1～3kg。稳定健侧身体稍微弯腰后，将患肢前后左右各摆动10次，然后以肩峰为中心做画圆顺、逆时针各10次。幅度由小到大，力所能及，每日次数由少到多。

5. **手牵足拔法**

(1)外展型：患者仰卧于检查床上，伤侧紧靠床边，牵引方法同肩关节前脱位复位相同，右肩用右足，左肩用左足，助手一足站地，一足蹬住患者腋部，双手握伤肢前臂下段及腕部，徐徐向下牵引。先外展牵引 3～5 分钟，重叠一般即可矫正，再以足外侧为支点向内牵引，即可复位，如果复位不理想或感觉无把握时。术者可用双手握骨折部，两拇指按于骨折近端的外侧，四指环抱骨折远端的内侧，牵引适中。术者拇指内按，四指外提。助手同时内收牵引即可复位。

(2)内收型：患者取位同外展型，助手牵引姿势基本相同，但足蹬腋部牵引方法与外展型相反，先内收牵引，以后再外展牵引，术者两拇指将远端向内推，四指扳提近折端向外，助手外展牵引即可复位。

6. **肩零度复位法**

采用坐姿或卧姿。视患者个体耐受差异不选用麻醉或可选用局麻、颈丛麻醉，或选择杜冷丁、安定肌内注射。助手在适当持续纵向牵引状态下逐渐将患肢由中立位外展 90°，并继续上举，使上肢与躯干成 135°～155°。同时术者在维持牵引下于肩三角肌前下缘、后下缘、腋窝部位做适当按、挤、撩等手法，并嘱助手在牵引远端时做纵向轻叩。复位后，骨折处用超肩夹板、腋下加垫夹板作绷带环缚，助手仍在继续适当的牵引下将患肢自然外展位姿势回落，置于前臂中立屈肘悬胸位，并做臂胸绷带固定 4 周，期间复诊并及时调整夹板松紧度。

(十一)手法复位小夹板固定治疗右前臂孟氏合并盖氏骨折

患者仰卧，肩外展 40°，前臂中立位，因外伤时间较短，故无须麻醉，根据骨折脱位的情况，先整复孟氏骨折，一助手固定上臂中段，另助手握腕关节及手部顺势拔伸牵引，在对抗牵引下，术者拇指按压桡骨头向内向后复位，嘱握腕关节及手部的助手在牵引下屈曲肘关节，当桡骨头复位后，牵上臂助手在固定桡骨头的同时握住肘关节，另一助手继续牵拉腕关节及手部行对抗牵引，重量放于大鱼际部位，用力向远端牵拉。在牵引的同时，术者先整复尺骨上段，再整复桡骨下段，当桡骨下段复位后，下尺桡关节也随之复位，按照孟氏、盖氏骨折固定的要求放好纸压垫，超肘前臂夹板固定，尺侧夹板应超过第 5 掌指关节，屈肘 100°，三角巾悬吊。固定后，早期开始练习握拳、伸指活动，3 周后再逐渐练习肘关节屈伸活动，按骨折三期用药进行对症治疗。

孟氏骨折是临床上常见的一种特殊性损伤，多发生于儿童，直接暴力和间接暴力均可造成此种损伤，以间接暴力多见。盖氏骨折多见于成年人，也可发生于儿童，直接暴力和间接暴力均可造成骨折。若在同一前臂发生孟氏合并盖氏骨折，则临床少见。该患者属于复合性损伤，由于连续性的外力作用而造成孟氏合并盖氏骨折，治疗时应考虑复位的先后顺序并要由三位熟练的医生配合进行，做到协调运作，方可一气呵成，若配合不当，往往会顾此失彼，达不到理想的效果，治疗期间还应定期摄 X 线复查，防止再移位。

(十二)极度屈腕牵引手法复位治疗史密氏骨折

视患者皮肤情况，有擦伤和伤口者先消毒和(或)伤口缝合包扎，疼痛甚者作骨折处局部麻醉，患者取坐位或卧位，掌侧向上，前臂旋后位，一助手双手自患者手掌内外侧握患者手掌部，双手拇指放置于背侧，其余四指放置于手掌根部，并使患者极度屈腕，另助手双手握患者前臂上部，作持续对抗牵引 3～5 分钟，术者双手环抱患者前臂，2～5 指置于背侧，拇指置于掌侧扣及桡骨骨折远端并向下、背侧挤压，嘱助手逐渐使腕关节背伸，并作前后、左右挤压，以纠正前后和侧方移位，骨折复位的标志是畸形消失，扣时桡骨表面平整，X 线透视或摄片检查骨折对位良好。复位后保持腕背伸及前臂旋后位，用长臂石膏管型固定 6 周，并内服活血化瘀，行气止痛之中药。

史密氏骨折(Smith 骨折)也称反科雷氏骨折(Colles 骨折)，1847 年 Smith 描写为在腕上桡骨下端的横形骨折，其远折端向掌侧移位。临床上很少见，一般多发于老年女性。此型骨折系跌倒时手背着地，腕关节急骤掌屈所致。临床表现为腕部肿胀，腕关节活动障碍，局部明显畸形，压痛。经极度屈腕牵引手法复位治疗，石膏外固定并适当功能锻炼，能较快较容易恢复腕关节功能。临床观察的结果显示：极度屈腕牵引手法复位治疗史密氏骨折疗效肯定，且安全可靠。极度屈腕牵引手法复位作为一种治疗方法，具有疗效好、无损伤、无副作用、易传授、患者容易接受、且可免于手术等优点。保证极度屈腕牵引手法复位治疗疗效的关键是适应证的掌握和操作是否熟练准确，只有将桡骨远端恢复原有解剖位置才有较好的疗效。

(十三)中西医结合治疗骨折

对于保守治疗患者，遵循中医骨伤正骨法，采用手法复位、各种外固定及悬吊牵引等方法保证骨折复位固定。同时按照中医骨伤治疗原则辨证施治，辅以活血化瘀、补肝肾强筋骨药物内服外用。

创伤骨折，治疗的目的在于促进骨折愈合，最大限度地恢复肢体功能及劳动能力。骨折愈合是一个受众多影响因素(如年龄、营养、药物及骨折类型等)且极其复杂的生理过程。近年在探讨促进骨折愈合方法及机制方面的研究取得了令人瞩目的进展。但无论现代医疗技术如何发展，对于骨折病人治疗除恢复骨折端本身的解剖生理位置，更主要的是骨折早期愈合恢复受伤肢体的生理功能及劳动能力。中医伤科认为血活则瘀去，瘀去则新生，新生则折续。中医药具有活血祛瘀、活血止血、清热泻火、消除肿胀及补肝肾强筋壮骨等功能。内服外用均能活血祛瘀，促进骨折愈合。尤其是关节内骨折，要求在整复骨折之后尽早的功能锻炼，尽可能地减少或避免关节僵硬、畸形愈合，这就要求在骨折端良好的复位基础上，选择疗效好、使用方便的药物内服或外敷至局部用药治疗，缩短骨折的整个愈合过程，以便于早期活动及功能锻炼。在临床上有非常广的应用推广价值。

(十四)悬吊牵引复位配合早期功能锻炼治疗肱骨髁上骨折

1. 尺骨鹰嘴牵引

患者取仰卧位，常规消毒，无菌操作，在距尺骨鹰嘴尖端远侧 2～3cm 处，使用钳夹(河南省洛阳正骨医院发明专利)从两侧经皮肤刺入骨皮质内，注意两钳尖与肘关节平行，钳把用胶布粘牢，无菌纱布覆盖钳夹处皮肤，钳把连结牵引绳，通过滑轮将牵引绳引至床边垂直牵引，同时用三角巾悬吊前臂使肘关节屈曲 90°，牵引重量 2～4kg。在治疗过程中，定期透视或拍片了解骨折复位情况，必要时配合适当手法或角度牵引纠正骨折移位，如尺偏则前臂适当旋前，桡偏则前臂适当旋后。

2. 功能锻炼

第 1 周维持患肢悬吊位，练习手指、手腕各关节屈伸，肘关节小弧度(10°～20°)屈伸活动；第 2 周肿胀明显减轻，使肘关节在 90° 范围内进行屈伸功能锻炼；第 3 周起逐渐加大肘关节屈伸活动范围至 120°～150°；第 5～6 周去除悬吊牵引，屈伸肘关节至正常范围。

(1)鹰嘴悬吊牵引利于消肿：鹰嘴悬吊牵引让患肢抬高，利于血液回流，同时缓慢的复位也避免了手法强力复位造成的局部组织再损伤加重的肿胀，且配合早期功能锻炼，更能很好地促进血液循环。

(2)鹰嘴悬吊牵引利于复位固定：鹰嘴悬吊牵引可以通过调整牵引力的方向、重量，整复骨折对位、对线情况，配合功能锻炼，利用肱二头肌、肱三头肌等肌肉的收缩作用，使骨折有自动复位倾向，且复位后通过骨折端软组织的拉紧对骨折端四周产生压力，维持折端稳定，固定可靠，有效预防肘内、外翻的发生。

(3)鹰嘴悬吊牵引利于护理和观察：鹰嘴悬吊牵引无须夹板或石膏固定，换药方便，避免了皮肤的受压，特别对于肿胀严重的患肢，也利于局部皮肤情况好转，利于观察患肢的血液循环，若出现异常，能够及时发现，及时处理。

(十五)中西医结合治疗儿童肱骨髁上骨折

手法复位外固定治疗如下。

(1)材料及药物准备：依据病人年龄及肢体情况，选取儿童型肱骨髁上夹板1副、绷带1卷、自制中药膏适量，将药膏均匀涂于棉垫块上并抹平，然后裁剪成长方形，制成药膏敷料1块。颈肘固定带1条。

(2)整复手法：根据病人具体情况，采用臂丛麻醉或氯胺酮静脉全麻，有些甚至不需要麻醉。以伸直性骨折为例：a.患者仰卧，肩外展约90°，掌侧向上，两助手分别握紧患肢上臂和前臂，缓慢牵引5~10分钟，将重叠移位拉开；b.在持续牵引下，术者双手掌合抱髁，用掌根按扣髁部，以纠正侧方移位；c.术者两拇指顶按远折端背侧，示指环扣近折端掌侧，在前臂侧助手协助下逐渐屈压的同时，进行提按纠正前后移位及旋转移位。然后用手轻扣尺骨鹰嘴部，使骨折端产生轻微嵌插作用。屈曲型整复手法与伸直型相反，整复后固定于伸肘位，但若复位后稳定也可于屈肘位固定。

(3)用准备好的药膏敷料绕肘关节包绕患部，然后用绷带缠绕一层，再用肱骨髁上夹板固定于屈肘90°，置前臂中立位，颈肘吊带悬吊于胸前。X线检查显示对位情况，复位满意后，每日观察夹板松紧度和伤肢远端肿胀、血运情况，麻醉消失后局部进行五指伸曲活动，每4~5日更换药膏敷料1次，一般5~7次临床痊愈，拆除外固定，用外洗一方熏洗患肢3~7日，逐渐屈伸肘关节，进行功能锻炼。

肱骨髁上骨折是儿童肘部最易发生的骨折，治疗以手法复位外固定为主，陈旧性、开放性骨折及手法复位失败者采用手术复位内固定治疗，同样取得良好的效果，对骨折愈合及肘关节屈伸功能多数不成问题，但由于肱骨髁部结构的特点，前倾角30°~50°，携带角10°~15°，骨质较薄，骨折后极不稳定，固定较困难，易畸形愈合，发生肘内翻畸形是最常见的并发症，发生率高达30%以上；尺偏型骨折肘内翻发生率较高，主要是因为骨折部尺侧骨皮质遭受挤压而产生一定的塌陷或嵌插所致。手法复位夹板外固定是治疗儿童肱骨髁上骨折的首选方法，基本原理是根据骨折损伤机制而采用的逆损伤过程复位技术，分步连续进行，尽量一次复位成功。关于外固定及肢体位置是否影响肘内翻，有人通过生物力学测定及临床研究证实，肱骨髁上骨折复位后外固定时，若远折端向后内移位则取前臂旋前位固定，若远折端向后外移位则取前臂旋后位固定，可以预防肘内翻的发生。手法复位夹板固定多数能达到理想的治疗效果，但也不能一味强调闭合复位，手术仍是治疗的有效而积极的方法，经多次复位无效，且有并发症者应及早手术治疗。有人指出其手术指征为：

①闭合复位失败。

②局部肿胀，畸形明显，同时伴有神经损伤或血管危象。

③非手术治疗中神经损伤加重。切开复位交叉克氏针内固定为目前广泛应用的方法，但由于固定不够稳定常需外用石膏固定，有时影响肘关节活动导致肘关节僵硬。

一般在复位后3~4周，拆除夹板或石膏外固定后进行功能锻炼。运动伸曲肘关节，辅以具有活血化瘀，舒筋活络的中药外洗治疗。强调以主动锻炼为主，辅以中药熏洗，可加速消肿、止痛，促进骨质愈合，避免用力过度或不当导致折端再移位或内固定物弯曲变形，产生畸形愈合。

(十六)针药配合手术治疗胸腰椎骨折并截瘫

1.内服中药

按骨折早、中、晚三期辨治。早期：瘀血内阻，腑气不通。方用自拟柴芍化瘀汤加减。

处方：柴胡、桃仁、赤芍药、枳壳、怀牛膝、大黄各 10g，当归、炮穿山甲各 15g，红花 8g，生地黄 20g，甘草 10g。随症加减：病人肝肾亏虚，血脉失养，致筋骨脊髓恢复不利，方用补肾壮筋汤。处方：当归 10g，熟地 15g，川牛膝 10g，茯苓 15g，续断 20g，杜仲 10g，白芍药 20g，青皮 6g，五加皮 12g，山茱萸 12g。

2. 针灸治疗

早期针刺穴位：大椎、身柱、脊中、命门、肾俞、阳光、环跳、承山、肝俞，每次 4～6 个穴位，电针或手感针交替使用，每日 1 次，出针后外敷"健骨膏"。中晚期针刺督脉和足太阳经俞穴：大椎、大杼、后溪、委中、昆仑、肾俞、阿是穴。每日 1 次，每次 20 分钟。

脊柱骨折脊髓损伤后，立即行前路减压内固定术，解除了脊髓受压情况，但局部的出血、水肿仍存在，影响了神经功能的恢复。历代医家治疗脊疾均离不开补肾养肝、疏通经络与温通督脉相结合。骨折与脊髓损伤早期，局部血络受损，血溢于脉外，阻碍气机，此时运用中医整体理论，采用行气活血法，内服中药，配合针灸，取得良好的效果。注意：内服中药时按骨折早、中、后三期，经过活血化瘀、续筋骨、补肝肾、舒筋活络、辨症内服中药治疗，促进机体损伤部位功能恢复。早期由于骨折内出血致腹膜后血肿，刺激后腹膜反射性致肠蠕动减缓或停止，且发病后卧床，胃肠道蠕动减弱以及情绪焦虑，必然出现腹胀、便秘等症，宜活血化瘀，通腑排便，桃仁、红花、当归、生地黄、赤芍药均具益气养血、活血化瘀的功能，大黄、甘草相须为用，完成泻下通便的作用。中期宜活血气，续筋骨而晚期则以补肾和血为主，中期所用活血续骨汤方，功能舒筋活络，补益肝肾，益气养血，接骨生新。晚期用补肾壮筋汤方，补益肝肾，强筋壮骨，健脾渗湿，行气疏肝，祛风除湿。针灸时，应注意患者体质，运用整体观念，辨证分析，以达到急则治标，缓则治本，标本兼治的目的，提高患者整体的功能恢复。实验研究显示，运用手术及中医方法治疗胸腰椎骨折并截瘫的患者，能显著促进脊髓神经功能的恢复，为进一步发掘治疗胸腰椎骨折并截瘫的有效方法提供参考依据。

（十七）中药外敷配合小夹板固定治疗桡骨远端骨折

1. 复位

均采用闭合复位。一般采用 1% 利多卡因 5～10mL 血肿内麻醉，先抽血，再注药，必要时采用臂丛麻醉。克雷氏骨折复位方法：患者取卧位或坐位，屈肘 90° 前臂中立位。术者双拇指在上，四指在腕掌部扣紧大、小鱼际肌沿前臂长轴方向牵拉患者手掌及拇指，助手持上臂对抗牵引 2～3 分钟后，再使腕部尺偏、前臂旋前，然后使腕关节掌屈并同时在桡骨之远骨折端上向掌侧及尺侧挤压。复位完成后，保持腕部旋前及轻度掌屈尺偏位置。史密斯骨折复位方法：患者姿势同前。一助手握持患者手指，一助手持上臂，对抗牵引 2～3 分钟后，术者两拇指由掌侧推挤骨折远端，同时余手指将骨折近端向掌侧压挤。复位后，徐缓地放松牵引力，保持腕关节中立位。

2. 固定

先期采用小夹板固定。先将接骨膏（配方：木瓜、蒲公英各 50g，栀子、地鳖虫、乳香、没药各 50g，大黄 125g，碾粉后用凡士林调敷）抹于 2mm 厚的纱布上，再包扎于腕部肿胀区。保持复位后的位置，用小夹板加垫捆扎固定。7～10 日后肿胀基本消退，再改用石膏夹板固定腕关节于中立位约 3 周。期间嘱患者适量行患肢手指的抓握功能锻炼。

桡骨远端骨折是常见骨折之一，尤其是中老年人的克雷氏骨折。其治疗并不太复杂，但在治疗过程中需要注意一些细节问题。

（1）在复位过程中要有足够的牵引力和牵引时间，才能一次复位成功，从而减轻患者的痛苦。

（2）对局部肿胀的处理：在进行麻醉时即可抽出部分血肿，再外敷消瘀止痛膏，这样就能够减轻患者肿痛，加快血肿吸收。

（3）采取适当的固定：按照 Lidstron（1959）的观点，对粉碎性、不稳定的克雷氏骨折要固定于掌屈尺偏位。不仅如此，由于原始损伤时桡骨的远折端常有旋后畸形，因此不仅应固定于掌屈尺偏位而且要固定在旋前位，以防错位。笔者先期采用小夹板固定，能够根据患肢局部情况随时调整位置及松紧度。7～10日后骨折处已开始有纤维骨痂形成，基本能够保持复位后的位置。此时改用石膏夹板中立位固定，既能够保持腕关节处于正常状态，又能够提供足够支持力让患者手指加强功能锻炼。所以，当认真地处理这些细节后，就能够减轻患者痛苦，加快骨折愈合，减少后遗症，从而取得满意效果。

（十八）中西医结合治疗踝部骨折

1. 复位机制

根据踝部骨折脱位所发生的机制不同，依据 Lauge-Hanson 分类法和与暴力相反方向的手法进行整复。

2. 复位标准

（1）踝关节内侧间隙不超过距骨顶与胫骨下端关节面间距 2mm。

（2）内踝向任何方向移位不超过 2mm。

（3）腓骨骨折远端向外侧移位小于 2mm，向后移位小于 5mm。

（4）侧位 X 线检查显示胫骨后踝骨折片小于胫骨下关节面的 25%，或虽大于 25%但移位小于 2mm。

3. 固定方法

除垂直挤压型采用跟骨牵引外，全都采用袜套悬吊牵引，超踝夹板固定，第1～4周每周复查 X 线 1 次，根据局部肿胀程度，调整夹板固定的松紧，防止压疮发生，2～3周开始在不影响骨折固定稳定性下，功能练习，4～6周在扶拐保护下负重活动。

4. 辨证施治

按骨折三期辨证治疗：初期活血化瘀、消肿止痛，服用红药片；中期接骨续筋，服用接骨七厘片；后期壮筋骨、养气血、补肝肾，配合六味地黄丸。对有开放损伤者，配合抗生素治疗两周。

踝关节比髋、膝关节面小，但其承受的体重却大于髋、膝关节，而且踝关节接近地面，作用于踝关节的承重应力无法得到缓冲，因此，对踝关节骨折复位要达到解剖复位或接近解剖复位。小夹板外固定快捷方便，可以随时调整捆绑的松紧度，夹板大多为柳木板，有一定弹性、韧性和可塑性，使骨折局部始终处于有效的固定状态，保持骨折断端相对稳定，同时，夹板外衬垫减轻局部皮肤压迫，减少压疮发生。尚天裕教授的研究使骨折治疗发生了质的飞跃，在学术领域发生了革命性的变化，使这一疗法在全国得到了广泛应用。袜套悬吊牵引：a. 抬高患足，有利静脉回流，促进消肿；b. 夹板外固定可以保持骨折断端相对稳定，配合袜套悬吊牵引，有利于骨折进一步复位。临床观察有的Ⅲ度骨折初始复位并未达到解剖复位，特别是伴后踝骨折，但经过 1～2 周调理后，复查 X 线显示达到解剖复位，或接近解剖复位；c. 踝关节骨折大多为松质骨骨折，血运丰富，愈合发生较快，2 周肿胀基本消退，骨折部初始稳定，早期功能练习可以进一步恢复正常的解剖结构。垂直挤压型踝关节骨折病人，采用跟骨牵引，手法直接推挤骨块，尽可能恢复关节面平整，部分病例因踝穴不平整而影响功能，有骨性关节炎改变。早期功能练习，可以避免关节僵直，防止肌肉萎缩，减少创伤性关节炎发生。临床研究随访结果显示，所有骨折 8～10 周全部愈合，功能恢复优良 56 例占 70%，创伤性关节炎发生占 10%。

（十九）中西医结合治疗胸腰椎骨折术后

接受抗炎、营养神经等常规治疗，术后第 2 日起加服自拟中药骨折Ⅰ号方，辨证加减。该方基本组成：熟地黄 20g，当归 20g，杜仲 10g，桑寄生 10g，牛膝 10g，桃仁 10g，红花

5g，川芎 10g，厚朴 10g，枳壳 10g，甘草 5g。腰痛甚者加延胡索 10g，腹胀甚者加木香 10g。水煎服，每日 1 剂，分早晚 2 次温服，5 剂为 1 疗程，适时辨证加减。另邀针灸科医师予以针刺治疗：取穴为肾俞、大肠俞、膈俞、天枢、上巨虚、足三里、三阴交、太冲(穴位有手术创口者不用)，每日 1 次，7 次为 1 个疗程，疗程间隔休息 1 日。

中医认为腰椎骨折术后，骨断筋伤，督脉受损，腰部气滞血瘀，瘀血阻络则见腰部刺痛，轻者俯仰不便，重者不能转侧；气机阻滞，加上情志失调，浊气不降，则见腹胀。治疗当以理气活血，通腑益肾为治法。《素问·缪刺论篇》也有"人有所堕坠，恶血留内，腹中满胀，不得前后，先饮利药"的记载，这为后世治跌仆损伤当用理气活血之方提供了参考。骨折Ⅰ号方中熟地、杜仲、桑寄生、牛膝补肾益髓、强腰健体，桃仁、红花、川芎理气活血，当归活血兼能补血，厚朴、枳壳宽胸理气，甘草调和诸药。另据孙思邈"针灸不药，药不针灸，尤非良医"的观点，配用针刺治疗，针刺选补肾强腰之肾俞，调畅胃肠气机之大肠俞、天枢、上巨虚、足三里，活血化瘀之膈俞，疏肝理气之太冲，调气利水之三阴交。诸药、穴合用，共奏理气活血、通腑益肾之功。临床上治疗胸腰椎骨折术后并发症的方法很多，通过临床病例对照，可以发现中西医结合治疗胸腰椎骨折患者的术后腰痛、腹胀效果明显，操作简单，且经济易行，值得各级医院推广应用。然而由于各种原因，我们在临床观察时无法收集到每位患者术后各个时间段各并发症的改善情况，而只取了术后 15 日的情况，所以在反映该方法在治疗术后并发症的远期疗效方面还需做进一步研究；另外受手术等诸多因素的干扰，术后各患者并发症的程度也不同，对观察结果有一定影响，这些问题需要我们在今后的临床科研中进一步完善。

(二十)骨折后的中医用药

血肿机化期，中医认为"跌打损伤，皆瘀血在内而不散"，此期患者以肿胀，疼痛为主症，是瘀血内停、不通而痛之证。治疗宜以活血化瘀、消肿止痛为主。外用清营退肿膏，内服和营止痛汤等。此过程为瘀去。

原始骨痂期，患肢肿胀基本消退，局部疼痛逐渐消失，瘀血虽未尽去，但骨折局部已经日趋稳定，治疗以去瘀生新、接骨续筋为主。外用驳骨散等，内服可以用接骨丹，目的是提升和营接骨能力。中医把这一过程叫新生。

骨痂改造期，此时骨折已经临床愈合，但筋骨未坚，肢体肉萎力乏，关节不利。治疗原则是补益气血，强筋健骨，舒筋活络。内服可以使用八珍汤或补中益气汤等。同时有必要配合推拿、练功以及功能锻炼，从而达到尽快恢复患肢关节功能和肌力的目的。

中医内经说："肾藏精，肾主骨"，认为"肾者……其充在骨"，也就是说肾主骨生髓，骨的生长、发育、修复都要依赖肾脏精气的滋养和推动。故骨折后肾精如果不足，则无以养骨添髓，所以治疗时，需用补肾续骨的药物。同时，由于肾主骨，不但肾虚会影响断骨的续接，而且骨折后也必然会影响肾的功能，故即使无肾虚的病人，为了促进其骨折的愈合，也有补肾的必要。脾主肌肉、四肢，脾主运化。它对气血的生成和维持必要的营养起着主要的作用，故称气血生化之源。此外，脾具有统摄血液的功能，对损伤后的修复有积极的作用。由于全身的肌肉营养，依赖脾胃的健运，如果营养好则肌肉壮实，四肢活动有力，损伤后就容易痊愈。所以骨折后要注意气血的濡养情况，调理脾胃功能，脾胃强，则五脏俱盛，水谷精气得以生气化血，输布全身，必然可以促进骨折更快地恢复。中医的用药讲究因人而异，在辨证论治的基础上，一定要根据患者的体质、骨折部位、严重程度等来综合考虑，然后才能合理处方，取得疗效。比如一个体弱的人，在骨折初中期的用药，应该重于和营、轻于活血。因为体弱之人气血本就不足，无血何以活血？特别在使用自然铜、血竭等接骨类药物时，因为它们可损伤脾胃而致腹泻，使气血更虚，断骨续接所需要的营养无从化生，所以一定要谨慎使用，否则不但不会促进骨骼生长，甚至会造成全身的虚劳证候，当然也包括迟滞骨折的痊愈。综上所述，在骨折的治疗中，当患者通过手术、手法复位后，如果能够合理地使用中药来提高机体的恢复能力、促进骨折痊愈，其疗效是非常显著的。它将大大缩短患者的病程，减轻患者的病痛，是值得推广的一种方法和思路。

第二节　软组织扭挫伤

软组织扭挫伤系指人体运动系统皮肤以下骨骼之外的肌肉、韧带、筋膜、肌腱、滑膜、脂肪、关节囊等组织以及周围神经、血管的不同情况的损伤。这些组织在外在和内在的不同致伤因素的作用下，造成组织破坏和组织生理功能紊乱产生损伤。软组织损伤一般是受外在的机构压力的作用，当达到一定的强度而诱发损伤、产生症状的。一般可分为急性损伤和慢性积累性损伤两大类。根据其受伤部位不同，又分为肩部扭挫伤、颈部扭挫伤、肘部扭挫伤、髋关节扭挫伤等。在中医学中，本病属于"筋伤"范畴，根据其临床表现可分为气血瘀滞证和风寒湿痹证两大证候进行辨证治疗。

一、辨证论治

(一)气血瘀滞证

1. 临床表现

受伤部位局部肿胀，疼痛拒按，功能受限，或见瘀血斑。舌质暗或有瘀斑，苔白或薄黄，脉弦或细涩。

2. 治法

行气活血，化瘀止痛。

3. 处方

活血祛瘀汤加减：当归15g，狗脊、骨碎补各12g，红花、自然铜、没药、乳香、三七、路路通、桃仁各10g。水煎服。疼痛较剧者，加延胡索12g，郁金10g。

(二)风寒湿痹证

1. 临床表现

多见于后期，以受伤部位酸胀痛为主，有沉重感，遇风寒则疼痛加重，得温则疼痛减轻，舌质淡，苔薄白或腻，脉紧。

2. 治法

祛风散寒，通络止痛。

3. 处方

蠲痹汤加减：羌活、防风、当归、赤芍、黄芪各9g，片姜黄6g，炙甘草3g，生姜3片，大枣3枚。水煎服。受伤部位冷痛者，加肉桂、干姜各12g。

二、临证备要

(一)鉴别诊断

1. 骨折

有疼痛、肿胀、压痛、畸形，活动受限，反常活动等，而没有骨的完整性或连续性被中断或破坏；通过影像学(如X线检查)可鉴别。

2. 脱位

骨折有骨擦音、骨擦感，脱位有关节空虚，弹性固定；通过影像学(如X线检查)可鉴别。

(二)对症治疗

1. 出血

轻微或中度出血，可采用加压包扎或填塞法止血；四肢大血管出血，先上止血带并准备尽快手术止血，术前应每 30 分钟放松止血带 1 次。失血较多时，应及时输液输血。出血不止时，应紧急手术止血。闭合性损伤的出血应该早期在肢体周围放置冰袋或作冷敷，待出血停止(一般在 24～48 小时后)，改用热敷，促进局部瘀血吸收。

2. 疼痛

疼痛较重者，可给予哌替啶或吗啡，也可给予其他镇静药、镇痛药。

3. 创伤

除表浅的擦伤及小的刺伤外，应尽早做初期外科处理(清创术)。

4. 水肿

水肿严重，影响肢体血液循环，或小腿、前臂严重挤压伤有肌肉功能障碍及动脉搏动减弱者，应早期切开减张，将皮肤、深筋膜和肌膜纵行多处切开，然后用生理盐水纱布条疏松填上引流。

(三)促进创面愈合的中药

1. 抗菌消炎的中药

白头翁、夏枯草、连翘、蒲公英、黄连、黄柏、苍术、白芷、当归、轻粉等。

2. 改善缺血缺氧的中药

川芎、丹参、牡丹皮、三七、延胡索、当归、赤芍、红花、蒲黄等。

3. 增强免疫功能的中药

炉甘石、生血余、生地黄、象皮、当归、龟甲、生石膏等。

第三节　慢性化脓性骨髓炎

慢性化脓性骨髓炎是急性化脓性骨髓炎的延续，一般症状限于局部，由于骨质破坏，死骨形成，窦道经久不愈，反复发作。往往顽固难治，甚至数年或数十年仍不能痊愈。临床上进入慢性炎症期时，有局部肿胀，骨质增厚，表面粗糙，有压痛。如有窦道，伤口长期不愈，偶有小块死骨排出。有时伤口暂时愈合，但由于存在感染病灶，炎症扩散，可引起急性发作，全身发冷、发热，局部红肿，经切开引流，或自行穿破，或药物控制后，全身症状消失，局部炎症也逐渐消退，伤口愈合，如此反复发作。体质较差时，也易引起发作。由于炎症反复发作，多处窦道，对肢体功能影响较大，有肌肉萎缩；如发生病理骨折，可有肢体短缩或成角畸形；如发病接近关节，多有关节挛缩或僵硬。本病属于中医学"附骨疽"的范畴。该病的发病原因多由于病后体虚，余毒残留，兼之湿热内感，邪毒窜泛筋骨，以致气血壅滞，经络闭阻不通；或是内热炽盛，火毒深窜入骨，壅滞不行，热胜则肉腐，肉腐则为脓，蕴脓腐骨；或肾中精气不足，阴寒之邪深袭，凝滞内郁；或寒湿之邪因人之虚，深袭伏结，郁久化热，湿热之邪凝滞经脉气血，化腐成脓而得。

一、辨证论治

(一)邪毒壅盛证

1. 临床表现

患肢疼痛彻骨，活动受限，身热持续不退，口干渴，便秘，舌质红，苔滑腻，脉滑数。

2. 治法

清热解毒，活血消肿。

3. 处方

解毒公英汤加减：蒲公英30g，制大黄、川芎、牡丹皮各10g，生地黄、牛膝、当归、白芍、白术各12g，金银花、天花粉、紫花地丁、丹参各15g。水煎服。急性发作期者，加白花蛇舌草、生石膏各30g；慢性期者，加黄芪、党参各15g，鹿角胶(烊化)12g。

(二)气血亏虚证

1. 临床表现

局部红肿，疮而破溃，脓水淋漓，瘘道形成，局部压痛，活动疼痛加剧，舌红少津，脉弦数。

2. 治法

益气养血，培补脾土。

3. 处方

托里消毒散加减：太子参120g，金银花、白芍、熟地黄各80g，当归、云茯苓、白芷各60g，甘草40g。研末制成胶囊，每次10g，每日3次。气血两虚者，加黄芪80g，鸡血藤60g，以益气养血通络；肾虚久不敛者，加菟丝子、肉苁蓉各60g；脓液清稀，畏寒者，加肉桂、干姜各60g；疮周紫滞疼痛、舌光红、脉弦细数，为阴虚火旺者，加知母80g，黄柏60g。

(三)阳虚证

1. 临床表现

脓水淋漓，瘘道形成酸痛无热，口中不渴，舌淡苔白，脉沉细或迟细。

2. 治法

温阳散寒，和营托毒。

3. 处方

阳和汤加减：熟地黄30g，肉桂10g，麻黄5g，鹿角胶9g，白芥子6g，姜炭2g，生甘草3g。水煎服。

(四)阴虚证

1. 临床表现

红肿，疮破溃，脓水黄赤，骨蒸盗汗，肌肉消瘦，唇红颊赤，午后潮热，脉象微数。

2. 治法

滋补肝肾，益气养阴。

3. 处方

秦艽鳖甲汤加减：地骨皮、柴胡、鳖甲各30g，秦艽、知母、当归各15g。水煎服。

二、临证备要

(一)鉴别诊断

1. 关节结核

关节结核发病较缓慢，病程长，局部症状和功能障碍不如化脓性炎症明显。患病关节骨破坏常呈边缘性小缺损，且常上下对称，有较明显的骨疏松关节间隙呈缓慢狭窄，骨增生不如化脓性炎症严重；晚期骨端可破坏严重关节半脱位或全脱位且很少发生骨性强直。

2. 其他非感染性关节炎

其他非感染性关节炎(如风湿性关节炎、类风湿关节炎等)以成年人或青年人多见，也大多缺乏急性病程和严重的骨破坏。有关实验室检查可协助鉴别，关节内穿刺抽液检查可快速作出诊断。

(二)对症治疗

窦道流脓：应行手术治疗，包括病灶清除开放引流或滴注引流法；或者消灭死腔的手术及病骨切除治疗。

(三)中药治疗

1. 抗菌的中药

金银花、连翘、赤芍、玄参、黄柏、蒲公英、野菊花、败酱草、乳香、没药、当归、五倍子等。

2. 改善整体状况，提高机体免疫力的中药

人参、乌药、当归、丹参、金银花、红花、黄芪、当归、木香、砂仁、白术、续断等。

3. 改善微循环的中药

乳香、没药、黄芪、女贞子、白术、川芎、炙穿山甲、皂角刺等。

第四节 腕管综合征

腕管综合征是由于正中神经在腕管中受压，而引起以手指麻痛乏力为主的症侯群。腕部的创伤，如桡骨下端骨折、腕骨骨折脱位、腕部扭挫伤、腕部慢性损伤，或腕管内有腱鞘囊肿、脂肪瘤，或内分泌紊乱等原因而引起腕管内容物增多、腕横韧带增厚，导致腕管内容积减少，引起肌腱、肌腱周围组织、滑膜水肿、肿胀、增厚，使管腔内压力增高，压迫正中神经，发生腕管综合征。腕管综合征主要表现为正中神经受压后，引起腕以下正中神经支配区域内的感觉、运动功能障碍。患者桡侧三个半手指麻木、刺痛或烧灼样痛，肿胀感。患手握力减弱，拇指外展，对掌无力，握物端物时，偶有突然失手的情况。夜间、晨起或劳累后症状加重，活动或甩手后症状可减轻。寒冷季节患指可有发冷、发绀等改变。病程长者大鱼际萎缩，患指感觉减退，出汗减少，皮肤干燥脱屑。屈腕压迫试验，即掌屈腕关节同时压迫正中神经1分钟，患指症状明显加重者为阳性。叩击试验，即叩击腕横韧带之正中神经处，患指症状明显加重者为阳性。肌电图检查可见大鱼际出现神经变性，可协助诊断。本病中医学亦归属于"筋伤"范畴，根据该病的临床症状，可分为气滞血瘀证和虚寒证进行辨证治疗。

一、辨证论治

(一)气滞血瘀证

1. 临床表现

腕部活动功能障碍，桡侧手指麻木、刺痛，有肿胀感，手指对掌无力，握物不稳。舌质暗或有瘀斑，苔白或薄黄，脉弦或细涩。

2. 治法

活血化瘀，舒筋通络。

3. 处方

桃红四物汤加减：桃仁、红花、牡丹皮、制香附各10g，川芎、当归各15g，赤芍、生地黄、延胡索各12g。水煎服。肿胀明显者，加佛手12g，青皮、木香各10g。

（二）虚寒证

1. 临床表现

腕部活动受限，桡侧手指麻木、发冷，有肿胀感，握力减弱，手指对掌无力。舌质淡，苔薄白，脉细。

2. 治法

温阳散寒，舒筋通络。

3. 处方

加味破故纸汤加减：补骨脂、肉桂各15g，杜仲、菟丝子各12g，桃仁、制大黄、枳壳、槟榔、制乳香、制没药各10g，红花、土鳖虫、三七粉各6g。水煎服。有腰髋部冷痛甚者，加白术、茯苓各12g，广木香10g。

二、临证备要

（一）鉴别诊断

1. 末梢神经炎

以手指麻木为主，疼痛较轻，多为双手，呈对称性感觉障碍，鉴别时困难不大。

2. 神经根型颈椎病

神经根型颈椎病的特点是疼痛呈放射性，从颈部、肩部向远端放射，患者同时有颈部、肩部、上肢及手的症状，疼痛与颈部活动有一定关系，颈椎X线及CT检查可显示颈椎退行性变，相应神经根孔狭窄，疼痛及感觉障碍范围广，肌电图可提供鉴别诊断依据，腕管综合征表现为夜间手指疼痛，压指试验阳性，肌电图检查从近侧腕横纹到大鱼际的正中神经传导速度延长。二者均可有手指麻木、疼痛，但治疗完全不同，同时，二者有可能同时存在，即同一个患者同时患颈椎病及腕管综合征，需要仔细区分，分别治疗才能取得良好疗效。

（二）对症治疗

手指感觉、运动功能障碍如下。

(1)对患病早期、症状较轻者，可用小夹板等固定腕关节于中立位1～2周，同时采用腕管内皮质类固醇激素封闭治疗，通常用曲安奈德0.5g加2%利多卡因1mL局部封闭，每周1次，用3～4周。

(2)对症状严重、保守治疗2个月无效者应及早手术治疗。通常行腕横韧带切开腕管减压术。

（三）促进神经损伤恢复的中药

川芎、马钱子、天麻、银杏叶、三七、黄芪、当归、枸杞子、人参、牛膝、鹿茸等。

第五节　腰椎间盘突出症

腰椎间盘突出症又称腰椎间盘纤维环破裂髓核突出症，是在腰椎间盘发生退行性变，在外力的作用下，使纤维环破裂、髓核突出，刺激或压迫神经根而引起腰痛及下肢坐骨神经放射痛等症状为特征的腰腿痛疾患，也是临床最常见的腰腿痛疾病之一。其临床症状主要以腰痛和坐骨神经痛为主，主要以腰4/5，腰5/骶1椎间盘突出最多见。本病属于中医学"腰腿痛""痹证"范畴。中医学认为"腰为肾之府"，故腰椎间盘突出症与肾关系最为密切，提出肾气虚损、筋骨失养而退变是造成腰椎间盘突出症的根本原因。临床上主要根据本病的发作特点分为早期、发作期和晚期分期辨证。

一、辨证论治

(一)早期(督脉经输不利)

1. 临床表现

腰部隐隐疼痛,有时牵及臀及下肢,腰脊酸软无力,但痛无定处,疼痛反复发作,继而逐渐出现慢性持续性腰痛,劳累或动作稍不注意则引起腰痛加重,多有畏寒,喜温喜按,舌淡,脉沉迟或沉迟无力,甚者腰膝酸软无力,心烦失眠,舌质红少津,脉沉细数。

2. 治法

疏经通络,活血化瘀。

3. 处方

舒筋活血汤:羌活、荆芥、红花、枳壳各 6g,当归、续断各 12g,青皮 5g,防风、独活、牛膝、五加皮、杜仲各 9g。水煎服。

(二)发作期

1. 外邪侵袭

(1)临床表现:腰背腿部冷痛重着,转侧不利,行动缓怠,遇寒湿则加重,虽静卧休逸,疼痛也难明显减轻,甚或加重,其病史一般较长,渐渐加重而致,舌淡苔白腻,脉多沉迟、沉缓或濡缓。

(2)治法:祛风除湿,散寒止痛。

(3)处方。独活寄生汤化裁:独活、川芎、桂枝、防风、党参、茯苓、当归、赤芍各 9g,秦艽、杜仲各 12g,桑寄生、熟地黄各 15g,细辛 3g,炙甘草 6g。水煎服。

2. 气滞血瘀

(1)临床表现:腰背腿疼痛麻木,多为刺痛或触电样或放射样疼痛。急性损伤者,痛如锥刺刀割,痛有定处,夜间加重,痛处拒按,重则因痛剧而不能转侧,行动不能,或下肢软弱无力,甚至下肢痿废不用,或见皮肤枯燥发痒,甚则肌肤甲错,面色黧黑,舌质青紫,或有瘀斑、瘀点,脉弦细或弦细涩。

(2)治法:活血祛瘀,行气止痛。

(3)处方。血府逐瘀汤化裁:桃仁、红花、枳壳、炙甘草各 6g,柴胡、当归、赤芍、川芎、牛膝各 9g,杜仲、川续断、狗脊各 12g。水煎服。

(三)晚期

1. 肝肾阴虚

(1)临床表现:腰椎间盘突出症病久,见腰膝酸软无力,痛处绵绵,腰部屈曲转侧困难,或屈曲则牵及颈项,或下肢疼痛不适,甚则下肢痿废不用,或耳鸣耳聋,心烦失眠,口苦咽干,遗精带下,舌红少津,脉弦细数。

(2)治法:滋补肝肾,舒筋通络,强筋壮骨。

(3)处方。虎潜丸化裁:黄柏、知母、当归各 9g,熟地黄 24g,龟甲、白芍、锁阳、牛膝、虎骨(可用狗骨代)各 12g,陈皮 6g。水煎服。热盛者,去锁阳;兼气血不足者,可酌加黄芪、党参、鸡血藤各 12g,以补益气血。

2. 气血不足

(1)临床表现:腰背臀及下肢酸痛隐隐,按揉则舒,喜温恶寒,头晕如飘,目视昏花,动辄加重,一侧或两侧下肢软弱无力,甚者痿废不用,面色苍白,唇口麻木色白,舌淡,脉细弱无力。

(2)治法：益气养血，舒筋通络，强筋壮骨。

(3)处方。归脾汤化裁：人参、陈皮各6g，黄芪30g，炒白术、茯苓、远志各9g，当归、山药各12g，熟地黄24g，炒酸枣仁15g，炙甘草、木香、焦三仙各6g，肉桂1.5g。水煎服。

二、临证备要

(一)鉴别诊断

1. 急性腰扭伤

患者有明显的外伤史，病程短，局部压痛明显，一般无放射性坐骨神经痛症状。

2. 腰椎结核

少数患者可出现腰痛和坐骨神经痛，因此应注意鉴别，但腰椎结核患者有结核病史，有低热、盗汗、消瘦、乏力及红细胞沉降率增快，患部附近常有寒性脓肿或瘘管，X线检查可见椎间隙变窄，椎体破坏。

3. 腰椎管狭窄症

患者有典型的间歇性跛行，卧床休息后症状可明显减轻或完全消失，后伸时腰腿痛加重，如为原发性腰椎管狭窄症，X线检查有助于鉴别。

4. 腰椎骨质增生

椎体边缘及关节软骨的退行性变，患者年龄多在50岁以上，慢性发作逐渐加剧，腰腿酸痛，劳累或阴雨天加重，晨起腰板硬，活动后稍减轻，腰部活动受限，有时伴有坐骨神经痛，腰部压痛点不集中，直腿抬高试验阴性，腱反射无变化，X线检查可见椎间隙变窄，椎体前后缘有增生。

5. 梨状肌受损综合征

主要为梨状肌损伤致该肌痉挛、充血、水肿，压迫坐骨神经，或由于坐骨神经在解剖学上的变异引起，疼痛一般由臀部开始，梨状肌体表投影范围有压痛，梨状肌紧张实验有明显阳性体征。

(二)对症治疗

腰部及下肢放射痛治疗方法如下。

(1)牵引治疗：是应用力学中作用力与反作用力之间的关系，通过特殊的牵引装置来达到治疗目的的一种方法。可以逐渐使腰背肌放松，解除肌肉痉挛。

(2)物理疗法：包括短波、超短波疗法、间动电疗法、超刺激电流疗法。

(3)西式手法治疗：是一种通过操作者的双手，在患者骨关节部位进行推动、牵拉、旋转等被动活动的一种治疗方法，以达到改善患者骨关节功能、缓解临床症状的目的。

(4)药物治疗：对于疼痛症状难以忍受、不能平卧、不能入睡的患者，可适当给予抗感染和止痛药口服；或者可用解痉镇痛酊外涂，以缓解局部疼痛。在腰椎间盘突出症急性期，脊神经根袖处水肿较为明显可静脉滴注类固醇类药物，口服氢氯噻嗪、螺内酯等利尿药，静脉加压滴注甘露醇等脱水剂。对于在退行性改变基础上发生的腰椎间盘突出症患者，特别是老年患者，可以服用硫酸软骨素A或者可用复方软骨素片。

(5)局部封闭疗法：常用的封闭穴位有三焦俞、肾俞、大肠俞、志室、足三里、环跳、委中、承山等。常用的方法有2%盐酸鲁卡因注射液4mL，加醋酸强的松龙1mL，混匀后，分注于上述穴位中的3~4个，每5~7日封闭1次，3~5次为1个疗程。或维生素B_{12}注射液1~3mL，分注于上述穴位中的3~4个，每日封闭1次，10次为1个疗程。

（三）中药治疗

1. 止痛、抗粘连的中药

独活、威灵仙、蜈蚣、延胡索、防风、全蝎、乌头等。

2. 抗炎的中药

秦艽、防己、威灵仙、五加皮、马钱子、当归、红花等。

3. 改善微循环的中药

威灵仙、秦艽、狗脊、丹参、桑寄生、刘寄奴等。

4. 类激素作用的中药

黄芪、白术、生地黄、白芍、鸡血藤、鳖甲、山茱萸、枸杞子、菟丝子、仙茅、鹿茸、黄柏、茯苓、柴胡、肉桂、桂枝、当归、三七、杜仲、五味子、北沙参、杜仲等。

第六节　股骨头缺血性坏死

股骨头缺血性坏死(ONFH)又称股骨头无菌性坏死，是股骨头血供中断或受损，引起骨细胞及骨髓成分死亡及随后的修复，继而导致股骨头结构改变、股骨头塌陷、关节功能障碍的疾病，是骨科领域常见的难治性疾病。本病可分为创伤性和非创伤性两大类，前者主要是由股骨颈骨折、髋关节脱位等髋部外伤引起，后者在我国的主要原因为皮质类固醇的应用及酗酒。股骨头坏死的主要症状是髋关节疼痛，疼痛可呈持续性或间歇性，疼痛可向腹股沟区或臀后侧、外侧或膝内侧放射，并有疼区麻痹感。髋关节僵硬，活动受限，下蹲困难，当盘腿和外展髋关节时疼痛加剧，有跛行。中医学典籍中无股骨头坏死的病名记载，但根据该病的发病部位、证候特点和发病机制来看，股骨头坏死应当属于中医学"骨痹""骨蚀""骨痿"等范畴。本病因感受外邪，以寒邪、湿邪和热邪为主，髋部劳损，导致局部抗病能力下降，寒湿之邪趁机内侵，滞留关节，或长期坐卧湿地，致使寒湿内侵，久则凝结为痰，阻滞经络，经络气血不通，致使股骨头失去濡养而成本病。

一、辨证论治

（一）气滞血瘀证

1. 临床表现

髋部胀痛或刺痛，痛处固定不移，久坐久卧后疼痛加重，适当活动后疼痛减轻，但大幅度活动后疼痛又加重，舌质略暗，脉沉涩。

2. 治法

行气活血化瘀。

3. 处方

血府逐瘀汤加减：柴胡18g，当归15g，酒大黄3g，红花、桃仁、炮穿山甲、甘草各10g。水煎服。

（二）气虚血瘀证

1. 临床表现

髋关节胀痛，刺痛均不剧烈，或只感觉轻微疼痛，功能障碍，甚至卧床或扶拐行走，有时伴轻度肌肉萎缩，面色无华，少气懒言，舌质暗红，苔薄白。

2. 治法

益气活血。

3. 处方

补阳还五汤加减：黄芪 15g，归尾、赤芍、地龙、川芎、桃仁、红花各 12g。水煎服。

(三)气血两虚证

1. 临床表现

髋关节长期功能障碍，跛行，或行动困难，甚则大部分时间卧床，髋部钝痛，有时疼痛沿大腿内侧向膝部放散，休息时疼痛减轻，活动后加重，病侧肌肉萎缩，面色苍白，唇甲白无华，气短乏力，舌淡苔薄白，脉细弱。

2. 治法

补气养血。

3. 处方

八珍汤加减：党参、当归、茯苓各 15g，黄芪、熟地黄各 20g，白术、白芍、川芎、甘草各 10g。水煎服。

(四)肝肾阴虚证

1. 临床表现

髋部疼痛较轻，活动时加重，休息后减轻，患肢肌肉萎缩，自汗或盗汗，善忘失眠，五心烦热，舌红少苔，脉细数。

2. 治法

滋补肝肾。

3. 处方

六味地黄汤加味：熟地黄 20g，山药、山茱萸、茯苓各 15g，知母、黄柏、泽泻、牡丹皮、甘草各 10g。水煎服。

二、临证备要

(一)鉴别诊断

1. 中、晚期骨关节炎

当关节间隙变窄，出现软骨下囊性变时，可能混淆，但其 CT 表现为硬化并有囊性变，MRI 改变以低信号为主，可据此鉴别。

2. 髋臼发育不良继发骨关节炎

股骨头包裹不全，髋臼线在股骨头外上部，关节间隙变窄、消失，骨硬化、囊变，髋臼对应区出现类似改变，与本病容易鉴别。

3. 强直性脊柱炎累及髋关节

常见于青少年男性，多为双侧骶髂关节受累，其特点为 HLA-B27 阳性，股骨头保持圆形，但关节间隙变窄、消失甚至融合，故不难鉴别。部分患者长期应用皮质类固醇可合并股骨头缺血性坏死，股骨头可出现塌陷但往往不严重。

4. 类风湿关节炎

多见于女性，股骨头保持圆形，但关节间隙变窄、消失。常见股骨头关节面及髋臼骨侵袭，鉴别不难。

(二)对症治疗

髋部或膝部疼痛。a. 保护性负重：使用双拐可有效减少疼痛，但不提倡使用轮椅；b. 药物治疗：适用于早期(0、Ⅰ、Ⅱ期)ONFH，可采用非类固醇消炎止痛药，针对高凝低纤溶状态可用低分子肝素及相应中药治疗,阿仑磷酸钠等可防止股骨头塌陷,扩血管药有一定疗效;c.物理治疗:包括体外震波、高频电场、高压氧、磁疗等,对缓解疼痛、促进骨修复有益。

(三)中药治疗

1. 改善微循环的中药

丹参、川芎、当归、赤芍、乳香、没药、三七、红花等。

2. 抗炎镇痛的中药

丹参、白芍、秦艽、独活、青风藤、五加皮、防己、川乌、穿山甲、甘草、柴胡、人参、三七、何首乌、女贞子等。

3. 增强骨细胞活力、提高骨的机械强度的中药

续断、骨碎补、淫羊藿等。

4. 调节免疫的中药

三七、牛膝、丹参、人参、党参、黄芪、白术、刺五加、地黄、枸杞子、茯苓、猪苓、泽泻等。

5. 降血脂的中药

红花、当归、枸杞子、山楂等。

第七节 颈椎病

一、临床表现

颈椎病是指颈椎间盘退行性变,以及其继发性椎间关节退行性变所致脊髓、神经、血管损害而表现的相应症状和体征,又称颈椎综合征,是颈椎骨关节炎、增生性颈椎炎、颈神经根综合征、颈椎间盘脱出症的总称。按临床表现分为以下五型。

(一)颈型颈椎病

颈项强直、疼痛,可有整个肩背疼痛发僵,不能作点头、仰头及转头活动,呈斜颈姿势。需要转颈时,躯干必须同时转动,也可出现头晕的症状。少数患者可出现反射性肩臂手疼痛、麻木。

(二)神经根型颈椎病

颈痛和颈部发僵,有些患者还有颈部及肩胛内侧缘疼痛;上肢放射性疼痛或麻木,这种疼痛和麻木沿着受累神经根的走行和支配区放射,可以呈发作性,也可呈持续性。有时症状的出现与缓解和患者颈部的位置有明显关系,颈部活动、咳嗽、喷嚏、用力深呼吸等,可以造成症状的加重。患侧上肢感觉沉重、握力减退,有时出现持物坠落。可有血管运动神经的症状,如手部肿胀等。后期可出现肌肉萎缩。

(三)椎动脉型颈椎病

颈肩痛或枕区痛、头痛、眩晕、耳鸣、耳聋、恶心及视物模糊等,有时可出现肢体感觉障碍,持物不稳及猝然晕倒,往往因头部转动而发作,改变为正常位时迅速好转。少数病例可出现一侧瞳孔散大或假性心绞痛等症状。

(四)脊髓型颈椎病

多数患者首先出现一侧或双侧下肢麻木、沉重感,随后逐渐出现行走困难,下肢肌肉发

紧、抬步慢，不能走快。严重者步态不稳、行走困难，患者双足有踩棉花感。躯干部感觉异常，患者常常感觉胸部、腹部或双下肢有如皮带样的捆绑感，称为"束带感"。部分患者出现膀胱和直肠功能障碍，如排尿无力、尿频、尿急、尿不尽、尿失禁或尿潴留等排尿障碍，大便秘结，性功能减退。

(五)交感型颈椎病

1. 头部症状

头晕或眩晕、头痛或偏头痛、头沉、枕部痛，以及睡眠欠佳、记忆力减退、注意力不集中等。

2. 眼耳鼻喉部症状

眼胀、干涩或多泪、视力变化、视物不清、眼前好像有雾等，耳鸣、听力下降，鼻塞、咽部异物感、口干、声带疲劳等，味觉改变等。

3. 胃肠道症状

恶心甚至呕吐、腹胀、消化不良、嗳气及咽部异物感等。

4. 心血管症状

心悸、胸闷、心率变化、心律失常、血压变化等。

5. 其他

面部或某一肢体多汗、无汗、畏寒或发热，有时感觉疼痛、麻木但是又不按神经节段或走行分布。以上症状往往与颈部活动有关系，坐位或站立时加重，卧位时减轻或消失。颈部活动多、长时间低头、在电脑前工作时间过长或劳累时症状明显，休息后好转。

二、治疗方法

(一)温和灸

1. 主穴

天柱穴(后发际正中直上 0.5 寸，旁开 1.3 寸)。

2. 操作

用 1.2cm×1.2cm 青艾条，灸双侧天柱穴，每次 30～50 分钟，每日 1 次，20 日为 1 个疗程。注意施灸穴位处应除去毛发，并防止烧伤皮肤。

(二)耳穴贴压

1. 主穴

颈椎、神门、枕、肾。

2. 配穴

眼花者配屏间，头痛头晕者配缘中、心、肝；耳鸣者配耳中、内耳、内分泌；恶心呕吐者加交感、肾。

3. 操作

将王不留行用胶布贴压双侧耳穴。嘱患者每日自行按压数次，3～4 日换贴 1 次。

(三)耳穴按摩

患者取仰卧位。医者双手掌擦患者耳廓数下，以大拇指指腹沿皮质下→脑垂体→对耳轮内缘侧→二屏前；沿耳轮 4→耳轮 3→耳尖循环按摩，以打通任督二脉，再用两手拇指、示指提捏对耳屏，前下方向外上方来回按摩。每日 1 次。

（四）刺血拔罐

患者取卧位，低头，充分暴露颈部，碘伏常规皮肤消毒，取七星针由上而下叩此：

a. 督脉经从哑门叩刺到大椎穴；b. 足太阳膀胱经从天柱穴叩刺到风门穴；c. 足少阳胆经从风池叩刺到肩井穴。医者充分运用腕力均匀叩刺，忌粗暴用力，以局部出血为度，如有明显压痛部位须重点叩刺，叩刺后加拔罐数只，可吸出大量瘀血。隔日叩刺 1 次，每次选用两条经脉，交替叩刺，10 日为 1 个疗程。

（五）推拿疗法

第一步，肌群放松法。患者取坐位，医者立于患者后方，用拇指指腹或掌根进行推揉、点揉颈项部双侧肌群，然后用滚法或揉法放松颈肩部及背部紧张痉挛、僵硬的肌肉，手法渗透有力，至肌肉深层温热，大约 10 分钟。第二步，反应点松解法。该步重点对颈后部两侧及肩上部、上臂僵硬的肌肉、结节点及按痛点进行施术，用一指禅推法、拿法和禅拨法，手法轻重以患者能忍受为度，约 10 分钟，使患者肌群放松。第三步，穴位点按法。点按风池、缺盆、天宗、极泉、肩井、肘髎、曲池、小海、少海、手三里、内关、外关、列缺、合谷、神门等穴位，灵活运用，对症选穴，疏通经络，松弛颈肩部肌肉，约 6 分钟。第四步，牵引旋扳法。医者立于患者后方，双肘支于患者双肩，双手掌拖于患者头两侧的乳突处，四指扶患者双下巴，拇指扶头后发际，向上牵拉，1～2 分钟，然后左右侧各进行一次旋转扳法。第五步，臂丛牵抖法。医者双手握患者手掌，于手掌向上及向下的旋前旋后位，分别牵抖患肢 3～5 次。以上治疗每日 1 次，连续 7 次，休息 3 日后再治疗 2 次为 1 疗程。

（六）穴位注射

1. 主穴

颈夹脊穴（相应病变椎体处棘突下，旁开 0.5 寸）。

2. 操作

药物选取地塞米松注射液 1mL（含 5mg）、骨肽注射液 2mL、2%利多卡因 1mL。患者取坐位，头前倾 10°或 30°。采用一次性 5mL 空针（加长型针头）。选准穴位后，局部常规消毒，针尖与颈椎成 70°进针，深入 1.2～1.5 寸，待针感传导至枕、肩、肘、指等处时，将上述 3 种药物混合液缓慢注入穴位。每次取患处颈夹脊穴 4 个穴位，每穴分别注入 1mL 混合药液。然后用 TDP（特定电磁波治疗仪）照射患处 30 分钟。隔日 1 次，5 次为 1 个疗程。

第八节　腰椎骨质增生症

一、临床表现

腰椎增生症是老年性腰椎骨质退行性变所引起的。轻者强痛可忍，活动受限。临床表现腰椎及腰部软组织酸痛、胀痛、僵硬与疲乏感，甚至弯腰受限。

二、治疗方法

（一）艾灸疗法

1. 主穴

以腰椎夹脊穴、棘突压痛点为主穴；下肢痛者，加患侧环跳、阳陵泉、足三里及阿是穴等。

2.操作

药酒制作：选等量之羌活、独活、生川乌、生草乌、生天南星、生半夏、生栀子、生姜黄、土茯苓、香附、苦荞头根为主药，用300mL白酒浸泡，春秋两季泡5日，夏季泡3日，冬季泡7日即可取用，用时即以棉纱蘸药贴于相关穴位。

灸治方法：选好穴位；上覆以药酒浸过的棉纱，再以黄草纸折成浅浅的纸盒，用水浸湿，放于浸水的棉纱上内盛浅浅一层艾绒，点燃灸治。视患者之感觉，若感觉太热时，将纸盒移至另一覆有浸酒棉纱的穴位上灸治，直到艾绒燃尽。

(二)刺络拔罐

1.主穴

根据腰椎 X 线检查显示的腰椎病变部位，以相应椎体上下的督脉经穴或华佗夹脊穴为主。另取肾俞、委中、承山及腰部阿是穴。每次选3～5穴。

2.操作

用75%乙醇棉球消毒所选穴位，用梅花针重叩至皮肤微渗血，然后加用拔火罐5分钟，每次吸出少许血液(1～3mL)，用消毒棉球擦干血迹，清理好创口。

(三)推拿疗法

患者俯卧位，医者立于左侧，先用手掌轻柔地推揉腰部骶棘肌两侧及腰骶部数分钟，使腰能部分放松，然后重复以上手法，患者感到轻微的酸痛，再用手指或肘尖按腰部的夹背穴，重压肾俞，重拨大肠俞，点八髎，按环跳，按压委中、承山，搓腰骶部感到温热为度。然后一手按腰段的脊椎另一手扳大腿使腿尽量后伸，放下，再用轻柔的推揉等手法放松腰部。患者侧卧位，医者立于后，用双手拇指拨腰部的骶棘肌数遍，使腰部侧扳法，点压风市、阳陵泉，用手掌放松腰部肌肉。患者仰卧法：医者做单腿和双腿的屈膝屈髋动腰法，点伏兔、足三里、太冲穴，用拇指拨揉小腿外侧胃经路线，以酸胀为度。患者端坐位，施脊柱旋转推棘法，在脊柱旋转的同时，另一手的拇指左右上而下推动每一个腰椎棘突，双侧交替进行，然后做前屈后伸的动作，最后用手掌轻揉腰骶部。

第九节　腰背肌纤维组织炎

一、临床表现

腰背肌纤维组织炎是一种非特异性纤维组织炎症，属中医"痹症"范畴。病多受限在肌肉、筋膜等软组织，多因寒冷潮湿、外伤、劳损等因素，使腰背部肌肉及筋膜受损而发生无菌性炎症、水肿、痉挛及粘连和纤维性病变。临床表现为腰背部慢性钝痛，局部疼痛明显，病程较长，迁延难愈。

二、治疗方法

(一)火罐疗法

1.主穴

腰部华佗夹脊穴、大椎、大杼、阿是穴。

2.操作

患者取俯卧位，运用闪火法叩罐四五只，留罐10～15分钟，隔日1次，7次为1个疗程，疗程期间休息3日，依据病情再进行第2个疗程。

（二）中药外敷

1. 药物

杜仲 15g，当归 8g，狗脊 10g，桑枝 12g，延胡索 7g，桂枝 12g，牛膝 10g，木瓜 10g，炙甘草 9g。

2. 加减

寒邪重者加附子、川乌、草乌；湿邪较盛者萆薢、薏苡仁；瘀血较重者加乳香、没药、桃仁、红花；肾虚重者加桑寄生、川断。

3. 操作

将一剂中药用食醋拌湿后，分 2 份用布袋装入，放入锅中蒸 30 分钟，取出其中一袋，待温度适宜时热敷于腰背部最痛处，自觉布袋变凉时换取锅内另一布袋继续热敷。每日两次，每剂药可用 2～3 日，10 日为 1 个疗程。

（三）推拿治疗

病患在肩背取端坐位，在腰背或腰骶部则取俯卧位。介质：正红花油。拿法：肩背部单手拿捏自风池向下，至肩井改用双手拿捏，腰背部自疼痛部位起单手拿捏两侧膀胱经，肥胖者可双手拿之，反复操作至局部皮肤发红发热。揉法并点按法：以掌根揉为主，手法易持久、柔和，点按以肩井、天宗、巨骨、风池、肾俞、膀胱俞、关元俞、阿是穴为主，手法应短促有力且富有弹性。弹拨法：沿肌纤维走向横行弹拨数次，有结节或压痛明显处重点弹拨。擦法：以小鱼际和第 4、第 5 掌骨背面着力于病变部位，带动腕关节做均匀连续擦动；以叩击手法结束，切脊、拳叩、掌叩法均可。治疗时间：每次 30～40 分钟，每日 1 次，10 日为 1 疗程。

第八章 骨关节病症

第一节 痹症

痹症是指气血为病邪所闭阻，而出现筋骨肌肉、关节疼痛、酸楚、重着、麻木及关节肿大，屈伸不利的病症。其中关节疼痛是临床中的常见病、多发病，多因跌打损伤、扭伤关节，又感风寒、湿邪等六淫之邪所致，病势轻重不一，但多数缠绵难愈。本症包括现代医学所说的风湿热、风湿性关节炎、类风湿关节炎、肌纤维炎以及神经痛等。

一、熏洗法

熏洗方 1：灵仙透骨药浴方

方药组成：生川乌、生草乌、透骨草、莪术、制乳香、威灵仙、桑寄生、皂角刺各 15g，生马钱子、北细辛、淫羊藿各 10g，酒当归 30g。

制用方法：将以上药共研粗末，一并装入布袋内，先用清水浸泡 1 小时左右，再用文火煎煮 30 分钟。去渣取液，趁热先熏后洗，外洗时将患部浸入药液内，并略加活动，幅度逐渐加大。每次半小时，每日 1 次，1 剂可用 2 日，7～10 日为 1 个疗程。本方有毒，禁止内服。

熏洗方 2：浮萍黄柏地丁方

方药组成：黄柏 20g，地肤子 10g，蛇床子 10g，苦参 10g，生地 10g，丹皮、赤芍各 10g，金银花、紫花地丁各 15g，浮萍 10g。

制用方法：将以上 10 味药加水 2500mL，煎煮 30 分钟，将药液倒入盆内，待温浸泡患处，每次 15～30 分钟，每日 2～3 次。本方可清热凉血、活血通络，适用热痹引起的肢体关节红肿疼痛。

调治建议：防寒保暖，加强局部功能锻炼，亦可配合口服中药、按摩疗法等进行治疗。

熏洗方 3：风湿病洗剂

方药组成：制马钱子粉、洋金花、淫羊藿、雷公藤根粉各 400g。

制用方法：将以上药分别装入布袋扎口备用，根据不同证型选取洗剂。将药袋放入容积为 1000L 的不锈钢桶内，加水 800L，浸泡 10 小时左右，然后煮沸 30 分钟，浴缸内放入煮沸的药液 100L，再加入温热自来水 100L 即可。当浴液温度下降到能浸浴时（一般在 37～44℃），全身入池浸泡，同时活动四肢大小关节，按摩病变部位，每次浸浴 30 分钟，每日 1 次，10 次为 1 个疗程，根据病情休息 7 日后可再进行下 1 个疗程。

功能主治：祛风散寒、温经通络、消肿止痛、扶正固本。主治肝肾两虚、气血双亏，邪凝脊里、筋骨之风湿顽痹及强直性脊柱炎等。

熏洗方 4：除痹汤

方药组成：豨莶草 40g，伸筋草 40g，姜黄 20g，刘寄奴 15g，苏木 10g，月季花 10g，艾叶 30g 为主方。寒甚者加桂枝 15g，海风藤 40g，附子 10g；热甚者加络石藤 40g，桑枝 20g，海桐皮 20g；肿甚者加威灵仙 15g；久病者加桃仁 20g，红花 20g，川芎 15g。

制用方法：将以上方加水浸没药，浸泡 30 分钟后，煮沸，改文火煎 5 分钟后，置患肢于药液上方熏蒸，风寒痹型 15～20 分钟，风湿热痹型 5～10 分钟。离火，候药液温热时，以药液洗泡患肢 10 分钟后，即以药渣敷于患处 10 分钟。每日 2 次，1 个疗程为 10 日。

功能主治：类风湿性关节炎。

二、热敷法

舒筋活络热敷方

方药组成：羌活、独活各15g，桑寄生12g，防风、防己各12g，当归12g，川芎15g，红花12g，乳香15g，没药15g，川芎、草乌各10g，伸筋草30g，透骨草30g，海风藤30g，鸡血藤30g，黄药子15g，片姜黄15g，川桂枝15g，细辛12g，地鳖虫20g，半夏12g，南星(生)12g，杜仲20g。

制用方法：将以上药打成粗末，和入等量的中细砂中，装入布袋，每袋1kg左右，略浸湿置蒸笼或蒸锅中蒸热1小时；拿出药袋外敷关节患处，外用药膜包好，防止热气、药味蒸发，便于药性透入；再加盖棉被，每隔1小时更换药砂袋1次，每日治疗4～6小时。每周为1疗程，病轻者1个疗程而愈，重则3个疗程，视病情而定。

功能主治：本方具有活血化瘀、消肿止痛、舒筋活络、祛除风湿之功效，用于各种急、慢性关节疼痛、扭伤、腰腿痛。

调治建议：如属上肢疼痛可重用引经药羌活50g，下肢疾病重用独活50g，腰膝患者重用桑寄生、杜仲各50g等，以直达病所，改善局部血液循环，使其伤痛根除。另外，要注意药袋的温度要适宜，过热易烫伤皮肤，温度低则达不到治疗效果；更换药沙袋时间掌握也要适当，不宜过长或过短，避免影响药物的渗透力。

三、膏贴法

膏贴方1：威灵桃红散

方药组成：威灵仁、桃仁、乳香、没药、木瓜、五加皮、大黄、元胡各15g，生川乌、生草乌、川芎、赤芍各20g，红花、全蝎各10g，共研末备用，陈醋、60°白酒各100mL。

制用方法：将以上药物共同研末备用。根据患者病变部位大小，取20～40g，用陈醋或白酒调成膏状，外敷病灶处，绷带外缠，24小时换药1次，10日为1个疗程。

功能主治：能祛风除湿、温经散寒，活血化瘀、通络止痛，治疗风寒湿痹证，忌用于热痹。

调治建议：散剂要调匀、调黏，不宜过湿、过干。治疗期间注意休息、保暖、防潮、防湿，绷带外缠松紧适度。个别病人用药部位皮肤会感瘙痒，或起红色丘疹，若难以忍受，取下药物，用清水洗净皮肤即可，无须特殊用药。

膏贴方2：蠲痹膏

方药组成：生川乌、生草乌、山柰、甘松、乳香、没药各20g，北细辛15g，威灵仙、香白芷、川芎、樟脑各30g，乌贼骨、煅石膏各50g，60°白酒、陈醋各100mL，鸡蛋2个。另备防风、桂枝、姜黄、羌活、独活、薏苡仁、牛膝、防己各30g以随证加减。

制用方法：将以上药物共同研末(乌贼骨、煅石膏另研末备用)，放入预备的瓷罐中，加酒、醋浸泡12小时后，取出加鸡蛋清适量调乌贼骨煅石膏末，使之成为膏糊状备用。

使用方法：外敷患处，绷带外缠。36小时换药1次，10日为1个疗程。

膏贴方3：远红外磁疗贴

方药组成：百年华汉远红外磁疗贴。

使用方法：清洁患处，取出贴剂揭开防粘层，将胶面贴于患处，轻轻按压即可，每2～3日更换1次。

功能主治：适用于颈椎病、肩周炎、腰椎间盘突出症、肌肉劳损、风湿性关节炎、软组织损伤(非急性期)的辅助治疗。

注意事项：a.仅限一次性使用，用后销毁；b.包装如有破损，严禁使用；c.使用时严格按照使用说明进行。

第二节　四肢关节扭挫伤

骨关节扭伤多是在间接暴力作用下，引起韧带、肌腱、肌肉等软组织的损伤，尤以四肢踝、腕、膝等处多见，是骨科常见病。本病属中医"伤筋"范畴，因扭伤后气滞血瘀，经脉不畅，故治疗拟活血化瘀、消肿止痛。本病的发生有明确的关节扭挫伤史；伤后关节肿胀，局部青紫、瘀斑、压疼、活动受限，X线摄片检查可排除骨折。

一、熏洗法

熏洗方1：活血止痛散

方药组成：当归、红花、苏木、白芷、威灵仙、羌活、五加皮、海桐皮、牛膝、川楝子、土茯苓各15g，乳香6g，花椒9g，透骨草30g。

制用方法：将以上药加水2000mL煮沸半小时，待药液温度下降后，熏洗患处，每次1小时左右，每日2次。用完后药液可放置一边，下次用前文火煮沸即可，1剂可用3日，3剂为1疗程。

功能主治：舒筋通络，活血止痛。治跌打损伤后期，局部肿痛，筋脉不舒等症。

熏洗方2：桂枝荆芥散

方药组成：桂枝、荆芥、防风各20g，透骨草30g，川椒20g，枯矾15g。

制用方法：取以上药加水1500mL，煎取汁1000mL，待稍温后外洗患处，每次30分钟，每日2次。在治疗时，要随症加减，上肢扭伤加桑枝，下肢扭伤加牛膝、木瓜，病情日久者加桃仁、红花、伸筋草，在熏洗时要防止烫伤。

功能主治：舒筋通络，活血化瘀。用于四肢软组扭挫伤。

二、敷贴法

敷贴方1：消肿止痛散

方药组成：生大黄30g，栀子30g，川桂枝5g，芒硝10g，三七10g，乳香、没药各10g，细辛5g，冰片3g，地肤子12g。

制用方法：上药共研细粉末，过100目筛。根据扭挫伤部位大小，取药粉加适量的白酒及少许面粉调成糊，外敷贴患处，每日换药1次，5日为1个疗程。也可单用大黄末或栀子末，用黄酒、面粉、蜜调敷患处。

功能主治：活血化瘀，消肿止痛。用于急性扭挫伤初期。

敷贴方2：软伤速愈散

方药组成：地鳖虫100g，生山栀100g，生丹皮100g，生大黄60g，延胡索60g，冰片10g。

制用方法：将以上药共研细粉末，过100目筛，使用时上药加少许面粉，用白酒调成糊状，外敷贴患处，每日1次，5次为1个疗程。

功能主治：活血破瘀，消肿止痛。用于各种四肢关节扭挫伤。

敷贴方3：凤仙草膏

方药组成：新鲜凤仙草500g，白芷、血竭、乳香、没药各等份50g。

制用方法：将新鲜凤仙草洗净、切碎、捣烂，取汁1000mL加葱汁50mL，放入锅中用文火煮沸，加上四药粉末，收膏。外敷患处，3日换药1次。

功能主治：急、慢性软组织性扭伤。

敷贴方4：五灵脂散

方药组成：五灵脂10份，白及10份，乳香3份，没药3份。

制用方法：将以上药共研细粉末，香油调敷患处，3日换药1次，5次为1个疗程。

功能主治：各种急、慢性关节扭挫伤。

敷贴方 5：百年华汉跌打损伤贴

使用方法：使用前先洁净皮肤表面汗渍、油污等。沿缺口撕开包装袋，取出贴剂，揭开防粘层，直接贴敷于疼痛部位即可。每贴 24～72 小时更换 1 次，5 盒为 1 个疗程。

功能主治：适用于因跌打损伤引起的关节疼痛及软组织扭挫伤等所致的各种疼痛的辅助治疗。

第三节　关节僵硬

严重的关节内骨折，以及长干骨折长期石膏外固定后，均可使关节周围肌肉及肌腱粘连，使关节活动受限、僵硬。青年及儿童患者因组织弹性好，经治疗后恢复理想，对 40 岁以上患者则恢复不甚理想。临床可见在外伤后期或骨折解除固定后，关节活动受限：关节僵硬，主动及被动功能受限。

熏洗方 1：伸筋草汤

方药组成：伸筋草 15g，透骨草 15g，五加皮 15g，桃仁 10g，红花 10g，苏木 10g，川芎 10g，牛膝 12g，当归 12g，威灵仙 12g，虎杖 12g，络石藤 12g，路路通 10g，炒枳壳 10g。

制用方法：将以上药放锅内煎，产生大量热气。患肢覆盖毛巾数层，置于其上，让药物蒸气先熏，并做关节主动及被动活动。待药液稍温后，将患肢浸入药液中，继续做关节活动，每日 2 次，每次 20 分钟。

调治建议：防止烫伤。

熏洗方 2：透骨草海桐皮汤

方药组成：海桐皮 20g，透骨草 20g，苏木 20g，伸筋草 30g，红花 10g，生山栀 10g，艾叶 10g，南星 10g，桂枝 15g，生川、草乌各 4g。

制用方法：将以上药加水煎汁 1000mL，待温后，外洗患处，每日 2 次，每次 20 分钟，并配合患肢功能练习。

熏洗方 3：二草汤

方药组成：伸筋草、透骨草、海桐皮、苏木各 30g，木瓜、牛膝、川椒、川芎、独活、威灵仙各 20g。

制用方法：将以上药每剂加水 2000～3000mL，煎沸 10 分钟后，开始把患肢放在蒸气上熏 15 分钟，后撤火，待药液稍温后，用棉布蘸药液外洗关节，每日 1～2 次，每次 30 分钟，并配合按摩治疗。

熏洗方 4：二草五皮汤

方药组成：伸筋草、透骨草各 30g，五加皮 20g，红花 20g，川芎 20g，大黄 15g，川椒 15g，木瓜 12g，苏木 15g，茜草 30g，丹参 30g。

制用方法：将以上药水煎后熏洗患处，每日 2 次，每次 30 分钟，并配合功能练习。

第四节　类风湿性关节炎

类风湿性关节炎是以慢性、对称性多滑膜关节炎和关节外病变为主的一种全身性疾病。病因尚不清楚，可能与感受风湿诸邪、自身免疫等原因有关。中医认为类风湿性关节炎属"痹症"范畴，痹者，闭也，不通则痛。根据临床表现不同，分为行痹、痛痹、着痹、热痹、顽痹等。

一、熏洗法

熏洗方 1：二乌汤

方药组成：制川乌 30g，制草乌 30g，细辛 20g，川芎 30g，木瓜 30g，羌活 20g。

制用方法：将以上药加水煎沸 20 分钟，去渣，趁热熏洗患处。每日 1～2 次，每副药用 2 日。

功能主治：祛风散寒，活血通络。治疗痛痹。

熏洗方 2：五味甘露汤

方药组成：黄药杜鹃、水柏枝、圆柏刺、麻黄、白野蒿、文冠木各等份。

制用方法：将以上药经酒曲发酵 1～3 日，按病情取 1kg 加入纱袋中，置入锅内煮沸 1 小时，趁热熏洗患处，每日 1～2 次。

功能主治：活血通络，祛风散寒。

熏洗方 3：茄秧

方药组成：茄秧全草。

制用方法：立冬后采集茄子秧全草 500g，浸泡 2 小时，加水 2000mL 煮沸后，文火加热熏洗患处，后待温后外洗，每日 1 小时，3 个月为 1 个疗程。

二、贴敷法

贴敷方 1：蠲痹散

方药组成：生川乌 20g，生草乌 20g，北细辛 15g，威灵仙 30g，白芷 30g，乳香 20g，没药 20g，川芎 30g，樟脑 30g，山茶 20g，甘松 20g，乌贼骨 50g，煅石膏 50g，60° 白酒 100g，陈醋 100g，鸡蛋清 2 只，瓷罐 1 只。

制用方法：煅石膏、乌贼骨共研细末，另装备用。其余上药共研细末，放入瓷罐中加酒、醋，浸泡 24 小时取出。放蛋清、乌贼骨及石膏粉调成糊状。外敷患处，36 小时换药一次，10 日为 1 个疗程。

功能主治：具有祛风、散寒、除湿之功用。用于风寒湿痹。

贴敷方 2：四生方

方药组成：生三棱 3g，生莪术 3g，生草乌 5g，生酒糟适量。

制用方法：前三味药共研细粉末，撒在生酒糟上，外敷患处，隔日 1 次，每次 3～6 小时。

功能主治：温经祛风，散寒通络，活血化瘀。

贴敷方 3：朱氏堂远红外理疗贴

方药组成：朱氏堂远红外理疗贴(ZC-F 型风湿关节炎贴)。

制用方法：清洁患处，取出贴剂揭开防粘层，将胶面贴于患处，轻轻按压即可，每 24 小时更换 1 次，5 盒为 1 个周期。

禁忌：装有心脏起搏器者，出血倾向性疾病者，局部皮肤破损、感染者，孕妇及过敏者禁用。

第五节　强直性脊柱炎

强直性脊柱炎是以中轴关节慢性炎症为主，原因不明的全身性疾病。其特点为几乎全部累及骶髂关节，常发生椎间盘纤维环及其附近韧带钙化和骨性强直。

一、病因病理

本病原因不明，多发生于 10～40 岁年龄，发病高峰为 20～30 岁(80%)，40 岁以后发病者少见，10%～20%的病例发生于40岁以后。男性比女性多见，男女比例约为5：1。本病有明显的家族聚集性，本病患者一级亲属罹患本病的风险性比一般人高20～40倍，也有报道其一级亲属患病率达35%者。

椎间隙因软骨增殖而桥接，以后则外层纤维环进行软骨内化骨，骶髂关节也同样在骨突关节处骨化。骨突关节部位无血管供应的软骨代替老软骨，以后逐渐通过关节形成软骨，骨化以后强直。早期为亚急性的骨炎而后代替关节结构。病变通常是涉及椎体的前上下角，所以曾被称为前方脊柱炎。除骨质外，炎症也发生在棘突间韧带及附近的软组织。关节滑膜表现为绒毛性增生、血管翳形成，进入关节间韧带以及软骨下组织、关节内出血，血管纤维性肥厚较之类风湿关节炎更为严重。

二、临床表现

（一）症状

发病形式一般比较隐匿。早期可有厌食、低热、乏力、消瘦和贫血等症状，但除儿童外一般都不严重。少数病例可有长期低热和关节痛，酷似风湿热表现，此类病例多属年龄较轻者，且常伴明显体重减轻。有的强直性脊柱炎症状可发生在外伤、劳累、休克和感染之后，值得注意。

1. 腰痛与晨僵

90%左右的患者最初感觉腰痛或不适，常为隐痛，难以定位。开始时常觉得臀深部疼痛或不适，疼痛严重者常位于骶髂关节，有时可放射至髂嵴或大腿后侧。疼痛可因腹压增高或其他牵扯腰背的动作而加重。开始腰背疼痛可为间歇性，以后逐渐进展为持续性的僵硬。早起觉腰部僵硬，活动后可以缓解。本病腰痛休息不能缓解，活动反而能使症状改善。有的病例腰痛与不适症状可能比较轻微，患者可能仅感到腰部僵硬或酸痛，或为椎旁压痛。晨僵是病情活动指标之一，病情严重者可持续全日。

2. 肌腱附着点病变

即肌腱或韧带骨附着点炎症，为强直性脊柱炎的特征性病理变化。肌腱附着点病变可见于肋胸连结脊椎骨突、髂嵴、大转子、胫骨结节和足跟等部位，是本病早期表现，病变部位有疼痛或压痛。

颈椎僵痛一般发生于起病数年之后，但少数病例早期也可出现此类症状。

3. 外周关节症状

50%以上病例病程中出现外周关节症状。外周关节受累部位以髋、膝踝等下肢大关节为多见，指、趾等末梢小关节受累较少见。

强直性脊柱炎外周关节受累较少表现为持续性和破坏性，为区别于类风湿关节炎的特点之一。60%的患者有后背疼痛、僵硬，并有向臀部放射性的"坐骨神经痛"，但没有感觉上的改变，咳嗽及喷嚏均增加局部的疼痛。骶髂关节疼痛通常不像感染性或结核性脊柱炎显著。直腿抬高试验在发作期可以减低，而在发作后期则正常。此时脊柱活动基本正常，肺的扩张也无障碍。

（二）体征

早期强直性脊柱炎体征不多，可有骶髂关节、髂嵴、耻骨联合等骨盆突起部位压痛。有些患者骶髂关节炎症状不明显，体格检查可能有助于发现早期骶髂关节炎以及肌腱附着点病变。

1. 骶髂关节的检查

（1）"4"字试验：患者仰卧，一腿伸直，另一腿屈膝，足置对侧大腿上。检查者一手压住直腿侧髂嵴，另一手握住屈腿膝部上扳、下压。如下压时臀部发生疼痛，提示屈侧骶髂关节病变。

(2)骶髂关节压迫试验：由于髂骨比较突出，又存在支持关节的韧带，因此骶髂关节一般触摸不到。但两侧髂后上棘连线相当于第二骶骨水平通过骶髂关节中心，可为定位参考。直接按压骶髂关节，如局部出现疼痛，提示该关节受累。

(3)骨盆侧压试验：患者侧卧，检查者按压其髂嵴，如骶髂关节疾患则出现疼痛。

2.肌腱附着点病变的检查

由于韧带或肌腱与骨接触点炎症，早期还可发现坐骨结节、大转子、脊柱骨突、肋软骨、肋胸关节，以及髂嵴、跟腱、胫骨粗隆和耻骨联合等部位压痛。值得注意的是，此类体征发现率不高，且可发生于疾病各期，主要提示病情活动。

3.脊柱和胸廓

随着病情进展，脊柱生理曲度逐渐消失。由于椎间韧带钙化，使胸、腰椎横突关节受累，脊柱、胸廓活动度逐渐减少。脊柱炎症所致椎旁肌肉痉挛而引起的疼痛，可使脊柱活动受限，但这时的活动受限并非骨性强直所致，因此非甾体抗炎药治疗可明显改善脊柱活动度。另外，由于髋关节的代偿作用，直腿弯腰试验往往不能真正反映脊柱活动情况。

(1)Schober试验：令患者直立，在背部正中线髂嵴水平作一标记为零，向下5cm做标记，向上10cm再作另一标记，然后令患者弯腰(注意保持双膝直立)，测量两个标记间的距离，若增加少于4cm，提示腰椎活动度降低。

(2)脊柱活动度测量器检查：测量器由两支长42cm的金属杆构成，一端为可滑动连结，另一端12cm处弯曲35°，其中一支末端连有180°的量角器。检查时将带量角器的一端置于骶骨，使支点位于腰5、骶1椎间盘水平；另一端置第一胸椎骨突，然后令患者前屈(保持双膝直立)，记录角度改变，小于40°者为异常。同样方法可测定后伸、侧屈范围。受累脊柱、胸廓活动度逐渐减少。

(三)放射医学检查

由于本病至今病因不明，缺乏特异的实验室指标，放射学检查仍为诊断的关键。虽然多部位累及，诊断主要依据骨盆正位片和脊柱正、侧位片。

1.X线检查

(1)骨盆正位片：所有强直性脊柱炎均存在骶髂关节炎，且骶髂关节为本病最早受累部位，故临床凡疑似强直性脊柱炎者，均需拍摄骨盆正位片。按强直性脊柱炎的X线检查，骶髂关节炎可分5级。0级：正常。1级：可疑改变。2级：微小异常，局限性的侵蚀、硬化，关节间隙无改变。3级：肯定异常，中度或进展性骶髂关节炎，伴有以下1项(或以上)变化：侵蚀、硬化、增宽/狭窄或部分强直。4级：严重异常，完全性关节强直。骨盆正位片除了解骶髂关节变化外，还有利于观察髋关节、坐骨和耻骨联合的变化。

(2)腰椎正、侧位片：对轻微而意义难以肯定的骶髂关节变化，有时脊柱的变化(如骨质疏松、小关节模糊、椎体方形变等)可给临床提供更多信息，有助于对骶髂关节变化意义的估计。此外，腰椎正、侧位片还有助于排除临床上易与本病混淆的疾患，如椎间盘病变、脊柱先天性疾病、感染性疾病以及肿瘤等。

脊柱竹节样变为本病特征性表现之一，其发生率随骶髂关节炎的加重而增加。双侧骶髂关节有病变，脊柱前后位球管向头部倾斜20°~30°或前位断层摄片可见骶髂关节呈绒毛状改变，特别是在髂骨侧，关节有对称性的硬化。此为诊断依据之一。也可见骶髂关节变化轻微而脊柱病变显著者，其原因尚不清楚。一般认为脊柱病变多自下向上发展。

2.CT检查

CT分辨力高，层面无干扰，有利于发现骶髂关节轻微的变化，适于本病的早期诊断，以及随访了解病情变化。

值得注意的是，对骶髂关节CT正常和异常表现应有足够的认识。一般来说，40岁以下的患者，典型骶髂关节炎的CT表现包括骶骨端软骨下骨硬化、单侧或双侧关节间隙小于2mm、软骨下骨侵蚀以及关节部分或完全强直等。30岁以下的正常人，骶髂关节一般是对称的，而30岁以上则有77%、40岁以上87%不对称。另外，凡年龄大于30岁者，髂骨端不均一的变化、关节间隙局灶性狭窄，以及关节附近边界清楚、有薄硬化边的小囊变等都不应视作病变表现。

心脏影响：风湿、梅毒及类风湿心脏病常伴有强直性脊柱炎。

并发症：由于强直性脊柱炎骨质较为脆弱，容易造成骨折或骨折脱位，引起脊髓损伤者为严重的并发症之一。在较严重的病例中，约有2%患者发生寰枢椎自发性脱位，保守治疗无效者应作枕颈融合术。

三、辨证论治

强直性脊柱炎属中医的"骨痹""廷痹"，临床应从肾论治。

(一)肾虚督寒证

症状：腰骶、脊背疼痛，痛连颈项，背冷恶寒，肢节游走性疼痛，酸楚重者，或晨起腰骶项背僵痛，或僵硬弯曲，活动不利，得温痛减，舌苔薄或白，脉沉弦或细迟。

治法：补肾强督，温经散寒，活血化瘀。

川续断15g，金狗脊30g，淫羊藿9g，炒杜仲15g，桑寄生9g，鹿角霜9g，制附片12g，桂枝9g，骨碎补12g，生熟地各9g，赤芍、白芍各12g，薏苡仁18g，伸筋草15g，䗪虫10g，知母15g，麻黄3～6g，干姜6～9g，羌活、独活各10g，首乌9g，防风10g，牛膝18g，僵蚕12g。

加减：指间关节痛者，加桑枝；脊背疼痛甚者，加重羌活；腰痛明显者，加鹿衔草；病久者，加活血药，如泽兰。

(二)肝肾两虚，筋骨虚损证

症状：腰背疼痛，腰骶及项背强直畸形，活动功能障碍，胸廓不张，低热形羸，腰膝酸软，头晕目眩，耳鸣耳聋，畏寒肢冷，阳痿，面色苍白，舌质略红，少苔或薄白，脉沉细数、尺脉弱。

治法：滋补肝肾，壮骨荣筋。

骨碎补15g，补骨脂12g，狗脊12g，羌活、独活各9g，枸杞子12g，生地、熟地各12g，赤芍、白芍各9g，白蒺藜9g，山茱萸9g，乌梢蛇6g，炙山甲9g，威灵仙12g，桂枝12g，络石藤30g，鸡血藤30g，寻骨风10g，松节15g，川断18g，制附片10g，䗪虫9g，炒黄柏10g，红花10g。

加减：化热重者，加丹皮、忍冬藤、秦艽；湿重者，加防己、生薏苡仁、茯苓、赤小豆；痰瘀互结者，加半夏、南星、丹参。

(三)督脉邪实，久郁化热证

症状：背脊钝痛，腰、臀、骶部酸着重滞，或掣痛欲裂，脊柱强直、畸形，活动严重障碍，形体消瘦，五心烦热，或有低热，口干，肌肉触之有热感，肢体喜放被外，不久又怕冷，大便干结，小便黄赤，舌质红，舌苔黄厚而腻，脉象滑数或弦数。

治法：益肾壮督，清热活络。

生地18g，川断15g，地骨皮12g，骨碎补18g，秦艽20g，赤芍12g，知母12g，炒黄柏12g，忍冬藤30g，威灵仙15g，羌活、独活各9g，䗪虫9g，蚕砂10g，络石藤30g，透骨草 20g，红花 10g，制乳香、制没药各 6g。

加减：腰痛明显者，加杜仲、桑寄生；脊柱僵直、弯曲变形者，加白僵蚕、金狗脊、鹿角霜；湿热重者，加生薏苡仁，加大炒黄柏用量。

四、注意事项

(1)强直性脊柱炎是以中轴关节慢性炎症为主、原因不明的全身性疾病。因此，在临床首先引起重视的是脊柱的有效活动范围减少，加之伴有晨僵等症状，就应考虑这方面的疾病，再结合 HLA-B27 检查，诊断还是比较容易。

(2)强直性脊柱炎自腰背疼痛至脊柱强直约需数年，但个别患者数月之内就可形成终局。疾病可呈间歇性，在女性约有 25%出现外阴炎症状。

(3)早期诊断，及时治疗，是使患者减少后遗症的关键所在，对于有些红细胞沉降率过高的患者，在采用中医药治疗的同时，可以在专业医生的指导下，适量地用一些糖皮质激素，可以及时逆转病情。

第六节　骨关节化脓性炎症

化脓性关节炎中医称为"关节流注"或"余毒流注"。明代汪机《外科理例·流注》："大抵流注之症，多因郁结，或暴怒，或脾虚湿气逆于肉理，或腠理不密，寒邪客于经络，或闪仆，或产后瘀血流注关节，或伤寒，余邪未尽为患，皆因真气不足，邪得乘之。"清代高憩云在《外科医镜》一书中也有与现代医学较为相似的记载："流注病多生十一二岁，或七八岁，三两岁小儿最多，大都先天不足，寒乘虚入里。"他既说明了关节流注的易发病年龄，又论及了该病常见病因。

现代医学认为化脓性关节炎是关节内化脓性细菌感染引起。易受侵犯的关节是髋关节和膝关节，其次为肘、肩、踝关节，多为单一关节，几个关节同时受侵犯较少，本病多发生在小儿。感染途径如下。a.血源性：全身及局部感染病灶如疖痈、毛囊炎、口腔感染、扁桃体炎、呼吸道感染等；b.开放性关节损伤感染；c.干骺端骨感染扩张到关节内；d.关节手术或关节穿刺继发感染。

一、病因病理

中医认为多因患疔疮痈毒或其他湿毒侵袭，毒气弥散，流于经络，注入关节，蕴热蓄毒；或因暑湿寒邪外束，客于营卫之间，阻于经络之内得发本病；或因积过劳，筋脉受损；或跌打损伤，瘀血停留；或产后恶露未尽，郁而化热，热毒流往关节发病。本病的致病菌多为金黄色葡萄球菌，其次为溶血性链球菌、大肠杆菌等，关节感染后发生的病理变化分为 3 个阶段。

(一)浆液性渗出阶段

滑膜肿胀、充血，白细胞浸润，渗出液增多呈清晰浆液状，在此期间感染被控制，关节功能可恢复正常。

(二)浆液纤维蛋白渗出阶段

炎症继续发展，滑膜增厚并有纤维蛋白渗出，关节软骨尚未受累，关节液呈絮状，在此期愈合后关节内有粘连形成，关节功能部分受损。

(三)脓性渗出阶段

感染波及整个关节及周围组织，关节内有大量脓液，滑膜肿胀、肥厚，白细胞浸润，死亡的多核白细胞释出蛋白分解酶使关节软骨溶解，关节将发生纤维性，或骨性强直，或并发病理性脱位。

二、临床表现

发病凶悍，全身不适，寒战，发热，受累关节疼痛、肿胀、皮温升高、活动受限。根据关节滑膜炎症病理变化而有所不同，在浆液性渗出阶段关节肿胀中等度，局部稍有微热感，表浅关节可有波动感，关节多不能伸直，全身反应不大；当渗出液为浆液纤维蛋白时疼痛及皮肤灼痛明显，所有症状加重；到了脓性渗出阶段则全身中毒反应严重，高热可达 40～41℃，关节疼痛剧烈，局部红肿热压痛，白细胞计数可在 2 万以上，红细胞沉降率增快。由于关节内脓液增多，关节处于保护性活动限制，疼痛加剧，该关节处于松弛位，如髋关节是屈曲、外旋、外展，膝关节呈屈曲位，常发生病理性关节脱位，如关节腔脓液向外破溃穿破关节囊到软组织，因关节压力下降，疼痛减轻，如穿破皮肤便形成窦道。

X 线检查：早期由于关节液增加关节囊肿胀，间隙增宽，骨端有脱钙现象，不久关节软骨面破坏，则关节间隙变窄，并可发生病理性脱位及骨骺滑脱，晚期关节面下骨质增生，骨质硬化，密度增加，关节间隙消失，发生纤维性骨性强直。

关节穿刺和关节液检查：早期关节液混浊；晚期呈脓性，细菌培养阳性，涂片检查发现大量脓细胞。

三、鉴别诊断

(一)急性血源性骨髓炎

全身症状相似，病变在于骺端，关节活动一般无影响。

(二)骨关节结核

病程长，发病缓慢，多有低热，呈慢性消耗性病容。关节疼痛不剧烈，局部不红，压痛不显著。破溃后有干酪样絮状脓液。

(三)风湿性关节炎

呈四肢大关节游走性疼痛，全身与局部症状没有化脓性关节炎严重，关节穿刺液量少而清，白细胞计数不增高，细菌培养阴性。

四、辨证论治

对于化脓性关节炎的急性期，由于现代医学药物的疗效明确性及可靠性，故一般都在西医医院得到医治，中医虽有辨证施治的方法，但并不主张对化脓性关节炎都采用中医的方法治疗。

中药应以消、托、补三法治之，在发病不同时期，给予适应的方药。

(一)急性期

治法：清热解毒，活血通络。

方药：蒲公英30g，金银花30g，赤芍15g，土茯苓15g，连翘10g，黄连6g，牛蒡子10g，草河车10g，栀子10g，当归10g。

(二)脓已形成

治法：清热解毒，托里透脓。

方药：蒲公英30g，金银花30g，黄柏10g，茯苓10g，白芷10g，桔梗10g，当归15g，生黄芪30g，穿山甲10g，皂角刺15g，生甘草10g。

(三)全身热象已退，关节挛缩肿痛

治法：益气化瘀，通经活络。

方药：丹参15g，当归9g，赤芍9g，桃仁12g，川芎12g，苏木12g，丹皮15g，白术9g，党参12g，茯苓9g，生地黄15g，甘草10g，黄芪10g。

加减：高热烦躁、神昏者，可加用石膏、玄参、水牛角，或安宫牛黄丸、紫雪丹；气血两虚者，可用八珍汤或十全大补汤。

五、注意事项

(1)对于化脓性关节炎诊断一定要早、准，在炎症尚未对关节软骨构成破坏之前，就及时用有针对性的抗生素早期治疗、早期关节内冲洗、引流，这样才会取得最好的治疗效果。

(2)在治疗期间还要注意营养与休息，因为劳累会使人体的免疫力降低，抗病能力下降，不利于机体的康复。

第七节　骨与关节结核

骨和关节结核是结核杆菌主要经血行引起的继发性、慢性、感染性疾病。95%患者继发于肺结核，其次是消化道结核、淋巴结结核，或由邻近的结核病灶直接侵袭骨和关节。本病多发于儿童，80%~90%的患者年龄未超过14岁。其中50%在5岁之内。本病的发病部位以脊椎为最多，其次是膝、踝、肩、肘及肌肉丰富的长管状骨，脊椎附件很少发生结核，在活动多、负重大的部位容易发生骨关节结核。本病初起在发病关节有轻度疼痛，运动时疼痛加剧，伴有活动障碍；中期可出现关节肿胀，肌肉萎缩；后期溃脓，脓出稀薄，夹有败絮样物，形成窦道、瘘管，疮口不易愈合。病灶以单发多见，多发少见。骨与关节结核如未早期诊断和早期治疗，常导致脊柱和肢体畸形、关节功能障碍或残废，在儿童则影响生长和发育。

中医属"流痰"范畴，俗称"骨痨"或"穿骨流注"。

一、病因病理

先天肝肾不足，后日肾气亏损，骨骼空虚，风寒之邪乘虚而入：或因跌打损伤，气血失和，痰浊凝聚阻于骨骼，初为阴寒痰湿为患，病久寒从热化，化腐为脓，溃久气血二耗，表现阴亏火旺及气血而虚的证候。

二、临床表现

(一)症状和体征

1.初期

骨与关节结核早期症状较微，病程发展缓慢，易被患者和家属忽视。早期常有低热、盗汗、疲倦、食欲减退、体重减轻、贫血。儿童于熟睡后，由于保护性肌肉痉挛的消失。翻身或关节活动时引起疼痛，突然哭叫，称为"夜啼"。随着病变发展，全身症状渐趋明显。当骨关节结核转变为全关节结核时，尤其在儿童常伴有高热寒战等全身中毒症状。患部肿胀不显，不红不热，轻度疼痛或不痛，运动时疼痛加剧，休息后减轻。多伴有活动障碍，生于腰椎者不能弯腰，生于髋、膝部者走路跛行。

2. 病变中期

关节明显肿胀，四周肌肉萎缩，在发病后半年至一年才脓熟溃破。脓肿常局限于病灶附近，一般没有红热，故称冷脓肿或寒性脓肿。当脓肿合并感染或向浅表发展，在穿破之前，则出现红肿热痛。脊柱结核脓肿可局限于椎旁，称椎旁脓肿；也可经筋膜间隙流向远处。浅表脓肿有波动感，深部脓肿有饱满感。脓肿破溃后症状缓解，形成窦道，流出稀薄脓液、干酪样物或死骨。

3. 溃后

流脓清稀，夹有败絮样物，日久疮口凹陷。周围皮色紫暗，形成漏管，不易收口。

4. 全身症状

初起不显，化脓时发热，朝轻暮重，病久身体日渐消瘦，精神萎顿，面色无华，形体畏寒，午后潮热，口燥咽干，食欲减退，失眠盗汗，舌红少苔。

(二)实验室检查

1. 血常规

患者常有轻度贫血，白细胞计数大多正常，仅在有窦道混合感染时，白细胞常可明显增高。血常规分类中淋巴细胞计数增高较白细胞增高意义更大。

2. 红细胞沉降率

红细胞沉降率的变化比 X 线摄片表现敏感。红细胞沉降率在本病活动期明显高于正常值，可达 100mm 以上。同时观察红细胞沉降率的变化还可以判断病灶活动程度和评价治疗效果，因此定期检查，前后对比，非常必要。

3. 结核菌素试验

仅用于 5 岁以下过去没有接种卡介苗的儿童。如为阴性，表明患者尚未患过结核病：如由阴性转为阳性，表明患儿刚感染过结核病。

4. 豚鼠接种试验

阳性率较高，但方法复杂，试验需要 6～7 周才能获得结果；一般不作为常规检查项目。

5. 脓液结核杆菌培养

以脓汁阳性率最高，肉芽和干酪样物质次之，关节液和死骨最低，平均阳性率为 68.8%。

(三)X 线检查

可区分坏死型和溶骨型。坏死型多发生在松质骨的中心，骨小梁模糊，密度增加，呈磨砂玻璃样改变。随后可出现死骨，死骨吸收后形成骨空洞，空洞边缘致密增厚。溶骨型多发生于松质骨边缘，主要表现溶骨性改变，死骨形成较少，病变侵犯骨干干骺部时，骨干周围有广泛新骨增生，有的是洋葱皮样，骨干中有大小不一的破坏性空洞，死骨少见，滑膜结核仅见滑膜肿胀和骨质疏松。

三、辨证论治

(一)寒湿痰凝型

症状：患部肿胀不显，不红不热，轻度疼痛，动则抽掣，肌肉瘦削，伴有腰脊酸软，肢冷乏力，苔薄腻，舌质淡，脉沉细。

治法：温经通络，散寒化痰。

方药：阳和汤加减。

麻黄 3g，熟地 15g，桂枝 9g，炮姜 6g，鹿角霜 6g(冲服)，羌活、独活各 15g，白芥子 9g，百部 12g，丹参 15g，炙甘草 6g。

(二)气虚湿毒型

症状：关节肿胀，肌肉萎缩，皮色微红，按之微软，午后潮热，骨蒸盗汗，形体瘦削，面色少华，动则气促，苔薄黄腻，舌质淡，脉细数。

治法：扶正托毒，清热利湿。

方药：托里散加减。

生黄芪30g，党参12g，当归9g，丹参9g，川断9g，炙山甲6g，皂角刺12g，茯苓9g，黄芩9g，百部9g，陈皮9g，炙甘草6g。

加减：低热不退者，加地骨皮、日冬、麦冬；咯血者，加茜草、侧柏叶；咳嗽剧者，加半夏、紫菀、贝母。

(三)气血两虚型

症状：疮口久溃不敛，脓水清稀，疮口凹陷，周围皮色紫暗。全身伴有面色无华，形体畏寒，心悸，失眠，自汗，舌淡红，苔薄白，脉濡细。

治法：补养气血。

方药：人参养营汤加减。

党参15g，炙黄芪30g，当归9g，白芍12g，熟地9g，茯苓12g，五味子5g，枣仁9g，远志6g，怀牛膝12g，鹿角霜9g，炙甘草3g。

加减：自汗者，加锻龙牡、瘪桃干、淮小麦；面㿠少华者，加黄精、龙眼；头晕目眩者，加枸杞子、首乌；便溏者，加淮山药、炒扁豆、焦神曲。

(四)阴虚火旺型

症状：疮口溃后脓液似败絮样物，疮口周围皮色紫暗，全身伴有午后潮热，口咽干燥，颧红盗汗，舌红苔少，脉细数。

治法：养阴清热。

方药：大补阴丸加减。

熟地15g，玄参12g，生龟甲15g(先煎)，丹参15g，生鳖甲15g(先煎)，青蒿9g，知母6g，地骨皮12g，秦艽6g，炙甘草3g，百部9g，黄芩9g。

加减：咽干舌红甚者，加玄参、石斛；溃后脓夹败絮者，加薏苡仁、冬瓜子；咳嗽痰红者，加仙鹤草、藕节。

四、预防与保健

骨与关节结核，属于虚劳性质疾患，因此必须从整体治疗，促进患者机体功能旺盛，加强机体对病原的抵抗力。饮食宜增加营养，忌食海腥及葱、椒等腥燥发物。生于脊柱及髋部结核宜固定制动。本病并发截瘫者，应及时就医，必要时手术治疗，日常生活帮助患者翻身，擦浴，防止压疮发生与肺部感染。本病是一种慢性疾患，精神调摄有助于恢复健康。

五、注意事项

骨与关节结核以前多发于生活条件比较差的农村或山区，目前由于全国人口流动性增大，在城市发病的概率有增加的趋势，但是对于处于急性发病状态的，实验室检查红细胞沉降率很高的患者，初期可以用西药治疗，把疾病控制住后，再开始用中药治疗，可以有效地减少结核所造成的肢体残废，并且增强患者的体质。

第八节　骨质疏松

一、辨证要点

(一)辨脏腑病位

临床表现通常以肾虚为主，腰膝酸软，男子精少，女子"日癸"早竭等肾精亏虚症状较为突出；或腰膝酸软，耳鸣健忘，五心烦热，颧红盗汗，男子遗精，女子经少等肾阴亏虚症状较为突出；或腰膝酸软，形寒肢冷，小便不利或夜尿频多等肾阳不足症状较为突出者，其病位多在肾。

临床表现以脾虚为主，食少腹胀，四肢倦怠，头晕乏力，气短懒言等脾气亏虚症状较为突出；或形寒肢冷，腹中冷痛，喜温喜按，腹胀便溏等脾阳不振症状较为突出；或肢体困重，脘腹痞闷，呕恶纳呆，舌苔厚腻等脾虚湿盛的症状较为突出者，病位多在脾。

临床表现以肝郁或肝虚为主，情志抑郁或急躁易怒，伴胸胁胀闷，善太息等肝郁症状为主；或面色无华，肢体麻木，关节拘急不利，爪甲失养等肝血亏虚症状较为突出者，病位多在肝。

(二)审标本虚实

应根据发病人群、病史、症状、脉象等辨明证候的虚实，这对治疗原则的确定有重要意义。实证以气郁、血瘀、痰湿为主，多见于青年人，病程较短，来势较急，症见疼痛较剧，痛而拒按，为重痛、刺痛、掣痛，脉实。其中，气滞者，多见胀痛或涉及两胁，疼痛与情志因素显著相关，伴胸胁胀闷，急躁易怒，善太息等肝气郁滞之症；血瘀者，多见刺痛，疼痛部位固定不移，或局部皮肤青紫，舌质紫暗或有瘀斑，脉涩等；痰湿者，肢体关节、肌肉酸痛，上下左右关节游走不定，或肢体关节疼痛重着、酸楚，手足困重，活动不便，舌苔腻，脉濡缓；或关节疼痛，局部灼热、红肿、痛不可触，舌苔腻，脉滑等。各证往往不是单独出现或一成不变的，而是互相转化和兼杂，如寒热错杂、气血同病等。

虚证以气虚、血虚、阴虚、阳虚、精亏为主，多见于中老年人或绝经期女性，病程较长，来势较缓，疼痛较缓，时作时止，痛而喜按，多为隐痛、空痛，脉虚。其中，气虚者，多见四肢倦怠，头晕乏力，气短懒言等；血虚者，见面色苍白或萎黄，唇爪色淡，舌淡苔白，脉细弱；阴虚者，多见潮热盗汗，五心烦热，颧红咽干，舌红少苔，脉细数等；阳虚者，多见畏寒肢冷，面色白，舌淡苔白，脉沉细；精亏者，见成人早衰，足痿无力，发脱齿摇，健忘痴呆，男子精少不育，女子经闭不孕等。

虚证与实证随着病程的进展而相互转化兼夹，日久邪实进一步伤正或日久因虚而致实，从而表现为虚实夹杂的证候，但应注意分析兼夹证的主次。对于更年期女性，其发病多为虚证，但因该人群常伴有胸胁胀闷、急躁易怒、善太息等肝气郁滞之症，因此虚实夹杂者也较常见。

(三)辨本症与并发症

疼痛和骨缩、骨蚀等是本症的基本临床表现，而易于并发诸多并发症为本病的另一特点。常见的并发症包括骨折和喘证等。本症与并发症的关系，一般以本症为主，并发症为次。多数患者，先见本症，随病情的发展或各种诱因而出现并发症。但也有少数患者与此相反，如少数中老年患者，骨痛及骨缩、骨蚀的本症不明显，常因骨折和喘证等为线索，最后确诊为本病。

二、诊疗思路

(一)重视预防

中医药学十分重视对疾病的预防，早在《内经》中即云："是故圣人不治已病治未病。"目前，对骨质疏松的早期预防缺乏足够的认识，这可能与医疗系统对本病的预防知识宣传不够、未能引起广大群众的足够重视有关。如能节制房事、晚婚少育、劳逸结合、饮食及精神调摄等可起到预防作用，减少本病的发生，即《医学入门》所云"与其病后善服药，莫若病前善自防"。

(二)整体观念

中医学认为，"肾主骨而生髓"，但是仅仅强调肾与骨的密切关系，则易导致唯肾是举，而忽略其他因素。"致痿之因诸多，非独肾也。"本病病因有肾之阴、阳虚，肝之血不足、郁不泄，脾胃之虚弱，血瘀、劳逸、寒湿等因素侵袭，故本病非肾之脏所致，所以，对本病的认识应以"整体观念"为指导，辨证分析，这样才能认识全面、分清主次，并采取相应的防治措施，切实提高对本病的防治水平。

(三)标本兼顾

在本病的众多致病因素中，因本虚而致病者最为多见，这就容易导致在治疗上一味进补的现象出现。纵观整个病因病机，经过系统地分析总结不难发现，本病以本虚为主，其间多夹杂标实，故不可单重于本虚而疏于标实。治疗上应发挥中医特色，从整体出发，辨证分析，抓住本质，采取相应措施，标本兼顾，以取得满意的临床疗效。

三、辨证论治

骨质疏松与肝、脾、肾三脏虚损和气血功能紊乱密切相关，涉及肝、脾、肾功能失调，瘀血阻络，外感风寒湿热等外邪。下面从临床实用性角度，将骨质疏松分为肾精亏虚、肾气亏虚、肝血亏虚、气血亏虚、肝肾阴虚、脾肾阳虚、瘀血阻络、气滞血瘀、痰瘀痹阻、风寒湿痹、风湿热痹、寒热错杂12个证型。具体如下：

(一)肾精亏虚证

1. 临床表现

腰膝酸软，耳鸣耳聋，健忘恍惚，神情呆钝，发脱齿摇，性功能减退，男子精少，女子"日癸"早竭，舌淡，少苔，脉沉细。

2. 病机分析

本证是骨质疏松临床常见证型之一，多见于中老年久病者。腰为肾之府，肾精亏虚，腰府失养，故腰膝酸软。肾开窍于耳，脑为髓海，肾精亏虚，精少髓亏，脑窍、耳窍失于充养，故见耳鸣耳聋，健忘恍惚，甚至神情呆钝。肾之华在发，齿为骨之余，精亏不足，则发枯易脱，齿松早脱。肾精不足，生殖无源，不能兴动阳事，故性欲减退，生育功能低下，男子表现为精少不育，女好表现为经闭不孕。

3. 治法

补肾填精壮骨。

4. 方药

青娥丸加减（《摄生众妙方》）。

补骨脂10g，萆薢15g，杜仲20g，胡桃肉20g，黄柏20g，知母15g，牛膝20g，黄精20g。

5. 方解

青娥丸具有补肾壮阳、强筋止痛、乌须、滋肾水、壮骨之功效，主治肾虚腰膝疼痛无力，不孕，耳聋，眩晕，足无力，耳鸣，头晕目眩。《医方考》："肾，坎象也，水火并焉。水衰，则阳光独治，而令肾热；火衰，则阴翳袭之，而令肾寒；水火俱衰，则土气乘之，而邪实于肾，均之令人腰痛也。是方也，破故纸、杜仲、胡桃，味厚而温，黄柏、知母、牛膝，味厚而寒，温者可使养阳，寒者可使养阴，均之味厚，则均之能走下部矣；若萆薢者，苦燥之品，足以利水土之邪而平其气也。曰青娥者，涵阳之坎也，假之以名方，明其全夫水火之真尔。"加黄精壮筋骨，益精髓，补精气。

6. 加减

若出现腰膝酸软、眩晕、耳鸣、须发早白，予熟地黄、制何首乌、菟丝子、枸杞子配伍，养血滋阴，补精益髓；伴倦怠乏力，加太子参、白术；若髓空骨枯日久，加鹿角、龟板、山茱萸。

（二）肾气亏虚证

1. 临床表现

腰膝酸软无力，面色淡白，神疲乏力。或伴有小便频数清长，或余沥不尽、夜尿多、遗尿；或男子遗精早泄，女子带下清稀量多；或月经淋漓不尽或胎动不安，滑胎者。或伴有久病咳喘，呼多吸少，气短，动则喘甚者。舌淡白，脉细弱或沉弱。

2. 病机分析

肾气亏虚，骨骼失养，而致腰膝酸软无力。因气虚不能上荣，阳气不足，心神无力振奋，则面色淡白，神疲乏力。膀胱气化失约，则小便频数清长，或余沥不尽，或夜尿多，遗尿。精关不固，则男子遗精早泄，女子带下清稀量多。肾气不固，因冲任之本在肾，冲任失约或失养，则月经淋漓不尽或胎动不安，滑胎。久病咳喘，呼多吸少，气短，动则喘甚，乃久病由肺及肾，肾气亏虚，摄纳无权，气不归元所致。舌淡白，脉细弱或沉弱，为气虚表现。

3. 治法

补肾益气。

4. 方药

肾气丸加减（《金匮要略》）。

熟地黄 24g，炒山药 12g，山茱萸 12g，泽泻 9g，茯苓 9g，牡丹皮 9g，桂枝 3g，炮附子 3g，肉桂 10g，黄芪 25g，白术 20g。

5. 方解

本方所治为肾阳不足、温煦气化失常所致疾病，治宜以补肾助阳为法，即王冰所谓"益火之源，以消阴翳"之意。方中重用熟地黄补肾填精，为君药。臣以山茱萸、山药补肝脾而益精血。以上三味以滋补肾阴为主，使肾阴充足，阳气化生有源。加少量辛热的附子、桂枝，温助命门之火，蒸化肾精，化生肾气，此即《内经》"少火生气"之意。君臣相伍，补肾填精、温肾助阳，使阳得阴助，生化无穷。方中滋补肾阴药居多，温肾助阳药用量较轻，其立方之旨，在微微生火，以化生肾气，取"少火生气"之义，而非峻补肾阳。泽泻、茯苓利水渗湿泄浊，牡丹皮清泄肝火，三药于补中寓泻，使邪去则补乃得力，并防滋阴药之腻滞。本方补阳与补阴配伍，阴阳并补，而以补阳为主；滋阴之中配入少量桂、附以温阳，目的在于阴中求阳，少火生气，故方名"肾气"。临床加肉桂，补火助阳，通过补命门之火，用于温助全身阳气，与附子相须为用；加黄芪、白术补后日脾胃之气，以益先日肾气。

(三)肝血亏虚证

1.临床表现

项背强急，肢体麻木不仁，关节屈伸不利，手足震颤，头晕耳鸣，目涩眼花，甚或夜盲，面白无华，爪甲干枯脆薄，夜寐多梦，或月经量少、色淡，甚则闭经，皮肤瘙痒，舌淡，苔白，脉弦细。

2.病机分析

肝血虚，筋脉、爪甲、两目、肌肤等失血濡养而致骨质疏松，表现为项背强急，肢体麻木不仁，关节屈伸不利，手足震颤。肝血不足则不能上荣头目，阳气易升，则头晕耳鸣。肝开窍于目，肝血不足，目失濡养，故目涩眼花，甚或夜盲。爪为筋之余，肝血不能荣筋，故爪甲干枯脆薄。血虚不能上荣于面，故面白无华；肝藏魂，肝血不足，魂无所舍，故夜寐多梦。女子以血为本，肝血不足，血海空虚，冲任失充，可兼见月经量少、色淡，甚则闭经。血虚化燥生风，皮肤瘙痒。舌淡，苔白，脉弦细，为肝血虚之证。

3.治法

养肝补血。

4.方药

四物汤加减（《仙授理伤续断秘方》）。

熟地黄 15g，当归 9g，白芍 9g，川芎 6g，炙甘草 10g，阿胶 15g，党参 15g，黄芪 30g，制何首乌 20g。

5.方解

本方以甘温味厚的熟地黄为主，滋阴养血。配伍当归补血养肝，和血调经；白芍养血和营，以增强补血之力；川芎活血行气，调畅气血。综合全方，补血而不滞血，和血而不伤血，因此，血虚者可用之以补血，血瘀者可用之以活血，是既能补血养血，又能活血调经的常用方剂。柯琴曰："经云心生血，肝藏血。故凡生血者，则究之于心，调血者，当求之于肝也，是方乃肝经调血之专剂，非心经血之主方也，当归甘温和血，川芎辛温活血，芍药酸寒敛血，地黄甘平补血，四物具生长收藏之用，故能使荣气安，行经隧也。"临床加黄芪健脾益气而生血；加制何首乌、阿胶补血。

6.加减

血结者加桃仁、红花；血闭者加大黄、芒硝；血寒者加桂、附；血热者加芩、连；欲行血者去芍；欲止血者去芎；阴虚内热，手足心烦者，加白薇、青蒿、黄连、淡竹叶；抽动不安，心烦失眠者，加山栀子、夜交藤、炒枣仁、生龙骨、生牡蛎；肝血虚之，头痛眩晕者，治以"益气养血，补脾生血"，用八珍汤或归脾汤加味。

(四)气血亏虚证

1.临床表现

四肢倦怠，面色苍白或萎黄，头晕，气短懒言，心悸怔忡，饮食减少，舌淡，苔薄白，脉细弱或虚大无力。

2.病机分析

气虚，脏腑肢体阳气失于鼓动，则四肢倦怠，气短懒言，饮食减少；血虚，脏腑孔窍失于濡养，则可见心悸怔忡，面色苍白或萎黄，头晕。舌淡，苔薄白，脉细弱或虚大无力为气血亏虚之象。

3.治法

益气补血。

4. 方药

八珍汤加减(《正体类要》)。

人参10g,白术10g,茯苓10g,当归10g,川芎10g,白芍10g,熟地黄10g,炙甘草5g,黄芪30g,制何首乌20g。

5. 方解

本方所治气血两虚证多由久病失治、病后失调或失血过多而致,病在心、脾、肝三脏。方中人参与熟地黄相配,益气养血,共为君药。白术、茯苓健脾渗湿,助人参益气补脾,当归、白芍、制何首乌养血和营,助熟地黄滋养心肝,均为臣药。川芎为佐,活血行气,使地、归、芍补而不滞。炙甘草为使,益气和中,调和诸药。

6. 加减

若以血虚为主,眩晕心悸明显者,可加大地、芍用量,并加黄芪;若心悸不寐者加远志、炒枣仁;若大便稀薄者,加扁豆、肉豆蔻;若水肿者,加桂枝、补骨脂。

(五)肝肾阴虚证

1. 临床表现

腰膝酸软,胁肋胀痛,头晕目眩,耳鸣健忘,视物不清,失眠多梦,咽干口燥,五心烦热,颧红盗汗,男子遗精,女子经少或闭经,舌红,少苔,脉细数。

2. 病机分析

本证为骨质疏松临床常见证型,系病久及肾所致,又肝肾同源,盛则同盛,衰则同衰。肾阴不足,腰膝失于滋养,则腰膝酸软;肝脉布于两胁,肝阴不足,肝脉失养,胁肋胀痛;肾阴不足则耳鸣健忘,视物不清;水不涵木,肝阳上亢,则头晕目眩;阴虚则热,虚热上扰,故五心烦热,颧红,失眠多梦;津不上润,则口燥咽干;内迫营阴则盗汗;虚火扰动精室则男子遗精;冲任隶属肝肾,肝肾阴伤,冲任空虚,故月经量少或闭经;舌红,少苔,脉细数为阴虚内热之象。

3. 治法

滋补肝肾。

4. 方药

六味地黄丸加减(《小儿药证直诀》)。

熟地黄24g,山茱萸12g,炒山药12g,泽泻9g,茯苓9g,牡丹皮9g,枸杞子20g,当归15g,白芍20g。

5. 方解

方中重用熟地黄,滋阴补肾,填精益髓,为君药。山茱萸补养肝肾,并能涩精;山药补益脾阴,亦能固精,共为臣药。三药相配,滋养肝、脾、肾,称为"三补"。但熟地黄的用量是山茱萸与山药两味之和,故以补肾阴为主,补其不足以治本。配伍泽泻利湿泄浊,并防熟地黄之滋腻恋邪;牡丹皮清泄相火,并制山茱萸之温涩;茯苓淡渗脾湿,并助山药之健运。三药为"三泻",渗湿浊,清虚热,平其偏胜以治标,均为佐药。六味合用,三补三泻,其中补药用量重于"泻药",是以补为主;肝、脾、肾三阴并补,以补肾阴为主,这是本方的配伍特点。

6. 加减

血虚阴衰,熟地黄为君;精滑头昏,山茱萸为君;小便或多或少,或赤或白,茯苓为君;小便淋沥,泽泻为君;心虚火盛及有瘀血,牡丹皮为君;脾胃虚弱,皮肤干涩,山药为君。若兼咳嗽气促者,加五味子、麦冬;若阴虚较重者,加日冬、麦冬;若阴虚盗汗者,加地骨皮;若腰膝疼痛,可予独活寄生汤加减。

7. 中成药

金日格胶囊，每次 3 粒，每日 3 次，口服。仙灵骨葆胶囊，每次 3 粒，每日 2 次，口服。六味地黄丸，每次 9g，每日 2 次，口服。肾骨胶囊，每次 1～2 粒，每日 3 次，口服。补肾健骨胶囊，每次 4 粒，每日 3 次，口服。芪骨胶囊，每次 3 粒，每日 3 次，口服。壮骨止痛胶囊，每次 4 粒，每日 3 次，口服。金乌骨通胶囊，每次 3 粒，每日 3 次，口服。

(六)脾肾阳虚证

1. 临床表现

腰膝酸软，形寒肢冷，腹中冷痛，腹胀腹泻，或五更泄泻，小便不利，或夜尿频多，舌淡胖或边有齿痕，舌苔白滑，脉沉细无力。

病机分析：脾肾阳虚，则阴寒内盛，机体失于温煦，气机凝滞，则腰膝酸软，形寒肢冷，腹中冷痛。脾肾阳虚，腐熟运化水谷不及，排泄二便功能失职，则腹胀腹泻，小便不利，或夜尿频多。黎明前(五更之时)阴气极盛，阳气未复，故泄泻。舌淡胖或边有齿痕，舌苔白滑，脉沉细无力为脾肾阳虚之候。

2. 治法

补虚回阳，温中散寒。

3. 方药

附子理中汤加减(《三因极一病证方论》)。

人参 6g，白术 6g，干姜 6g，附子 6g，炙甘草 6g，肉桂 10g，黄芪 30g。

4. 方解

方用附子温中扶阳，散寒止痛，气雄性悍，走而不守，能温经通络，逐经络中风寒之邪，正如《神农本草经》所云"主寒湿痿躄，拘挛，膝痛，不能行步"。干姜温中驱寒，亦助附子散寒除痹，人参、白术、炙甘草健脾益气，使气血生化有源，致正气内存，如此可谓中阳健运，外卫秘固，正胜邪退，致无形之风寒未经毛窍而散，是别走谷道而逃，邪去正复，疾病痊愈。临床加黄芪，配白术以健脾益气；加肉桂，与附子相须为用，通过补命门之火，用于温助全身阳气。

(七)瘀血阻络证

1. 临床表现

外伤后日久出现疼痛如针刺刀割，痛有定处而拒按，常在夜间加剧，女性常见经闭，舌质紫暗，或见瘀斑、瘀点，脉象细涩。

2. 病机分析

本证多见于骨质疏松性骨折后，或外伤日久，或气血失和所致，为临床常见证型之一。瘀血停积，脉络不通，气机阻滞，不通则痛，故痛如针刺刀割，痛有定处。因按压使气机阻滞更甚，疼痛加剧而拒按。夜间阴气盛，阴血凝滞而痛甚。瘀血内阻，新血不生，女性可见经闭。舌质紫暗，或见瘀斑、瘀点，脉象细涩为瘀血常见之象。

3. 治法

活血行气，祛风除湿，通痹止痛。

4. 方药

身痛逐瘀汤加减(《医林改错》)。

秦艽 9g，川芎 15g，桃仁 15g，红花 15g，炙甘草 6g，羌活 9g，没药 6g，当归 9g，五灵脂 6g，香附 15g，牛膝 15g，地龙 6g，丹参 15g，蜈蚣 1 条。

5. 方解

方中秦艽、羌活祛风除湿，桃仁、红花、当归、川芎活血祛瘀，没药、五灵脂、香附行

225

气血，止疼痛，牛膝、地龙、蜈蚣疏通经络以利关节，加丹参养血活血，甘草调和诸药。

（八）气滞血瘀证

1. 临床表现

周身骨节疼痛，腰背膝痛有定处，疼痛拒按，卧床转身疼痛，日轻夜重，甚则驼背及腰椎、桡骨远端、髋关节骨折，胸胁胀闷，走窜疼痛，急躁易怒，女性可见月经闭止，或痛经，经色紫暗有块，舌质紫暗或见瘀斑，脉涩。

2. 病机分析

瘀血致病则疼痛痛有定处，疼痛拒按，卧床转身疼痛，日轻夜重，甚则驼背及腰椎、桡骨远端、髋关节骨折。肝主疏泄而藏血，具有条达气机、调节情志的功能，情志不遂或外邪侵袭肝脉则肝气郁滞，疏泄失职，故情绪抑郁或急躁，胸胁胀闷，走窜疼痛。气为血帅，肝郁气滞，日久不解，必致瘀血内停，则刺痛拒按。肝主藏血，为女性经血之源，肝血瘀滞，瘀血停滞，积于血海，阻碍经血下行，经血不畅则致经闭、痛经。舌质紫暗或有瘀斑，脉涩，均为瘀血内停之候。

3. 治法

活血祛瘀，行气止痛。

4. 方药

血府逐瘀汤加减（《医林改错》）。

桃仁 12g，红花 9g，当归 9g，生地黄 9g，牛膝 9g，川芎 5g，桔梗 5g，赤芍 6g，枳壳 6g，炙甘草 5g，柴胡 10g，黄芪 25g，地龙 15g，蜈蚣 1 条。

5. 方解

本方从桃红四物汤化裁而来，不仅可行血分之瘀滞，又可解气分之郁结，活血而不耗血，祛瘀又能生新，使"血府"之瘀逐去而气机畅通，从而诸症悉除，故名"血府逐瘀汤"。方中桃仁、红花、当归、川芎、赤芍、地龙、蜈蚣活血祛瘀；当归、生地黄养血化瘀；柴胡、枳壳疏肝理气；牛膝破瘀通经，引瘀血下行；桔梗开肺气，引药上行；甘草缓急，调和诸药；加黄芪益气以促进活血行血，共奏活血调气之功。本着"通则不痛"原则，酌加鸡血藤、威灵仙、延胡索、三七等活血通络之品，但须慎用祛风止痛等燥烈伤阴之品，以免"驱邪伤正"，并在治疗过程中注意"护胃气"。

（九）痰瘀痹阻证

1. 临床表现

肌肉关节刺痛，疼痛昼轻夜重，固定不移，关节疼痛反复发作，关节肿大，重者强直畸形，指（趾）或皮下触及结节，或液化溃流浊脂，腰脊酸痛，或肌肤紫暗、肿胀，伴有胸闷、心烦、惊悸，动则喘促，甚则下肢水肿，不能平卧等。舌质紫暗或有瘀斑，舌苔白腻，脉弦涩。

2. 病机分析

痰瘀皆为有形实邪，留滞于关节、肌肉，阻滞血脉，局部失养，而见关节漫肿，僵硬变形，屈伸受限，痛有定处。入夜，阳入于阴，血行缓慢，脉络瘀滞更甚，故疼痛昼轻夜重。痰瘀互结，留滞肌肤，闭阻经脉，故肌肉关节刺痛，固定不移，或肌肤紫暗、肿胀、胸闷；痰浊瘀血与外邪相合，阻闭经络，深入骨骼，导致关节肿胀、僵硬、变形。痹证日久，影响脏腑功能，津液失于输布，水湿停聚局部，可致关节肢体肿胀。痰瘀水湿可相互影响，兼夹转化，如湿聚为痰，血滞为瘀，痰可碍血，瘀能化水，痰瘀水湿互结，旧病新邪胶着，而致病程缠绵，顽固不愈。病初邪在经脉，累及筋骨、肌肉、关节，日久耗伤气血，损及肝肾，虚实相兼；痹证日久，也可由经络累及脏腑，出现相应的脏腑病变，其中以心痹较为多见。临床常见心烦、惊悸，动则喘促，甚则下肢水肿，不能平卧等。舌质紫暗或有瘀斑，舌苔白腻，脉弦涩为痰瘀痹阻之象。

3. 治法

化痰行瘀，蠲痹通络。

4. 方药

双合汤加减（《万病回春》）。

当归 12g，川芎 10g，生地黄 18g，桃仁 10g，红花 10g，白芥子 10g，茯苓 15g，法半夏 10g，陈皮 10g，竹茹 10g，炙甘草 5g，黄芪 30g，白术 20g，巴戟日 15g，干姜 10g。

5. 方解

双合汤为桃红四物汤合二陈汤减芍药、甘草而来，二方相合既能化痰行瘀，又能蠲痹通络。桃红四物汤以祛瘀为核心，辅以养血、行气。方中以强劲的破血之品桃仁、红花为主，力主活血化瘀；以甘温之地黄、当归滋阴补肝、养血调经；川芎活血行气、调畅气血，以助活血之功。二陈汤中半夏辛温性燥，善能燥湿化痰，又和胃降逆；陈皮既可理气行滞，又能燥湿化痰；茯苓健脾渗湿，以助化痰之力；甘草健脾和中，调和诸药。全方配伍得当，使瘀血祛、新血生、气机畅，化瘀生新是该方的显著特点。临床加黄芪、白术，益气以助行血活血，健脾以助化痰行瘀；加竹茹清热化痰，除烦止呕；加白芥子利气豁痰，温中散寒；加巴戟日、干姜助阳气，以温经活血止痛，助脾化痰。

（十）风寒湿痹证

1. 临床表现

①肢体关节、肌肉酸痛，上下左右关节游走不定，上肢多见，多为寒痛，或见汗出、恶风、发热、头痛，舌苔薄白或薄腻，脉多浮或浮紧。

②或肢体关节疼痛较剧，甚至关节不可屈伸，遇冷痛甚，得热则减，痛处多固定，皮色不红，触之不热，舌质淡红，苔薄白，脉弦紧；或肢体关节疼痛重着、酸楚。

③或有肿胀，痛有定处，肌肤麻木，手足困重，活动不便，或小便不利，舌质淡红，舌苔腻，脉濡缓。

2. 病机分析

①风为阳邪，其性开泄，善行而数变，可见肢体关节、肌肉酸痛，上下左右关节游走不定，但以上肢为多见，以寒痛为多；风邪袭表，卫气不固，而见汗出、恶风；风为阳邪，易袭阳位，可见头痛；舌苔薄白或薄腻，脉多浮或浮紧为风邪袭表之象。

②寒为阴邪，主收引凝滞，故寒邪袭人，闭阻经络关节，气血运行不畅，可见肢体关节疼痛较剧，甚至关节不可屈伸；寒为阴邪，阴盛则寒，故遇冷痛甚，得热则减，痛处多固定，故局部皮色不红，触之不热；遇寒则血脉更加不畅，故痛更剧，遇热则气血畅，故痛减；舌质淡红，苔薄白，脉弦紧为寒邪之象。

③湿为阴邪，其性重着黏滞，湿邪侵袭，留而不去，可见肢体关节疼痛重着、酸楚，或有肿胀，痛有定处，肌肤麻木，手足困重，活动不便；湿伤脾胃，运化失司，水液不循常道，故见肢体关节肿胀，小便不利；舌质淡红，舌苔腻，脉濡缓均为湿邪侵袭之象。

3. 治法

祛风散寒除湿，蠲痹通络止痛。

4. 方药

蠲痹汤加减（《医学心悟》）。

羌活 15g，独活 15g，桂枝 10g，秦艽 10g，当归 9g，川芎 10g，炙甘草 5g，海风藤 25g，桑枝 9g，乳香 5g，木香 5g，防风 20g，黄芪 30g，白术 20g，附子 10g。

5. 方解

方中以羌活、独活、桂枝、秦艽、海风藤、桑枝祛风散寒除湿通络；辅以当归、川芎活血化瘀；木香理气；乳香伸筋活络止痛，并以甘草调和诸药。本方辛能散寒，风能胜湿，用附子、桂枝、防风以温经散寒，防风、羌活除湿而疏风；气通则血活，血活则风散，用木香理气，当归、川芎活血化瘀，乳香活络止痛；加黄芪、白术健脾益气以除湿。

6. 加减

偏湿胜者，可加防己、薏苡仁、苍术；如果痛在上肢者，可加桂枝、姜黄；如果痛在下肢者，可加牛膝。

(十一)风湿热痹证

1. 临床表现

①热邪致痹可单一出现，以关节疼痛，局部灼热、红肿、痛不可触，不能屈伸，得冷则舒为特点；兼有恶风发热，有汗不解，心烦口渴，便干尿赤。

②或关节或肌肉红肿热痛，屈伸不利，步履艰难，反复发作，舌红，苔黄腻，脉滑。

③或酸痛麻木者，皮肤干燥，肌肉瘦削，口干不欲饮，舌红，少苔干燥，脉多细数。

2. 病机分析

①热为阳邪，阳盛则热，故可见关节疼痛，局部灼热、红肿、痛不可触，不能屈伸，得冷则舒；热邪袭表，卫阳不固而见恶风发热；热与湿结，侵袭卫表，湿为阴邪，重着黏滞，可见发热、有汗不解；热扰心神，而见心烦；热邪伤阴，可见口渴，便干尿赤。

②热与湿相结，湿性重浊黏滞，湿热闭阻，则关节或肌肉红肿热痛，屈伸不利，步履艰难，可反复发作；舌红，苔黄腻，脉滑为湿热之象。

③湿热伤阴，筋脉、孔窍失于濡养，则酸痛麻木者，皮肤干燥，肌肉瘦削，口干不欲饮；舌红，少苔干燥，脉多细数为湿热伤津较重之象。

3. 治法

清热祛邪，宣痹止痛。

4. 方药

白虎加桂枝汤加减(《金匮要略》)。

知母 18g，炙甘草 6g，生石膏 50g，桂枝 5g，黄柏 10g，苦参 10g。

5. 方解

白虎汤原为阳明经证的主方，后为治疗气分热盛的代表方。方中石膏辛甘大寒，入肺、胃二经，功善清解，透热出表，以除阳明气分之热，故为君药。知母苦寒质润，一助石膏清肺胃热，一滋阴润燥。佐以粳米、炙甘草益胃生津。桂枝，《千金方衍义》记载："惟白虎以治阳邪，加桂以通营卫，则阴阳和，血脉通，得汗而愈矣。"热痹患者多夹湿，而养阴与化湿有矛盾，用养阴药应避免过量而助湿，不应单纯滋阴，应配伍清热利湿之品，如黄柏、苦参等，以达扶正不留邪、祛邪不伤正的目的。

6. 加减

在湿热痹治疗过程中，燥湿药用量过多容易伤阴，对素体阴虚的患者尤应注意。湿热痹诸药治疗效果不明显者，均可试用滋阴清热法或在原方中适当加入养阴药物。若患者已出现阴虚表现，则采用甘寒养阴清热、活血通络法治疗。

(十二)寒热错杂证

1. 临床表现

肢体肌肉关节红肿热痛，但局部畏寒，或自觉发热而触之不热，或肢体关节屈伸不利，得温则舒，甚则关节僵硬、变形，但发热恶寒、咽痛明显，小便黄，大便干，舌红、苔白或舌淡苔黄，脉弦数或弦紧。

2. 病机分析

湿郁化热而寒邪未除,或因机体感受风寒湿邪日久郁而化热,则肢体肌肉关节红肿热痛,但局部畏寒;寒邪伤阳,络脉痹阻而见肢体关节屈伸不利,得温则舒;痹阻日久,筋脉不用,而见关节僵硬,变形;复感风热之邪,可见发热恶寒,咽痛明显;热邪伤阴而见小便黄,大便干;素体阴虚,复感寒邪,则可见舌红、苔白;素体阳虚,复感风热之邪则可见舌淡苔黄;寒热错杂之证常见弦数或弦紧脉。

3. 治法

温经散寒,清热除湿。

4. 方药

桂枝芍药知母汤加减(《金匮要略》)。

桂枝 12g,白芍 9g,炙甘草 6g,麻黄 12g,生姜 15g,白术 15g,知母 12g,防风 12g,附子 10g,路路通 20g,僵蚕 10g,赤芍 20g。

5. 方解

此方适用于风寒湿邪且郁而为热者。风寒袭于肌表,血运不畅,故以桂枝温经通络,祛风散寒为主。风寒客于肌表,湿气留于关节,寒郁为热,湿热相搏,为肿为痛,故辅以白芍、赤芍、僵蚕清血分之热而止痛,知母清气分之热而消肿。风胜则动,麻黄、防风以祛风;寒胜则痛,附子以散寒;湿胜则肿,故用白术以燥湿,为兼制药。甘草、生姜益气和中为引和药,路路通活血通络止痛。

6. 加减

若热重,可加生石膏、黄芩、忍冬藤以清热;若寒盛,可加羌活、川芎、细辛以温经通络;若关节疼痛明显,可加全蝎、蜈蚣等虫类药以通络止痛。

四、症状治疗

(一)胀痛

疼痛而且发胀。多属于肝气郁滞所致。

治法:疏肝解郁,行气止痛。

方药:柴胡疏肝散加减(《证治准绳》)。

柴胡 15g,陈皮 15g,川芎 9g,枳壳 9g,芍药 9g,香附 15g,炙甘草 5g。

方解:方中柴胡苦、辛,微寒,归肝、胆经,功擅条达肝气而疏郁结,故为君药。香附微苦辛平,入肝经,长于疏肝行气止痛;川芎味辛,入肝胆经,能行气活血,开郁止痛,二药共助柴胡疏肝解郁,且有行气止痛之效,同为臣药。陈皮理气行滞而和胃,醋炒以入肝行气;枳壳行气止痛,疏肝理脾;芍药养血柔肝,缓急止痛,与柴胡相伍,养肝之体,利肝之用,且防诸辛香之品耗伤气血,俱为佐药。甘草调和药性,与白芍相合,增缓急止痛之功,为佐使药。诸药共奏疏肝解郁,行气止痛之功。

(二)刺痛

疼痛犹如针刺之状,固定不移,夜间痛甚。多属于瘀血内停所致。

治法:活血行气,祛瘀通络,通痹止痛。

方药:身痛逐瘀汤加减(《医林改错》)。

秦艽 6g,川芎 110g,桃仁 15g,红花 15g,炙甘草 6g,羌活 15g,没药 6g,当归 9g,五灵脂 6g,香附 15g,牛膝 9g,地龙 6g。

方解:本方以川芎、当归、桃仁、红花、没药活血祛瘀;牛膝、五灵脂、地龙行血舒络,通痹止痛;秦艽、羌活祛风除湿;香附行气活血;甘草调和诸药。共奏活血祛瘀,祛风除湿,蠲痹止痛之功。若微热，加苍术、黄柏；若虚弱，加黄芪30g。

（三）冷痛

疼痛且有冷感，得温痛减。多由于寒邪阻络或阳虚失温所致。

治法：温经散寒，除湿止痛。

方药：乌头汤加减（《金匮要略》）。

麻黄9g，芍药9g，黄芪9g，甘草9g，川乌9g。

方解：伤后风寒湿邪乘虚而入，留于关节，经脉痹阻，气血运行不畅，则关节疼痛。治当温经散寒，通络除湿之法。方中麻黄发汗宣痹；乌头祛寒止痛；芍药、甘草缓急舒筋；黄芪益气固卫，助麻黄、乌头温经止痛，又可防麻黄过于发散；白蜜甘缓，解乌头之毒。诸药配伍，能使寒湿之邪微汗而解，则病邪解而痛止。

（四）隐痛

疼痛轻微，时发时止。多因阴血不足，机体失养，或阳气亏虚，机体失温所致。

治法：补益气血。

方药：八珍汤加减（《正体类要》）。

人参10g，白术10g，茯苓10g，当归10g，川芎10g，白芍10g，熟地黄10g，炙甘草5g。

方解：方中人参大补元气，熟地黄补血滋阴，共为君药。白术补气健脾；当归补血和血，为臣药。茯苓健脾渗湿；白芍养血和营；川芎活血行气，以使补而不滞，共为佐药。炙甘草益气和中，调和诸药，为使药。兼加姜、枣，调和气血，共为佐使。诸药相合，共成益气补血之效。本方以益气之四君子汤与补血之四物汤合方，共成气血双补之剂。

（五）酸痛

疼痛而有酸软感。多由于肝肾不足、筋骨失养所致。

治法：祛风湿，止痹痛，益肝肾，补气血。

方药：独活寄生汤加减（《备急千金要方》）。

独活9g，桑寄生6g，秦艽6g，防风6g，细辛3g，当归6g，白芍6g，川芎6g，生地黄6g，杜仲6g，牛膝6g，人参6g，茯苓6g，甘草6g，桂心6g。

方解：方中以独活、细辛专人足少阴肾经，搜风寒、通血脉；配以秦艽、防风，疏经升阳，以祛风化湿；桑寄生补肝肾，益气血，祛风冷；又配合杜仲、牛膝壮肾健骨，强筋固下；更用当归、白芍、川芎、生地黄活血补阴；以人参、桂心、茯苓、甘草益气补阳。全方主旨是用辛温以散之，甘温以补之，使肝肾强，气血足，风湿除，筋骨壮而腰膝痹痛自愈。

（六）腰膝酸软

多由于肾阴亏虚、腰膝失养所致。

治法：滋阴补肾，填精益髓。

方药：左归丸（《景岳全书》）。

熟地黄24g，山药12g，枸杞子12g，山茱萸12g，牛膝9g，鹿角胶12g，龟板胶12g，菟丝子12g。

方解：方中重用熟地黄滋肾阴，益精髓，以补真阴不足，为君药。用山茱萸补养肝肾，固秘精气；山药补脾益阴，滋肾固精；龟板胶滋阴补髓；鹿角胶补益精血，温阳壮肾，配入补阴方中，而有阳中求阴之意，皆为臣药。枸杞子补肝肾，益精血；菟丝子补肝肾，助精髓；川牛膝益肝肾，强筋骨，俱为佐药。本方滋补真阴力专而效宏，如真阴失守，虚火炎上者可去枸杞子、鹿角胶，加女贞子、玄参以滋阴清热降火；如火烁肺金，干咳少痰者，加麦冬、百合以润肺止咳。

五、其他治疗

（一）常用成药

1. 肾精亏虚证

（1）护骨胶囊。

成分：制何首乌、淫羊藿、熟地黄、龟甲、巴戟日、杜仲、续断、骨碎补、当归、山药。

用法：口服，每次4粒，每日3次。饭后30分钟服用，3个月为1个疗程。

功效：补肾益精。

适应证：用于中老年人肾精亏虚证所出现的腰脊疼痛，酸软无力，不能持重，下肢痿弱，步履艰难，或足跟痛，面色淡暗，发脱，性欲减退，头晕耳鸣，或骨质疏松患者见上述症状者。

注意：用药后少许患者可出现恶心、腹泻、便秘、皮疹、瘙痒等不适。另在临床研究中有个别患者用药后肝肾功能轻度异常，是否与服用本品有关尚不确定。

（2）苁蓉益肾颗粒。

成分：五味子（酒制）、肉苁蓉（酒制）、菟丝子（酒炒）、茯苓、巴戟日（制）。

用法：口服。每次1袋（2g），每日2次。

功效：补肾填精。

适应证：用于肾气不足，腰膝酸软，记忆衰退，头晕耳鸣，四肢无力。

注意：忌辛辣、生冷食物；感冒发热患者不宜服用；有高血压、心脏病、肝病、糖尿病、肾病等慢性病严重者应在医师指导下服用；平素月经正常，突然出现月经过少，或经期错后，或阴道不规则出血者应去医院就诊。

2. 脾肾阳虚证

（1）强骨胶囊。

成分：骨碎补等。

用法：饭后温开水送服，每次1粒，每日3次，3个月为1个疗程。

功效：补肾壮骨，强筋止痛。

适应证：用于原发性骨质疏松、骨量减少患者的肾阳虚证候。症见腰背四肢酸痛，畏寒肢冷或抽筋，下肢无力，夜尿频多等。

注意：偶见口干、便秘。

（2）淫羊藿总黄酮胶囊。

成分：淫羊藿总黄酮。

用法：口服，每日2次，每次3粒。

功效：温补肾阳，强筋健骨。

适应证：用于原发性骨质疏松肾阳虚证，症见腰脊疼痛，腰膝酸软，形寒肢冷，下肢无力，夜尿频多，舌淡，苔薄白。

注意：a. 少数患者出现口干、轻度皮疹、口疮、咽痛、燥热、耳鸣、心悸、小便黄或小便赤痛等，必要时停药，并及时去医院就诊；b. 少数患者出现便秘、腹泻、腹痛、胃部不适等胃肠道反应；c. 既往有窦性心动过缓病患者慎用。

（3）右归丸。

成分：熟地黄、附子（炮附片）、肉桂、山药、山茱萸（酒炙）、菟丝子、鹿角胶、枸杞子、当归、杜仲（盐炒）。

用法：口服，小蜜丸（每10丸重1.8g），每次9g，大蜜丸（每丸重9g），每次1丸，每日3次。

功效：温补肾阳，填精止遗。

适应证：主治肾阳不足，命门水衰，腰膝酸冷，精神不振，怯寒畏冷，阳痿遗精，大便溏薄，尿频而清。

注意：a.该药可嚼服，也可分份吞服；b.忌食生冷，肾虚有湿浊者不宜应用。

(4)旭痹片。

成分：生地黄、熟地黄、续断、附子(制)、独活、骨碎补、桂枝、淫羊藿、防风、威灵仙、皂刺、羊骨、白芍、狗脊(制)、知母、伸筋草、红花。

用法：口服，每次4片，每日3次。

功效：补肝肾，强筋骨，祛风湿，通经络。

适应证：用于久痹体虚，关节疼痛，局部肿大，僵硬畸形，屈伸不利及类风湿关节炎见上述证候者。

注意：不良反应暂不明确。

(5)骨疏康胶囊(颗粒)。

成分：淫羊藿、熟地黄、骨碎补、黄芪、丹参、木耳、黄瓜子。

用法：

①胶囊：口服，每次4粒，每日2次。

②颗粒：口服，每次10g，每日2次。

功效：补肾益气，活血壮骨。

适应证：主治肾虚兼气血不足所致的原发性骨质疏松，症见腰背疼痛，腰膝酸软，下肢痿弱，步履艰难，神疲，目眩。

注意：a.忌辛辣、生冷、油腻食物；b.按照用法服用，年老体虚者、高血压患者应在医师指导下服用；c.发热患者暂停使用；d.儿童禁用。

(6)金匮肾气丸。

成分：地黄、山药、山茱萸(酒炙)、茯苓、牡丹皮、泽泻、桂枝、附子(制)、牛膝(去头)、车前子(盐炙)。

用法：

①口服，水丸每次20粒(4g)～25粒(5g)，每日2次。

②口服，蜜丸每次1丸(6g)，每日2次。

功效：温补肾阳，化气行水。

适应证：用于肾虚水肿，腰膝酸软，小便不利，畏寒肢冷。

注意：服药期间忌房欲，气恼，忌食生冷食物。

(7)龙牡壮骨颗粒。

成分：黄芪、麦冬、龟甲、白术、山药、龙骨、牡蛎、鸡内金、维生素D等。

用法：开水冲服，2岁以下每次5g或3g(无蔗糖)，2～7岁每次7.5g或4.5g(无蔗糖)，7岁以上每次10g或6g(无蔗糖)，每日3次。

功效：强筋壮骨，和胃健脾。

适应证：用于治疗和预防小儿佝偻病、软骨病。对小儿多汗、夜惊、食欲不振、消化不良、发育迟缓等症也有治疗作用。

注意：a.忌辛辣、生冷、油腻食物；b.服药期间应多晒太阳，多食含钙及易消化的食品；c.婴儿应在医师指导下服用；d.感冒发热者不宜服用；e.本品含维生素D_2、乳酸钙、葡萄糖酸钙。请按推荐剂量服用，不可超量服用。

(8)复方补骨脂颗粒。

成分：补骨脂、锁阳、续断、狗脊、赤芍、黄精等。

用法：开水冲服，每次1袋，每日2次。

功效：温补肝肾，强壮筋骨，活血止痛。

适应证：用于肾阳虚亏，腰膝酸痛，腰肌劳损及腰椎退行性病变等病。

注意：孕妇慎用。

3. 肝肾阴虚证

(1) 金日格胶囊。

成分：人工虎骨粉。

用法：口服，每次 3 粒，每日 3 次。

功效：健骨。

适应证：用于腰背疼痛，腰膝酸软，下肢痿弱，步履艰难等症状的改善。

注意：服药期间多饮水。

(2) 仙灵骨葆胶囊。

成分：淫羊藿、续断、丹参、知母、补骨脂、地黄。

用法：口服，每次 3 粒，每日 2 次。

功效：滋补肝肾，活血通络，强筋壮骨。

适应证：用于骨质疏松和骨折，骨关节炎，骨无菌性坏死等。

注意：a. 忌食生冷、油腻食物；b. 感冒时不宜服用；c. 高血压、心脏病、糖尿病、肝病、肾病等慢性病严重者应在医师指导下服用；d. 服药 2 周症状无缓解，应去医院就诊；e. 孕妇禁用。

(3) 六味地黄丸。

成分：熟地黄、酒萸肉、牡丹皮、山药、茯苓、泽泻。

用法：大蜜丸(9g)每次 1 丸，每日 2 次，口服。

功效：滋阴补肾。

适应证：用于肾阴亏损，头晕耳鸣，腰膝酸软，骨蒸潮热，盗汗遗精，消渴。

注意：a. 孕妇慎用；b. 虚寒性病患者不适用，其表现为怕冷，手足凉，喜热饮；c. 不宜和感冒类药同时服用；d. 该药宜空腹或饭前服用，开水或淡盐水送服。

(4) 肾骨胶囊。

成分：牡蛎。

用法：口服，每次 1～2 粒，每日 3 次。

功效：促进骨质形成，维持神经传导、肌肉收缩、毛细血管正常渗透压，保持血液酸碱平衡。

适应证：用于儿童、成人或老年人缺钙引起的骨质疏松，骨质增生骨痛，肌肉痉挛，小儿佝偻症。

注意：暂不明确。

(5) 补肾健骨胶囊。

成分：熟地黄、山茱萸(制)、山药、狗脊、淫羊藿、当归、泽泻、牡丹皮、茯苓、牡蛎(煅)。

用法：口服，每次 4 粒，每日 3 次。

功效：滋补肝肾，强筋健骨。

适应证：用于原发性骨质疏松的肝肾不足证候，症见腰脊疼痛，胫软膝酸，肢节痿弱，步履艰难，目眩。

注意：a. 忌食生冷、油腻食物；b. 感冒时不宜服用；c. 高血压、心脏病、糖尿病、肝病、肾病等慢性病严重者应在医师指导下服用；d. 孕妇禁用。

(6) 芪骨胶囊。

成分：淫羊藿、制何首乌、黄芪、石斛、肉苁蓉、骨碎补、菊花。

用法：口服，每次 3 粒，每日 3 次。

功效：滋补肝肾，强筋健骨。

适应证：用于女性绝经后骨质疏松肝肾不足证，症见腰膝酸软无力，腰背疼痛，步履艰难，不能持重。

注意：肝肾功能不全者禁用。

(7)金乌骨通胶囊。

成分：金毛狗脊、乌梢蛇、葛根、淫羊藿、木瓜、威灵仙、补骨脂。

用法：口服，每次3粒，每日3次。或遵医嘱。

功效：滋补肝肾，祛风除湿，活血通络。

适应证：用于肝肾不足，风寒湿痹，骨质疏松，骨质增生引起的腰腿酸痛，肢体麻木等症。

注意：尚不明确。

4. 瘀血阻络证

(1)瘀血痹胶囊。

成分：乳香(炙)、威灵仙、红花、丹参、没药(炙)、川牛膝、川芎、当归、姜黄、香附(炙)、黄芪(炙)。

用法：口服，每次6粒，每日3次。或遵医嘱。

功效：活血化瘀，通络定痛。

适应证：用于瘀血阻络的痹证，症见肌肉关节疼痛剧烈，多呈刺痛感，部位固定不移，痛处拒按，有硬节或瘀斑。

注意：a.忌烟、酒及辛辣、生冷、油腻食物；b.不宜和感冒类药同时服用；c.凡脾胃虚弱、食入难消、呕吐泄泻、腹胀便溏、咳嗽痰多者慎用；d.本品宜饭前或进食时服用。

(2)活血止痛胶囊。

成分：当归、三七、醋乳香、冰片、土鳖虫、煅自然铜等。

用法：用温黄酒或温开水送服，每次3粒，每日2次。

功效：活血散瘀，消肿止痛。

适应证：用于跌打损伤，瘀血肿痛。

注意：a.孕妇及六岁以下儿童禁用；b.肝肾功能异常者禁用。

(3)接骨七厘胶囊。

成分：乳香(炒)、没药(炒)、当归、土鳖虫、骨碎补(烫)、龙血竭、自然铜(煅)等。

用法：口服，每次2粒，每日2次。

功效：活血化瘀，接骨止痛。

适应证：用于跌打损伤，续筋接骨，血瘀疼痛。

注意：暂不明确。

(4)骨松宝胶囊。

成分：淫羊藿、续断、知母、地黄、三棱、莪术、川芎、赤芍、牡蛎(煅)。

用法：口服，每次3粒，每日2次。

功效：滋补肝肾，活血通络，强筋壮骨。

适应证：用于肝肾不足、瘀血阻络所致骨质疏松，症见腰脊疼痛，足膝酸软，乏力。

注意：a.忌辛辣、生冷、油腻食物；b.按照用法服用，年老体虚者、高血压患者应在医师指导下服用；c.药物避免阳光直射。

(5)雪山金罗汉止痛涂膜剂。

成分：铁棒槌、延胡索、五灵脂、雪莲花、川芎、红景天、秦艽、桃仁、西红花、冰片、人工麝香。

用法：涂在患处，每日3次。

功效：活血，消肿，止痛。

适应证：用于急慢性扭挫伤，风湿性关节炎，类风湿关节炎，痛风，肩周炎，骨质增生所致的肢体关节疼痛肿胀以及神经性头痛。

注意：a. 皮肤破损处禁用，孕妇禁用；b. 本品为外用药，禁止内服；c. 切勿接触眼睛、口腔等黏膜处；d. 本品不宜长期或大面积使用。

5. 风寒湿痹证

(1) 骨力胶囊。

成分：淫羊藿、狗脊、威灵仙、木瓜、牛膝、姜黄、补骨脂、党参、葛根。

用法：口服，每次 3 粒，每日 3 次。

功效：强筋骨，祛风湿，活血化瘀，通络定痛。

适应证：用于风寒湿邪痹阻经络所致的腰腿酸痛，肢体麻木及骨质疏松。

注意：a. 忌寒凉及油腻食物；b. 宜饭后服用，不宜在服药期间同时服用其他泻火及滋补性中药；c. 热痹者不适用，主要表现为关节肿痛如灼，痛处发热，疼痛窜痛无定处，口干唇燥等；d. 儿童、孕妇禁用。

(2) 祖师麻膏。

成分：祖师麻。

用法：温热软化后贴于患处。

功效：祛风除湿，活血止痛。

适应证：用于风寒湿痹、瘀血痹阻经脉。症见肢体关节肿痛，畏寒肢冷，局部肿胀有硬结或瘀斑。

注意：忌贴于创伤处，孕妇慎用。

(3) 通痹胶囊。

成分：制马钱子、金钱白花蛇、蜈蚣、全蝎、地龙、人参、黄芪、麻黄、桂枝、附子(黑顺片)、制川乌、桃仁、红花、没药(炒)、香附(酒制)、川牛膝、续断、朱砂等。

用法：口服，每次 1 粒，每日 2～3 次，饭后服用或遵医嘱。

功效：祛风胜湿，活血通络，散寒止痛，调补气血。

适应证：用于寒湿闭阻，瘀血阻络，气血两虚所致痹病，症见关节冷痛，屈伸不利。风湿性关节炎，类风湿关节炎见有上述证候者。

注意：a. 孕妇、儿童禁用，肝肾功能损害与高血压患者慎用，运动员慎用；b. 本品含马钱子、川乌、附子，请严格遵医嘱服用，不可过量久服；c. 忌食生冷、油腻食物。

(4) 盘龙七片。

成分：盘龙七、川乌、草乌、当归、杜仲、秦艽、铁棒槌、红花、五加皮、牛膝、过山龙、丹参等。

用法：口服，每次 3～4 片，每日 3 次。

功效：活血化瘀，祛风除湿，消肿止痛。

适应证：用于风湿性关节炎，腰肌劳损，骨折及软组织损伤。

注意：a. 孕妇及哺乳期女性禁服；b. 严重高血压、心血管疾病、肝肾疾病忌服；c. 本品含有乌头碱，应严格在医生指导下按规定量服用，不得任意调整药物剂量及服用时间。

(二) 现代方剂

1. 壮骨关节丸

成分：狗脊、淫羊藿、独活、骨碎补、续断、补骨脂、桑寄生、鸡血藤、熟地黄、木香、乳香、没药。

用法：口服，浓缩丸每次 10 丸；水丸每次 6g，每日 2 次。早晚饭后服用。

功效：补益肝肾，养血活血，舒筋活络，理气止痛。

适应证：用于肝肾不足，气滞血瘀，经络痹阻；各种退行性骨关节痛，腰肌劳损等。

2. 骨痿灵

成分：熟地黄、山茱萸、虎骨(狗骨加倍)、杜仲、赤芍、川芎、香附、泽泻、黄芪各10g，当归、茯苓各15g，鹿茸、肉桂各3g，牛膝、地龙各12g，柴胡8g，龟甲30g。

用法：将鹿茸、狗骨制成细面；将龟甲久煎后再放入其他药物煎煮，取汁500mL左右即可冲服鹿茸狗骨面剂。20日为1个疗程。

功效：补肾健脾，强筋壮骨。

适应证：主治中老年骨质疏松。

3. 补肾健骨汤

成分：熟地黄20g，山药、丹参各15g，山茱萸、菟丝子、牛膝、鹿角胶、龟甲胶、淫羊藿、肉苁蓉各10g，田三七3g(研末冲服)，枸杞子8g。

用法：每日1剂，水煎服。

功效：补肾填精，壮骨生髓。

适应证：主治老年骨质疏松。

4. 骨痹汤

成分：骨碎补、鹿含草、鹿角霜、千年健、补骨脂各15g，狗脊、肉苁蓉、熟地黄、鸡血藤各30g，怀牛膝10g。

用法：水煎服，每日1剂，早晚分服。

功效：补益肝肾，祛湿通络。

适应证：主治绝经后骨质疏松。

5. 补肾填精汤

成分：黄芪30g，女贞子、补骨脂、菟丝子、枸杞子、杜仲、川续断、肉苁蓉、淫羊藿、山药各15g，生牡蛎50g，延胡索10g。

用法：每日1剂，水煎，分2次服。

功效：补肾填精。

适应证：主治绝经期后女性骨质疏松。

6. 二仙肾气汤

成分：仙茅、淫羊藿、山药、山茱萸、泽泻、茯苓、牡丹皮、当归、川芎各10g，熟地黄15g，肉桂3g，附片、青皮、陈皮各5g。

用法：水煎服，每日1剂，20日为1个疗程。

功效：温补肾阳，活血止痛。

适应证：主治老年性胸腰椎骨质疏松。

7. 补肾通络汤

成分：熟地黄、山药、泽泻各20g，山茱萸、杜仲、牛膝各15g，鸡血藤、桃仁、田三七、附子各10g，茯苓25g，黄芪30g，延胡索5g。

用法：每日1剂，水煎取汁，分2~3次温服。

功效：补肾壮骨，活血通络。

适应证：主治中老年骨质疏松。

8. 益肾填髓汤

成分：鹿角片(先煎)10g，生牡蛎(先煎)、生黄芪各50g，当归身、熟地黄、龟甲各12g，淫羊藿、枸杞子、补骨脂各15g，杜仲20g。

用法：每日1剂，水煎400mL，分2次服用；30剂为1个疗程，连续服用3~5个疗程。

功效：益肾填精，化血生髓，强筋壮骨。

适应证：主治骨质疏松。

9. 补肾壮骨汤

成分：杜仲、熟地黄各 15g，山茱萸 10g，骨碎补、枸杞子、淫羊藿、党参各 12g，甘草 6g，三七末(冲)3g。

用法：水煎，早晚 2 次分服。加服钙尔奇 D，1 片，每日 1 次。服药 3 个月为 1 个疗程，2 个疗程后复查。

功效：补肾壮骨增髓。

适应证：主治老年性骨质疏松。

10. 三补杞胶汤

成分：熟地黄、山药、枸杞子、鹿角胶各 20g，山茱萸 15g。

用法：每日 1 剂，水煎取汁分 2 次温服，胶类药烊化。2 个月为 1 个疗程。同时加服乳酸钙 1.0g，鱼肝油丸 2 粒，每日 3 次口服，连服 2 个月。

注意：对继发性骨质疏松者停服类固醇药物；患 2 型糖尿病者继续服用降糖药物，控制饮食及糖类摄取量；骨折患者在骨外科治疗基础上，辨证加服中药。

功效：补肾益精，壮骨通络。

适应证：主治骨质疏松。

加减：肾阳虚型加杜仲、当归、菟丝子、肉桂各 20g，补骨脂 15g；肾阴虚型加龟甲胶 20g，牛膝 15g；阴阳两虚型以左归饮方加肉桂、补骨脂各 10g，鹿角胶 20g；虚热明显者加知母、黄柏、日花粉各 10g。

11. 青娥滋肾汤

成分：杜仲、胡桃肉、补骨脂、淫羊藿、干地黄、怀牛膝各 12g。

用法：水煎，口服，每次 50mL，每日 2 次，连续服用 3 个月。

功效：补益肝肾，强筋壮骨。

适应证：主治骨质疏松。

12. 补肾化瘀汤

成分：熟地黄 20g，山药、杜仲、当归各 15g，山茱萸、枸杞子、女贞子、菟丝子各 12g，狗脊、川续断各 30g，桃仁、红花、土鳖虫、陈皮各 10g。

用法：每日 1 剂，水煎取汁，分早晚 2 次温服。

功效：补肾填精，活血通络。

适应证：主治骨质疏松性腰背痛。

加减：偏肾阳虚者去枸杞子、女贞子，加鹿角胶、肉桂各 10g；偏肾阴虚者去菟丝子，加生龟甲 5g；牵及下肢疼痛者加牛膝、独活 10g。

13. 温阳止痛汤

成分：制川乌、制草乌各 5g，肉桂、川椒各 3g，制附子、续断、巴戟日、狗脊、地龙、白芥子(包煎)、枳壳、牛膝各 10g。

用法：每日 1 剂，水煎取汁分 2 次温服。每服 5 剂为 1 个疗程。

功效：温阳散寒，除湿止痛。

适应证：主治腰椎骨质疏松。

14. 通络补髓汤

成分：生地黄、熟地黄、桑寄生、鸡血藤、当归尾、白芍、丹参、木香各 10g，山茱萸、杜仲、五味子各 3g。

用法：每日 1 剂，水煎取汁，分 2 次温服。每服 5 剂为 1 个疗程。

功效：滋阴养血，通络补髓。

适应证：主治腰椎骨质疏松。

15. 补肾活血汤

成分：熟地黄、丹参各 25g，龟甲 30g，生地黄、枸杞子、山茱萸、淫羊藿、黄芪各 15g，骨碎补、当归各 20g，牡丹皮、川芎各 10g，木香 3g，甘草 5g。

用法：诸药加水 600mL，文火煎，取汁 300mL，每日 1 剂，分 3 次服。

功效：益气活血，补肾壮骨。

适应证：主治骨折后期断端骨质疏松。

加减：上肢骨折加桂枝 15g；下肢骨折加牛膝 15g；足跟骨折加木瓜 15g；腹泻者加扁豆、云茯苓、白术各 10g。

16. 滋肾强骨汤

成分：女贞子、菟丝子、茯苓、当归、龟甲、川续断、甘草、鹿角胶（另烊）各 10g，枸杞子、地黄各 15g，杜仲、补骨脂各 20g，黄芪、川芎各 9g，牛膝 6g，大枣 6 枚。

用法：水煎服，每日 1 剂，连续服 10 个月。

功效：补肝肾，壮筋骨。

适应证：主治骨质疏松。

17. 无名异冲剂

成分：无名异、陈皮各 10g，麦饭石、川续断各 15g，淫羊藿 8g，黄芪 25g，当归 5g，骨碎补、补骨脂各 12g，炙甘草 6g。

用法：按上述药量比例制成冲剂。每包 15g，日服 3 次，每次 1 包，12 日为 1 个疗程。

功效：补肾填髓，活血止痛。

适应证：主治骨质疏松。

18. 护骨合剂

成分：熟地黄、山茱萸、何首乌、枸杞子、龟甲、山药各 3 份；杜仲、巴戟日、淫羊藿、茯苓各 2 份；覆盆子、紫河车各 1 份。

用法：诸药按比例制成合剂，每日 50mL，分 1～2 次口服，1 个月为 1 个疗程，连服 3 个月。

功效：补肾益精，强筋壮骨。

适应证：主治绝经后骨质疏松。

19. 补肾生髓丸

成分：川续断、巴戟日、桑寄生各 2 份，熟地黄、紫河车、龟甲胶、山茱萸各 3 份，骨碎补、五味子各 1 份。

用法：诸药按比例研制成丸剂，每服 9g，每日 3 次，连续服用 10～12 周。

功效：补肾益精，壮骨生髓。

适应证：主治骨质疏松。

20. 补肾壮骨胶囊

成分：女贞子、菟丝子、杜仲、淫羊藿各 15g，熟地黄 20g，骨碎补 12g，黄精 10g。

用法：诸药共研细末装胶囊，每日 3 次，每次 6g，白开水冲服。

功效：补肾益髓，壮骨通络。

适应证：主治骨质疏松。

(三)物理疗法

骨质疏松的物理疗法目的是恢复骨量及缓解症状，主要是光线疗法，即人工紫外线疗法和日光浴疗法，它对骨质疏松会起重要的直接治疗作用。此外，还可应用电、磁、温热等物理疗法对症治疗，以缓解临床症状，它只起间接治疗作用。

1. 人工紫外线疗法

患者戴墨镜，着三角内裤，女士穿泳衣，除了衣物遮住的部位，其余的皮肤要完全裸露。第一野光的中心正对前正中线与双股上三分之一连线的交点；第二野光正对后正中线臀折纹处。照射的距离：卧位垂直距离 100cm。治疗骨质疏松时，第一次的剂量不可以选择二级红斑量。采用全身照射时，不宜使用超过 E0 级剂量，根据患者的耐受情况可选择不同的进度法。一般分为基本进度法、加速进度法及缓慢进度法。

2. 日光浴疗法

场所：山区、河岸、阳台、空旷地、海滨浴场或专门建筑的日光浴场。

最佳时间：因不同地区日光照射强度和全年气象差异而有所不同。例如，夏日炎热的季节，如大连、青岛、兴城地区 7～9 月，一般以上午 9～11 时，下午 3～4 时为宜。在春秋季节，以上午 11～12 时较合适。冬季气温低于 20℃ 时，不宜在室外进行。

照射剂量：必须严格掌握照射剂量。计算方法：用日照计测量某地当时获得 1 卡热量所需的日照时间，根据所需要的治疗剂量计算照射时间。如无日照计可根据气象观测资料的日光照射卡热分钟数表示日照时间。

3. 高频电疗

高频电流具有止痛、改善组织血液循环、消炎、降低肌张力及结缔组织张力的治疗作用。

4. 水疗

矿泉浴采用全身浸浴，水温 42～46℃，每日 1 次，每次 20mL，每周休息 1 次。水疗利用水的物理性质，产生温热作用，通过药浴的方式发挥药物治疗作用，并通过水中的各种体育锻炼发挥运动作用。

(四)运动疗法

方法：运动方法多种多样，其中最为简单易行的为步行，其运动强度为最大耗氧量(摄氧量)的 50% 左右。60 岁左右的老年人，其脉搏数达到每分钟 110 次的程度，即运动到稍稍出汗是安全的。一次散步的时间在 30 分钟之内，50～60 岁的中老年人，一日早晚两次，以每次 8000 步左右为标准，且每周要安排有 2 日左右的休息。既可预防骨量的减少，又能增加肌肉力量，使肌肉的协调运动良好，改善动作的机械性、灵敏性，从而有效地防止跌倒。

临床实践证明，通过相应的运动训练，能够提高骨质疏松患者的骨矿含量，并且运动时的肌肉活动可对骨产生应力，刺激骨形成，从而达到防止骨质疏松的目的。运动疗法具有简单、实用、有效的优点，尤其适合于绝大多数未住院患者的基础治疗。

(五)针灸疗法

传统的针灸疗法通过刺激相关的穴位，提高骨质疏松内分泌性激素水平，调节骨代谢，增加骨密度，缓解疼痛。该疗法是一种安全有效、副作用小、价格便宜的防治骨质疏松方法。

1. 毫针疗法

刺法：根据病证虚实采用强弱不同的刺激手法。留针 20 分钟，每日或隔日针刺 1 次，10 次为 1 疗程。

辨证施治：

(1)肾阴不足证。

临床表现：腰膝酸痛，头晕耳鸣，失眠多梦，咽干颧红，五心烦热，潮热盗汗，溲黄便干。男子兼见阳强易举，遗精早泄，女子见经少或经闭等肾阴虚证。舌红少津无苔，脉细数。

取穴：肾俞、命门、关元、气海、太溪、照海、足三里、三阴交。

(2)肾阳不足证。

临床表现：腰膝酸软，腰背冷痛，畏寒肢冷，下肢为甚，精神萎靡，面色白或黧黑无泽，头目眩晕，浮肿，腰以下为甚，久泻不止，完谷不化，五更泄泻，小便频数，清长，夜尿多，男子阳痿早泄，女子宫寒不孕，舌淡胖苔白，脉沉迟。

取穴：肾俞、命门、关元、气海、腰阳关、神阙、脾俞、膏肓。

（3）气血两虚证。

临床表现：四肢倦怠，面色苍白或萎黄，头晕，气短懒言，心悸怔忡，饮食减少，舌淡苔薄白，脉细弱或虚大无力。

取穴：肾俞、命门、关元、气海、脾俞、胃俞、章门、中脘。

另外，针灸治疗骨质疏松最常用的耳穴有肝、脾、肾、内分泌、卵巢、子宫等。

2. 艾灸疗法

主穴：大椎、大杼、肝俞；中脘、膻中、足三里；脾俞、肾俞、命门；神阙、关元。

方法：骨质疏松患者采用补肾填精、温阳壮骨、疏通经络等中药（如补骨脂、当归、生地黄、熟地黄、仙茅、淫羊藿、丁香、肉桂等），研制成末备用。灸前用80%酒精调匀，压制成直径为3cm、厚0.8cm的药饼。每穴放1个药饼，饼上放置艾炷，隔日灸1次，每次1组穴，每穴灸5壮。按上述4组穴顺序灸毕，再隔灸，如此循环至24次完毕。

3. 日灸疗法

主穴：肾俞。

方法：骨质疏松患者治宜补肾壮骨、活血化瘀，使用对穴区有较强刺激作用的中药（如淫羊藿、刺五加、丹参、蛇床子、辣椒等）制成日灸用中药膜，外敷于肾俞穴，每次外敷0.5g日灸药膜，2～36小时后自然干落，穴区多呈潮红或起小泡。每周2次，连敷6个月。

4. 雷火灸

方法：雀啄法、小回旋法、螺旋形灸法、横行灸法、纵行灸法、斜向灸法、拉辣式灸法、泻法、摆阵法等。

特点：具有通经活络、活血化瘀、消肿止痛、追风除湿、温经散寒、散瘿散瘤、扶正祛邪等功效。有药力峻、火力猛、渗透力强、灸疗广泛的特点。

5. 埋线疗法

穴位埋线疗法是针灸学的一个重要分支，且穴位埋线方法施术简单，作用持久，安全有效，无毒副作用，患者无须每日前往医院治疗，相比于其他疗法具有优势。

（1）从肾论治为本。

临床表现：周身骨痛，腰膝酸软，头晕耳鸣，形容枯槁，骨量减少为主症。兼冷痛，喜温喜按，形寒肢冷，纳呆便溏，小便频数清长，面浮肢肿，舌淡苔薄，脉迟细弱者为肾阳虚；兼心烦少寐，五心烦热，易惊盗汗，便秘溲黄，舌红脉细者为肾阴虚；五心烦热，盗汗或自汗，四肢发凉，失眠多梦，舌红无苔，脉细数或舌淡苔白，脉沉迟为肾阴阳两虚；头晕耳鸣，腰膝酸软，五心烦热，盗汗，震颤，记忆减退，舌红少苔，脉细数为肝肾阴虚。

治法：滋补肝肾，强壮筋骨。

多以足少阴肾经、足太阳膀胱经的经穴为主，辅以任、督二脉及足厥阴肝经的经穴。

取穴：肾俞、命门、关元、太溪、大杼、阳陵泉、肝俞、三阴交。

加减：肾阳虚者，关元、命门；肾阴虚者，肾俞、太溪、复溜；肝肾阴虚者，肝俞、三阴交、太溪；血瘀疼痛甚者，配委中、夹脊；头晕耳鸣者，用悬钟。

（2）健脾生精为纲。

临床表现：腰背、四肢关节疼痛，肌肉衰萎，骨髓变形为主症。兼而色少华，少气懒言，神疲肢倦，口淡自汗，舌淡苔白，脉濡缓无力为脾气虚；兼面白虚浮，手足欠温，口淡不渴，肠鸣腹痛，便溏或五更泄泻，舌胖嫩苔滑，脉迟细为脾阳虚；腰膝小腹冷痛，喜温喜按，形寒肢冷，而口浮肿，肌瘦而黄，食欲不振，腹胀便秘或久泻不下，舌胖苔白，脉沉细为脾肾阳虚。

治法：健脾和胃，生精壮骨。

以足太阴脾经、足阳明胃经的经穴为主，辅以足少阴肾经、足太阳膀胱经的经穴。

取穴：脾俞、胃俞、中脘、足三里、三阴交。

加减：腹痛拘急配公孙；湿盛加阴陵泉；脾肾阳虚加关元、肾俞。

(3)祛瘀生新为要。

临床表现：全身各部肢节疼痛，痛如锥刺，固定不移，屈伸不利，动则加剧，舌质紫暗或有瘀斑，脉细涩。

治法：活血祛瘀，生新壮骨。

以足太阴脾经、足少阴肾经、足厥阴肝经的经穴为主。

取穴：脾俞、肾俞、太溪、太白、太冲、三阴交、血海。

6.春分秋分穴位贴敷

"春分"（"秋分"）是日气由寒（暖）转暖（寒）的过渡期，在二十四节气中比较特殊，疾病的防治上需顺应自然界阴阳的变化，以达阴阳平衡之态。春分秋分穴位贴敷干预风湿病是在春分、秋分两个节气，在人体的特定穴位贴敷特定药物，以祛风散寒、除湿通络，达到改善疾病的临床症状，预防病情加重的目的。

(1)独特优势：a.用药安全，诛伐无过；b.简单易学，便于推广；c.取材广泛，价廉药俭；d.激发经气，整体调节；e.亦防亦治，疗效肯定。

(2)前期准备。

药物制备：采用透骨草、青风藤、红花、白芥子，剂量按3:3:2:1的比例称取，均粉碎，过100目筛。选取新鲜生姜修整洗净，以100g:1mL的比例与蒸馏水混合，榨汁机打碎，三层无菌纱布挤压取汁。药粉、姜汁、蒸馏水按6g:1mL:9mL比例放入容器中，搅拌均匀成膏状，密封、冷藏、避光放置24小时后使用。用勺状物将配置好的药膏置于直径为2cm的穴位贴敷贴药圈内抹平，用无菌的0.8×38 TWLB针头（注射针针座色标：深绿色）蘸取人工麝香，点在药膏中心，备用。

取穴：大椎、肺俞（双侧）、外关（双侧）、足三里（双侧）、命门、腰阳关，共计9穴。

(3)贴敷方法：选择安静、清洁的室内场所，根据贴敷穴位，依次选取坐位或立位进行。将制备好的穴位贴敷贴中心对准穴位贴牢，贴敷顺序为足三里、大椎、肺俞、腰阳关、命门、外关。"春分""秋分"第一日开始，5日1次，每个节气共贴3次。

推荐时间：第一次贴2～4小时，第二次贴4～6小时，第三次贴6～8小时。如第三次贴敷8个小时，贴敷部位没有不适感，可以适当延长贴敷时间至12小时。1年为1个疗程，建议连续贴敷3年。

(4)贴敷后特殊反应处理。

水疱处理：局部皮肤起小水疱者，无须处理，仅需保持局部皮肤干燥，使其自然吸收。如水疱较大或有渗出者，应以消毒针具挑破底部，排尽液体，用碘伏消毒后，外用无菌纱布覆盖固定，疮面局部勿用手搔抓，以防感染。

瘙痒处理：贴敷后局部皮肤瘙痒者，不可局部刺激，轻者不必处置，严重者可应用湿敷液局部涂擦。

全身症状处理：出现全身接触性皮炎，应及时到医院就诊。

(5)注意事项及禁忌证。

注意事项：

①实施春分秋分穴位贴敷前，应告知受术者贴敷药物可能会导致皮肤红晕、起疱、瘙痒及色素沉着，取得受术者同意。

②对医用胶带不耐受或过敏者，可选用低敏胶布或绷带固定贴敷药物。

③告知患者贴敷药物后避免剧烈运动，防止脱落。

④贴敷后药液可能会从贴敷处渗出，擦拭后按压药贴周围固定。

⑤贴敷药物后注意局部防水，避免局部刺激。

⑥配制好药物宜密封，在4℃环境中保存，放置不应超过2周；在-21℃环境中，放置不应超过2个月。

禁忌证：

①贴敷局部皮肤有创伤、溃疡者慎用。

②近三个月有生育要求的女性受术者慎用。

③对贴敷药物、辅料成分过敏者禁用。

④孕妇禁用，不宜长时间近距离接触贴敷药物。14岁以下儿童禁用。

⑤精神障碍或精神病患者禁用。

⑥运动员赛前禁用。

(六)其他疗法

1.小针刀

原理：小针刀是目前公认的快速缓解软组织性疼痛的最有效治疗的方法。通过小针刀对这些粘连、瘢痕及痉挛组织进行松解剥离，可迅速缓解肌群痉挛，解除粘连，改善肌群之间的力学关系；同时，切开瘢痕及粘连组织后，局部循环代谢得到改善，加速致痛物质代谢，改善局部血供，促进损伤组织修复，因而能较迅速缓解无菌性炎症，减轻疼痛。

方法：患者呈俯卧位，腹下垫枕，施术于胸腰部脊柱区，如棘突、棘突间、棘旁、腰3椎横突尖、骶髂关节等部位，寻找阳性反应点(压痛点或痉结点)，用龙胆紫溶液做一点状进针标记，术区按西医外科手术要求常规消毒、铺巾，医者戴一次性帽子、口罩和无菌手套。治疗时可先在治疗点给予0.25%～0.5%利多卡因(每点1～2mL)局部皮下浸润麻醉，选用3号或4号针刀，在标记处刀口线与脊柱纵轴平行，按四步进针法进针刀，垂直于皮肤快速进针，达骨而后稍提起，行纵行疏通，横行剥离出针。出针后均需按压3～5分钟，防止出血，无菌纱布或创可贴贴敷治疗点，嘱患者平卧4～6小时，3日内卧床休息为主。如臀部、颈部有阳性反应点一并治疗。每次选5～10个治疗点，每7日治疗1次。

2.中药熏蒸疗法

中药熏蒸疗法通过药汽熏蒸体表以达到药物渗透和温热作用，从而发挥治疗作用。本疗法操作具有简单、方便、易学、经济、人力少、感觉舒适、无副作用、适应证广泛等优点，因此临床广泛应用。

处方：防己20g，威灵仙20g，川乌20g，草乌20g，透骨草20g，狗脊20g，续断20g，红花10g，川椒15g。

方法：将饮片放入容器中，加入5倍水浸泡3小时，然后将药物放入煎药器具中(如砂锅、搪瓷锅)煎煮。具体煎煮方法：第一次煎煮加水量以水超过药物表面3～5cm为宜，用武火煎煮直至沸腾，后改用文火煎煮20～30分钟；第二次煎煮加水量以超过药物表面3cm为宜，用武火煎煮直至沸腾，沸腾后改用文火煎煮40分钟。上述中药煎汤并浓缩至300mL后将药液加入智能型中药熏蒸汽自控治疗仪，熏蒸腰背部，每日1次，每次30分钟，每周5次。两组均以12周为1个疗程。

注意：熏蒸结束后，嘱患者静卧10～20分钟后再慢慢起身，下床活动，防止引起体位性低血压，2小时内禁沐浴。

3.中药药浴疗法

药浴法是中医外治法之一，即用药液或含有药液的水洗浴全身或局部的一种方法。其形式多种多样：洗全身浴称"药水澡"；局部洗浴又有"烫洗""熏洗""坐浴""足浴"等之称，尤其烫洗最为常用。

处方：马钱子 6g，川续断 30g，狗脊 15g，桑寄生 30g，延胡索 15g，珍珠粉 10g，生龙骨 30g，生牡蛎 30g，焦杜仲 15g，淫羊藿 10g，自然铜 10g。

方法：

①用十倍于药包（粉）的开水浸泡 5～10 分钟。

②调好水温：根据自己的耐热习惯在 39～45℃调整水温，并在泡浴过程中适当调整温度。

③把溶解好的药包和药水同时倒入木桶以后要用手揉捏药包，把里面的有效成分挤压出来。

④首次泡药浴最好达到 10 分钟以上，直到发现有排毒反应后再休息，另外可以采用中间休息 2～3 次，每次 3 分钟的方法来缓解身体不适，只要累计泡浴时间达到 20 分钟即可。

4. 中药外敷疗法

中药外敷法是运用中药归经原则，以气味具厚药物为引导，率领群药，开结行滞直达病灶。本法既能通过皮肤的吸收和渗透发挥药理作用，又可通过对敷药部位或穴位的刺激达到调节机体神经、组织、器官等功能的作用。

处方：乳香、没药、当归、丁香、透骨草、续断、补骨脂、骨碎补、红花、白芷、苏木、土鳖虫、牛膝等。

方法：将上药打成粉末，与凡士林混合调制。选取敷药部位，局部消毒，后将调制好的药物外敷，然后包扎固定。

5. 中药塌渍疗法

中药塌渍疗法是通过介质（凡士林）促进皮肤对药物的吸收，同时辅以红外线灯局部热疗，扩张毛细血管，提高药物交换和吸收速度，同时增强局部代谢，达到缓解疼痛、促进损伤修复的目的。

处方：透骨草 20g，伸筋草 15g，麻黄 12g，桂枝 18g，白术 15g，当归 12g，川芎 12g，川牛膝 12g，川续断 18g，花椒 18g，鸡血藤 18g，川乌 20g，草乌 20g，毛姜 15g，延胡索 10g，乳香 12g，淫羊藿 15g。

6. 中药离子导入法

中药离子导入是中医辨证论治和局部对症治疗的有机结合。在直流电场的作用下，药物中带电的胶体微粒透入皮肤直达病所，强制性活血化瘀，软坚散结，同时电流也有一定的理疗作用。

处方：威灵仙 60g，骨碎补、淫羊藿、川乌、草乌、狗脊、川牛膝、丹参、鸡血藤各 30g，鳖甲、龟甲、透骨草、土鳖虫、乌梢蛇、乳香、没药各 20g，制马钱子 10g。

方法：使用电离子导入治疗机，取 80mL 药液加温至 40～50℃，将两块 8cm×12cm 的 10 层纱布垫浸湿，一块平放于病变部位，上置 6cm×8cm 铅板，连接治疗机输出导线阳极；另一块平放于相应部位之俞穴上，上置 6cm×8cm 铅板，连接治疗机输出导线阴极。两极板均用绝缘布覆盖后压上沙袋，开通机器，调节电流至 10～20mA，治疗 30～40 分钟。每日治疗 1 次，12 次为 1 个疗程，疗程间隔 2～3 日。

7. 高压氧疗法

高压氧疗法是将患者置于高压力的氧环境中，通过增加吸氧浓度来治疗疾病的方法。近年来，有些学者发现高压氧对骨质疏松患者骨密度的提高有一定作用，并且与单纯药物治疗相比，加用高压氧疗法时，骨质疏松疼痛的缓解更为明显。

方法：高压氧疗采用宁波产 90-II 型单人纯氧舱治疗。患者进入高压氧舱后开始加压，20 分钟内加压到 0.2MPa，其中当舱内压力升到 0.02MPa 时，洗舱 5 分钟；然后升压至 0.2MPa，稳压 40 分钟（吸氧浓度 75%～80%），最后 15～20 分钟匀速减至环境压出舱。为控制舱内氧浓度，稳压全过程中需进行持续低流量等量换气，并在减压全过程一直予低流量氧气入舱。每日 1 次，10 次为 1 疗程，需连续治疗 2 个疗程。

8. 臭氧疗法

臭氧具有消炎镇痛的作用，近年来应用已经越来越广泛。

(1)臭氧夹脊穴穴位注射：将患者压缩性骨折周围进行常规消毒，在双侧夹脊穴下，以35mg/L进行臭氧穴位注射，胸段夹脊穴根据患者身体情况3～5mL，腰段夹脊穴根据患者身体情况5～10mL，每3～4日1次。

(2)臭氧注射联合中药针灸治疗：将患者位于手术台上进行消毒铺巾，进行麻醉浸润，选择于安全三角椎间盘外侧入路处进针进行臭氧注射，过程需缓慢，观察注射情况，且无须抗生素预防，同时联合中药针灸治疗。使用外用中药在腰部进行热敷，每日30分钟，每日3～4次，2周为1个疗程。

9. 蜡疗

蜡疗可致治疗区域局部皮肤毛细血管扩张、充血，局部甚至全身汗腺分泌增加，新陈代谢加快，从而促进骨的再生及骨痂形成。

方法：先准备一个30cm×40cm的大方盘，在方盘内放一块稍大面积的保鲜膜；将医用石蜡置于恒温蜡疗仪内加热至80℃熔化，用长勺把熔化的石蜡取到方盘内，铺蜡厚度为2cm，待降温至蜡表面凝固成固体状态(约45℃)后，双手托平蜡块敷于患者疼痛处，并外用被子加盖保温。每次敷30分钟，患者感觉无蜡温后取出，局部用纱布擦干，并继续保温敷蜡部位以避免风寒。

第九节　痛风性关节炎

痛风是一组由于鸟嘌呤代谢紊乱所致的疾病。其临床特点为高尿酸血症，以及由此而引起的痛风性急性关节炎反复发作、痛风石沉积、痛风石性慢性关节炎和关节畸形。属于中医学"痹证"范畴。《医学准绳六要•痛风》："痛风，即内经痛痹。"《血证论》："痛风，身体不仁，四肢疼痛，今名痛风，古曰痹证。"西方历史上许多著名的将相帝王均患有痛风，故又称痛风为帝王病，因此一直被认为和"酒肉"有密切关系的富贵病。现代研究，揭示了痛风和嘌呤代谢酶次黄嘌呤-鸟嘌呤磷酸核苷转移酶(HGPRT)的相互关系。

中医学中也有"痛风"之名，是金元时期《东垣十书》《丹溪心法》等将痹证中的痛痹、或痛痹与行痹并称为痛风，或白虎历节风。根据其临床表现，以急、慢性关节炎为主要表现时，当属于中医学中的"痹证""痛风""白虎历节风"的范畴。以尿路结石、肾结石为主要表现时，当属于"淋证(石淋)""腰痛"范畴。以肾脏病变，肾功能失常，肾功能衰竭为主要表现时，则属于"腰痛"虚劳""水肿"之类。以高血压、冠心病、心肌梗死为主要表现时，又属于"眩晕""心悸""心痹"之类。本病多以关节病变为主要表现，故多以痹证中的痛痹或行痹论述为主。

一、病因病理

形成原发性痛风的主要原因在于先天性脾肾功能失调。脾之运化功能失调，痰浊内生，肾司二便功能失调，则湿浊排泄缓慢量少，以致痰浊内聚，此时热邪外侵、劳倦过度、七情所伤，或酗酒食伤，或关节外伤等，则加重或促使肌肉、骨骼气血运行不畅而形成痹痛，即痛风性关节炎。

(一)内因

主要是先天禀赋不足和正气亏虚。禀赋不足，肝肾亏损，筋骨经脉失养，或肾司二便功能失调，湿浊内聚，流注关节、肌肉，闭阻经脉痹痛。禀赋不足，阴阳失衡则累及脾脏，使之运化失调、酒食运化不及，致痰浊内生，凝滞于关节，或化源不足，气血无以充养关节可导致痹证。可素体虚弱，也可由其他疾病内耗，产后气血不足，精神情志所伤，或过服某些化学药品内伤元气，致正气亏虚，再遇外因和诱因相加，则经脉闭阻，气血运行不畅而发为本病。

(二)外因

主要是感受风、寒、湿、热之邪。由于居处潮湿，劳作环境湿冷，或冒雨涉水，或阴雨、暑湿日气缠绵，或汗出当风、汗出入水等原因，风寒湿邪，或风湿之邪，或寒湿之邪，或风湿热邪，或湿热之邪，即可入侵人体经脉，留着于筋骨、关节之间，发为本病。由于所感之邪不同，或邪气偏胜而形成不同的痹证。此外，风寒湿邪所致的痹证经久不愈，郁久化热，也可转化为风湿热痹或湿热痹证。

(三)诱因

主要是在正虚邪侵，或邪滞经脉之时，复加过度劳累，七情所伤，内耗正气，或饮食不节，酗酒厚味，损伤脾胃，内生痰浊，或复感外伤，或手术，或关节损伤等，均可加重经脉痹阻，气血运行不畅而诱发本病。

本病的病机主要是先天不足，正气亏虚，经脉失养，或湿浊排泄缓少，流滞经脉，或脾失健运，痰浊凝滞关节，或感受外邪，邪痹经脉，气血运行不畅。均可致关节、筋骨疼痛、肿胀、红热、重着。屈伸不利而形成本病。血脉瘀阻，津液凝聚，痰浊瘀血闭阻经络而关节肿大、畸形、僵硬关节周围发生结节，并且内损脏腑，可并发有关脏腑病证，则病情复杂而严重。

其病位初期表现在肢体、关节之经脉，继则侵蚀筋骨，内损脏腑。其实，本病在出现症状之前，即有先天肝肾不足和脾运失司，不可忽略。

本病的性质是本虚标实，以肝肾亏虚、脾运失调为本，后及他脏，以风寒湿热，痰浊、瘀血闭阻经脉为标。

二、临床表现

痛风患者最初临床表现为反复发作的急性关节炎，主要发生在中老年男性(95%)和绝经后妇女(5%)。急性痛风性关节炎也是 40 岁以上男性中最常见的关节炎。有 10%～15%肾尿酸结石症状出现在关节炎之前，较关节炎发病早 10 年左右。少数先天性酶缺陷和异常者其发作年龄可提前至少年期，常见的痛风性关节炎高峰在 50 岁。国外报告 10%～25%患者有痛风家族史，国内也有相似报道。

(一)症状

本病好发在 30～50 岁年龄段，男性占绝对多数，30%～60%患者有家族史。

初次发作多在夜间，主要表现在第一跖趾关节，疼痛日轻夜重是为特点，急性关节炎期间体温可升高至 38～40℃，初期可持续 3 周，以后自行好转，此后可长期不发。也可反复发作，缓解期间完全无症状也不遗留后遗症是本病的特点。典型的痛风性关节炎晚期的表现为增生性关节炎合并尿酸盐沉着，造成骨的吸收、关节破坏及强直。由于肾脏也有痛风结石存在，晚期患者多并发慢性肾小球肾炎和高血压。

(二)实验室检查

血尿酸增高，最高可达 1190μmol/L，一般超过 297.5μmol/L 即痛风可疑。超过 357μmol/L 时即可肯定为痛风症；红细胞沉降率增高；白细胞增高；尿内有蛋白和其他肾脏炎有关的异常发现；血中非蛋白氮(NPN)增高。

痛风石特殊检查：对痛风石含有的尿酸盐可做活检或特殊化学试验（Murexide 试验）予以鉴定，还可用紫外线分光光度计予以测定或用尿酸酶分解进行鉴定，可在显微镜下检到有尿酸盐针状结晶。

（三）X 线摄片

可见有不整齐的凿形缺陷，位于骨质的关节面或关节面附近。

三、辨证论治

本病在急性关节炎期，多属中医"风湿热痹"和"湿热痹"范畴。慢性关节炎期，多属中医"风寒湿痹"或"寒湿痹"范畴。部分患者并发石淋及心、肾病证。

（一）风湿热痹证

症状：关节红肿热痛，发病急骤，病及一个或多个关节，多兼有发热、烦闷不安或头痛汗出，小便短黄。舌红，苔黄，脉弦滑数。

治法：清热通络，祛风除湿。

方药：白虎桂枝汤加减。

生石膏 30～60g，知母 10g，粳米 10g，甘草 6g，桂枝 6～10g。

加减：要注重利尿除湿，可选用猪苓、泽泻、防己、滑石之类；脾虚湿重者，可加健脾化浊之品，如薏苡仁、土茯苓、金钱草之类；热盛者，选加忍冬藤、金银花、连翘、黄柏之类；肿痛较甚者，加乳香、没药、秦艽、络石藤、海桐皮、桑枝、地龙、全蝎之类。

（二）风寒湿痹证

症状：关节肿痛，屈伸不利，或见皮下结节或痛风石。风邪偏胜则关节游走疼痛，或恶风发热等；寒邪偏胜则关节冷痛剧烈，痛有定处。舌苔薄白或白腻，脉弦紧或濡缓。

治法：祛风散寒，除湿通络。

方药：薏苡仁汤。

羌活 10～15g，独活 10～15g，防风 10～15g，苍术 10～15g，当归 10～15g，桂枝 10～15g，麻黄 6～15g，薏苡仁 20～30g，制川乌 6～20g，生姜 6g，甘草 6g。

加减：可参风湿热痹，选加利尿除湿之品和健脾化浊之药以及上、下肢引经药；风邪偏胜者，可加重独活、防风；寒邪偏胜者，可选加温经散寒之品。痛风慢性期或反复发作者，尚须注意健脾祛湿。

（三）气血不足，肝肾亏虚证

症状：关节疼痛，反复发作，日久不愈，时轻时重或游走不定，甚或关节变形，屈伸不利，腰膝疼痛或足跟疼痛，神疲乏力，心悸气短，面色少华。脉沉细弦，无力，舌淡，苔白。

治法：健脾益气补血，补益肝肾，通络止痛。

方药：独活寄生汤。

党参 10～30g，茯苓 15～20g，当归 10～15g，白芍 10～15g，熟地 10～15g，川芎 10～15g，杜仲 15～30g，牛膝 15～30g，肉桂 3～6g，细辛 3～6g，独活 10～15g，桑寄生 15～30g，防风 10～15g，秦艽 10～15g，甘草 6g。

加减：冷痛较甚者，可加制附子、制川乌、干姜之类；腰膝酸痛较明显者，加黄芪、鹿角霜、续断之类。痛风慢性关节炎期，久病体虚，常表现为此证型。治疗上当攻补兼施。

四、注意事项

注意饮食。体内尿酸有两个来源，一由新陈代谢作用产生，二由食物中的嘌呤产生。如食物含嘌呤太多，如动物内脏、豆制品等高蛋白质食品，食后尿中尿酸也要增加，所以痛风患者必须少摄入上述嘌呤含量多的食物。另外要设法增加尿酸的排泄。

第九章　上肢筋伤

第一节　肩与上臂部筋伤

肩部位于上肢的近端，由肱骨、肩胛骨和锁骨及其附属结构组成，包括肩关节、胸锁关节、肩锁关节、肩胛胸壁关节和喙锁关节5个关节。肩关节一般是指盂肱关节，即肱骨头与肩胛骨关节盂构成的关节。肩部的运动功能，不仅限于盂肱关节，还需要有肩锁关节、胸锁关节、肩胛胸壁关节（肩胛骨与胸壁之间的连接）、喙锁关节等关节的参与，这5个关节统称为广义肩关节。在正常情况下，肩部的活动是一个联合运动，是上肢与躯干联系的枢纽。肩关节是人体活动范围最大、最灵活的关节，对人的日常生活和运动有着重要的意义。

由于关节囊松弛，韧带薄弱，关节盂小而浅，肩关节具有极大的灵活性，但同时也使肩关节相对不稳定。肩关节骨性的内在稳定结构极少，其稳定性主要依靠肩关节附近肌肉维持，在关节稳定的基础上同时保持运动的灵活性。当肩关节周围肌肉损伤时，必将影响肩关节的正常活动。维持肩部稳定性的肌肉主要有肩胛下肌、冈上肌、冈下肌、小圆肌、三角肌、胸大肌、背阔肌、肱二头肌等。其中由肩胛下肌、冈上肌、冈下肌和小圆肌的肌腱组成的肩袖最重要，其以扁宽的腱膜牢固地附着于关节囊的外侧和肱骨外科颈部，有悬吊肱骨、稳定肱骨头、协助三角肌外展肩关节等功能，肩袖损伤后肩关节将失去稳定。

肩部各关节的运动复杂，各关节在力学上都是相互联系的，即功能上相互协调，可协同完成外展、内收、内旋、外旋、前屈、后伸及连续的环转活动。根据运动类型的不同，每个关节所起的作用也不同。肩部各关节在运动时形成一个完整的统一体，因此处理肩部损伤时，必须有整体观念。

肩部筋伤以外伤、慢性劳损、退变、感受风寒湿邪等为较常见的发病原因，筋伤可单独发生，也可并发于骨折和关节脱位。临床诊治时须抓住主症，注重鉴别诊断。如患者素有风寒湿痹，复遭扭挫跌仆，则诸邪合而为病，日久气血不畅可致肩痹。

一、肩部扭挫伤

肩部扭挫伤是指肩部受到打击或碰撞、过度牵拉或扭曲等因素导致肩关节囊、韧带、肌肉、筋膜等组织的损伤。由于肩关节囊松弛，韧带薄弱，关节盂较浅，它主要是依靠关节附近的肌肉来维持稳定性，因此扭挫跌仆易造成肩部扭挫伤。本病在任何年龄均可发生，发生部位多在肩部上方或外侧方，并以闭合伤为其特点。治疗力求早期治愈，以防转变为慢性损伤。

(一)病因病机

多因间接外暴力引起肩关节过度牵拉、扭转，或重物直接打击、跌仆碰撞肩部，或投掷物体用力过度而造成肩部肌肉、韧带、筋膜或关节囊等不同程度的损伤或撕裂，致使脉络破裂，气血凝滞，疼痛瘀肿，功能障碍。肩关节处在不同的体位，从不同方向受到不同形式的旋转力、摆动力、冲压力及撞击力等作用，所造成的损伤也不同。若碰撞性暴力来自肩关节外侧方，喙锁韧带将首先受到影响；跌仆时来自冠状面的侧向暴力则易伤及肩锁关节；而当上肢处于外展或已上举的状态时，冲击外力突然作用，易产生牵拉性损伤，重者可导致肌腱部分或全部断裂。暴力损伤严重者，可合并骨折、脱位。如扭挫伤严重，治疗不当而转变为慢性过程，可继发肩关节周围炎等。

(二)诊断要点

有明显的外伤史。伤后肩部疼痛、肿胀逐渐加重,局部有钝性痛,肩关节活动受限。挫伤者,皮下常出现青紫、瘀肿。轻度扭挫伤当时多不在意,休息之后开始出现症状,并且逐渐加重,1周内症状会有明显缓解。较重的患者伴有组织的部分纤维断裂或并发小的撕脱性骨折,症状可迁延数周。体征主要表现为压痛、活动痛及运动障碍。若肩部肿痛范围较大者,要查出肿痛的中心点,根据压痛最敏感的部位,判定受伤的准确部位。

临床应检查有无合并肌腱断裂。如冈上肌腱断裂,则冈上肌肌力消失,上臂无力外展,帮助患肢被动外展至60°以后,就能主动抬举上臂,应仔细检查鉴别。

X线常规摄片检查可明确是否合并肱骨外科颈嵌入性骨折、肱骨大结节撕脱性骨折、肩关节脱位及肩锁关节脱位等。

(三)治疗

早期以手法点穴、固定、药物治疗为主,中后期配合其他手法、练功和理疗等治疗。

1. 理筋手法

(1)点穴法:在肩前、后、内、外等处找痛点阿是穴,予以轻柔按压,以缓急解痉。

(2)推摩法:患者坐位,医者立于患侧,嘱患者尽量放松上肢肌肉,一手握腕部,另一手以虎口贴患肩,并自肩部向下推摩至肘部,然后再由肘部向上推摩至肩,重复数次,以行气活血、舒筋通络。

(3)弹拨法:沿肩前、肩外侧、腋后及腋下,拨动、弹提胸大肌、三角肌、斜方肌、大圆肌、小圆肌等筋肉,重复数次,以解痉、舒筋、定痛。

(4)旋肩法:患者坐位,医者立于患者身后,一手握患腕上部,徐徐用力让患者被动屈肘由下内胸前上举,再外旋外展后伸放下,重复数次,幅度可由小到大,以促使错位的关节、筋肉归位。

2. 固定方法

扭挫伤较重者,应用三角巾将伤肢屈肘90°悬挂胸前,以限制患肩活动2~3周。制动时间不宜太长,在病情允许下应尽早练功。

3. 练功活动

以主动活动为主,被动活动为辅,其目的是恢复肌肉的力量及韧带、肌腱、关节周围组织的弹性,防止组织粘连,恢复肩关节功能。运动包括肩关节外展、内收、前屈、后伸、旋外、旋内和360°环旋等,反复进行,每次5~10分钟。

(1)耸肩:做肩部上提的耸肩活动,动作由小到大,由慢到快,在悬吊固定期间即可开始。

(2)耸肩环绕:两臂侧平举,屈肘,手指松散接触肩部,分别做肩关节顺、逆时针方向环绕。

(3)弯腰旋肩法:患者弯腰,患肢自然下垂,先做前后甩动动作,然后做环转运动动作。活动范围应逐步由小到大,时间由短到长。

被动活动是借助外力做肩关节运动,多在患者不能做主动活动的情况下采用。被动活动要循序渐进,逐步加大活动量,应保持在基本无痛范围内进行。

4. 药物治疗

(1)内服药:

①血瘀气滞证见于初期,局部肿胀,疼痛拒按,功能受限,或见瘀血斑,舌质暗或有瘀斑,苔白或薄黄,脉弦或细涩。治宜散瘀消肿、生新止痛,方用舒筋活血汤加减。痛重难忍时加服云南白药或七厘散。

②风寒湿阻证多见于后期,以肩部酸胀疼痛为主,有沉重感,遇风寒则疼痛加重,得温

则疼痛减轻，舌质淡，苔薄白或腻，脉紧。治宜祛风散寒，除湿通络，方用三痹汤加减。若伴有关节活动不利者，治宜活血舒筋，方用小活络丹加减。

(2)外用药：损伤初期，可外敷消瘀止痛药膏、三黄散敷药、双柏散等；后期可外贴麝香止痛膏、伤湿解痛膏，外搽正骨水、跌打万花油等。可配合骨科一号洗方熏洗热敷患肩。

5. 其他疗法

(1)针灸疗法：可取肩髎、肩井、肩宗、风池、合谷等穴，并可"以痛为腧"取穴，常用泻法或结合灸法，每日1次。

(2)物理疗法：有镇痛、缓解肌肉痉挛、促进局部炎症吸收及增强组织代谢等作用，可选择使用。损伤初期可采用冰袋等冷敷疗法，中后期可应用红外线与超声波疗法等。

(3)封闭疗法：可选用醋酸泼尼松龙12.5~25mg加入1%普鲁卡因2~6mL，行痛点封闭治疗。每周1次，2~3次为1个疗程。

(四)预防与调护

肩部扭挫伤初期出现瘀肿时局部宜冷敷，忌热敷，以减轻疼痛和抑制患部出血。由于肩部急性筋伤易于迁延成慢性筋伤，因此在治疗过程中自始至终要注意动静结合，制动时间不宜过长，要早期练功，争取及早恢复功能，尽量预防转变为慢性筋伤。

二、冈上肌腱炎

冈上肌腱炎又名冈上肌腱综合征、肩外展综合征，是指劳损和外伤后逐渐引起冈上肌腱退行性改变所造成的慢性无菌性炎症反应的病症。冈上肌起于肩胛骨冈上窝，肌腱在喙肩韧带及肩峰下滑囊下缘、肩关节囊上面通过，止于肱骨大结节上部，肌腱部血液供应较差。冈上肌腱上部为肩峰下滑囊，冈上肌腱下部与肩关节囊相连，肩峰下滑囊将冈上肌腱与肩峰隔开，可减轻两者之间的摩擦。肩关节外展的肌肉有冈上肌和三角肌，冈上肌使肱骨头固定于关节盂内，有使肩关节外展的作用，协助三角肌完成肩关节外展运动。本病好发于中年人。

(一)病因病机

冈上肌腱炎的病因主要是慢性劳损，与肩部外伤、感受风寒湿邪和肝阴亏虚有关。

冈上肌是肩袖的一个组成部分，其位于肩袖的顶部，附着处呈弯曲状，血液供应较差。当肩外展至90°时，肩峰下滑囊完全缩进肩峰下面，冈上肌腱必然受到喙肩韧带和肩峰的挤压、摩擦而损伤，日久易发生劳损退变，形成肌腱无菌性炎症而发为本病。肝阴亏虚，血不荣筋是本病发生之本。此外，少数患者的冈上肌腱因劳损而渐趋粗糙，甚至肌腱内有钙盐沉着，形成冈上肌腱钙化，而变得脆弱，如遭受暴力可造成肌腱断裂。

肩部急性外伤或感受风寒湿邪，局部气血瘀滞，筋膜粘连，冈上肌腱更易受到挤压和摩擦，从而转变为冈上肌腱炎。

冈上肌腱炎性病变可致肩部疼痛，关节不利。若该腱断裂，则肩外展困难，不能抬举。

(二)诊断要点

一般起病缓慢，可有轻微外伤史或受凉史。急性发作期，肩部有剧烈疼痛，肩部活动、用力、受寒时尤甚。疼痛部位一般在肩外侧，并可放射到三角肌止点或手指处。肩关节外展至一定角度时疼痛加重，为避免肩关节外展活动疼痛，患者常先屈曲肩关节，再上举上臂。慢性期肩部疼痛、外展活动受限较轻。检查肱骨大结节部有明显压痛。肩关节"疼痛弧"试验阳性，即让患者外展上举肩关节在0°~60°范围不痛，外展上举60°后，肩部开始疼痛，至120°以后疼痛消失，再上举至180°反而不痛，但被动外展上举肩关节无疼痛，此为冈上肌腱炎特有体征。重症患者可有肌肉萎缩。

X线摄片检查一般无异常改变，有时可见冈上肌腱钙化阴影。MRI检查可见冈上肌腱周围有高信号水肿影或肌腱信号减低。

本病应与肩关节周围炎、粘连性肩关节滑囊炎、肩锁关节损伤相鉴别。

1. 肩关节周围炎

肩部疼痛范围广泛，夜间疼痛明显，肩关节主动与被动活动均明显受限，无"疼痛弧"表现，肩部广泛压痛。

2. 粘连性肩关节滑囊炎

肩关节外展活动开始时不痛，外展至70°以上出现疼痛，超外展则疼痛明显加重。

3. 肩锁关节损伤

肩锁关节部疼痛、压痛。肩外展大于90°时出现疼痛，继续上举疼痛加重，在外展上举120°～180°的范围时疼痛最明显。

（三）治疗

治疗原则是活血通经、消炎止痛，消除冈上肌腱炎症水肿，减轻肌腱与肩峰、喙肩韧带的摩擦。治疗以手法为主，配合药物、针灸、封闭等疗法。

1. 理筋手法

手法治疗有活血化瘀、消肿止痛、疏通经络、理顺筋结等作用，急性期以轻柔的手法为主，慢性期手法可稍重。

（1）揉摩法：患者正坐，医者用揉摩手法以冈上部和肩部为重点，自上而下轻揉按摩，以舒筋活络。

（2）拿捏法：患者正坐，医者用拿捏手法自上而下拿捏冈上部、肩部、上臂部肌肉，以疏松筋络。

（3）摇肩法：患者正坐，医者一手按肩部，另一手拿腕部，相对用力拔伸肩关节，用拿腕之手做肩关节由前向后或由后向前摇转，以缓解粘连、疏顺筋络。

（4）牵抖法：患者正坐，医者以两手扣住患侧手部大、小鱼际处，在向下牵引的同时做上肢的快速抖动，以滑利关节。

以上4法临床多连贯使用。

2. 固定方法

急性发作期疼痛较重者，可用三角巾悬吊患肢于胸前，做短期制动。

3. 练功活动

急性期宜避免做外展、外旋等用力动作。疼痛缓解后应进行练功锻炼，如做肩外展、前屈、外旋、甩手、上举等活动，以舒筋活络，恢复肩臂活动功能。

4. 药物治疗

（1）内服药：

①瘀滞证：见于急性发作期，肩部疼痛肿胀，以夜间为甚，痛处固定、拒按，肩部活动时可闻及摩擦音，舌质暗红，或有瘀斑，苔白或薄黄，脉弦或细涩。治宜活血散瘀、通络止痛，方用活血舒筋汤加减。

②虚寒证：见于慢性期，肩部冷痛，劳累后疼痛加重，遇寒痛剧，得温痛缓，舌质淡，苔薄白，脉沉细无力。寒甚者宜温经散寒，可服大活络丹或小活络丹等；体弱气血虚者宜补气养血，方用当归鸡血藤汤加减。

（2）外用药：局部疼痛肿胀者，外敷消瘀止痛药膏；局部疼痛畏寒者，可外敷温经通络膏。也可用上肢损伤洗方熏洗或用腾药热熨患处。

5. 其他疗法

（1）针灸疗法：可取日宗、肩髎、曲池等穴。常用泻法，以疏风活络、温经散寒。留针

20 分钟，可加用艾灸。

（2）封闭疗法：可选用醋酸泼尼松龙 12.5～25mg 加入 1%普鲁卡因 2～4mL，行痛点封闭治疗。也可用当归注射液或复方丹参注射液做局部注射，每次 2～4mL。可每周 1 次，2～3 次为 1 个疗程。

（3）物理疗法：可选用红外线、超声波和频谱理疗仪等配合治疗。

（四）预防与调护

中老年人，尤其是平时缺乏锻炼者，在肩部活动时要避免突然、强力的动作，特别是在大角度的肩外展、后伸、上举等动作时更要注意，以防本病的发生。发病后肩部疼痛明显时，应避免上肢外展、外旋等用力动作。要注意肩部保暖避寒；中后期肩痛缓解后，应逐步开始练功锻炼。

三、肩袖损伤

肩袖又称肩腱袖、肩旋转腱袖，是覆盖于肩关节前、上、后方的冈上肌、冈下肌、小圆肌、肩胛下肌等肌腱组织的总称。这些肌腱中肩胛下肌止于肱骨小结节，其余三肌自前至后抵止于大结节上，共同肌腱的附着处形如衣袖口，故名肩袖。又因冈下肌和小圆肌外旋肱骨，肩胛下肌内旋肱骨，故又称旋转袖。肩袖位于肩峰和三角肌下方，与关节囊紧密相连，起着稳定肩关节的作用。在肩袖内，小圆肌、冈下肌、冈上肌之间无明显分界线，但在肩胛下肌止端上缘与冈上肌腱之间有一个间隙，其间由一薄层带弹性的膜，结合喙肩韧带及关节囊加强肩袖间隙组织。肩袖位于肩峰下滑囊的底部和肩关节腔顶部之间，使滑液囊与关节腔互不相通。若肩袖破裂，两者就直接相通。肩袖环绕肱骨头的上端，可将肱骨头纳入关节盂内，使关节稳定，有外展和旋转肩关节功能。肩袖损伤将减弱甚至丧失这一功能，严重影响上肢外展活动。当肩关节剧烈运动或外伤时，可出现冈上肌腱与肩胛下肌腱止点处撕裂，导致肩袖松弛，从而引起肩关节向下半脱位或不稳定。肩袖损伤在临床上较为常见，随着年龄的增长，肩袖肌腱逐渐发生退行性变，以致肌腱变脆，其弹性和韧性均降低，轻微外力即可造成肌腱断裂而发生肩袖损伤。本病好发于 40 岁以上患者。

（一）病因病机

肩袖损伤多因肌腱退变、慢性劳损和外伤所致。中老年人在肩关节活动过程中，其肩袖组织因长期遭受肩峰下撞击、磨损，以及当肱骨内旋或外旋时，肩袖受到肱骨头的压迫而挤压血管造成局部相对缺血，使肌腱发生退行性变。有些职业和工种易发生肩袖劳损，如棒球运动员、游泳运动员、举重运动员、搬运工等，需要肩关节在活动范围的极限下反复运动而使肌腱袖充血、水肿、增厚，导致局部组织粘连和肌腱退变。在此基础上，肩部的过度牵拉或扭转等轻微外伤或感受风寒之邪均可加速肩袖肌腱退变，也常因其诱发本病而出现明显的临床症状。直接暴力很少造成肩袖破裂，由于肩袖受肩峰保护，直接外力不易损伤。间接暴力多因跌倒时手外展着地或手持重物，肩关节突然外展上举，或上肢外展位骤然内收而导致肩袖破裂。

肩袖损伤根据断裂程度可分为部分断裂和完全断裂两大类。部分断裂仅发生在肩袖某一部分，可分为肩袖滑囊侧断裂、肩袖骨膜侧断裂、肩袖内肌纤维断裂和肩袖纵行断裂 4 种病理类型。完全断裂则是整层肩袖破裂，关节腔与肩峰下滑囊直接相通，又可分为完全横行断裂、完全纵行断裂、完全断裂肩袖挛缩和完全断裂大部分撕裂等类型。

（二）诊断要点

多见于 40 岁以上患者，特别是重体力劳动者，如为青年人必有严重损伤。患者因职业和工种常使肩袖长期遭受磨损而使肌腱发生退行性变者,若有明显外伤史更容易使肩袖发生断裂。伤前肩部无症状,伤后肩部有时性疼痛,隔日疼痛加重,持续4~7日,患者不能自由使用患肩。当上臂伸直肩关节内旋、外展时,大结节与肩峰间压痛明显。肩袖完全断裂时,因其丧失对肱骨头的稳定作用,将严重影响肩关节外展功能,日久三角肌也可出现萎缩变扁,但不如冈上肌、冈下肌显著。肩袖部分断裂时,患者仍能外展上臂,但有60°~120°"疼痛弧"。肩袖断裂时特殊体征有:

1. 肩坠落试验

被动抬高患臂上举至90°~120°范围,撤出支持,患臂不能自主支撑而发生臂坠落和疼痛则为阳性。

2. 撞击试验

向下压迫肩峰,同时被动上举患臂,如在肩峰下间隙出现疼痛或伴有不能上举则为阳性。

3. 盂肱关节内摩擦音

即盂肱关节在主动运动或被动活动中出现摩擦音,常由肩袖断端的瘢痕组织引起。

对肩袖断裂做出及时正确诊断比较困难,临床上常出现漏诊、误诊,尤其对于新鲜外伤性肩袖断裂,由于未及时诊断治疗,常导致慢性肩部疼痛、肩关节活动受限。因此,早期做出及时正确的诊断十分重要。凡有肩部外伤史、肩前方疼痛伴大结节近侧或肩峰下区域压痛者,同时合并某一项或多项特殊体征,都应考虑到肩袖断裂的可能。

X线摄片检查用关节内充气或碘油造影,如发现肩关节腔与肩峰下滑囊阴影相互贯通,表示肩袖完全断裂,但对肩袖的部分断裂则不能做出正确诊断。CT、MRI、超声波检查及关节镜检查等都有助于诊断。常规X线摄片检查有助于鉴别和排除肩部骨折、脱位及其他骨关节疾病。

本病应与肱二头肌长头肌腱断裂相鉴别,后者断裂部多位于肱骨结节间沟处。急性外伤断裂时剧痛,无力屈曲肘关节,肱骨结节间沟压痛。慢性破裂者,屈肘力量逐渐减弱,抗阻力屈肘试验时有无力感或疼痛加重。

(三)治疗

对于新鲜和不完全的肩袖断裂,多采用保守治疗,若保守治疗效果不佳和肩袖完全断裂者宜考虑手术治疗。

1. 理筋手法

对于早期急性期的患者应慎用理筋手法,避免加重病情。在功能恢复期可在肩关节周围施行局部按摩、弹拨、拿捏、点按穴位等手法,并配合适度肩关节外展、内收上举等活动,以争取早日恢复肩关节正常活动功能。

2. 固定方法

肩袖不完全断裂者,可在局部封闭下将肩关节置于外展、外旋、前屈位,用外展支架固定5周左右。在解除外固定后可施以适当的理筋手法治疗。

3. 练功活动

固定期间宜做握拳和腕部练功活动。解除外固定后,应积极进行肩部练功活动。开始时可在旁人帮助下被动上举,循序渐进,逐渐练习侧方外展、上举无痛至最大范围,并配合做增强肌力训练。3个月内应避免提举重物和攀岩等活动。

4. 药物治疗

(1)内服药:

①血瘀气滞证:见于损伤早期,伤后肩部肿胀,或有皮下瘀血,刺痛不移,夜间痛剧,关节活动障碍,舌暗或瘀点,脉弦或沉涩。治宜活血化瘀、消肿止痛,方用活血止痛汤加减。

②肝肾亏损证:无明显外伤或轻微扭伤日久,肩部酸软无力,活动受限,肌肉萎缩明显,

腰膝酸软，舌淡，苔少，脉细弱。治宜补益肝肾、强壮筋骨，方用补肾壮筋汤加减。

③血不荣筋证：伤后日久未愈，肩部乏力，肌萎筋缓，面色苍白少华，舌淡苔少，脉细。治宜补血荣筋，方用当归鸡血藤汤加减。

(2)外用药：早期可外敷消瘀止痛药膏等。中后期可用外搽剂或损伤洗剂熏洗等。

5. 其他疗法

封闭疗法：肩袖损伤疼痛剧烈者，可于肩峰下间隙行局部封闭治疗。可选用醋酸泼尼松龙 25mg 加入 2%普鲁卡因 2mL 进行局部封闭。每周 1 次，2～3 次为 1 个疗程。

(四)预防与调护

经常从事肩部活动者，要注意变换体位和姿势，改变长时间反复同一动作，避免肩部劳损。从事投掷、棒球、举重等运动的运动员，训练运动和比赛前应充分做好准备活动，预防损伤发生。伤后初期不宜做肩部练功活动，避免损伤加重，延缓愈合。后期应循序渐进练功，3 个月内应避免提举重物和攀岩等动作。

四、肩关节周围炎

肩关节周围炎简称"肩周炎"，是指肩关节周围软组织病变而引起以肩关节疼痛和活动功能障碍为主要特征的筋伤疾病。其病名较多，因睡眠时肩部受凉引起的称"漏肩风"或"露肩风"；因肩部活动明显受限，形如冻结而称"冻结肩"；因本病好发于 50 岁左右患者又称"五十肩"；还有称"肩凝风""肩凝症"。其病理又表现为关节囊与周围组织广泛粘连，故又称"粘连性肩关节囊炎"。本病女性发病率高于男性，多为慢性发病。

(一)病因病机

本病病因尚不明确，但与组织退变、外伤或慢性劳损，风寒湿邪侵袭等因素有关。五旬之人，年老体弱，肝肾渐衰、气血虚亏、筋肉失于濡养、局部组织退变，常常是本病的发病基础。肩部外伤、慢性劳损、外感风寒湿邪或因伤肩部长期制动等，易致肩部筋脉不通，气血凝滞，或寒凝筋脉，肌肉痉挛，是诱发本病的常见因素。外伤劳损、风寒湿邪侵袭为其外因，气血虚弱、血不荣筋为其内因。西医学多认为与自身免疫异常有关，因 50 岁左右为更年期阶段，此阶段性激素水平急剧下降，神经、内分泌及免疫功能失调，致使肩袖及肱二头长头肌肌腱等磨损部位出现自身免疫反应，并逐渐导致弥漫性关节囊炎。

肩周炎的主要病理变化是肩关节囊及周围软组织发生范围较广的慢性无菌性炎症，引起软组织广泛性粘连，限制了肩关节活动。由于肩部肌腱、肌肉、关节囊、滑囊、韧带充血水肿炎性细胞浸润，组织液渗出而形成瘢痕，造成肩周组织挛缩，肩关节滑囊、关节软骨间粘连。肩周软组织广泛性粘连进一步造成关节活动严重受限。

(二)诊断要点

多见于中老年人，多数患者呈慢性发病，隐匿进行，少数有外伤史。主要症状为肩周疼痛，肩关节活动受限或僵硬。发病初期疼痛轻微，以后逐渐加重，疼痛一般以肩关节的前、外侧部为重，多为酸痛、钝痛或呈刀割样痛，夜间尤甚，影响睡眠。疼痛可放射至同侧的颈背部、肘部或手部，症状可因肩臂运动加重，患者不能完成梳头、穿衣、洗脸、叉腰等动作。肩关节各方向运动受限，但以外展、外旋、后伸障碍为著，重者出现典型的"耸肩"现象。检查肩部多无明显肿胀，可有肌肉痉挛，病程长者可见肩臂肌肉萎缩，尤以三角肌为明显。压痛部位多在肩峰下滑囊、结节间沟、喙突、大结节等处，也常见广泛性压痛而无局限性压痛点。肩外展试验阳性，即用一手触摸患侧肩胛下角，另一手将患肩外展，感到肩胛骨随之向外上方转动，说明肩关节已粘连。

本病属自限性疾病，病程一般为数月，也可长达 2 年。根据不同病理过程和病情状况，可将本病分为急性疼痛期、粘连僵硬期和缓解恢复期。

1. 急性疼痛期

主要临床表现为肩部疼痛逐渐加重，肩关节活动受限，是因疼痛引起的肌肉痉挛，韧带、关节囊挛缩所致，但肩关节本身尚能有相当范围的活动度。此期病程约为 1 个月，也可延续 2～3 个月。若积极治疗，可直接进入缓解恢复期。

2. 粘连僵硬期

此期患者肩部疼痛逐渐减轻，但肩关节因肩周软组织广泛粘连，活动范围严重受限，主动和被动的肩内、外旋和外展活动度全面下降，出现"肩胛联动症""耸肩"现象及肩部肌肉挛缩。此期病程 3～6 个月，之后方能进入缓解恢复期。

3. 缓解恢复期

此期患者肩部疼痛基本消失，肩关节的挛缩、粘连逐渐消除而恢复正常功能。此期约需 6 个月。

X 线检查多无阳性发现，但对肩部骨与关节疾病鉴别诊断有意义，有时可见骨质疏松、冈上肌腱钙化或大结节处有密度增高的阴影。

本病应与肩部骨、关节、软组织的损伤及由此而引起的肩关节活动受限的疾患相鉴别。此类疾患有明显外伤史，且可查到原发损伤疾患，恢复程度一般较本病差。本病还应与神经型颈椎病相鉴别，神经型颈椎病有肩臂放射痛，但肩部往往无明显压痛点，仅有颈部疼痛和活动障碍，肩部活动尚好。

（三）治疗

目前对肩周炎主要是保守治疗。以手法治疗为主，配合药物、理疗及练功等治疗。部分患者可以自愈，但时间长，病痛大，功能恢复不全。积极治疗可以缩短病程，加速痊愈。

1. 理筋手法

本病急性期疼痛严重者不宜用重手法治疗，以免加剧炎症反应。慢性期可采用理筋手法舒筋活络、松解粘连。患者取端坐位、侧卧位或仰卧位，以右侧为例，医者主要是先在肩前、肩后和肩外侧做摩、擦、揉、拿捏等手法，然后用左手的拇指、示指、中指三指对握三角肌束，做垂直于肌纤维走行方向的拨法，再拨动痛点附近的冈上肌、胸肌以充分放松肌肉。继之医者左手扶住肩部，右手握患手，做牵拉、抖动和旋转活动。最后帮助患肢做外展、内收、前屈、后伸等动作，解除肌腱粘连，帮助功能活动恢复。手法治疗时，会引起不同程度的疼痛，要注意用力适度，切忌简单粗暴，以患者能忍受为度。隔日 1 次，10 次为 1 个疗程。

对长期治疗无效，肩关节广泛粘连、活动功能障碍的患者可以运用扳动手法松解肩部粘连。施法应在颈丛或全麻下进行，使肌肉放松，避免并发骨折。对于合并有肩关节半脱位或严重骨质疏松症患者慎用或禁用。

2. 固定方法

肩周炎患者一般不需要固定，若急性期疼痛严重者可适当制动，或用三角巾悬吊患肢于胸前。制动时间不宜太长，急性期严重疼痛期后应尽早进行练功锻炼。

3. 练功活动

练功疗法是治疗肩周炎过程中不可缺少的有效方法，应鼓励患者早期做上肢外展、上举、内旋、外旋、前屈、后伸、环转等活动。还可做"手指爬墙""手拉滑车"等锻炼。"手指爬墙"锻炼方法是让病员侧面站立靠近墙壁，在墙壁上画一高度标志，以手指接触墙壁逐步向上移动，做肩外展上举动作，每日 2～3 次，每次 5～6 分钟，逐日增加上肢外展及上举度数。"手拉滑车"锻炼方法是采用滑轮挂绳，病员以健侧上肢向下牵拉挂绳另一端，帮助患侧肩关节的锻炼活动。锻炼要酌情进行，循序渐进，持之以恒，久之可见效果。

4. 药物治疗

(1)内服药:

①风寒湿阻证:见于病变各期。肩部串痛,畏风恶寒,得温痛缓,或肩部有沉重感,日气转凉或阴雨日可加重,肩关节活动不利,舌质淡,苔薄白或腻,脉弦紧或弦滑。治宜祛风散寒、通络宣痹,方用三痹汤、桂枝附子汤加减。

②气血瘀滞证:多见于病变的早、中期。外伤筋络,瘀血留注。肩部肿胀,疼痛拒按,按之刺痛或有硬结,肩关节活动受限,动则疼痛,舌质暗或有瘀斑,苔白,脉弦涩。治宜活血化瘀、行气止痛,方用身痛逐瘀汤加减。

③气血亏虚证:多见病变后期。肩部酸痛日久,肌肉萎缩,关节活动受限,劳累后疼痛加重,伴气短无力,食欲不振,头晕目眩,舌质淡,苔白,脉细弱。治宜补气养血、舒筋活络,方用当归鸡血藤汤或黄芪桂枝五物汤加减。

(2)外用药:急性期疼痛明显,肩关节活动受限者,可选用海桐皮汤等热敷熏洗,外贴伤湿止痛膏、奇正消痛贴等。

5. 其他疗法

(1)针灸疗法:可取肩髃、肩髎、臂臑、巨骨、曲池等穴,并可"以痛为腧"取穴,常用泻法,留针 20 分钟,或结合灸法,每日 1 次。

(2)封闭疗法:可选用醋酸泼尼松龙 25mg 加入 1%普鲁卡因 4~6mL,行痛点封闭治疗。每周 1 次,3 次为 1 个疗程。

(3)物理疗法:可选用超短波、微波、低频电疗及磁疗、蜡疗、光疗等方法治疗,以减轻疼痛,促进恢复。对老年患者,不可长期电疗,以防软组织弹性更加减低,反而有碍恢复。

(四)预防与调护

肩周炎有自愈倾向,其自然转归期多在数月至两年,自然病程长、疗效慢、痛苦大,功能恢复不全。因此,要鼓励患者树立信心,配合治疗,加强自主练功活动,以增进疗效,缩短病程,加速痊愈。平时要注意肩部保暖,勿受风寒湿邪侵袭,坚持合理的运动,以增强肩关节周围肌肉和肌腱的强度。急性期应减少肩关节活动,减轻持重,必要时采取一些固定和镇痛的措施;慢性期以积极进行肩关节练功锻炼为主。练功锻炼要循序渐进,持之以恒,操之过急反而有损无益。

五、肩峰下滑囊炎

肩峰下滑囊炎又称"三角肌下滑囊炎",是指由于各种致病因素刺激而致肩峰下滑囊的无菌性炎症反应的病症。临床以肩部疼痛及外展活动功能受限为主要特征,多继发于邻近组织病变。肩关节是人体运动最大的关节,它由 5 个功能性关节和与其相对应的 10 多个滑囊组成。肩峰下囊和三角肌下囊同介于三角肌深面与喙肩弓及盂肱关节之间,与喙肱肌囊共同构成一个大滑膜囊。肩峰下滑囊将肱骨大结节与三角肌、肩峰突隔开,具有滑利肩肱关节、减少磨损的作用。当盂肱关节外展 90°时,肩峰下囊几乎隐在肩峰下;当肩关节自然下垂时则大部存在于三角肌之下,其上为肩峰与喙突靠牢,其底为冈上肌,其下和各短小肌腱及肱骨大结节相连,若发生了病变,常首先与最密切关联的冈上肌互为影响。本病多见于中老年人,是临床肩部的常见病之一。

(一)病因病机

病因主要为肩峰下滑囊劳损,但与肩部外伤和风寒湿邪侵袭等因素有关。肩峰下滑囊位于运动范围大的肩关节肩峰与肱骨头之间,肩关节频繁活动,长期反复摩擦致损,急性炎性渗出肿胀、疼痛,日久形成慢性炎症,不断刺激组织肥厚,相互粘连,以滑膜囊内更为显著,失去正常的缓冲功能，从而影响肩关节外展、上举和旋转等活动，出现活动痛及压痛，并常与邻近软组织慢性炎症并存，且互为因果，渗透传变。肩部外伤和风寒湿邪侵袭等可加重局部炎性反应，也常因此诱发本病发作。

（二）诊断要点

患者多有肩部外伤或劳损病史，常多继发于肩关节邻近组织退化和慢性炎症。主要症状是肩部广泛疼痛，且逐渐增剧，夜间疼痛较著，影响睡眠。运动时疼痛加重，尤以外展和外旋时明显。疼痛一般位于肩的深处并涉及三角肌的止点，也可有手、肩胛、颈部等处放射痛。为减轻疼痛，患者常使肩处于内收和内旋位。检查时多在肩峰下、大结节等处有局限性压痛。压痛可随肱骨的旋转而移位，当滑囊肿胀和有积液时，也可在肩关节区域三角肌范围内出现压痛。肩关节外展、外旋时疼痛加剧。

X线检查一般无异常，日久者，可见冈上肌的钙化影。临床应注意与冈上肌肌腱炎、肩关节周围炎等相鉴别。

（三）治疗

本病治疗的原则是松解粘连、通络止痛，恢复肩关节外展、上举和旋转等功能。治疗以手法和练功锻炼为主，配合药物、针灸、封闭等疗法。

1. 理筋手法

适用于亚急性期或慢性期，可采用局部按揉手法，促进炎症吸收与组织修复。患者取端坐位，医者站在患者患肢前外方，先用拇指在肩髎穴上，由轻而重，由表及里，按揉3～5分钟。再用拇指在肩峰下、三角肌与肱骨头之间按揉3～5分钟。最后在肩部施以弹拨分筋手法，以理顺筋络，活血止痛。

2. 固定方法

急性期应将患肢屈肘90°用三角巾悬挂胸前，使患肩休息1周左右。

3. 练功活动

(1) 耸肩环绕：先做肩部上提的耸肩活动，再两臂侧平举，屈肘，手指松散接触肩部，分别做肩关节顺、逆时针方向环绕。

(2) 肩部翻转：马桩式站立，下身不动，全臂用力，两手自胸前由内下向前上、外后、下内翻转，先是前臂旋后手心向内，继而是前臂旋前手心向外，方向相反。

4. 药物治疗

(1) 内服药：

①瘀滞证：多见于早期，局部肿胀、压痛，皮肤暗红，可触及有波动感的肿块，质地偏硬，舌质暗红，苔薄黄，脉弦或涩。治宜活血通络、行气止痛，方用舒筋活血汤加减。

②虚寒证：多见于后期，局部酸胀疼痛，劳累后加重，恶寒喜暖，神疲体倦，可触及质地较软的肿块，舌淡，苔薄白，脉沉细。治宜温经散寒、养血通络，方用桂枝附子汤加减。

(2) 外用药：可选用复方南星止痛膏等外贴，或采用中药热敷等。

5. 其他疗法

(1) 针灸疗法：可取曲池、手三里、合谷、肩宗、肩井等穴。常用泻法，留针20分钟，或结合灸法，每日1次。慢性期者，也可用拔火罐法治疗，以攻逐瘀血，或祛风寒湿邪，有助于气血疏通。

(2) 封闭疗法：滑液囊肿大者，可先行穿刺抽液，再选用醋酸泼尼松龙25mg加入2%普鲁卡因2～4mL，行囊内注射。每周1次，3次为1个疗程。该法是临床较为有效的治疗方法。

(3) 物理疗法：可选用电子脉冲理疗仪、红外线治疗仪、中药离子导入等理疗方法治疗。

（四）预防与调护

急性疼痛期应以卧床休息为主，注意保暖，避免肩部受到寒凉刺激及肩部过度外旋和外展活动。亚急性期或慢性期，要注意不使肩关节过度疲劳，以免加重病情。可在休息或睡眠前用湿热毛巾对肩关节进行热敷，以缓解疼痛症状。平时应加强肩关节练功活动锻炼，并积极治疗肩部其他慢性病变。

六、肱二头肌长头腱鞘炎

肱二头肌长头腱鞘炎是指肱二头肌长头肌腱在鞘内长期遭受摩擦劳损而发生退变、粘连，使肌腱滑动功能受限，产生疼痛的病症。肱二头肌长头肌腱起于肩胛骨盂上结节，经肩关节，在肱骨结节间沟与横韧带形成的骨纤维管道中通过。在肩关节运动中，当肩关节内收、内旋及后伸时该肌腱滑向上方，当肩关节外展、外旋和屈曲时该肌腱滑向下方。当上肢外展位屈伸肘关节时，肱二头肌长头肌腱易被磨损而引起腱鞘病变，故该部位为腱鞘炎的好发部位。肱二头肌的主要作用为屈肘和使前臂旋后等。本病好发于 40 岁以上的中年人。

（一）病因病机

病因主要是慢性劳损，但与肩部外伤和风寒湿邪侵袭等因素有关。由于肩关节经常不断地不协调活动，使肱二头肌长头肌腱长期遭受磨损而发生退行性变，进而引起该腱鞘充血、水肿、增厚或粘连，造成肌腱滑动困难，出现肩部疼痛和活动功能障碍等症状。多见于肩部长期反复过度活动的体力劳动者，常因肩部外伤或受凉后急性发病。肱骨外科颈骨折后有结节间沟不平整者易发本病。又因肱二头肌长头有一部分在肩关节囊内，故任何肩关节的慢性炎症均可引起该腱鞘充血、水肿而出现症状。中医学认为本病是气血运行不畅、筋失所养所致。

（二）诊断要点

多见于中年人，有肩部牵拉或扭曲等轻微外伤史或过度劳累史，部分患者因受风着凉而发病。临床表现主要为肩前部疼痛，主要位于肱骨结节间沟处，并可向上臂和颈部放射，有时难以指出确切的疼痛部位。肩部活动受限。常将上臂紧贴身体，避免上肢旋转活动。凡能引起肱二头肌长头活动的动作，均可能引起疼痛加重。检查时见肩前相当于肱骨结节间沟内的肱二头肌腱长头部位局限性深压痛。肩部外展、外旋和前屈、外展活动可因疼痛而受限。肱二头肌抗阻力试验（Yergason 征）阳性是诊断本症的主要依据，即抗阻力屈肘及前臂旋后时，在肱二头肌长头肌腱处出现剧烈疼痛。

X 线检查多无明显异常，部分患者可见结节间沟变窄、变浅，沟底或沟边有骨刺形成。

本病应与肩关节周围炎、肱二头肌长头肌腱滑脱相鉴别。

1. 肩关节周围炎

起病慢，夜间疼痛明显，肩部广泛压痛，活动以外展、外旋、后伸功能障碍明显。

2. 肱二头肌长头肌腱滑脱

肱二头肌长头肌腱由肱骨横韧带维持在结节间沟内，当肱骨横切带纤维过度牵拉或撕裂时或结节间沟过浅，均可造成该肌腱滑脱。检查时，可用一手固定患肢于屈曲 90°位，并做肩关节内外旋转，另一手在肱二头肌肌腱最上端处触摸，可以明显感觉到肌腱在腱沟内外滑动，并发出弹响声和出现局部疼痛。

（三）治疗

治疗原则为舒筋通络、活血止痛。以手法治疗为主，配合药物、针灸、封闭等疗法。

1. 理筋手法

(1)先用揉法滚按肩部，再点按肩周诸穴位以舒筋活血、解痉止痛。

(2)用拨络法弹拨肌筋，以松解肌腱与腱鞘的粘连，软化局部硬结，并用摇肩法以恢复肩关节功能。

(3)用摩法、揉法、搓擦法等按摩肩部舒筋活血，最后以牵抖、捋顺等手法结束。

2. 固定方法

急性期可用三角巾悬吊患肢于肘关节屈曲 90°位 1～2 周，肩部制动、肌腱松弛有利于充血、水肿、无菌性炎症消退。

3. 练功活动

待症状基本消失后，可逐渐进行患肩关节功能锻炼，以前屈上举活动为主，同时可做摇肩、晃肩与摆肩运动，以防止发生"冻结肩"。

4. 药物治疗

(1)内服药：

①瘀滞证：多见于急性发作期。肩部疼痛较局限，以夜间为明显，局部肿胀，压痛较重，可触及硬结或活动有摩擦音，舌质暗或有瘀斑，脉弦或细涩，治宜活血祛瘀、通络止痛，方用舒筋活血汤加减。

②寒湿证：肩部沉重冷痛、顽麻，或有肿胀，畏寒肢冷，遇寒痛剧，得温痛缓，舌质淡红，苔白滑或腻，脉弦滑。治宜温经散寒、除湿通络，方用羌活胜湿汤或当归四逆汤等加减。

(2)外用药：急性疼痛者，外敷消瘀止痛药膏或外贴狗皮膏；局部沉重冷痛顽麻者，可外敷温经通络膏、温通散等。也可用海桐皮汤热敷患处，每日 1～2 次。

5. 其他疗法

(1)针灸疗法：取肩髃透极泉、肩前、曲池穴，配以日宗、巨骨等穴进行针刺，使肩关节部均有酸胀、麻木感，留针 20 分钟。

(2)封闭疗法：可选用醋酸泼尼松龙 12.5～25mg 加入 1%普鲁卡因 2～4mL，行痛点封闭治疗。

(3)物理疗法：可选用电子脉冲理疗仪、红外线治疗仪等理疗方法治疗，或局部热敷可减轻疼痛。

(四)预防与调护

本病多因肩部反复活动劳损所致，所以日常生活和工作中要避免肩关节经常不断地不协调活动，尤其要避免过度的上肢外展位屈伸肘关节活动。急性发作期疼痛较重者，应卧床休息，适当制动，避免肩感受风寒。缓解恢复期应加强肩部练功活动，以恢复肩关节功能，预防"冻结肩"发生。

第二节　肘与前臂部筋伤

肘关节是由肱骨远端与尺骨、桡骨近端构成的复合关节，包括肱尺关节、肱桡关节和尺桡近侧关节，三个关节包在一个关节囊内。肘关节囊前、后壁薄而松弛，两侧壁厚而紧张，并有尺、桡侧副韧带加强。尺桡近侧关节有环状韧带固定，尺骨与桡骨有骨间膜连接。

肘关节运动的肌肉有屈肌、伸肌、旋前肌和旋后肌 4 组。屈肌为肱肌、肱二头肌；伸肌为肱三头肌、肘肌；旋前肌为旋前圆肌；旋后肌为肱二头肌、旋后肌、肱桡肌。腕部伸肌起于肱骨外上髁，腕部屈肌起于肱骨内上髁。

肘关节运动主要是伸屈活动，范围在 0°～140°。前臂的旋转功能由尺桡近侧关节和尺桡远侧关节完成。由于肘关节是活动较多的关节，故在劳作和运动时发生筋伤的机会较多。

一、肘部扭挫伤

肘部扭挫伤是指肘部受到打击或碰撞、过度牵拉或扭曲等因素导致肘部关节囊、筋膜、韧带等组织的损伤。肘部界于上臂与前臂之间，是指通过肱骨内、外上髁间线的上下各二横指的环形线区域。肘部扭挫伤是常见的肘关节闭合性损伤，好发于青壮年及重体力劳动者。

(一)病因病机

多由间接暴力所致，如跌仆、高处坠下、失足滑倒，或过量举重及反复推拉动作，使肘关节处于过度外展、伸直位置，均可造成肘关节扭伤。由于肘关节的稳定性主要依靠关节囊和韧带的约束，而侧副韧带又有防止肘关节侧移的作用，所以肘关节扭伤可造成肘关节尺、桡侧副韧带、关节囊、肘部肌肉和筋膜的撕裂。直接暴力打击可造成肘部软组织挫伤。肘部扭挫伤使脉络破裂，气血凝滞，故出现疼痛瘀肿、功能障碍等症状。

严重的肘部扭挫伤，如伤后治疗不及时，或处理方法不当，可使损伤加重，血肿扩大，造成软组织内血肿和骨膜下血肿互相沟通。当血肿机化时，通过膜内化骨，以及钙盐沉着，造成关节周围组织的钙化、骨化，即骨化性肌炎，这是肘部扭挫伤的严重并发症之一。

(二)诊断要点

有明显外伤史，伤后初期肘关节呈半屈曲位，功能活动受限。局部出现弥漫性肿胀，肿胀常因关节内积液和鹰嘴窝脂肪垫炎，或肱桡关节后滑膜囊肿胀逐渐加重，出现伸肘时鹰嘴窝消失。活动时疼痛加剧，有时出现青紫瘀斑。局部有压痛，压痛点多在肘关节内后方和尺侧副韧带附着部。前臂旋后位伸直内收时肘外侧痛表示关节囊外侧或桡侧副韧带损伤，反之，肘内侧痛表示关节囊内侧或尺侧副韧带损伤。

部分严重的肘关节扭挫伤，有可能是肘关节错缝或脱位后已自动复位，只有关节明显肿胀，而无错缝或脱位征，易误认为单纯扭伤。此时做关节被动活动时有"关节松动"的不稳定感，并引起肘部剧烈疼痛。

严重的肘部扭挫伤应与肘部骨折相鉴别，注意排除是否有撕脱性骨折等。在成人，采用 X 线检查即可确定有无骨折，在儿童如合并有骨骺损伤时较难鉴别，可与健侧 X 线摄片进行对比，也可通过 MRI 检查明确诊断。

后期若肿胀消失，疼痛减轻，但肘关节伸屈功能不见好转，局部肌肉缺乏弹性，可通过 X 线检查确定是否合并骨化性肌炎。

(三)治疗

以固定、药物治疗为主，配合手法、练功等方法治疗。

1. 理筋手法

肘部扭挫伤严重者，忌用粗暴手法，但可使用整理手法。伤后即来诊治者，可将肘关节做 1 次 0°～140°的被动伸屈，有利于整复微细的关节错位。触摸到压痛点后，再以两手掌环握肘部，轻轻按压 1～2 分钟，以减轻疼痛。然后用轻按摩拿捏手法，理顺筋络，以患者有舒适感为度。但不宜反复做，尤其在恢复期，更不能做强力的被动肘伸屈活动，这样虽能拉开粘连，但同时又可引起血肿，加重损伤，以后粘连更加严重，甚至引起血肿的钙化，诱发骨化性肌炎。

2. 固定方法

初期可用三角巾悬吊患肢肘关节屈曲 90°位于胸前，或采用石膏托屈肘 90°外固定 2～3 周，以限制肘关节的伸屈活动，有利于损伤的修复。

3.练功活动

初期多做握拳活动，以利消肿。2周后待肘部肿痛减轻，可逐步进行肘关节的自主屈伸功能锻炼，使粘连逐步松解，以恢复关节的正常功能。

4.药物治疗

(1)内服药：

①血瘀气滞证：见于初期，肘部疼痛，弥漫性肿胀，可有瘀斑，肘活动功能受限，舌质暗红或有瘀斑，苔白或薄黄，脉弦紧或细涩。治宜散瘀消肿、生新止痛，方用桃红四物汤或活血止痛汤加减。

②虚寒证：多见于后期，肘部酸胀疼痛，劳累后疼痛加重，遇风寒则疼痛加重，得温则疼痛减轻，舌质淡，苔薄白，脉沉细。治宜温经散寒、养血通络，方用当归四逆汤加减。

(2)外用药：早期用三黄散外敷药或消瘀止痛药膏外敷，后期用上肢损伤洗方或海桐皮汤熏洗热敷。

5.其他疗法

(1)针灸疗法：选取曲池、小海、日井等穴强烈针刺，不必留针。

(2)封闭疗法：可选用醋酸泼尼松龙注射液12.5～25mg加2%利多卡因1mL行痛点封闭。

(3)物理疗法：可选用频谱仪、红外透热照射仪、超短波等物理治疗，若配合药物外用则疗效更佳。

(四)预防与调护

伤后可采用冷敷，以减少出血。急性期应注意患肢制动，避免重手法治疗，以免二次损伤。初期嘱患者多做握拳活动，后期则应逐步进行患肘屈伸活动锻炼，避免关节僵硬。肘部扭挫伤可造成关节僵硬和骨化性肌炎等并发症，应注意避免长时间的固定和粗暴的被动活动。

二、肱骨外上髁炎

肱骨外上髁炎是指前臂伸肌总腱起点受到反复牵拉，导致肘关节外上髁部局限性疼痛，并影响伸腕和前臂旋转功能为特征的慢性劳损性疾病。肱骨外上髁是肱骨外髁外上缘的骨性突起，有桡侧腕长伸肌、短伸肌、指总伸肌、小指固有伸肌和尺侧腕伸肌的肌腱在环状韧带平面形成腱板样的总腱附着，此处有微细的血管神经穿出。前臂伸肌总腱与肱桡关节、桡骨颈和环状韧带密切接触，在病理上也相互影响。本病称谓较多，如肱桡关节滑囊炎、肱骨外上髁骨膜炎、肱骨外上髁综合征等，因网球运动员较常见，故又称网球肘。本病多见于男性，男女比例约为3：1，以右侧多见。

(一)病因病机

多因慢性劳损致肱骨外上髁处形成急、慢性炎症所引起。肱骨外上髁是前臂腕伸肌总腱的起点，由于肘、腕关节的频繁活动，长期劳累，使腕伸肌的起点反复受到牵拉刺激，引起部分撕裂和慢性炎症，出现局部滑膜增厚和滑囊炎等病理改变。也有学者认为本病的病理机制是前臂腕伸肌总腱处穿出的神经、血管受卡压所致。多见于从事前臂及腕部活动强度较大的劳动者，如砖瓦工、木工、网球运动员及家庭妇女等。本病属于中医痹证范畴，是由于劳损后气血虚弱，风寒湿邪侵袭而瘀阻经筋、关节所致。

(二)诊断要点

多数患者起病缓慢。初起时常在某一动作时感肘外侧疼痛，劳累后加重，休息后疼痛减轻或消失。随着病情的加重，做拧毛巾、扫地、端壶倒水等动作时疼痛加剧，前臂无力，甚至持物落地。日久转为持续性疼痛，有些患者疼痛可向上臂及前臂放射，影响肢体活动。局部无红肿,或肿胀不明显,较重时局部可有微热,病程长者可有肌萎缩。压痛明显,压痛点一般在肱骨外上髁部,也可见于肱桡关节间隙及桡骨头处,压痛可沿桡侧伸肌总腱方向扩散。患肘屈伸受限不明显,但做抗阻力腕关节背伸和前臂旋后动作可引起患处疼痛,前臂伸肌腱牵拉试验(Mill 征)阳性。

X 线摄片检查多为阴性,病程较长者可见肱骨外上髁部骨质密度增高的钙化阴影或骨膜肥厚影像。

(三)治疗

以手法治疗为主,配合药物、针灸、针刀和封闭等方法治疗。

1. 理筋手法

采用肘部弹拨法、分筋法、屈伸法、顶推法,以达到缓解痉挛、活络止痛的目的。

患者正坐,医者先用拇指在肱骨外上髁及前臂桡侧痛点处做弹拨、分筋法。然后医者一手由背侧握住腕部,另一手掌心顶托肘后部,拇指按压在肱桡关节处,握腕部之手使桡腕关节掌屈,并使肘关节做屈、伸的交替动作,同时另一手于肘关节由屈曲变伸直时在肘后部向前顶推,使肘关节过伸,肱桡关节间隙加大,以舒筋活络、松解粘连。

2. 固定方法

疼痛严重者,可用三角巾悬吊患肢于胸前 1～2 周。

3. 练功活动

疼痛减轻后,可进行主动握拳、伸屈肘关节和前臂旋转等功能活动锻炼。

4. 药物治疗

(1)内服药:治宜活血化瘀、舒筋通络,方用活血止痛汤或舒筋汤加减。

(2)外用药:可用消瘀膏外敷或用海桐皮汤熏洗患肘。

5. 其他疗法

(1)针灸疗法:以痛点及周围取穴,隔日 1 次。或用梅花针叩打患处,再加拔火罐,3～4日 1 次。也可结合温针、电针治疗。

(2)封闭疗法:可选用醋酸泼尼松龙注射液 12.5～25mg 加 1%利多卡因 2mL 行痛点封闭,每周 1 次,可连续 2～3 次。或用当归注射液 2mL 做痛点注射,隔日 1 次,10 次为 1 个疗程。

(3)物理疗法:可选用中药离子导入、超短波、磁疗等方法,促进局部血液循环,加快炎症吸收,以减轻疼痛。

(4)针刀疗法:局部麻醉后从压痛点进针,将针刀刀口线与伸肌的纤维走向平行,垂直刺入,直达肱桡关节滑囊和骨面,纵行疏通剥离数刀。若有瘢痕结节,行瘢痕刮除刀法。术后压迫针孔片刻,无菌纱布包扎后,伸屈活动患肘数次。

(四)预防与调护

肱骨外上髁炎是由于前臂旋前和伸腕动作的频繁活动,腕伸肌的起点反复受到牵拉刺激而引起,因此应尽量避免剧烈活动和过度劳累。疼痛发作期应减少活动,必要时可选择三角巾悬吊等做适当固定,待疼痛明显缓解后应及时解除固定并逐渐开始肘关节功能锻炼,但要避免使伸肌总腱受到明显牵拉的动作。

三、肱骨内上髁炎

肱骨内上髁炎又称高尔夫球肘,是指前臂屈肌总腱起点受到反复牵拉,导致肘关节内上髁部局限性疼痛,并影响屈腕和前臂旋转功能为特征的慢性劳损性疾病。肱骨内上髁是肱骨内髁内上缘的骨性突起,为旋前圆肌、桡侧腕屈肌、掌长肌、指浅屈肌、尺侧腕屈肌的起始点,此处有微细的血管神经穿出。该髁背面与肱骨滑车之间有尺神经沟,沟内有尺神经通过。

本病多见于男性，以右侧多见。

(一)病因病机

多因慢性劳损致肱骨内上髁处形成急、慢性炎症所引起。肱骨内上髁是前臂屈肌总腱附着点，由于肘、腕关节的频繁活动，长期劳累，使腕屈肌的起点反复受到牵拉刺激，引起部分撕裂和慢性无菌性炎症等病理改变。也有认为本病是前臂腕屈肌总腱处穿出的神经、血管受卡压所致。多见于从事前臂及腕部活动强度较大的劳动者，如矿工、砖瓦工、纺织工和高尔夫球运动员等。本病属于中医痹证范畴，是由于劳损后气血虚弱、风寒湿邪侵袭而瘀阻经筋所致。

(二)诊断要点

多数患者起病缓慢，初起时在劳累后偶感肘内侧疼痛，日久加重，并向前臂掌侧放射。可有轻肿，较重时局部可有微热。肱骨内上髁部压痛，有些患者甚至出现尺神经受刺激症状，尺神经受刺激时，可出现环指、小指间歇性麻感，严重者可出现尺神经支配的肌肉肌力减弱。患肘屈伸受限不明显，但做抗阻力腕关节掌屈和前臂旋前动作可引起患处疼痛，即抗阻力屈腕前臂旋前试验阳性。

X 线摄片检查多为阴性，病程较长者可见肱骨内上髁部骨质密度增高的钙化阴影或骨膜肥厚影像。

本病应注意与肘关节创伤性关节炎、肘关节尺侧副韧带损伤相鉴别。

(三)治疗

治疗原则是松解粘连，活血通络止痛，解除因粘连或炎性刺激而引起的疼痛，可采用手法、药物、封闭等疗法。

1. 理筋手法

(1)弹拨法：以右侧为例，患者坐位，医者立或坐于患者对面，左手握患肢，右手在肘关节内侧痛点及麻筋部(尺神经沟中尺神经)，用指揉法揉摩 3～5 分钟，先放松周围软组织，然后用拇指、示指在屈肌附着点及麻筋部弹拨 3～5 次，以松解粘连。

(2)屈伸旋转法：以右侧为例，患者坐位，医者先在肘部痛点及其周围做按摩手法 3～5 分钟，然后医者一手握住患者腕部，另一手托住患者肘内侧，使患肢旋前屈肘，然后旋后伸肘，共做 3～5 次，症状较重者在肘内侧有时可闻及撕布样声响。

2. 固定方法

疼痛严重者，可用三角巾悬吊患肢于胸前 1～2 周。

3. 练功活动

疼痛缓解后，可进行主动握拳、伸屈肘关节和前臂旋转等功能活动锻炼。

4. 药物治疗

(1)内服药：治宜活血化瘀、舒筋通络，方用活血止痛汤或舒筋汤加减。

(2)外用药：可用消瘀膏外敷或用海桐皮汤熏洗患肘。

5. 其他疗法

(1)针灸疗法：可取少海、小海、阴郄穴等，强刺激。

(2)封闭疗法：可选用醋酸泼尼松龙注射液 12.5～25mg 加 1%利多卡因 2mL 行痛点封闭，每周 1 次，可连续 2～3 次。或用当归注射液 2mL 做痛点注射，隔日 1 次，10 次为 1 个疗程。

(3)物理疗法：可选用中药离子导入、超短波、磁疗等疗法。

(4)针刀疗法：以肱骨内上髁压痛点为进针点，将小针刀顺屈肌纤维方向刺入局部，在肱骨内上髁部位纵形切割，切割时避免损伤尺神经。

（四）预防与调护

本病应尽量避免前臂旋转和屈腕动作的剧烈活动和过度劳累。疼痛发作期应减少活动，必要时可选择三角巾悬吊等做适当固定，待疼痛明显缓解后应及时解除固定并逐渐开始肘关节功能锻炼，但要注意避免做使屈肌总腱受到明显牵拉的动作。

四、尺骨鹰嘴滑囊炎

尺骨鹰嘴滑囊炎是指由外伤或劳损引起以尺骨鹰嘴滑囊充血、水肿、渗出和囊内积液为特征的病症。尺骨鹰嘴部有两个浅深滑囊，一个在肱三头肌腱与皮肤之间，另一个在肱三头肌腱与鹰嘴突之间，均不与关节腔相通，浅层滑囊炎易反复发作。本病常见于矿工、学生，故又称"矿工肘""学生肘"。

（一）病因病机

本病主要因急性损伤和慢性劳损所致。以急性损伤为多见。急性损伤者，常因撞伤造成滑囊急性充血、水肿、渗出液增加，渗出液多为血性。渗液积聚使滑囊膨胀、局部皮肤隆起，因疼痛而影响肘部屈伸活动。急性滑囊炎症若不及时治疗，可转化为慢性。慢性劳损者，多因肘后部长期反复摩擦或压迫，引起两个滑囊充血、水肿、渗出液增加等慢性炎性反应。滑囊炎症反复刺激，可致囊壁肥厚，囊腔内绒毛样改变，同时伴有增生、纤维化或钙盐沉着，日久则结硬成块。本病属中医学痹证范畴，与气滞血瘀、筋络痹阻有关。

（二）诊断要点

主要表现为鹰嘴部皮下呈囊性肿物，直径为2～4cm，质软或如橡皮样，边界清楚，推之可移，无疼痛或轻微疼痛，肘关节屈伸不利。急性损伤者，由于大量血性浆液渗出，可出现局部红肿，皮温稍高，轻压痛。慢性劳损者，肿物为渐起，多位于鹰嘴部皮下，呈圆形或椭圆形，压痛不明显，有波动感，囊内可抽出无色透亮黏液。

X线检查可见鹰嘴部皮下软组织密度稍高或有钙化阴影。

本病应与肘关节结核相鉴别。肘关节结核肿胀在肱三头肌两旁，呈梭形，有肌肉萎缩、肘活动受限，以及午后潮热、盗汗等全身结核症状，X线检查可见骨质破坏。

（三）治疗

治疗原则是活血化瘀，疏通经络。以手法、药物治疗为主，配合理疗或封闭等疗法治疗。

1. 理筋手法

急性损伤患者，手法多在伤后1周进行，慎用重手法，可用指揉法或弹拨法等。慢性滑囊炎可用较重手法，先用揉、散法，然后用刮、挤法，使经络疏通。对于深部滑囊炎，可选用拨法及挤压法，先伸肘后屈肘数次，常能起到一定效果。

2. 固定方法

急性损伤症状较重者，可选用三角巾悬吊或用小夹板固定制动1～2周。

3. 练功活动

主要适用于有肘关节活动功能受限者，可做前臂旋前屈伸与旋后屈伸各10～15次，每日3次。

4. 药物治疗

（1）内服药：

①血瘀气滞证：肘部后方及尺骨鹰嘴上方有条索状肿胀，质软有波动感，肘关节自主运动有一定的范围受限，被动活动疼痛加剧，舌红，苔薄，脉弦数。治宜活血化瘀、行气止痛，

方用正骨紫金丹或桃红四物汤加减。

②气虚血瘀证：肘部后方及尺骨鹰嘴上方有肿胀，质稍硬，无波动感，局部有疼痛，肘关节活动受限，舌质淡，苔薄白，脉弦细。治宜补气活血通络，方用补阳还五汤加姜黄、鸡血藤、丹参等。

(2)外用药：可用消瘀止痛药膏外敷患处，或用云南白药酒调敷于患处。

5. 其他疗法

(1)物理疗法：可选用热疗、超短波、磁疗等方法治疗，以促进局部血液循环，减轻疼痛。

(2)封闭疗法：先行囊内抽吸积液，然后向囊内注射醋酸泼尼松龙 12.5mg 加 2%利多卡因 1mL，再加压包扎。每周 1 次，3 次为 1 个疗程。

(四)预防与调护

急性损伤患者，早期应减少肘关节活动，必要时可用三角巾悬吊或夹板固定。平时可做缓慢的肘关节屈伸活动锻炼，注意局部保暖，避免寒邪侵袭。预防复发的关键在于将滑囊彻底切除，未切除者应避免该部反复损伤。

五、旋后肌综合征

旋后肌综合征是指因桡神经深支，即骨间背侧神经在进入旋后肌处被卡压，产生部分神经支配肌肉肌力减弱及麻痹等为主的症候群，又称前臂背侧骨间神经卡压征、旋后肌腱弓卡压综合征等。旋后肌起于肱骨外上髁，尺骨外侧缘上部，肌束向外下，止于桡骨前面上 1/3 位置，肌束分为浅、深两层，深层近侧缘为腱性组织，呈弓状，称为旋后肌腱弓，旋后肌具有使前臂旋后的功能。桡神经在肱骨中下 1/3 段紧贴肱骨，在肘关节上约 3cm 处，分为深、浅两支。

浅支主要为感觉纤维，分布在前臂远端的桡侧及桡背侧，但亦有运动纤维发出，如常有分支发出支配桡侧腕短伸肌。深支即背侧骨间神经，进入旋后肌深、浅两层之间，背侧骨间神经主要支配前臂伸肌群的运动。由该神经支配的肌肉有旋后肌、指总伸肌、小指固有伸肌、尺侧腕伸肌、拇长展肌、拇短伸肌、拇长伸肌及食指固有伸肌等。本病临床上较为多见，好发年龄在 40～70 岁，以男性多见。

(一)病因病机

多发生在日常工作和劳动中肘关节旋转活动过多，尤其是运用前臂反复做旋转动作的职业人员，如手工作业人员、计算机操作人员、举重运动员等。因反复牵拉旋后肌而致肌肉损伤变性，使旋后肌腱弓肥厚，可直接压迫骨间背侧神经而产生麻痹症状。此处如发生脂肪瘤、血管瘤、腱鞘囊肿等占位性病变，亦可造成骨间背侧神经受压。肘关节病变或损伤，肘内翻及局部软组织损伤形成的瘢痕粘连或压迫，皆可引起本病。中医认为本病因外伤劳损，瘀滞肢节，经络受阻，掣引肢节，致麻木疼痛。

(二)诊断要点

起病多缓慢，主要表现为该神经支配的肌肉肌力减弱或麻痹。本病的特征是垂指而不垂腕、肌肉麻痹而感觉正常。早期为前臂背侧近端局部持续疼痛，无放射感，在前臂活动时疼痛稍有缓解，静息时反而加重，常有夜间痛醒史。伸拇指、伸其余各指或外展拇指肌力减弱或无力，手指呈垂指状，伸掌指关节困难，腕背伸时腕向桡侧倾斜，腕背伸无力。压痛点在桡骨小头背外侧明显，为旋后肌腱弓压迫骨间背侧神经的投影处，重压可引起远端疼痛加剧，或可触及条索状肿物。在伸肘位做中指抗阻力伸直试验或前臂旋后抵抗试验时，肱骨外髁内下方疼痛加剧。晚期前臂背侧骨间神经所辖肌肉瘫痪，伸腕、指伸功能严重障碍。

X线检查一般无异常表现，部分患者可见局部骨性异常或软组织肿胀影。肌电图检查显示神经传导受阻，指伸肌、拇伸肌出现肌纤维震颤。

本病应与肱骨外上髁炎相鉴别。本病可有放射性疼痛症状，而肱骨外上髁炎无明显放射性疼痛。本病的压痛点是在桡骨小头前外方，而肱骨外上髁炎的压痛点主要在肱骨外上髁部。本病中指抗阻力伸直试验阳性，而肱骨外上髁炎则为阴性。肱骨外上髁炎无伸拇功能受限与各掌指关节功能障碍等。

(三)治疗

早期宜采用保守治疗，急性期患肢适当制动，避免前臂做过度的旋转动作。晚期已出现明显的神经麻痹症状，经保守治疗无效，通过检查确定有前臂骨间神经卡压，应手术治疗。

1. 理筋手法

(1)痛点分筋法：在疼痛部位，医者用拇指置于筋结之上，深压着骨，稳力分筋 2～3 次。可重复数次。

(2)屈肘旋转法：医者以手掌托患肘，手握患腕，做屈肘旋前、旋后各 20 次。可重复数次。

(3)弹拨筋法：医者一手握腕，前臂托在患肘下，另一手拇指、示指相对呈钳状，提弹患肘桡侧深浅诸筋，先弹深层再弹浅层，各做 5～7 次。最后用掌根轻揉患处，放松肌肉。

2. 固定方法

症状严重者，应固定患肢制动，可用三角巾屈肘 90°前臂旋后位悬吊于胸前 3～4 周。必要时可行夹板或石膏固定。

3. 练功活动

(1)屈肘前后：先左弓箭步，左臂屈肘上提，手握拳停于眼前，右手握拳屈肘向后，停于髋关节后，眼看左拳心。换右弓箭步，左右同姿。可反复交替做 20～30 次。

(2)屈肘上下：患者站立，右手掌上举过头，掌心朝日，指尖向左，左手掌下按，掌心向下，指尖朝前。再左手移背后下按指尖朝后，右肘屈曲，手抱枕颈，头向后抬，手向下按，二力相争，背后五指翻转摸背。换左手掌上举过头，余姿相同。可反复交替做 20～30 次。

4. 药物治疗

(1)内服药：

①瘀滞证：有急性损伤史，肘外侧及前臂近端伸肌群处疼痛、肿胀、灼热，活动痛甚，压痛明显，或触及有肿物，舌暗红，苔薄黄，脉弦滑或弦细。治宜活血化瘀、消肿止痛，方用正骨紫金丹或和营止痛汤加减。

②虚寒证：有反复多次劳损史，肘外侧及前臂近端伸肌群处轻度肿胀、疼痛、压痛，劳累后疼痛加重，休息后减轻，手背麻木，手指无力，舌淡，苔薄白，脉沉细。治宜活血止痛、温经通络，方用当归四逆汤加减。

(2)外用药：有瘀肿者，局部可外敷消肿止痛膏，后期用海桐皮汤熏洗。

5. 其他疗法

(1)针灸疗法：取曲池、手三里、外关、上廉、下廉、合谷等穴，进针得气后留针 15～20 分钟，或加艾灸。每日 1 次，10 次为 1 个疗程。

(2)封闭疗法：可用醋酸泼尼松龙液 25mg、维生素 B_{12} 1mL 加 1%利多卡因液 5mL，在痛点做扇形注射。每周 1 次，2～3 次为 1 个疗程。

(四)预防与调护

本病早期应避免肘和前臂过度劳累，症状严重者应患肢制动休息。保守治疗无效者，宜尽早进行手术治疗，使桡神经受压得到充分松解。若失治、误治，至晚期骨间背侧神经长期受压可造成神经的局部轴索变性，则预后较差。

六、肘关节骨化性肌炎

骨化性肌炎是指因骨折、脱位、软组织扭挫伤等外伤后，引起关节周围软组织内钙化、骨化，并影响关节功能者，又称创伤性骨化性肌炎、创伤性骨化、关节周围骨化等。其特点为纤维组织内骨组织与软骨组织的增生及骨化。发病因素多与关节及关节附近的外伤有关。可见于肘部、髋部、踝部及肩部等全身各骨关节部位，以肘部为最常见，是肘部外伤后较常见的并发症。

(一)病因病机

骨化性肌炎的主要原因为外伤。在外伤造成关节脱位、关节邻近骨折及严重关节扭挫伤后，由于损伤部位的骨膜被剥离，形成较大的骨膜下血肿，或因粗暴的手法整复，加重骨膜及其周围软组织损伤，使骨膜下血肿与周围软组织损伤的血肿相沟通，经骨膜化骨诱导，血肿机化、钙化、骨化后，在关节邻近的软组织内形成广泛的钙化或骨化组织，影响关节功能活动。本病多发于儿童，因其骨膜厚，外伤后较成人易被掀起，骨膜下新骨形成也较快。

肘关节部的骨化性肌炎，多发生在肘关节的前方，多由于肱肌自尺骨上端撕脱或前臂肌自肱骨髁部撕脱，造成该处肌腱和骨膜的损伤，又因该处肌肉的血运丰富，损伤后极易形成血肿，在日后血肿的吸收过程中，在肘关节前部极易发生血肿内骨化，成熟后形成大量骨组织，造成肘关节僵直。

(二)诊断要点

早期肘部肿胀较甚，伴有疼痛，但夜间不痛，软组织肿块较硬，逐渐增大，肘关节活动受限。当外固定解除后，发现肘前有坚硬肿物隆起，表面不光滑。约8周后包块停止生长，疼痛减轻或消失，但影响肘关节活动，甚至发生强直。

X线检查。一般在伤后3~6周，可见到骨化影，开始呈云雾状环形钙化，以后轮廓逐渐清楚，中央透亮。成熟后外周骨化明显致密，其内为骨小梁，与邻近骨之间常有一透亮分界线。

本病应注意与进行性骨化性肌炎、异位骨化相鉴别。

1. 进行性骨化性肌炎

是一种先天性、非损伤性疾病，在纤维组织内有反复的炎性病变，每次炎症发作后，在肌腱和肌肉纤维间隔内发生骨化。所有的横纹肌均可波及，多先发于背部肌肉组织，以后逐渐蔓延全身。

2. 异位骨化

多呈局限性，发生在离开骨膜和骨组织较远的组织内。凡是容易发生病理性钙化的结缔组织同样也是异位骨化最常见的部位。与进行性骨化性肌炎一样，异位骨化并非直接由损伤所引起。

(三)治疗

骨化性肌炎是一种可防止的并发症，早期治疗要以防止骨膜广泛剥离和血肿扩大为目的，以控制该病的形成和发展。以固定和药物治疗为主。

1. 理筋手法

肘关节损伤后正确及时地整复肘部骨折和脱位，是预防肘关节外伤性骨化性肌炎的关键。复位应在24小时内，在良好的麻醉下进行，反复多次复位会加重损伤，增加发生骨化性肌炎的机会。血肿期应切忌施行粗暴的手法按摩。只有在局部无肿胀及压痛，活动后疼痛不加重的情况下才宜进行手法治疗，尽可能在骨化组织逐渐成熟及局限后，能保留一定程度的关节活动功能。可选用揉、搓、推、摇、屈、伸等手法缓解肘部痉挛，松解关节周围软组织粘连。

2. 固定方法

关节脱位或关节附近的骨折复位后必须固定，使撕裂的关节囊及剥离的骨膜重新附着于原处，以防止骨化或使骨化范围极小。较重的关节扭伤也必须给予固定，以防止并发骨化性肌炎。固定方法可采用夹板或石膏固定。

3. 练功活动

在未成熟期，练功活动只能量力而行，仅准许在不痛的情况下做主动、轻缓的活动锻炼，使功能活动范围逐渐恢复。切勿做被动性牵拉或强力活动治疗，否则将可能引起广泛的损伤性骨化。

4. 药物治疗

(1)内服药：

①血肿瘀积证：肘关节部疼痛拒按，弥漫性肿胀，局部有瘀斑，肘关节活动受限，舌质暗或有瘀斑，苔薄黄，脉弦数。治宜活血止血、消瘀止痛，方用桃红四物汤加蒲黄、五灵脂、田三七等。

②气虚血凝证：肘关节前方肿胀硬实，无波动感，关节拘急不舒，屈伸活动障碍，舌质暗红，脉细弦或涩。治宜补气活血，方用补阳还五汤加减。

(2)外用药：早期可外敷消瘀止痛药膏、消肿散、消瘀散等。后期可用上肢损伤洗方或海桐皮汤煎水熏洗患处。

5. 其他疗法

物理疗法：成熟期可采用超短波、磁疗、蜡疗等方法治疗。

(四)预防与调护

凡是肘部较严重的扭挫伤、关节脱位都应进行有效的外固定。要禁止生硬的揉捏活筋手法，以防并发肘关节骨化性肌炎。早期诊断，早期治疗，把并发症减小到最低限度，其预后一般良好。后期应嘱患者注意练功活动，以恢复肘关节功能。

七、肘管综合征

肘管综合征是指肘部外伤、关节病变等原因导致尺神经在肘管内受压而引起一系列的神经软组织受损的症候群。肱骨内上髁、尺骨鹰嘴与两者之间的弓状韧带三者围成一骨性纤维鞘管，称为肘管。该管长1.5～2cm，其上端开口于肱二头肌内侧头下极，下端开口于尺侧腕屈肌的肱头和尺头中间，外侧紧贴肘关节囊、尺侧副韧带及鹰嘴内侧面，内侧壁为连于肱骨内上髁与尺骨鹰嘴之间的纤维带，即弓状韧带，也称肘管支持带，前壁为肱骨内上髁。肘管中有尺神经、尺侧上下动静脉的吻合系统。本病是肘部最常见的神经卡压综合征。

(一)病因病机

肘管综合征的常见原因有外伤、创伤后肘外翻、肘关节长期的伸位压迫、反复性轻微外伤、关节炎及弓状韧带增厚等。其发病机制主要是肘管狭窄，造成尺神经在肘管内受弓状韧带压迫所致，也可因腱鞘囊肿和脂肪瘤等软组织肿块外在压迫所致。尺神经受压后可出现该神经支配区域的感觉和运动障碍。此外，由于弓状韧带撕裂或松弛而导致尺神经半脱位、尺神经沟过浅等引起的摩擦性神经炎，也可出现类似肘管综合征的症状。

(二)诊断要点

患者肘关节内侧疼痛，病程缓慢，开始手指的精细动作不灵便，进而发展到环指感觉迟钝及疼痛，屈肘时疼痛加重。手掌内侧及小指感觉异常或麻木，多数患者有尺神经所支配的肌无力，表现为握物无力及手指外展无力。肘管处有明显压痛，肘屈曲试验阳性。通过肱骨内上髁后方尺神经沟处触诊尺神经，有触叩痛及异常感，在肱骨内上髁的外侧触压尺神经时，触痛可达肘关节上，在肘下3～4cm处叩击尺神经表面时，环指、小指有冲击等异常感觉。病程晚期，尺神经麻痹，骨间肌、蚓状肌瘫痪。因指总伸肌及指屈深、浅肌张力作用，可出现掌指关节过伸，指间关节屈曲的"爪形手"畸形。

X线检查。部分患者有肘外翻表现。肌电图检查显示尺神经在肘部传导速度减慢或完全性传导阻滞。

（三）治疗

以手法和药物治疗为主，配合针灸、理疗等，必要时行手术治疗。

1. 理筋手法

早期以单拇指沿肱骨内上髁尺神经沟部进行尺神经弹拨，在伸肘和屈肘位交替进行，但手法应轻柔。再顺尺神经方向按压小海、灵道等穴位。最后揉捏患侧小鱼际、骨间肌及手指。反复3～5次，约10分钟。

2. 固定方法

早期宜适当休息，患肢制动，可用三角巾轻度屈肘前臂中立位悬吊固定3～4周。必要时可行夹板或石膏固定。

3. 练功活动

早期应多做握拳活动，促进患肢血液循环。若病程至晚期行手术治疗后，更应多做用力握拳活动，配合手滚圆球锻炼，以尽快恢复手指功能。

4. 药物治疗

(1)内服药：治宜行气消瘀、舒筋活络，方用补阳还五汤加减。若湿胜者，肌肉骨节酸痛，活动不利，肢麻重着，方用薏苡仁汤加减。

(2)外用药：局部可外敷消肿止痛膏，或用海桐皮汤湿热敷，以达到减轻组织水肿的目的。

5. 其他疗法

(1)针灸疗法：取阿是穴，左手拇指找准压痛点后固定不动，沿拇指甲快速进针，行提插、捻转手法，得气后，行温针灸。

(2)封闭疗法：可用醋酸泼尼松龙12.5mg、维生素B_{12} 1mL加1%利多卡因液2mL，在肘管处注射。每周1次，2～3次为1个疗程。

(3)物理疗法：可选用电子脉冲理疗仪、红外线治疗仪等局部理疗，或热敷可减轻症状。

(4)关节镜疗法：近年来采用关节镜治疗本病取得了较好疗效。其具有切口小、操作简便、损伤小、松解较彻底等优点。适用于肘关节无明显畸形，尺神经无明显变性的肘管综合征者。

（四）预防与调护

肘管综合征是一种进行性损害疾病，如不及时解除对尺神经的压迫，可发生手内在肌的永久麻痹，故应积极采取相应的措施进行治疗。保守治疗无效者应尽早采用手术治疗，以免延误病情。治疗前病程长短、病变程度与疗效有密切关系。一般来说，病程短、症状轻的患者经过治疗多能治愈。对于久病迁延不愈，并已出现"爪形手"肌萎缩的患者治疗效果欠佳。

八、桡侧腕伸肌腱周围炎

桡侧腕伸肌腱周围炎又称前臂伸肌腱周围炎，是指桡侧腕伸肌腱没有腱鞘的部位因急剧、频繁地活动摩擦，而引起肌腱周围组织充血、渗出的无菌性炎症。前臂桡侧伸肌群主要有桡侧腕长伸肌、桡侧腕短伸肌、拇长展肌和拇短伸肌腱，在前臂背侧中下1/3处拇长展肌和拇短伸肌从桡侧腕长伸肌、桡侧腕短伸肌之上斜行跨过，该处没有腱鞘，仅有一层疏松的腱膜覆盖。由于腕伸肌活动频繁，又无腱鞘保护，肌腱间相互摩擦增多，故容易引起肌腱周围组织的劳损。本病好发于中老年男性，右侧多见。

(一)病因病机

多为慢性劳损所致。由于较长时间做频繁伸腕动作，致使桡侧腕长、短伸肌腱周围组织摩擦损伤，引起肌腱及其腱旁组织水肿、纤维变性、粘连及浆液渗出而发病。本病多见于木工、砖瓦工等，也常见于突然从事紧张伸肘腕的活动或劳动者。中医认为本病因外伤筋经，气血运行不畅，则筋脉拘挛、肿痛、屈伸不利。

(二)诊断要点

有慢性劳损史，发病与手及腕部过度劳累有关，春秋季发病较多，以右侧多见。前臂背侧中下 1/3 部疼痛、肿胀，皮温升高，局部压痛，腕部活动受限。检查触摸可闻及摩擦感或捻发音，嘱患者握拳并做腕关节强力伸屈时，局部疼痛加重。

(三)治疗

以手法、固定治疗为主，配合药物、封闭等方法治疗。

1. 理筋手法

急性期也可用理筋手法。患者正坐，一助手握住患者前臂近端，医者一手握患肢手腕，与助手相对稍加拔伸牵引，另一手着力于患肢前臂，用拇指沿桡侧腕伸肌腱自下而上反复用顺法、捻法，直到腕关节活动时局部捻发音消失为止。待肿胀稍有消减几日后，可加施揉捻手法，即医者用大鱼际、掌指或拇指做患部轻柔和缓的揉捻，或对桡侧腕伸肌肌腹做提拿揉捏手法，以活血止痛，防止组织粘连。

2. 固定方法

急性期应固定制动，可用硬纸板或两块小夹板固定腕关节 1～2 周，待捻发音消失后解除外固定。

3. 练功活动

急性期可做握拳活动，恢复期可进行前臂旋转活动锻炼。

4. 药物治疗

(1)内服药：

①瘀滞证：有急性损伤史，前臂中下段背桡侧部肿胀、疼痛，局部灼热，活动痛甚，压痛，可扪及捻发音，舌红，苔薄黄，脉弦滑。治宜祛瘀消肿、舒筋止痛，方用身痛逐瘀汤加减。

②虚寒证：有反复多次劳损史，前臂中下段背桡侧轻度肿胀、疼痛，压痛，劳累后疼痛加重，休息后减轻，舌淡，苔薄白，脉沉细。治宜温经通络、消肿止痛，方用当归四逆汤加减。

(2)外用药：局部可用消炎止痛膏外敷，肿痛减轻后可用海桐皮汤煎水熏洗。

5. 其他疗法

(1)封闭疗法：可用醋酸泼尼松龙 12.5mg 加 1%利多卡因液 2mL 做局部注射。每周 1 次，2～3 次为 1 个疗程。

(2)物理疗法：可选用电子脉冲理疗仪、红外线治疗仪等局部理疗，或热敷可减轻症状。

(四)预防与调护

避免腕关节做长时间的过度背伸活动。局部肿痛消退后，逐步恢复工作。如及时治疗，经 1～2 周即可恢复。如恢复不好，易反复发作，日久则局部可纤维变性而造成肌腱粘连。

第三节 腕与手部筋伤

腕与手部的结构比较复杂，由桡尺骨远端、远近两排腕骨、5个掌骨及14个指骨组成了多个关节。桡尺骨远端构成桡尺远侧关节，桡骨远端及三角纤维软骨与近排腕骨构成桡腕关节，两排腕骨构成腕间关节，远排腕骨与掌骨基底部构成腕掌关节，掌骨头与第1节指骨基底部构成掌指关节，各指骨之间构成指间关节。这些关节通过关节囊、韧带、筋膜，以及肌肉和肌腱等组织联系在一起，但各关节连接的组织结构不尽相同，而各有其组成特点。

腕关节主要有掌屈、背伸、内收(尺偏)、外展(桡偏)和环转等运动功能，掌指关节主要有屈、伸、收、展等运动功能，指间关节主要有屈、伸运动功能，掌指关节、指间关节和第1掌腕关节等共同完成对掌运动功能。桡尺远侧关节参与前臂旋转运动，腕间关节为微动关节，参与腕关节运动。

腕与手部是人们赖以生活和工作的重要运动器官。手是重要的运动和感觉器官，手既能做有力的动作，又可以完成精细的操作。腕部不仅是手和前臂的连接结构，同时也使手的运动更加灵活。由于腕与手频繁活动，易发生筋伤疾患。

一、腕部扭挫伤

腕部扭挫伤是指暴力作用造成腕部关节囊、筋膜、韧带等组织的损伤。腕关节位于手与前臂之间，是一个由腕掌关节、腕间关节、桡腕关节和桡尺远侧关节组成的复合关节，具有传导应力及屈伸、偏斜、旋转、回旋等功能。腕关节组成包括掌骨基底、腕骨、桡尺骨远端、三角纤维软骨复合体、韧带及关节囊等。前臂的肌腱及滑液鞘都经过腕部，这些结构依靠特殊增厚的深筋膜与腕部诸骨保持密切的联系，这种解剖关系可以适应腕部的大范围运动和手的多种复杂功能，当外力超过腕部软组织承受能力时，则可发生腕部扭挫伤而影响腕及手的功能。

当人跌倒以手着地时，腕关节是首先承受并向肢体近端传导外力的关节。因此，腕关节容易受到损伤，如损伤后治疗不当，可引起腕骨间关系改变，即所谓腕关节不稳定。

(一)病因病机

腕部扭挫伤由直接暴力和间接暴力所致，以间接暴力多见。由于跌仆时手掌或手背着地，或用力过猛，迫使腕部过度背伸、掌屈及旋转活动，超出腕关节正常活动范围，引起腕部韧带、筋膜、关节囊的扭伤或撕裂。直接暴力打击或挤压等可致腕部挫伤。

(二)诊断要点

有明显的外伤史。伤后腕部疼痛、肿胀，重者局部瘀斑，腕关节活动受限。桡骨茎突疼痛及压痛多为桡侧副韧带损伤，尺骨茎突疼痛及压痛多为尺侧副韧带损伤，腕部掌屈时疼痛，多为腕背侧韧带损伤，腕部背伸时疼痛，多为腕掌侧韧带损伤。若伤情严重，腕部各个方向活动均有疼痛及功能障碍时，可能为韧带肌腱的复合伤或伴有骨折及半脱位的存在。

X线腕关节摄片可排除无移位或移位不明显的腕部骨折。MRI腕关节检查可以发现隐匿性骨折、腕部韧带撕裂等，使诊断更加明确。

腕部扭挫伤要与无移位的桡骨远端骨折、腕舟骨骨折相鉴别。无移位的桡骨远端骨折肿胀多不明显，压痛局限在桡骨远端。腕舟骨骨折时，肿胀和压痛点局限在阳溪穴部位。腕关节X线摄片或MRI检查可加以鉴别。

（三）治疗

以固定、药物治疗为主，配合手法、练功等方法治疗。

1. 理筋手法

在腕部伤处先做按揉、拿捏等手法，然后拔伸摇晃腕关节数次，再将腕关节背伸、掌屈、尺偏、桡偏，以理顺经络。多适用于腕部扭伤。

2. 固定方法

腕关节扭挫伤后应将腕部制动休息。损伤严重者，可用石膏托或石膏管型将腕关节固定在功能位，2～3周后去除外固定，或改用布绷带或护腕保护。

3. 练功活动

伤后24小时疼痛缓解，可做手指伸屈活动。3～5日后疼痛减轻，应用力做握拳及手指伸展活动。去除外固定后，进行腕关节屈伸及前臂旋转活动。练功活动应以不加重腕部的疼痛为度。

4. 药物治疗

(1) 内服药：

①气滞血瘀证：多见于损伤早期，腕部肿胀疼痛较重，局部压痛，腕部活动不利，舌淡红，苔薄白，脉弦。治宜化瘀消肿、理气止痛，方用活血止痛汤加减。

②寒湿阻络证：伤后日久，手腕沉重冷痛，顽麻，反复肿胀，时轻时重，手腕屈伸不利，舌淡胖，苔白滑，脉弦滑。治宜除湿散寒、祛风通络，方用薏苡仁汤加减。

(2) 外用药：急性扭挫伤局部瘀肿者，可选用消瘀止痛药膏或双柏散外敷。肿痛减轻后，可选用上肢损伤洗方、海桐皮汤煎水熏洗。

5. 其他疗法

(1) 针灸疗法：取腕部阿是穴及合谷、内关、外关、列缺等进行针刺，急性期采用强刺激，以酸麻感得气为佳；对于久病、病情较轻者，采用轻刺激，使用平补平泻法。

(2) 物理疗法：损伤24小时内可采用冷敷治疗。3日后可以选用微波、超短波或中药离子导入等方法治疗。

（四）预防与调护

伤后早期宜冷敷，禁忌热敷。急性疼痛期应该以休息为主，避免过度活动进一步加重损伤。有韧带撕裂者应予以固定。腕部扭挫伤后期容易发生腕部的韧带挛缩，出现腕部关节和掌指关节僵硬，应主动进行活动锻炼，如揉转金属球、核桃等，以锻炼手腕部屈、伸和桡、尺侧偏斜及环转功能。

二、桡尺远侧关节损伤

桡尺远侧关节损伤是指由于外力的作用导致腕三角纤维软骨的撕裂、远侧尺桡关节距高增加等病理改变，临床以腕部疼痛，腕关节活动功能障碍为主要表现的病症，又称"桡尺远侧关节分离"。桡尺远侧关节由桡骨远端尺骨切迹和尺骨小头的环状关节面组成。桡骨远端尺侧缘的前后侧各有一条韧带，附着于尺骨远端尺侧的前后侧，称为桡尺背侧韧带和桡尺掌侧韧带，两韧带较松弛。尺骨小头与桡骨远端尺侧缘有三角纤维软骨相连接。桡尺远侧关节的稳定主要依靠三角纤维软骨和桡尺掌、背侧韧带维持。本病多见于青壮年。

（一）病因病机

本病主要与外力作用有关。患者跌倒，腕背伸位手掌触地，桡尺远侧关节受到强烈的旋转、剪切应力，造成桡尺掌、背侧韧带及关节囊、三角纤维软骨等组织的损伤或撕裂。若损伤严重，破坏了该关节的稳定性，则可发生桡尺远侧关节分离。桡骨远端骨折或桡骨下 1/3 骨折有移位时，也可引起桡尺远侧关节的损伤。

(二)诊断要点

有明显的外伤史。伤后腕部疼痛，桡尺远侧关节掌侧或背侧部有局限性肿胀和压痛。前臂旋前或旋后受限，并伴有疼痛，可有弹响声。腕关节背伸时医者下压尺骨小头部疼痛加重，自觉腕部无力，患手不能端举重物。如损伤严重破坏了桡尺远侧关节的稳定，则尺骨小头可向尺侧或掌侧、背侧突起，前臂远端或变宽。慢性期腕部疼痛，前臂活动时加重，休息后减轻，尺骨小头较正常隆起，按压有松动感，腕三角软骨盘挤压试验阳性，即前臂旋前，用力将腕关节极度掌屈、尺偏，则桡尺远侧关节处疼痛。

X 线摄片检查一般无明显异常，部分患者正位片显示桡尺远侧关节间隙增宽，侧位片显示尺骨小头有前后轻度移位，可双侧腕部 X 线摄片对比。本病应常规 X 线摄片排除腕部骨折。

(三)治疗

急性期以纠正桡尺远侧关节解剖位置异常为主，慢性期则以改善腕关节功能为主。根据病情选用手法、固定、练功和药物等方法治疗。

1. 理筋手法

(1)急性期：先用点法或按法点按外关、养老、阳池、阳谷、腕骨、内关、神门等穴，以镇痉止痛。然后整复错缝关节，医者一手握患者手掌部，另一手握患肘，先轻轻拔伸腕部，再做前臂旋前、旋后活动数次，轻度的关节错缝即可得到纠正。若桡尺远侧关节分离，尺骨小头向尺侧或掌侧、背侧突起，医者改用一手握捏桡骨远端，另一手捏住尺骨小头向掌侧按压或向背侧端提，纠正尺骨小头向背侧或掌侧突起移位，再两手相对用力做合骨手法，纠正尺骨小头向尺侧分离移位。

(2)慢性期：先用拇指按压前臂及腕部，重点在桡尺远侧关节处，再摇动腕关节做背伸、掌屈、桡偏、尺偏和环转活动，幅度由小逐渐增大，以患者能忍受为度，最后揉擦前臂和腕关节，以透热为度。

2. 固定方法

桡尺远侧关节损伤应进行有效固定。无明显桡尺远侧关节分离者，可用纸夹板固定，将腕部以衬棉包扎 3～5 层，然后放置大小适宜的纸板，用布绷带加压包扎固定，最后用三角巾屈肘 90° 前臂中立位悬吊胸前。固定时间为 3～4 周。有桡尺远侧关节分离者，移位纠正后，可用长臂石膏托屈肘 90° 前臂中立位固定，必要时选用长臂石膏夹固定。固定时间 4～8 周。

3. 练功活动

伤后可做握拳及手指伸展活动。去除外固定后，进行腕关节屈伸及前臂旋转活动锻炼。练功活动应以不加重腕部的疼痛为度。

4. 药物治疗

(1)内服药：损伤急性期、肿痛明显者，治宜化瘀消肿、理气止痛，方用活血止痛汤加减。慢性期肿痛不明显、关节活动不利者，治宜舒筋活络，可服舒筋丸，每日 3 次，每次 1 丸。

(2)外用药：早期外敷跌打膏或接骨止痛膏等，后期可选用上肢损伤洗方、海桐皮汤煎水熏洗。

5. 其他疗法

(1)针灸疗法：取阿是穴、外关、阳池、阳谷、腕骨、养老、神门等腕部穴位，急性期以强刺激为主，以酸麻胀痛得气为佳，慢性期以轻刺激为宜，或加艾灸。

(2)封闭疗法：多用于慢性期，用曲安奈德 20mg 加 1%利多卡因 5mL，做痛点封闭，可解除疼痛。每周 1 次，2～3 次为 1 个疗程。

(3)物理疗法：损伤24小时内可采用冷敷治疗。3日后可以选用微波、超短波、红外线等方法治疗。

(四)预防与调护

伤后早期宜冷敷，禁忌热敷。明确诊断桡尺远侧关节分离后，应及时复位并进行有效固定。慢性期可佩戴护腕保护腕关节，及时指导患者进行握拳及腕、肘关节屈伸和前臂旋转等练功活动锻炼。

三、腕管综合征

腕管综合征是由于正中神经在腕管内受压而引起的以手指麻痛乏力为主的症候群。腕管是由腕骨和腕横韧带共同构成的缺乏伸展性的骨性纤维管道。腕管有4壁：前壁为腕横韧带，后壁为月骨、头状骨和掌骨近端及其表面的筋膜组织，桡侧壁为舟骨结节和大多角骨，尺侧壁为三角骨、豌豆骨和钩骨及其韧带。腕管内有指深、浅屈肌腱及正中神经、拇长屈肌腱通过。本病好发于中年人，以女性多见，常单侧发病，临床较多见。

(一)病因病机

腕管是一个缺乏伸展性的骨性纤维管道，管内通过的组织排列十分紧密，任何增加腕管内压的因素，都可使正中神经受到压迫而产生一系列症状。

1. 腕管容积减小

腕横韧带可因内分泌病变(肢端肥大症、黏液性水肿)或外伤后瘢痕形成而增厚，腕部骨折、脱位(桡骨远端骨折、腕骨骨折和月骨周围腕骨脱位等)可使腕管后壁或侧壁突向管腔，使腕管狭窄，压迫正中神经。

2. 腕管内容物增多

腕管内腱鞘囊肿、神经鞘膜瘤、脂肪瘤、外伤后血肿机化，以及滑囊炎、指屈肌肌腹过低、蚓状肌肌腹过高等，都将过多占据管腔内空间，而使腕管内各种结构相互挤压、摩擦，正中神经较为敏感，容易受压而产生症状。

部分患者虽然没有上述原因，但由于长期反复过度用力做腕背伸、掌屈动作，如木工、厨工等，腕管内压力反复出现急剧变化，在过度屈腕时腕管内压力明显上升，过度伸腕时腕管内压力比过度屈腕时更高。这种压力改变刺激正中神经，也会发生正中神经在腕管部的慢性损伤。

(二)诊断要点

本病主要表现为正中神经受压后，引起腕以下正中神经支配区域内的感觉和运动功能障碍。患者桡侧3个半手指麻木、刺痛或烧灼样痛、肿胀感。患手握力减弱，拇指外展、对掌无力，握物、端物时偶有突然失手的情况。夜间、晨起或劳累后症状加重，活动或甩手后症状可减轻。寒冷季节患指可有发冷、发绀等改变。病程长者大鱼际萎缩，患指感觉减退，出汗减少，皮肤干燥脱屑。屈腕试验阳性，即掌屈腕关节的同时压迫正中神经1～2分钟，患指麻木感加重，疼痛可放射至中指、示指。叩击试验(Tinel征)阳性，即用手指叩击腕横韧带处，沿正中神经分布区有如电击等异常感觉。

X线腕关节摄片检查，部分患者可提示有骨性腕管狭窄。腕关节MRI检查，可以发现腕管占位病变。肌电图检查可以帮助确定诊断。

本病应与颈肋、颈椎病与颈椎间盘突出症、多发性神经炎等疾病相鉴别。

1. 颈肋

可有手部发麻或疼痛，但不局限于正中神经区，较多在患手尺侧，患者多伴有血管受压症状，如手指发冷、发绀，桡动脉搏动减弱，X线摄片检查有颈肋可以鉴别。

2. 颈椎病与颈椎间盘突出症

由于神经根受压引起的麻木区不单在手指，前臂也有感觉减退区。运动、腱反射也出现某一神经根受压的变化。但屈腕试验与叩击试验为阴性。

3. 多发性神经炎

常是双侧发病，不局限于正中神经，尺、桡神经也同时受累，呈手套状感觉麻木区。

(三)治疗

本病治疗以降低腕管内压力、松解正中神经压迫为原则，以手法配合药物、针刀、封闭等疗法治疗，必要时行手术治疗。

1. 理筋手法

先在患腕压痛点及外关、阳溪、鱼际、合谷、劳宫等穴位处，施以按压、揉摩手法。然后将患腕在轻度拔伸下，缓缓旋转、屈伸腕关节数次。最后依次拔伸患手第1~第4指，以能发生弹响为佳。每日1次。局部不宜过多过重施用手法，以防进一步增加腕管内压。

2. 固定方法

疼痛较重时，可选用夹板或石膏托将前臂与腕部固定于中立位，观察1~2周后，如症状缓解可解除外固定。

3. 练功活动

固定24小时后疼痛减轻，在有外固定情况下，应加强练习各指伸屈活动，解除固定后练习手指、腕关节屈伸及前臂旋转活动，防止失用性肌萎缩及粘连。

4. 药物治疗

(1)内服药：

①气滞血瘀证：腕部肿胀、压痛，手指麻木、刺痛，得热时痛增，腕部活动不利，舌质红，苔薄白，脉弦或涩。治宜活血通络，方用舒筋活血汤加减，或内服小活络丹、伸筋胶囊等。

②阳虚寒凝证：腕部疼痛，手指麻木，遇寒冷者发冷、发绀，手指活动不便，舌质淡，苔薄白，脉沉细。治宜调养气血、温经通络，方用当归四逆汤加减。

(2)外用药：可贴消炎止痛膏或宝珍膏。去除外固定后可用八仙逍遥汤或海桐皮汤熏洗患腕。

5. 其他疗法

(1)针灸疗法：取阿是穴及太渊、阳池、阳溪、内关、外关等穴位进行针刺，每日或隔日1次。急性期采用强刺激，运用泻法大幅度提插捻转，以酸麻感为度。对于久病、病情较轻者，应采用轻刺激，使用平补平泻或补法。

(2)封闭疗法：用曲安奈德20mg加1%利多卡因2mL于腕横韧带近侧缘中点向腕管内注射治疗。每周1次，2~3次为1个疗程。应注意不能将药物注入正中神经内，否则可因类固醇晶体积累而产生化学性炎症，反而加重症状。

(3)针刀疗法：可用小针刀松解粘连，减轻腕管内压力，解除局部痉挛，临床应用得当，具有较好的疗效。

(四)预防与调护

对腕部的创伤要及时、正确处理，尤其是腕部的骨折和脱位，要求对位良好。已发生腕管综合征者，急性疼痛期施理筋手法后要固定腕部，可用纸壳夹板固定，也可以将前臂及手腕部悬吊，不宜做热疗，以免加重病情。经保守治疗无效者，应尽快决定手术治疗，防止正中神经长时间严重受压而变性。术后应尽早进行手腕部功能锻炼。

四、腕尺管综合征

腕尺管综合征是指由于尺神经在腕尺管内受到卡压而引起的以手指麻痛乏力为主的症候群。腕尺管位于腕前区尺侧，起于豌豆骨近端，止于钩骨钩的远端。管的顶部为小鱼际肌起始部、腕掌侧横韧带及尺侧腕屈肌扩张部，管的底部为在豌豆骨与钩骨之间的豆钩韧带，中间构成一个骨性纤维鞘管，又名 Guyon 管。管内有尺神经和尺动脉、尺静脉通过，在管内尺神经分为深支和浅支，即运动支和感觉支。本病好发于中年人，以男性多见。

(一)病因病机

腕尺管内容物被一个密闭的骨纤维鞘管包绕，内部结构排列紧密，管壁坚硬，管腔窄小，尤其是腕尺管上、下口处更为明显，因此任何使管腔狭窄或内容物增大增多的因素都可使尺神经受到卡压而产生一系列症状。

(1)长期反复腕关节背伸尺偏，以钩骨为支点，形成张力性姿势，使韧带、滑膜发生无菌性炎症，水肿，增生，而尺管伸展性差，故管内压增高，可压迫尺神经导致局部变性、外膜增厚。

(2)长期高负荷使用右手，使右手血管增粗、位置异常，导致小鱼际肌腱弓对尺神经卡压。因小鱼际肌腱弓下间隙的宽度大于血管神经束的横径，而纵向高度与血管神经束纵径几乎相等，同时异常血管搏动对受压神经造成刺激，产生异常生物电冲动，使支配血管的交感神经失去对血管的舒缩控制而扩张渗出，腕尺管内压升高，造成对尺神经的进一步卡压。

(3)腱鞘囊肿等局部占位性病变使尺管内容物增多而压迫尺神经，如占位病变靠近腕尺管之近端，尺神经尚未分出浅支、深支，故引起的病变为感觉运动障碍型。

(4)挤压等外伤致腕关节病变引起尺管内出血水肿或管内结构改变，造成局部纤维组织增生、瘢痕粘连，可引起尺神经被卡压。

(二)诊断要点

多见于中年男性，或有掌腕部外伤史、骨折史。患者腕部疼痛、麻木、无力，局部有压痛。尺神经不同平面受压可出现不同的症状和体征。如尺神经浅支受累，临床表现为手掌尺侧及小指、环指尺侧的皮肤感觉障碍，腕关节以上感觉正常，症状轻且局限，无运动功能障碍。如尺神经深支受累，临床表现为手内肌运动障碍，骨间肌萎缩、无力或麻痹，病程长者可出现"爪形手"畸形，无感觉功能障碍。如尺神经尚未分支前受累，则感觉、运动均发生障碍。

X 线腕关节摄片检查多无异常。肌电图检查对诊断有一定帮助，但阳性率不高。

(三)治疗

治疗以降低腕尺管内压力、松解尺神经压迫为原则，以手法配合药物、针刀、封闭等疗法，必要时行手术治疗。

1. 理筋手法

通过局部手法可缓解软组织痉挛，改善局部营养状况，解除对神经的压迫，修复受损的组织。急性期手法宜尽量轻柔和缓，切忌暴力，以理筋轻手法为主，以免加重症状。慢性期手法宜深沉渗透，以弹拨手法配合放松手法。医者先按摩腕部数分钟，然后以弹拨手法弹拨腕尺管附近肌腱及软组织，方向与尺神经走行方向垂直，共 10～20 次，最后用摇腕法拨动腕部 3～6 次，放松局部。每周 2～3 次。

2. 固定方法

注意局部休息，必要时用夹板或石膏固定制动腕部，可起到一定治疗效果。

3. 练功活动

可做前臂旋转与转腕等练功活动，但在锻炼过程中，如发觉腕、手部麻木与无力感加重时，要注意减少活动量。手指练功时，应尽量使示指和小指放在中指和环指前，做内收和外展运动，内收时与拇指对掌，外展时分开。

4. 药物治疗

(1) 内服药：以调养气血、舒筋活络为主，方用桂枝汤加当归、姜黄、威灵仙等。

(2) 外用药：可外贴消炎止痛膏或宝珍膏，或用海桐皮汤局部熏洗。

5. 其他疗法

(1) 针灸疗法：取阿是穴及太渊、大陵、内关、阳谷、养老等穴位进行针刺，急性期采用强刺激，久病、病情较轻者，应轻刺激。

(2) 封闭疗法：用曲安奈德 20mg 加 1%利多卡因 2mL，从豌豆骨顶点下方约 0.5cm 处进针向腕尺管内注入药液治疗。每周 1 次，2～3 次为 1 个疗程。

(四) 预防与调护

不宜做热疗，以免加重病情。急性疼痛期应以休息为主，避免风寒湿邪侵袭及腕关节过度活动。缓解恢复期应加强腕与手指的练功锻炼。经保守治疗无效者应尽快手术治疗，防止尺神经长时间严重受压变性而影响手指的功能恢复。

五、腱鞘囊肿

腱鞘囊肿是发生于关节或腱鞘内的囊性肿物，内含有无色透明或微呈白色、淡黄色的浓稠冻状黏液。古称"腕筋结""腕筋瘤""筋聚""筋结"等。腱鞘囊肿不是肿瘤，囊肿中没有肿瘤细胞。本病好发于腕背和足背部，以青壮年女性多见。

(一) 病因病机

本病病因目前尚不清楚，可能与外伤和慢性劳损有一定关系。目前多数人认为是关节囊、韧带、腱鞘中的结缔组织，因局部营养不良，发生退行性变性而形成囊肿。腱鞘囊肿与关节囊或腱鞘密切相连，但并不一定与关节腔或腱鞘的滑膜腔相通。囊壁外层为致密硬韧的纤维结缔组织，内层为光滑之白色膜遮盖，无衬里细胞。囊腔多为单房，但也有多房者，囊内多为无色透明胶冻样黏液。

(二) 诊断要点

腱鞘囊肿可发生于任何年龄，多见于青年和中年，女性多于男性。囊肿生长缓慢，圆形，直径一般不超过 2cm。也有突然发现者，少数可自行消退，也可再长出。部分病例除局部肿物外，无自觉不适，有时局部有轻度压痛。多数病例有局部酸胀或不适，关节活动不利。检查可摸到一外形光滑、边界清楚的圆形包块，表面皮肤可推动，无粘连。囊肿多数张力较大，肿块坚韧，少数柔软，但都有囊性感。囊肿的根基固定，几乎没有活动。

手腕部腱鞘囊肿多发生于腕背侧，少数在掌侧。最好发的部位是指总伸肌腱桡侧的腕关节背侧关节囊处，其次是腕关节掌侧桡侧腕屈肌腱和拇长展肌腱之间。少数腱鞘囊肿可发生在掌指关节以远的手指屈肌腱鞘上，米粒大小，硬如软骨。腕管内的屈指肌腱鞘亦可发生囊肿，压迫正中神经，诱发腕管综合征。

(三) 治疗

以手法治疗为主，配合针灸、药物等治疗，必要时可行手术治疗。

1. 理筋手法

对于发病时间短，囊壁较薄，囊性感明显者，可用按压法压破囊肿。将腕关节掌屈，使囊肿固定和高凸，医者用双手拇指压住囊肿，并加大压力挤压，使之囊壁破裂。捏破后局部按摩，以便囊内液体充分流出，散于皮下。但部分患者仍可复发。

2. 固定方法

囊肿手法压破后，局部用绷带加压包扎固定 2～3 日。

3. 练功活动

手法治疗 24 小时后，疼痛减轻即可进行腕和手指屈伸活动锻炼。

4. 药物治疗

囊壁已破，囊肿变小，局部仍较肥厚者，可涂抹茴香酒，也可贴万应膏，使肿块进一步消散。

5. 其他疗法

(1)针灸疗法：对囊壁厚，囊内容物张力不大，按压不破者，可加针刺治疗。患处消毒后，用三棱针垂直刺入囊肿内。起针后在肿块四周加以挤压，可使囊肿内容物挤入皮下，部分胶状黏液可从针孔中挤出，然后用消毒敷料加压包扎 2～3 日，以减少复发。

(2)封闭疗法：患处消毒后，用大号注射针头尽可能地抽尽囊肿内黏液，然后固定针头，更换注射器，用醋酸泼尼松龙 12.5mg 加 1%利多卡因 2mL 做封闭治疗，并局部加压包扎 1～2 日。

(四)预防与调护

囊壁挤破后，在患部放置半弧形压片(如纽扣等)，适当加压包扎，以使囊壁间紧密接触，形成粘连，避免复发。患部的活动应掌握适当，避免使用不适当的按摩手法，以免增加滑液渗出，使囊肿增大。

六、桡骨茎突狭窄性腱鞘炎

桡骨茎突狭窄性腱鞘炎是指拇长展肌及拇短伸肌的肌腱在桡骨茎突腱鞘内长时间的反复摩擦和劳损后，出现以腕部桡侧疼痛、持物时乏力、疼痛加重为主要临床症状的疾病。桡骨基突腱鞘位于桡骨基突外侧，腱鞘的内侧为桡骨茎突部浅而不平的骨性腱沟，外侧为腕背韧带，该骨纤维鞘内有拇长展肌和拇短伸肌通过。本病好发于中年人，以女性多见。

(一)病因病机

多由慢性积累性损伤所引起，多见于家庭妇女和从事手工操作的人，如纺织工人、木工、抄写员，以及哺乳期、更年期妇女等。因手腕部长期过度劳累，使拇长展肌及拇短伸肌的肌腱在共同的腱鞘中频繁地来回摩擦，从而导致腱鞘发生损伤性炎症，造成纤维管的充血、水肿、鞘壁增厚、管腔变窄，肌腱变粗，肌腱在管腔内滑动困难而产生相应的症状。体弱血虚，血不荣筋者易患本病。若局部病变迁延日久，腱鞘纤维化和挛缩，腱鞘腔越变狭窄，使症状更为顽固。

(二)诊断要点

发病缓慢，腕部桡侧疼痛，提物乏力，尤其不能做提壶倒水等动作。桡骨茎突处有隆起，或可有结节，在桡骨茎突及第 1 掌骨基底部之间有压痛。部分患者局部有微红、微肿、微热，疼痛可放射至手部。握拳尺偏试验阳性，即将患者拇指尽量屈曲握于掌心，同时将腕关节尺偏，可引起桡骨茎突患处剧痛。

(三)治疗

以手法治疗为主，配合针灸、针刀、药物等疗法，必要时行腱鞘松解术。

1. 理筋手法

患者正坐，医者一手托住患手，另一手于腕部桡侧疼痛处及其周围做上下来回的按摩、揉捏，然后按压手三里、阳溪、合谷等穴，并弹拨肌腱4～5次，再用左手固定患肢前臂，右手握住患手，在轻度拔伸下缓缓旋转及伸屈腕关节，最后用右手拇指、示指二指捏住患手拇指，向远心端拉伸，起舒筋解粘、疏通狭窄的作用，结束前再按摩患处1次。每日或隔日1次。

2. 固定方法

疼痛轻者，要局部制动，减少活动。疼痛重者，可用大小合适，能与拇指贴合的纸板或铝板，将拇指固定于背伸20°、桡侧偏15°和拇指外展位。固定时间3～4周。

3. 练功活动

腕部与手指的活动锻炼，应在不引起桡骨茎突部疼痛的情况下，循序渐进地进行。

4. 药物治疗

(1)内服药：

①气滞血瘀证：多为早期，有急性劳损史。局部肿痛，皮肤稍灼热，筋粗，舌苔薄白，脉弦或涩。治宜活血化瘀、行气止痛，方用活血止痛汤加减。

②阳虚寒凝证：多为后期，劳损日久，腕部酸痛乏力，劳累后加重，局部轻度肿胀，筋粗，喜按喜揉，舌质淡，苔薄白，脉沉细。治宜温经通络、调养气血，方用桂枝汤加当归、黄芪、何首乌、威灵仙等。

(2)外用药：手法治疗后，可外敷三黄散。去除外固定后，可用海桐皮汤熏洗。

5. 其他疗法

(1)针灸疗法：取阳溪为主穴，配合谷、曲池、列缺、手三里、外关等，得气后留针15分钟，隔日1次。

(2)封闭疗法：用曲安奈德20mg或醋酸泼尼松龙12.5～25mg加1%普鲁卡因2mL行局部鞘管内注射，每周1次，2～3次为1个疗程。药物准确注入腱鞘内，疗效多满意。

(3)针刀疗法：针刀刀口线和桡动脉平行刺入，在鞘内纵行疏剥。病情严重者，也可刺穿腱鞘使刀口接触骨面，刀身倾斜，将腱鞘从骨面上剥离铲起，出针，针孔按压至不出血为止。注意勿伤及桡动脉和桡神经皮支。

(四)预防与调护

患者平时手部动作要缓慢，要尽量避开手腕部过度活动的工作，少用凉水，以减少刺激。疼痛严重时，可用夹板或硬纸板固定，以限制活动，可缓解症状。

七、指屈肌腱狭窄性腱鞘炎

指屈肌腱狭窄性腱鞘炎是指以手指屈伸时疼痛并出现弹跳动作为主要症状的筋伤疾病，又称"弹响指"。"扳机指"指屈肌腱腱鞘是由掌骨颈和掌指关节掌侧的沟与鞘状韧带组成的骨纤维管道，拇屈长肌腱和指深、浅屈肌腱分别从各相应的管内通过，进入拇指和各个手指。本病好发于拇指，也有单发于示指和中指者，少数患者为多个手指同时发病，以手工作业者和家庭妇女多见。

(一)病因病机

局部劳作过度，积劳伤筋，或受寒凉，气血凝滞，气血不能濡养经筋则发病。病变多发生在掌骨头、颈相对应的指屈肌腱纤维鞘起始处。手指频繁地屈伸活动，使屈肌腱与骨纤维管反复摩擦、挤压，或长期用力握持硬物，使骨纤维管受硬物与掌骨头的挤压，致骨纤维管发生局部充血、水肿、无菌性炎症，继之纤维管变性，使管腔狭窄，指屈肌腱在狭窄的管腔内受压而变细，两端膨大呈葫芦状。屈指时，膨大的肌腱部分通过腱鞘狭口受到阻碍，使屈伸活动受限，勉强用力屈伸患指或被动屈伸时，便出现扳机样的弹跳动作，并伴有弹响声。

（二）诊断要点

初起为患指不能屈伸，用力屈伸时疼痛，并出现弹跳动作，晨起、劳动后和用凉水后症状较重，活动或热敷后症状减轻。掌骨头的掌侧面明显压痛，并可触到米粒大的结节。压住此结节，再嘱患者做充分的屈伸活动患指时，有明显疼痛，并感到弹响由此发出。严重者患指屈曲后不能自行伸直，需健手帮助才能伸直。X 线检查无异常发现。

（三）治疗

以手法治疗为主，选用针灸、封闭、针刀等方法配合治疗，必要时行手术治疗。

1. 理筋手法

医者左手托住患侧腕部，右拇指在结节部做按揉弹拨、横向推动、纵向拨筋等动作，最后握住患指末节向远端迅速拉开。每日或隔日做 1 次。

2. 固定方法

早期减少局部活动，必要时可用纸夹板固定，患指制动 2～3 周。

3. 练功活动

局部疼痛减轻后，可进行腕部与手指的活动锻炼。

4. 药物治疗

（1）内服药：

①气滞血瘀证：局部轻度肿胀、疼痛、压痛，扣及筋结，指屈伸不利，动则痛甚，有弹响声或闭锁，舌质红，苔薄黄，脉弦。治宜活血化瘀、消肿止痛，方用活血止痛汤加减。

②阳虚寒凝证：局部有酸痛感，轻压痛，可扣及明显结节，指屈伸不利，有弹响声或闭锁，舌质淡，苔薄白，脉沉细。治宜温经散寒、兼补气血，方选用黄芪桂枝五物汤或当归四逆汤等加减。

（2）外用药：可用海桐皮汤等煎水熏洗。

5. 其他疗法

（1）针灸疗法：取结节部及周围痛点针刺，隔日 1 次。

（2）封闭疗法：用曲安奈德 20mg 或醋酸泼尼松龙 12.5～25mg 加 1%普鲁卡因 2mL，行局部鞘管内注射，每周 1 次，2～3 次为 1 个疗程。药物准确注入腱鞘内，疗效多满意。

（3）针刀疗法：局麻后，用小针刀平行于肌腱方向刺入结节部，沿肌腱走行方向做上下挑割，不要向两侧偏斜，否则可损伤肌腱、神经和血管。如弹响已消失，手指活动恢复正常，则表示已切开腱鞘。若创口小者可不缝合，以无菌纱布加压包扎即可。

（四）预防与调护

避免手指劳累，平时做手部动作需缓慢，连续工作时间不宜过长，工作结束后，要揉搓手指和手腕，再用热水泡手。发病时间短、疼痛严重的患者应充分休息，可轻轻握起拳头，然后张开，将手指伸直，如此反复练习可缓解刺痛，有助于损伤筋腱的恢复。少用凉水，以减少局部刺激。施用理筋手法要适当，对晚期硬结明显者尽量不用，以免适得其反。

八、掌指与指间关节扭挫伤

掌指与指间关节扭挫伤是指暴力作用造成掌指与指间关节的关节囊、筋膜、韧带等组织的损伤。掌指关节与指间关节两侧有副韧带加强，限制以上两关节的侧向活动。当掌指关节屈曲时，侧副韧带紧张，而指间关节的侧副韧带则在手指伸直时紧张，屈曲时松弛。掌指与指间关节扭挫伤是手部常见的损伤，特别在球类运动、生产劳动等过程中，受伤的机会较多。

（一）病因病机

掌指与指间关节扭挫伤以间接暴力损伤者占绝大多数，跌倒手指触地，篮球、排球的弹击，嬉戏斗殴等，手指受到撞击、压轧、过度掌屈、背伸或扭转时，导致掌指与指间关节超过正常活动范围而损伤，多见于青壮年。易伤部位为第 1、2 掌指关节和拇指指间关节及其他指的远侧指间关节。轻者可仅有关节侧副韧带部分撕裂，重则侧副韧带完全断裂，以及关节囊的撕裂，并可产生关节软骨挫伤，或并发骨折和脱位。伤后多严重影响功能，而且往往因对本病未足够重视，或处理不当而导致不良后果。

（二）诊断要点

有明显的外伤史。伤后掌指或指间关节迅速肿胀，伴剧烈疼痛，局部可有瘀斑，手指常处于半屈位，严重者手指不能屈伸。检查患侧掌指或指间关节有明显压痛，做被动侧向活动时疼痛加重。如侧副韧带断裂或关节囊撕裂，则掌指或指间关节不稳，有侧向异常活动，并可见手指偏斜畸形。并发脱位者，则畸形更加明显。

X 线摄片检查常可发现掌指或指间关节边缘的撕脱性骨折。

（三）治疗

以手法、固定治疗为主，配合药物、练功等方法治疗。

1. 理筋手法

医者左手托住患手，右手拇指、示指握住患指末节向远端牵引，使关节间隙拉宽，将卷曲的筋膜舒顺，而后将伤处轻轻伸屈，微微旋转，以滑利关节。侧副韧带断裂者，顺韧带的方向轻轻推压，将分离组织推回原位，使其续接，并轻轻按压片刻，再在局部做推揉按摩，以局部轻松舒适为度。

2. 固定方法

可用大小适宜手指的纸板或铝板条，将患指固定于屈曲 35°～45°位，用三角巾将前臂悬吊于胸前。单纯扭挫伤者，固定时间 2～3 周，有侧副韧带损伤而错缝者，固定时间 6～8 周。

3. 练功活动

治疗 24 小时后疼痛减轻者，可练习腕及未受伤手指的活动，但不能使伤指疼痛加剧。解除固定后，要循序渐进练习伤指关节的活动，禁止做强烈的被动活动。

4. 药物治疗

（1）内服药：

①瘀滞证：损伤早期，局部肿痛，皮肤灼热、压痛，手指屈伸不利，舌质红，苔薄黄，脉弦或涩。治宜活血化瘀、消肿止痛，方用活血止痛汤加减，或选用七厘散、云南白药等中成药口服。

②寒凝证：损伤日久，局部筋粗，酸痛乏力，有压痛，手指屈伸不利，舌质淡红，苔薄白，脉细弱或沉细。治宜温经散寒、养筋通络，方用补筋丸加减。

（2）外用药：初期伤指可外敷消肿止痛膏、三黄散敷药或消肿散。后期可用海桐皮汤熏洗。

5. 其他疗法

物理疗法：损伤 24 小时内可采用冷敷治疗。解除固定后，可选用微波、超短波或中药离子导入等方法配合治疗。

（四）预防与调护

伤后早期宜冷敷，有韧带撕裂者需予以固定或手术修补。掌指、指间关节扭伤后容易发生关节僵硬，应及时主动进行功能练习活动。外固定去除后，要积极进行掌指、指间关节的屈伸活动。

九、指伸、屈肌腱损伤

指伸、屈肌腱损伤是指因直接或间接暴力导致手的指伸、指屈肌腱的断裂。指伸肌腱抵止于末节指骨的基底部背侧，其从掌指关节向远侧分为 3 束，中间束纤维止于中节指骨底背面，两侧束行向远侧，并有骨间肌和蚓状肌的肌腱加入侧束，形成腱帽。指深屈肌腱抵止于末节指骨基底部的掌侧，指浅屈肌腱抵止于中节指骨体的两侧。指伸、屈肌腱损伤多为开放性，以切割伤较多，常合并神经血管伤或骨关节损伤，也可发生闭合性撕裂伤。本病多见于青壮年和体力劳动者。

（一）病因病机

指伸、指屈肌腱损伤多因锐器切割伤或手指在伸直位时突然受到暴力冲击指端，指伸、屈肌腱强烈收缩，可造成指伸、指屈肌腱的断裂。不同区域的肌腱断裂，其临床表现也不尽相同。指伸肌腱断裂时，常将其止点所附着的骨骼撕脱。指屈肌腱断裂后，其肌腱近端多有明显的回缩。

（二）诊断要点

有明显的外伤史。伤后手指剧烈疼痛，局部肿胀较甚，手指活动受限或有畸形。不同肌腱在不同部位断裂其临床表现也不尽相同。

指伸肌腱在掌指关节近侧断裂时，掌指关节不能伸直，而指间关节因蚓状肌及骨间肌牵拉仍可伸直。指伸肌腱的中央束断裂，则近侧指间关节不能伸直，而远侧指间关节反被侧腱束拉成过伸畸形。指伸肌腱在远侧指间关节平面断裂时，末节手指下垂屈曲畸形，不能主动伸直，临床上称为"锤状指"。

指深屈肌腱断裂时，指深屈肌试验阳性，即固定患指中节，远侧指间关节不能屈曲。指浅屈肌腱断裂时，指浅屈肌试验阳性，即固定除患指外的其他 3 个手指于伸直位，患指近侧指间关节不能屈曲。指浅、深屈肌腱均断裂时，上述两种方法检查手指关节均不能屈曲。

X 线摄片检查可以排除指骨骨折和指间关节脱位。

（三）治疗

指伸或指屈肌腱断裂，应争取尽早手术吻合并适当固定，配合练功活动治疗。指伸肌腱止点的撕脱骨折无移位者，可保守治疗。

1. 固定方法

对闭合性手指远节伸肌腱全断者，术后可用铝板条或指骨夹板，将患指固定于近侧指骨间关节尽量屈曲、远侧指骨间关节过伸位 4～6 周（带有撕脱小骨片者，固定方法相同）。指浅、深屈肌腱全断者，术后患指固定于屈曲位 4～6 周。对于手指肌腱部分断裂者，可按上述方法做适当固定 4～6 周。

2. 练功活动

解除外固定后，开始练习手指的屈伸活动，逐渐加大活动量，锻炼应循序渐进，禁止强烈的被动屈伸活动。

3. 药物治疗

（1）内服药：初期治宜活血祛瘀、消肿止痛，内服七厘散或云南白药胶囊等。后期因指节损伤，气血运行不畅或气血凝滞，治宜温经通络，方用当归四逆汤或麻桂温经汤加减。

（2）外用药：后期可选用海桐皮汤或上肢损伤洗方熏洗。

（四）预防与调护

本病主要是由于外伤性因素所引起，故注意生产安全，做好职业防护，防止手外伤，是本病防治的关键。指伸、屈肌腱断裂后都应将患手或指固定，固定体位很重要，它关系到肌腱的两端能否相互贴近。固定的时间也很重要，原则上应达 4～6 周，以保证两断端之间充分黏合。肌腱断裂修复后，手指的功能恢复时间较长，容易引起指间关节僵硬，解除外固定后，应积极主动地进行活动锻炼，尽早恢复手指功能。对于开放性损伤者应注意预防感染。

第四节　腕三角纤维软骨损伤

腕三角纤维软骨损伤是指腕关节处一块近似三角形的纤维软骨损伤后出现疼痛症状。也称尺桡下关节分离。本病不同于腕部伤筋，预后也与一般扭伤不同。

腕三角软骨为纤维软骨，近似三角形，尖端附着于尺骨茎突基部的小凹中，三角形的底边附着于桡骨远端的尺骨切迹的边缘。三角软骨掌侧与背侧缘匀与腕关节囊相连结，并横隔于桡腕关节与下尺桡关节之间，将此两关节腔全隔开。增强关节的滑动性并防止在回旋时的损伤，有滑膜囊借以缓冲。腕部在推挤或用力活动时，三角软骨可承受压力与阻力。

一、病因病理

腕三角纤维软骨有限制前臂过度旋转的作用，当腕关节遭受突然过度扭动或旋转，尤其是旋前暴力时，可引起三角纤维软骨的损伤或破裂。当桡骨远端骨折或腕部的其他损伤中，也可伴有三角纤维软骨的损伤，在早期症状经常会因其他损伤掩盖而忽视。

二、临床表现

多数患者有明显的外伤史，初期腕部肿胀、无力感、疼痛多局限于腕关节尺骨小头的桡侧，功能活动受限，特别是前臂旋转时疼痛加剧。后期肿胀消退，伸、屈或前臂旋转时可发出轻微的弹响声。当患腕极度掌屈前臂旋前位时，按压尺骨小头时有松弛感。

X 线摄片，正位片可见下尺桡关节间隙增宽，侧位片可见尺，桡骨重叠时而尺骨小头向背侧移位，往往超过重叠的 1/3。

本病应与舟骨骨折和月骨无菌性坏死相鉴别。舟骨骨折的压痛在腕部的桡侧鼻烟窝处，而不是尺骨小头的桡侧；X 线摄片，舟骨骨折虽然早期不一定能见到骨折线，但 2 周时必然会显示。月骨无菌性坏死的压痛在腕部背侧正中，X 线摄片显示骨密度增高。

三、辨证论治

（一）外用药

3 周内以活血消肿止痛，可用消肿散外敷，或用刘寄奴、落得打碾成细粉，加黄酒、生姜汁调和后外敷，3 周后可用四肢洗方，每日 2 次熏洗。

（二）内服药

以活血化瘀，如七厘散 1.5 克，每日 2 次，或三七、炮山甲碾粉，3 克吞服，每日 2 次。

（三）固定

如损伤较重的患者，应固定治疗，将肘关节屈曲 90°，前臂旋后位，即手心向上，用石膏托或超肘关节的夹板固定 3～4 周。

四、注意事项

腕三角纤维软骨损伤，临床常因 X 线摄片未见骨折而漏诊，失去治疗机会。在治疗的各种方法中，疗效最好的是固定治疗，而固定治疗越早越好，如超过 2 周后再固定，很难治愈，固定应使前臂于旋后位，腕关节处于功能位，在此位置时尺骨小头不会向背侧突起，肘关节需屈曲 90°，才能保持前臂的旋后位。

第十章　下肢筋伤

第一节　髋与大腿部筋伤

髋关节是人体最典型的杵臼关节，由髋臼和股骨头组成。其形态特征是髋臼较深，股骨头为半球形，关节囊坚韧有力，关节周围有强大的韧带和肌肉附着，具有很强的稳定性，也有较大的灵活性，在负重和运动中具有十分重要的作用。髋关节运动有前屈、后伸、外展、内收、外旋、内旋、环转等功能。

髋部及大腿部的肌肉和韧带比较坚实牢固，故筋伤的发生率较其他部位低，但在髋部骨折和脱位损伤中常并发筋的损伤。由于解剖部位存在着应力薄弱点，外力伤害或慢性劳损成为髋与大腿部筋伤的主要原因，髋部损伤后误治、失治，或复感受风寒湿邪，易加重病情，延缓康复。

一、髋部扭挫伤

髋部扭挫伤是指暴力作用造成髋部关节囊、筋膜、韧带或肌肉等组织的损伤。临床上根据损伤的时间分为新伤和陈伤，以儿童和青壮年多见，常单侧发病。

(一)病因病机

由直接暴力和间接暴力所致。直接暴力打击或撞击多造成髋部软组织挫伤。间接暴力所致多见于青壮年，多因激烈运动、摔跌或高处坠下时髋关节过度内收、外展或前屈、后伸或内旋、外旋，导致髋部肌肉、韧带和关节囊等软组织损伤或撕裂，造成髋部疼痛、功能障碍。儿童由于奔跑、跳跃、跳皮筋、劈叉、体操等发生损伤后，因其髋臼及股骨头发育尚未成熟，可造成松弛之关节囊短暂嵌入关节腔，引起关节滑膜炎、关节囊水肿及关节周围软组织肿胀，影响髋部的正常生理功能。

(二)诊断要点

有明显的外伤史或过度运动史。伤后髋部疼痛，或有肿胀，髋关节活动功能受限，患肢不敢着地负重行走，呈保护性姿态，如跛行、拖拉步态、骨盆倾斜等。检查可发现骨盆向患侧倾斜，患侧腹股沟部或股骨大转子后方等局部有明显压痛，髋膝微屈，髋关节各方向运动受限，患肢多呈外展外旋半屈曲位并有假性变长，托马斯(Thomas)征阳性。

X线髋部摄片检查多无明显异常，但可排除骨折。MRI检查可表现关节腔积液、肌肉间积液或肌肉、韧带、关节囊不连续信号。

若本病经久不愈，髋关节功能进行性障碍或伴有低热，则应注意与股骨头骨骺骨软骨病、髋关节结核、化脓性髋关节炎、风湿热合并髋关节炎及髋关节一过性滑膜炎等疾病相鉴别。

(三)治疗

以手法治疗为主，配合药物、练功等方法治疗。

1. 理筋手法

患者俯卧，医者在髋部痛点做按压揉摩，然后患者改仰卧位，医者在其髋部痛处做按摩揉拿等理筋活络手法，最后一手固定骨盆，另一手握膝在屈膝屈髋下边摇转边下压，并外展外旋伸直下肢数次，可使嵌顿的关节囊解脱，消除因疼痛导致的肌肉痉挛，恢复髋关节活动。

2. 固定方法

一般无须严格地固定，但初期患者应卧床休息，减少负重及行走。

3. 练功活动

初期髋部疼痛较重者，可做踝和足趾的屈伸活动，以及股四头肌的舒缩活动锻炼。后期疼痛不明显时应做髋屈伸、收展和旋转等各个方向的活动锻炼，以尽快恢复髋部功能。

4. 药物治疗

(1) 内服药：

①血瘀气滞证：髋部肿痛，刺痛不移，夜间加重，压痛点固定，关节屈伸不能，舌暗红或有瘀点，脉涩。治宜活血化瘀、行气止痛，方用活血止痛汤加减。

②风寒湿痹证：髋部疼痛，伴麻木，得温减轻，遇阴雨加重，舌淡，苔白腻，脉弦滑。治宜祛风散寒、除湿通络，方用蠲痹汤加减。

③筋脉失养证：髋部隐隐疼痛，时轻时重，劳累加重，休息缓解，行走乏力，舌淡，苔白，脉沉细。治宜养血壮筋，方用壮筋养血汤加减。

(2) 外用药：早期宜外敷消瘀止痛药膏，后期可选用海桐皮汤外洗，或热敷以促进血液流通，解除筋肉挛缩。

5. 其他疗法

(1) 封闭疗法：后期可用曲安奈德注射液 20～40mg 加 1%利多卡因 2～5mL，局部痛处封闭注射。每周 1 次，可单独 1 次，也可连续 2～3 次。

(2) 物理疗法：损伤后 24 小时内可冷敷，后期可选用超声波、磁疗、频谱仪等方法配合治疗。

(四) 预防与调护

本病多由髋部运动过度引起，因此在进行各种运动前应充分做好准备活动。损伤早期可冷敷，后期宜热敷。损伤初期以卧床休息为主，避免患肢负重与风寒湿邪侵袭。后期应积极进行髋部练功活动，以加速损伤修复。

二、梨状肌综合征

梨状肌综合征是指由梨状肌损伤后刺激或压迫坐骨神经而引起的以一侧臀腿疼痛为主要症状的病证。梨状肌起始于第 2～第 4 骶椎前面骶前孔外侧和坐骨结节韧带，肌纤维穿出坐骨大孔后，抵止于股骨大转子。梨状肌把坐骨大孔分成上、下两部分，称为梨状肌上孔和梨状肌下孔。自髂后上棘至尾骨尖做一连线，其中点至股骨大转子顶点的连线即梨状肌下缘。坐骨神经大多经梨状肌下孔穿出骨盆到臀部,部分有解剖变异者则从梨状肌内或梨状肌上孔穿过。若髋关节过度内、外旋，可损伤梨状肌。本病多见于中青年，是临床腰腿痛的常见病之一。

(一) 病因病机

梨状肌综合征分为急性损伤和慢性劳损两种类型，多由间接外力所致。如闪、扭、跨越等使髋关节急剧外展、外旋，梨状肌猛烈收缩，或髋关节突然内旋，使梨状肌受到牵拉，可使梨状肌遭受损伤。反复下蹲等动作及其他慢性劳损，或感受风寒湿邪，或经历人工髋关节置换术后，或骨盆腔内炎症刺激等，也可使梨状肌遭受损伤而发病，特别是有坐骨神经走行变异者更易发本病。急性损伤可导致局部充血、水肿等炎症性反应及肌肉保护性收缩痉挛，使坐骨神经受到刺激、牵拉或挤压而出现臀腿疼痛等症状。慢性损伤的主要病理变化为局部肌纤维的变性、粘连与挛缩，因累及坐骨神经和臀下神经而出现臀部和下肢肌肉萎缩、肌力减退等一系列症状。久之则可引起臀大肌、臀中肌的萎缩。本病属于中医学痹证的范畴，与气血凝滞、经络闭阻有关。

（二）诊断要点

患者有髋部扭闪外伤史或感受风寒湿等病史。一般为单侧发病，主要症状是臀部酸胀疼痛，向大腿后侧及小腿外侧放射，肌肉痉挛严重者，呈"刀割样"或"烧灼样"疼痛，咳嗽、喷嚏时可加重疼痛，睡卧不宁，甚至走路跛行，偶有会阴部不适、小腿外侧麻木。检查时腰部无压痛和畸形，活动不受限。梨状肌肌腹有压痛和放射痛，有时可触及条索状隆起肌束。髋关节内旋、内收受限并加重疼痛，梨状肌紧张试验阳性，直腿抬高试验在小于60°时，梨状肌被拉紧，疼痛明显，而大于60°时，梨状肌不再被拉长，疼痛反而减轻。

X线检查可用于排除髋部骨性病变。

本病临床应注意与腰椎间盘突出症、腰椎管狭窄症、臀上皮神经卡压综合征、坐骨神经炎等相鉴别。

（三）治疗

治疗原则为早期尽快解除梨状肌对坐骨神经的压迫刺激，后期重点是预防粘连和肌肉萎缩。治疗以手法为主，配合药物、针灸、封闭等方法治疗。

1. 理筋手法

通常作为首选方法，通过局部手法以缓解梨状肌痉挛，改善局部血液循环，解除对神经的刺激和压迫，修复受损组织。急性期手法宜轻柔和缓，切忌暴力，以免加重病情。慢性期手法宜深沉有力，以弹拨法为主。

患者俯卧，医者先按摩臀部痛点，使局部略有发热，然后医者以双拇指相重叠，触摸钝厚变硬的梨状肌，用力深压并用弹拨法来回拨动梨状肌，弹拨方向应与肌纤维走向相垂直，对较肥胖患者力度不够时，可用肘尖部深压弹拨。弹拨10～20次后，再做痛点按压。最后由外侧向内侧顺梨状肌纤维行走方向做推按将顺，再两手握住患肢踝部牵抖下肢而结束。每周2～3次，可连续2～3周。

2. 固定方法

一般无须严格地固定，但急性损伤初期患者应卧床休息，减少负重及行走。

3. 练功活动

初期臀腿疼痛较重者，可在床上做踝和足趾的屈伸活动，以及股四头肌的舒缩活动锻炼。后期疼痛不明显时应做髋屈伸、收展和旋转等各个方向的活动锻炼，以尽快恢复肢体功能。

4. 药物治疗

（1）内服药：

①血瘀气滞证：臀部疼痛剧烈，向下肢放射，拒按压，痛如针刺刀割，入夜尤甚，肌肉坚硬，肢体拘挛，活动不便，舌暗红和有瘀斑，苔薄白，脉弦涩。治宜化瘀生新、活络止痛，方用身痛逐瘀汤加减。

②寒湿痹阻证：臀部及下肢酸胀、隐痛，阴雨日加重，关节屈伸不利、行走不便，舌质淡，苔薄腻，脉弦紧。治宜散寒除湿、祛风通络，方用蠲痹汤加减。

③湿热阻络证：臀部及下肢痛不可近，烧灼难忍，遇热而重，得冷则缓，伴有恶心、口干、烦闷躁动，舌质红，苔黄腻，脉弦数。治宜清热除湿、通络止痛，方用加味二妙散加减。

④气血亏虚证：病久疼痛缠绵，酸困隐隐，关节屈伸不利，行走困难，肌肉瘦削，皮肤感觉迟钝和麻木不仁，身倦乏力，面色少华，语怯懒言，舌质淡，苔薄白，脉细弱。治宜补养气血、舒筋止痛，方用当归鸡血藤汤加减。

（2）外用药：急性损伤早期宜外敷消瘀止痛药膏，或用宝珍膏、复方南星止痛膏等外贴患处。后期可用坎离砂热熨臀部，以促进血液流通。

5. 其他疗法

(1) 针灸疗法：取阿是穴、环跳、殷门、承扶、阳陵泉、足三里等穴，用泻法，以有酸麻感向远端放散为宜。针感不明显者，可加强捻转。急性期每日针刺 1 次，好转后隔日 1 次，可加艾灸。

(2) 封闭疗法：非急性期可用曲安奈德注射液 20～40mg 加 1%利多卡因 2～5mL 做局部痛处封闭注射。每周 1 次，2～3 次为 1 个疗程。

(3) 物理疗法：急性损伤后 24 小时内可冷敷，后期可选用频谱治疗仪、红外线照射仪、超短波等方法治疗。

(四) 预防与调护

急性期疼痛严重者应卧床休息，以将伤肢保持在外旋、外展位为佳，避免髋关节的旋转活动，平时要避免风寒湿邪侵袭。疼痛缓解后应加强髋关节及腰部功能锻炼，以减少肌肉萎缩，促进血液循环。

三、弹响髋

弹响髋是指髋关节在某些动作时出现听得见或感觉得到的声音或"咔哒"声，又称髂胫束摩擦综合征。本病多见于青壮年，常为双侧性，通常无明显症状，患者常因弹响而感到不安。

(一) 病因病机

弹响髋根据病变发生部位之不同，可分为关节内弹响及关节外弹响两种。关节内弹响少见，其有两种类型，一种类型发生于儿童，是由于股骨头在髋臼内的后上方边缘轻度自发性移位，在大腿突然的屈曲和内收时而发生弹响，日久可变为习惯性弹响。另一种类型多见于成人，由于髂股韧带呈条索状增厚，在髋关节过伸，尤其是外旋时与股骨头摩擦而产生弹响。关节外弹响较常见，也是习惯上所称的弹响髋，又称阔筋膜紧张症。阔筋膜位于大腿上部的前外侧，为全身最厚的筋膜。阔筋膜的外侧部分，因有阔筋膜张肌的腱纤维编入而特别增厚呈扁带状，称为髂胫束，向下止于胫骨外侧髁。由于髂胫束的后缘或臀大肌肌腱部的前缘增厚，在髋关节屈曲、内收或内旋活动时，上述增厚的组织滑过大转子的突起而发生弹响。一般不痛或只有轻度的疼痛。日后由于增厚组织的刺激，可发生大转子部的滑囊炎。

中医认为本病是局部气血凝滞，血不濡筋，导致筋肉挛缩、疼痛，活动弹响。或关节活动过度，慢性积劳成伤，迁延日久，筋肌肥厚、粘连、挛缩，活动弹响。

(二) 诊断要点

髋关节自动屈伸及行走时出现响声，不影响关节活动，疼痛不明显。若继发有大转子区滑囊炎时，可出现疼痛。弹响髋的诊断不难，检查时令患者主动伸直、内收或内旋髋关节，可摸到一条粗而紧的纤维带在大转子处滑动和发出弹响声，即可确诊。

X 线检查可排除髋部骨关节疾病。

本病应与先天性髋关节脱位相鉴别。先天性髋关节脱位，由于股骨头和关节囊发育不良，故患者在髋关节活动时，也可能有响声出现，应注意鉴别。

(三) 治疗

在大转子上发生的弹响髋，如无明显自觉不适症状，经确诊后给予耐心解释，一般无须特殊处理。有轻微疼痛不适或对弹响有精神负担时，可采用非手术疗法对症治疗。疼痛明显或引起患者精神过度不安者，可考虑手术治疗。

1. 理筋手法

患者取侧卧位，患肢在上，从阔筋膜张肌沿髂胫束到膝部以掌根按揉法或用擦法治疗，上下往返 3～5 分钟，并配合髋关节被动屈伸，再自上而下往返弹拨髂前上棘上方的髂嵴部和大转子处的索状物，然后沿大腿外侧髂胫束及阔筋膜张肌肌纤维方向行揉顺法，并可适当按压肩髎、环跳、风市、阳陵泉诸穴。然后患者改仰卧位，从髂前上棘阔筋膜张肌起始部向下，经股前近端，股外侧至膝关节外侧用掌根按揉法，上下往返 3～5 分钟，并配合髋关节内、外旋转的被动运动，再弹拨髂前上棘的阔筋膜张肌和大粗隆处紧张的筋膜，最后在病患处施擦法，以热为度。

2. 药物治疗

(1) 内服药：

①筋脉失养证：病程迁延，髋部钝痛酸痛，喜按喜揉，肌肉萎缩，腿软无力，动则弹响，舌淡，苔少，脉细。治宜养血荣筋，方用壮筋养血汤加减。

②湿热壅盛证：局部肿胀。灼热红肿，疼痛较重，活动时疼痛加重，扪之有粗筋结，或有波动感，或伴有发热、口渴，舌质红，苔黄腻，脉弦数。治宜除湿通络、清热解毒，方用三妙丸合五味消毒饮加减。

(2) 外用药：局部用四肢损伤洗方或海桐皮汤熏洗或湿敷，洗后外贴宝珍膏或复方南星止痛膏。

3. 其他疗法

(1) 封闭疗法：可用曲安奈德注射液 20～40mg 加 1%利多卡因 2～5mL 做局部痛处封闭注射。每周 1 次，2～3 次为 1 个疗程。

(2) 针刺拔罐：髂胫束或大粗隆上缘等痛点处常规消毒后，以刃针 1 枚垂直进针，待突破后提插 1～3 针，快速出针后在针眼处拔罐治疗，留罐 5～15 分钟，以针眼处出血为佳。

(3) 针刀疗法：消毒局麻后，刀口线平行于髂胫束，垂直进针刀，针刀达髂胫束后，沿髂胫束两侧纵行 1～2 刀，稍退针刀，将刀口线旋转 90°达髂胫束最紧张处铲 2～3 刀，并沿髂胫束分离，手下感觉病变处有松解感后出刀。出刀后用双手拇指用力推拿局部 5～10 次。行针刀治疗后 1 周内避免剧烈活动。

(四) 预防与调护

本病一般不影响髋关节正常的功能活动，但关节弹响声对患者心理有一定影响，应做好心理疏导工作。平时应注意避免髋关节过度内收和内旋等活动，以减少弹响的发生。

四、髋关节一过性滑膜炎

髋关节一过性滑膜炎是儿童时期由非特异性炎症引起的以髋关节急性疼痛、肿胀、活动受限为主要特征的一种自限性疾病。目前对其发病机制尚无统一认识，故临床病名称谓很多，如髋关节暂时性滑膜炎、髋关节单纯性滑膜炎、小儿髋关节半脱位、应激髋综合征等。本病好发于 3～12 岁儿童，男孩较女孩多见，好发于右侧。对于本病，关键要早期诊断，及时给予相应处理，虽然部分患儿可自行痊愈，但多数仍需要采取针对性治疗，若延误治疗，有发生股骨头骨骺缺血性坏死的可能，造成日后的发育障碍。

(一) 病因病机

本病病因至今尚未明确，大多认为与过度运动、感染、外伤及先天因素有关。儿童时期，其髋臼、股骨头发育尚未成熟，关节囊及周围韧带松弛，股骨头活动范围较大，当奔跑跳跃、不慎跌倒等使下肢过度外展、外旋时，髋关节间隙增大，滑膜被关节腔的负压吸入后并嵌顿其中，造成滑膜组织的充血水肿，继而出现髋关节的疼痛肿胀、活动障碍、跛行。病程一般

3～14 日，部分患儿可自行痊愈。

中医学认为本病是由正气受损，风寒湿邪流注关节，经脉痹阻所致。正如《医宗金鉴·胯骨》所述："若素受风寒湿气，再遇跌倒损伤，瘀血凝结，肿硬筋翻，足不能直行。"

(二)诊断要点

患儿发病前多有奔跑、跳跃、跌倒等运动外伤史，上呼吸道感染史、痢疾史或存在其他感染病灶。本病好发于 3～12 岁儿童，多数发病急骤，无明显全身症状，表现为突然发作的髋部疼痛、跛行，动则痛剧，可伴有同侧大腿及膝关节的疼痛。双下肢不等长，患肢假性延长在 2cm 以内，患侧髋关节处于屈曲、内收、内旋位，腹股沟前方有压痛，"4"字试验、托马斯征均阳性。

X 线髋关节摄片检查显示髋关节囊肿胀，关节间隙稍增宽，无骨质破坏。实验检查白细胞总数可增高，红细胞沉降率略增快。B 超检查可见关节腔积液，关节囊肿胀，回声减低，欠均匀。髋关节穿刺检查见关节液透明，细菌培养为阴性。关节囊滑膜组织检查为非特异性炎症变化。

本病应注意与髋关节滑膜结核、髋化脓性关节炎、风湿性关节炎、股骨头骨骺炎等疾病相鉴别。

1. 髋关节滑膜结核

有明显的结核中毒症状，初起症状为髋部疼痛，患髋活动受限，跛行，髋关节屈曲挛缩畸形。X 线检查可见关节囊肿胀，关节间隙稍宽，晚期可发展为骨关节结核，骨质破坏明显。

2. 髋化脓性关节炎

起病急，高热、寒战，白细胞总数及中性粒细胞升高，红细胞沉降率加快，重者可出现败血症表现。髋部疼痛、活动受限，患肢短缩屈曲畸形，关节穿刺可抽出脓性液体，细菌培养可见化脓菌生长。

3. 风湿性关节炎

多表现为多发性、游走性关节痛，伴有高热，关节症状较重。红细胞沉降率加快，抗链球菌溶血素"O"升高。

4. 股骨头骨骺炎

患儿髋关节活动轻、中度受限，"4"字试验阳性，而托马斯征常为阴性。X 线检查显示股骨头骨骺密度增高或碎裂，股骨颈变短、变宽。

(三)治疗

治疗原则为尽快解除滑膜组织的嵌顿，避免负重和限制关节活动，以免增加关节囊内压而危及股骨头血供。以手法治疗为主，配合药物、卧床休息等治疗。

1. 理筋手法

通过局部手法可缓解股内收肌群的痉挛，再运用复位手法使被嵌顿的滑膜组织得以回复原位，恢复髋关节的功能。患儿仰卧位，助手双手按压于患儿髂前上棘以固定骨盆，医者立于患侧，先用拇指轻柔弹拨股内收肌群，以缓解痉挛。痉挛缓解后，一手握患肢踝部，另一手握膝关节，先轻轻拔伸牵引，再屈膝屈髋，若出现疼痛则不强屈，在无痛范围内旋转摇晃髋部，待到患者肌肉放松时，腿长者做屈髋、内收、内旋，腿短者做屈髋、外展、外旋，随即在牵引力下伸直患肢，结束手法。

2. 固定方法

应卧床休息，患肢制动。患儿不配合或病情较重，可行患肢持续皮肤牵引，其可缓解肌肉痉挛，降低髋关节囊内压，防止关节挛缩，减轻疼痛。牵引重量 3～5kg，牵引时间为 1～2 周。

3. 练功活动

可在床上做踝和足趾的屈伸活动，以及股四头肌的舒缩活动锻炼。治疗期间要尽可能限制髋关节活动和避免下肢负重行走。

4. 药物治疗

(1)内服药：

①瘀血阻络证：髋关节疼痛，固定不移，肌肤紫暗肿胀，舌紫暗或有瘀斑，苔薄黄，脉弦涩。治宜活血化瘀、通络止痛，方用桃红四物汤加减。

②寒湿痹阻证：髋关节疼痛，遇寒加重，肢体酸楚重着，肿胀弥散，舌淡，苔白腻，脉弦紧。治宜散寒除湿、祛风通络，方用独活寄生汤加减。

③湿热内蕴证：关节活动不利，局部灼热或红肿，痛不可触，得冷则舒，舌红，苔黄腻，脉弦滑。治宜清热利湿、宣痹止痛，方用薏苡仁汤加减。

(2)外用药：初期宜外敷消瘀止痛药膏，后期可用坎离砂热熨髋部，以促进血液流通。

5. 其他疗法

后期可采用红外线、超短波、频谱等物理疗法配合治疗，可加速渗出液吸收，缩短疗程。

(四)预防与调护

本病预后良好，发病后应卧床休息，避免下肢的负重与髋部过度活动。后期局部可适当热敷，利于炎症的消退。平时要加强锻炼，增强体质，避免髋部的损伤。

五、髋部滑囊炎

髋部滑囊炎是指各种因素引起髋关节周围的滑囊积液、肿胀和炎性反应，导致局部疼痛、活动受限的一类病症。髋部周围有较多滑囊，其中重要的有髂耻滑囊、股骨大转子滑囊和坐骨结节滑囊。髋部这些滑囊都直接或间接有助于髋关节的运动，减少肌腱与骨关节的摩擦。本病多与职业有关，可发生于任何年龄段。

(一)病因病机

由于髋部滑囊处于特殊位置，长期持续的慢性刺激使囊壁增厚或纤维化而发生慢性无菌性炎症。少数因髋部剧烈活动，使附着在骨突上的肌腱损伤，牵拉或刺激周围滑囊而引起。部分患者有类风湿或风湿病史，或有局部感染病史。早期病理改变主要是浆液性渗出物聚集在囊内，形成局限性的肿胀。若诊治不及时，迁延日久，囊壁变厚渐至滑囊闭锁，致使滑囊形成一个慢性炎症肿块。多见于老年人及长期坐位工作者。

中医学认为久坐伤气，气虚无力推动血行，导致气血阻滞，脉络受损，或局部组织长期受压，摩擦而致气滞血瘀，积聚化热，形成炎症。

(二)诊断要点

1. 髂耻滑囊炎

髂耻滑囊炎又称髂腰肌滑囊炎，髂耻滑囊位于髂腰肌与耻骨之间，病变多为慢性过程，主要表现为股三角部肿胀、疼痛，并可因股神经受压而疼痛向股前侧及小腿内侧放射。患侧大腿常处于屈曲位，若将其伸直、外展或内旋时，疼痛加重，局部压痛明显。必要时可行穿刺，可见淡黄色黏性液体。本病应与髋关节炎和髂腰肌囊肿相鉴别。

2. 股骨大转子滑囊炎

股骨大转子滑囊位于大转子与臀大肌腱之间。一般无明显外伤史，发病时可有大转子部肿胀、疼痛，不能向患侧侧卧，行走不利，休息后症状减轻。检查可于大转子后方触及囊性肿胀，局部加压或髋关节屈曲与内旋时疼痛加重，髋关节屈伸活动受限，为减轻疼痛，患髋常处于屈曲、外展和外旋位。X线检查有时可见股骨大转子处软组织肿胀阴影。局部穿刺抽液可见淡黄色黏性液体。本病应与腰椎间盘突出症、梨状肌综合征、大转子骨骺炎、大转子化脓性骨骺炎、髋关节结核等相鉴别。

3. 坐骨结节滑囊炎

坐骨结节滑囊位于两侧坐骨结节部，患者一般有长期坐位工作史或外伤史，中老年人尤其是体质瘦弱者多见。常感臀部不适或疼痛，坐位尤其是臀部接触硬物时疼痛明显，站起疼痛即缓解。坐骨结节处压痛明显，摇旋髋关节时可引起牵扯痛。X线检查无异常表现。此滑囊炎易出血，穿刺抽出液可为淡黄色黏性液体或血性液体。

(三)治疗

以手法治疗为主，配合药物、封闭、理疗等方法治疗。

1. 理筋手法

对于慢性损伤性滑囊炎，医者在患处先施以掌摩法、掌揉法、点按法放松局部，然后适当用力按压、弹拨囊肿数分钟，以消肿散结、活血化瘀，最后用掌摩法、平推法以达舒筋止痛之目的。

2. 固定方法

急性期滑囊肿大甚者，应卧床休息，避免患髋屈曲和旋转，以减少对滑囊的刺激。

3. 药物治疗

(1)内服药：

①瘀血留滞证：治宜活血散瘀、消肿止痛，方用桃红四物汤加减。

②气虚湿阻证：治宜益气健脾、利湿止痛，方用健脾除湿汤加减。

③湿热壅盛证：治宜清热除湿、通络止痛，方用五味消毒饮合三妙丸加减。

(2)外用药：急性期局部用金黄膏、消肿止痛膏、三黄散敷药等外敷，恢复期采用海桐皮汤熏洗热敷。

4. 其他疗法

(1)封闭疗法：局部穿刺抽液后，用曲安奈德40mg加1%利多卡因5mL做滑囊内注射。

(2)针刀疗法：局麻下，用小针刀垂直刺入滑囊后，做纵横十字剥离3～4次，至滑囊壁完全切开，刀下有松解感时出刀，可用创可贴覆盖创口。术后避免剧烈活动。

(3)物理疗法：可选用蜡疗及光疗，以及中药离子透入等方法配合治疗。

(四)预防与调护

本病应注意减少坐位时间，对长期处于坐位的患者，尤其是中老年人，要注意更换体位和姿势，还可在座椅上加软垫。当患者有感染、类风湿等疾病时，应积极针对病因治疗，控制病情，防止本病的发生。发病后以卧床休息为主，减少局部压迫，禁食辛辣刺激食物。

六、臀肌挛缩症

臀肌挛缩症是指由于多种原因引起臀部肌肉及其筋膜纤维变性挛缩，致使髋关节内收、内旋功能障碍，而表现出特有步态和异常姿势的病症。本病多发于儿童时期，常见于反复臀部肌肉注射的患者，故又称小儿臀肌挛缩症、注射性臀肌挛缩症。临床上以臀大肌挛缩多见，是一种医源性疾病。

(一)病因病机

一般认为，反复多次的臀部肌肉注射是本病的最主要病因。婴幼儿臀部肌肉薄弱，修复吸收能力较差，在进行反复多次的注射治疗后，受机械性、药物化学性等多种因素刺激造成肌肉组织局部的出血、水肿、变性、坏死，形成纤维瘢痕组织，从而使髋关节内收、内旋等活动受限，继而形成屈髋时强迫外展、外旋等特有体征。但并非所有具有多次注射史的患者都发生此病，因而本病的发生还与患者的体质因素、免疫因素、遗传因素、感染因素等有关。

(二)诊断要点

多有臀肌反复注射药物史，常见于儿童，也可见于青少年，可双侧或单侧发病。患者常表现为臀部变尖，可有局部肌肉的明显萎缩，坐时双膝分开，不能靠拢，下蹲时双膝必须分开向外"划圈"动作，呈典型的"蛙式位"，行走时呈"外八字"步态，跑步时步幅小呈跳跃状。检查时部分患者可在臀部触及由内上向外下与臀肌纤维走向一致的挛缩带，关节活动时局部可有条状凹陷及髋部弹响声。交腿试验与髂胫束试验(Ober 征)均为阳性。严重者可出现髋臼底凸向骨盆，形成Otto 骨盆(髋臼向内突出症)。

X 线检查大多无异常，严重者可见骨盆倾斜，脊柱侧弯，或"假性双髋外翻"，股骨颈干角大于 130°，股骨小转子明显可见，甚者可发现患侧股骨头无菌性坏死。血液检查和肌电图一般均正常。

本病应与弹响髋、小儿麻痹后遗症相鉴别。

1. 弹响髋

多见于青壮年，在大腿突然屈曲及内收时出现弹响，但无步态异常及髋关节活动受限。

2. 小儿麻痹后遗症

可出现相似步态异常，有臀肌挛缩，但肌萎缩还涉及其他下肢肌肉，且存在多处骨性畸形。

(三)治疗

轻、中度患者以手法、药物治疗为主，辅以练功治疗。重度患者宜采用手术治疗。

1. 理筋手法

患者俯卧，医者用手指或手掌在患部进行揉摩、搓擦、弹拨等手法 5～10 分钟，弹拨时可沿肌纤维条索上下移动，使其硬结的组织松软，同时消除患儿紧张心理，放松肌肉以利治疗。然后患者仰卧，医者握住患肢小腿，使其内收内旋，并向对侧斜形牵拉。力量由轻到重，来回摆动，逐步增加幅度至患者所能承受的最大限度，如此反复数遍。双侧臀肌挛缩者，可同时进行交叉牵拉。最后患者再俯卧，医者用掌根自腰经臀向下至大腿后侧行按揉手法 2～3分钟。

2. 练功活动

除注重股四头肌舒缩锻炼和下地行走跑跳练习以预防患肢肌肉萎缩外，还应加强患肢髋关节的练功，如并膝下蹲、仰卧抬腿、蹬空增力、四面摆腿等。

3. 药物治疗

(1)内服药：

①瘀阻筋络证：髋部酸胀不适，关节屈伸活动不利，行走或跑跳时步态异常，臀部可触及筋粗筋结，舌暗，苔薄，脉弦涩。治宜益气活血、散瘀通络，方用补阳还五汤加减。

②筋脉失养证：体质虚弱，步行乏力，臀肌萎缩，可触及条索状硬结，髋屈伸活动受限并伴有弹响声，舌淡，苔薄，脉沉细。治宜养血壮筋、和营通络，方用壮筋养血汤加减。

(2)外用药：局部外搽红花油、万花油等，也可用海桐皮汤布包外敷或外洗。

4. 其他治疗

对于重度患者或经保守治疗无明显改善者，应选择用手术治疗。常见的手术方法有臀肌挛缩带切断术、臀肌挛缩带"Z"形延长术、臀肌挛缩带切除术、臀大肌起点下移术或止点松解术。无论采取何种术式，手术应在避免损伤神经血管前提下，彻底松解挛缩的肌肉。术中要不断检查，务必在手术台上达到满意的髋关节屈曲、内旋、内收角度。术后要尽早进行恢复锻炼，避免已松解的变性纤维重新愈合在一起，影响疗效。

（四）预防与调护

反复多次的臀肌注射是导致本病的最主要原因，因此应尽量减少或避免对臀部肌肉注射毒性大、刺激性强的药物。注射的方法和部位要合理选择，注射速度要缓慢，尽量避免同一部位连续注射。注射后可进行局部热敷，以利于药液的吸收和改善局部的血液循环，从而预防本病的发生。

七、股四头肌损伤

股四头肌损伤是指股四头肌遭受直接暴力打击而致的挫伤，以及因扭掫等间接暴力所致的肌纤维撕裂伤或断裂伤。损伤严重时可致肌肉完全断裂，影响屈髋、伸膝功能。股四头肌由股直肌、股内侧肌、股外侧肌和股中间肌4部分组成，为伸膝关节的主要装置。其中，股直肌为双关节肌，呈梭形，是股四头肌群中唯一跨越过髋关节具有屈髋功能的肌肉，较易发生损伤。本病多见于运动前准备不充分、过量运动者及中老年人。

（一）病因病机

钝器击打或撞击等直接暴力造成的股四头肌损伤，可伤及局部肌纤维，甚者可使肌纤维断裂。间接暴力引起的损伤包括两方面：一方面是股四头肌剧烈收缩，如超负荷举重、骤然地屈髋伸膝运动；另一方面是反复牵拉所致慢性劳损者，如长时间负重登山、长途行军等。股四头肌损伤较轻或慢性劳损者，多见肌腱附着部或肌肉与肌腱交界处撕裂伤，继而形成小的血肿、粘连。损伤较重者可见肌肉部分甚至完全断裂，肿胀疼痛明显，功能受限，日久血肿机化，瘢痕组织形成，影响关节活动功能。

（二）诊断要点

有明显的大腿前侧外伤史。伤后局部疼痛剧烈，肿胀明显，主动屈髋伸膝时疼痛加重或无法完成动作，跛行或站立困难，伤后数小时可见瘀斑。检查见伤肢肿胀，伤处压痛明显，压痛点范围相对固定，髋、膝关节功能障碍。肌肉完全断裂可在髌上肌腱附着处触及因近端肌肉收缩所致的凹陷，单纯股直肌断裂不易触及，易造成漏诊。股四头肌抗阻力试验阳性。陈旧性损伤或慢性劳损者，大腿前侧压痛轻微，患侧膝关节被动过屈时可引发大腿前侧牵拉痛，或见股四头肌萎缩和肌力下降。肿胀严重者穿刺可见血性积液。

X线检查大多有软组织广泛肿胀阴影，极少发现有撕脱性骨折。MRI检查可判断肌腱是否完全断裂。

（三）治疗

首先应判断股四头肌损伤的性质与程度。低动能损伤、慢性劳损者，可行外固定，运用手法、药物和练功活动等治疗。挫伤造成股四头肌下血肿严重，应进行穿刺抽吸，冰敷并加压外固定，配合中药治疗。肌肉不完全断裂者，应将患肢膝关节半屈曲位石膏固定1～2周。完全断裂者，应尽早手术修补。

1. 理筋手法

损伤初期不宜直接手法治疗，中后期可采用手法治疗。患者取仰卧位，医者立于患侧，可先在患部做揉按法、拿法、弹拨法等手法，以松解粘连。然后医者一手握住患肢踝部，另一手扶在患侧膝关节髌前，在患者可承受范围内反复屈曲伸直膝关节，保持患者足跟始终贴于治疗床上，活动范围由小到大。最后施以捋顺及拍打、抖散等手法。本法也适用于术后康复期患者。

2.固定方法

损伤初期需要绝对卧床休息，伤肢制动并避免负重。肌肉不完全断裂者，应用夹板或石膏固定患肢膝关节半屈曲位1~2周。肌肉完全断裂或肌腱止点处完全断裂者，术后用夹板或石膏固定膝关节伸直位6周。

3.练功活动

早期在进行股四头肌静力收缩锻炼时，还需配合患侧踝关节的屈伸活动，既可以防止股四头肌失用性萎缩，又可以改善伤肢静脉回流，降低深静脉血栓的形成风险。待肌力增强后可进行单关节运动锻炼，如直腿抬高练习、床边屈伸膝关节，为站立行走做准备。后期可行复合关节运动锻炼，如下蹲、徒手行走、凌空踢腿等。行股四头肌修补缝合术患者，术后6周解除固定后，应加强主动练功，防止肌肉萎缩。所有练功活动以不引起局部疼痛为度，练功力度要柔和缓慢，循序渐进。

4.药物治疗

(1)内服药：

①气滞血瘀证：肌肉骤然收缩或直接暴力打击致伤。局部疼痛、肿胀、瘀斑，关节活动受限，断裂伤术后初期，舌暗红，苔薄黄，脉弦。治宜活血化瘀、消肿止痛，方用复元活血汤加减。

②瘀热阻络证：伤后局部肌肉僵硬，关节强直，有条索状硬结，或灼热红肿，活动后肌肉疼痛加重，舌质红，脉弦数。治宜凉血活血、散瘀止痛，方用仙方活命饮加减。

③气血虚损证：股四头肌伸膝无力，劳累后肌肉酸痛，肌肉萎缩，面色苍白，少气懒言，舌淡，苔少，脉沉细。治宜益气养血、强壮筋骨，方用当归鸡血藤汤或健步虎潜丸加减。

(2)外用药：早期外敷可用消肿止痛膏或双柏散，中后期可用海桐皮汤热敷或熏洗。也可应用非甾体类药物外搽。

5.其他疗法

(1)封闭疗法：损伤后期，痛点固定，影响肢体功能活动者，可选用曲安奈德40mg加1%利多卡因3~5mL对痛点进行局部注射，5~7日1次。

(2)物理疗法：可选用微波、空气波、电疗仪等物理疗法，促进下肢血液循环，缓解肌肉僵硬。

(四)预防与调护

损伤早期应以卧床休息为主，宜冰敷患处，不宜手法理筋治疗，以免加重损伤。中后期可理筋按摩配合适当的股四头肌练功活动，加速肢体的功能恢复。平时应加强体质训练，在进行各种运动前应充分做好准备活动，以防损伤。

第二节　膝与小腿部筋伤

膝关节是全身最大、最复杂的关节，为滑车关节。其骨性结构由股骨远端两个弧形的股骨内、外侧髁和胫骨近端一个比较平坦的胫骨平台，以及前方的髌骨所构成。膝关节的稳定性由骨、韧带、半月板和肌肉来共同维持。膝关节侧方有胫、腓侧副韧带，膝关节之中有前、后交叉韧带，膝关节间隙有内、外侧半月板，膝关节前方有股四头肌，膝关节后方有腘绳肌等，膝关节周围有较多的肌腱和滑膜囊，膝关节腔为人体最大的滑膜腔。这些组织结构对维持膝关节的稳定、维护膝关节的屈伸活动起着重要作用，任何一种结构的损伤都会影响关节的稳定性及运动功能，从而出现膝关节肿胀、疼痛、活动受限等症状。

中医称膝关节为"膝骺"，由于膝关节周围筋肌结构甚多，所以有"诸筋者，皆属于节"和"膝为筋之府"之说。膝关节浅在，活动量大，摩擦劳损及创伤机会多，故膝部筋伤在临床上较为常见。在膝关节损伤的治疗过程中，要最大限度地保护和修复膝关节的侧副韧带、交叉韧带、半月板和髌腱等结构。股四头肌主要是伸膝功能，对膝关节的稳定性也有重要作用。当膝关节长期制动时，常造成股四头肌的萎缩，影响关节功能的恢复，所以在任何膝关节损伤治疗过程中，都应重视股四头肌的练功活动。

一、膝关节侧副韧带损伤

膝关节侧副韧带损伤是指由于外力作用致使膝关节的侧副韧带发生牵拉伤、撕裂或断裂，出现以膝部疼痛、步行不稳、内外翻畸形为主要表现的膝部损伤。膝关节的内侧及外侧各有坚强的副韧带附着，是维持膝关节稳定的主要结构。胫侧副韧带亦称内侧副韧带，起于股骨内髁结节，下止于胫骨内髁的内侧面，呈三角形(有前纵部、后上斜部、后下斜部)，分深浅两层，其深部纤维与关节囊及内侧半月板相连，具有限制膝关节外翻和外旋的作用。腓侧副韧带亦称外侧副韧带，起于股骨外髁结节，下止于腓骨头，为条索状坚韧的纤维束，与外侧半月板之间有腘肌腱和滑膜囊相隔，具有限制膝关节内翻和内旋的作用。临床以胫侧副韧带损伤多见。

(一)病因病机

膝关节在伸直位时，侧副韧带较紧张，膝关节稳定而无侧向及旋转活动。膝关节处于半屈曲位时，侧副韧带松弛，关节不稳，有轻度的侧向和旋转活动，易受损伤。

当膝关节半屈曲位时，胫侧副韧带松弛，小腿突然外展、外旋，常使韧带发生撕裂或断裂。当膝外侧受到暴力打击或重物压迫，迫使膝关节过度外翻、外旋时，可使膝内侧间隙拉宽，胫侧副韧带发生拉伤、撕裂或断裂等损伤。由于膝关节有生理性外翻角，且膝外侧易受到外力的打击或重物的压迫，因此临床上胫侧副韧带损伤多见。若为强大的旋转暴力，胫侧副韧带完全断裂的同时，易合并内侧半月板和前交叉韧带的损伤，称为膝关节损伤三联症。损伤严重时，可伴有关节囊撕裂和撕脱骨折。

当膝内侧受到暴力打击或重物压迫，迫使膝关节过度内翻时，可使膝外侧间隙拉宽，腓侧副韧带发生拉伤、撕裂或断裂等损伤。由于受到对侧下肢的保护及髂胫束的作用，单独腓侧副韧带损伤较胫侧少见。一旦内翻暴力足够大，致使腓侧副韧带断裂时，常合并腓骨头的骨折，严重者可伴有关节囊的撕裂及同侧的髂胫束及腓总神经损伤。

(二)诊断要点

有明确的外伤史，膝关节内侧或外侧肿胀、疼痛、皮下瘀斑，局部压痛明显，膝关节屈伸功能障碍。胫侧副韧带损伤时，膝关节呈半屈曲位，主动、被动活动均不能伸直或屈曲，若合并半月板或交叉韧带损伤者，可有关节内血肿，膝部可出现交锁征。胫侧副韧带损伤，压痛点可在股骨内上髁、关节间隙处或胫骨内侧髁。腓侧副韧带损伤，压痛点在腓骨头或股骨外上髁。韧带断裂时可触及裂隙或凹陷，腓侧副韧带损伤合并腓总神经损伤，可出现足下垂及小腿外侧下 1/3 及足背外侧面的皮肤感觉障碍。膝关节侧方应力试验阳性。

膝关节侧方应力试验(膝关节分离试验)有重要的临床意义。胫侧副韧带部分撕裂时，在膝伸直位小腿做膝内侧分离试验时，膝关节无明显的外翻活动，但膝内侧疼痛加剧；完全断裂者，可有异常的外翻活动。反之，腓侧副韧带部分撕裂时，在膝伸直位小腿做膝外侧分离试验时，膝关节无明显的内翻活动，但膝外侧疼痛加剧；完全断裂者，可有异常的内翻活动。

X 线检查，需要两侧膝关节同时拍摄 X 线片，以便对照。在内、外翻应力下摄片，可发现侧副韧带损伤处关节间隙增宽，有助于诊断，并应注意有无骨折。MRI 检查膝关节有胫侧或腓侧副韧带信号异常或连续性中断。

（三）治疗

以手法治疗为主，配合药物、理疗、固定和练功等治疗，韧带完全断裂者应手术治疗。

1. 理筋手法

侧副韧带部分撕裂者，初诊时先在膝关节侧方痛点部位及其上下施以指揉法、摩法、擦法，再沿侧副韧带走行方向施以顺筋手法，最后扶膝握踝，伸屈1次膝关节，以恢复轻微之错位，并可以舒顺卷曲的筋膜。这种手法不宜多做，否则有可能加重损伤。在中后期运用手法可以解除粘连，恢复关节功能，可点按血海、梁丘、阴陵泉、阳陵泉及内膝眼、犊鼻、悬钟等穴，然后在损伤局部及其上下施以揉、摩、擦等法。新鲜损伤肿痛明显者手法宜轻，其后随着肿胀的消退，手法可逐渐加重。

2. 固定方法

侧副韧带有部分断裂者，可用石膏托或超膝关节夹板固定于膝关节功能位4～6周。

3. 练功活动

外固定后做股四头肌舒缩活动锻炼，解除固定后练习膝关节的屈伸活动。

4. 药物治疗

(1)内服药：

①瘀血阻络证：伤后膝部肿胀严重，剧烈疼痛，有瘀斑，膝关节松弛，屈伸障碍，舌暗瘀斑，苔薄黄，脉弦或涩。治宜活血消肿、祛瘀止痛，方用桃红四物汤或活血止痛汤加减。

②筋脉失养证：伤后迁延，膝肿未消，钝痛酸痛，喜揉喜按，肌肉萎缩，膝软无力，舌淡，苔少，脉细。治宜温经活血、壮筋活络，方用壮筋养血汤加减或服健步虎潜丸。

③湿阻筋络证：伤后日久，膝肿反复发作，时轻时重，酸楚胀痛，筋粗筋结，屈伸不利，舌淡胖，苔白滑，脉弦或滑。治宜除湿通络，方用羌活胜湿汤或薏苡仁汤加减。

(2)外用药：初期局部外敷消瘀止痛药膏或三黄散敷药，后期局部用四肢损伤洗方或海桐皮汤熏洗患膝。

5. 其他疗法

物理疗法：可采用超短波、磁疗、蜡疗、光疗、热疗等方法治疗，以减轻疼痛、促进恢复。

（四）预防与调护

本病经过积极治疗大多可以治愈，预后较佳。损伤早期可冷敷，以减少出血。治疗期间应限制患膝关节内、外翻动作，但应积极进行股四头肌舒缩活动锻炼，后期要加强膝关节的伸屈活动锻炼，以尽快恢复膝关节功能。

二、膝关节交叉韧带损伤

膝关节交叉韧带损伤是膝关节内较为严重的损伤之一。交叉韧带位于膝关节之中，为膝关节重要的稳定结构，呈铰链式连于股骨髁间窝及胫骨的髁间隆突之间。有前后两条，交叉如"十"字，又称十字韧带。前交叉韧带起于股骨髁间窝的外后部，向前内止于胫骨髁间隆突的前部，可限制胫骨向前移位。后交叉韧带起于股骨髁间窝的内前部，向后外止于胫骨髁间隆突的后部，限制胫骨向后移位。因此交叉韧带对稳定膝关节起着重要作用，其可限制胫骨前移、膝关节过伸、胫骨旋转、膝关节内外翻等，从而保持膝关节稳定性。交叉韧带损伤常与胫侧副韧带或半月板损伤同时发生。

（一）病因病机

膝关节交叉韧带位置深在，非严重暴力不易引起损伤或断裂，多因膝关节受到强大暴力打击而引起。一般单纯的膝交叉韧带损伤少见，多伴有其他损伤，如膝关节脱位、侧副韧带断裂等。

暴力使膝关节过伸或过度外展可引起膝关节前交叉韧带损伤。如屈膝时，外力从前向后加于股骨，或外力从后向前撞击胫骨上端，均可引起前交叉韧带断裂。膝关节前脱位常由于过伸引起，必然伤及前交叉韧带。有时伴有胫骨隆突撕脱骨折、胫侧副韧带和内侧半月板损伤。屈膝时，外力从前向后撞击胫骨干骺端，使胫骨过度向后移位，可引起后交叉韧带损伤，甚至发生膝关节后脱位，可伴有膝后关节囊破裂、胫骨隆突撕脱骨折和外侧半月板损伤。

(二)诊断要点

有明显的外伤史，交叉韧带的损伤常是复合损伤的一部分。受伤时自觉关节内有撕裂感，剧烈疼痛并迅速肿胀，关节内有积血，关节松弛而失去原有的稳定。一般膝关节呈半屈曲状态，功能活动障碍，抽屉试验阳性。

抽屉试验是诊断交叉韧带损伤的重要方法。检查前先抽出关节内积血或积液，并在局麻下进行。患者仰卧，屈膝 90°，足平放床上，检查者以肘压住患者足背做固定，双手环握小腿上端，向前拉或向后推胫骨。正常情况胫骨平台前后滑动仅 0.5cm 左右，当前交叉韧带断裂或松弛时，胫骨向前移动度明显增大，当后交叉韧带断裂或松弛时，胫骨向后移动度明显增大。

X 线摄片检查有时可见胫骨隆突撕脱骨折或膝关节脱位。膝关节 MRI 检查具有很高的敏感性和特异性，诊断正确率可达 95%左右。关节镜检查可协助诊断。

(三)治疗

可采用手法、药物、固定和练功等方法治疗，必要时手术治疗。

1. 理筋手法

适用于损伤后期，有关节活动功能受限者，可采用手法松解粘连，并帮助膝关节屈伸锻炼，改善膝关节屈伸功能活动度。

2. 固定方法

对没有完全断裂的交叉韧带损伤，早期应先关节穿刺抽出关节积血，弹性绷带加压包扎，用夹板或石膏将患膝固定于屈膝 20°～30°位 4～6 周，使韧带处于松弛状态，以便修复重建。也可固定 3～4 周后佩戴可调试功能支具，允许膝关节活动在 30°～60°。

3. 练功活动

膝关节固定期间应早期进行股四头肌等长收缩锻炼，防止肌肉萎缩。解除固定后，要进行股四头肌肌力训练及膝关节屈伸活动锻炼，并逐步练习扶拐行走。

4. 药物治疗

(1)内服药：初期宜活血祛瘀、消肿止痛，方用桃红四物汤或舒筋活血汤加减。后期治宜补养肝肾、舒筋活络，方用补筋丸加减。肌力不足者可服用健步虎潜丸或补肾壮筋汤。

(2)外用药：局部瘀肿者，可外敷消瘀止痛药膏或清营退肿膏。伤后日久关节活动不利者，可用四肢损伤洗方或海桐皮汤熏洗患膝，洗后可外贴宝珍膏。

5. 其他疗法

物理疗法：后期可采用超短波、磁疗、蜡疗、光疗、热疗等方法配合治疗。

(四)预防与调护

交叉韧带损伤，早期应固定制动，以利于损伤修复。固定期间应抬高患肢，并积极进行股四头肌舒缩锻炼。解除固定后，应循序渐进地做膝关节功能锻炼。后期膝关节不稳时，可佩戴护膝保护，以增加膝关节的稳定性。

三、膝关节半月板损伤

半月板是位于股骨髁与胫骨平台之间的纤维软骨，分为内侧半月板和外侧半月板，分别位于膝关节的内、外侧间隙内。内侧半月板较大，弯如新月形，前后角间距较远，呈"C"形，前角附着于胫骨髁间隆突的前方，在前交叉韧带附着点之前，后角附着于胫骨髁间隆突和后交叉韧带附着点之间。其后半部分与胫侧副韧带相连，故后半部固定，扭转外力易造成交界处损伤。外侧半月板稍小，前后角间距较近，近似"O"形，前角附着于胫骨髁间隆突的前方，在前交叉韧带附着的后方，后角附着于胫骨髁间隆突的后方。半月板可随着膝关节运动而有一定的移动，伸膝时半月板向前移动，屈膝时向后移动。外侧半月板不与腓侧副韧带相连，因而外侧半月板活动度比内侧大。外侧半月板常有先天性盘状畸形，称先天性盘状半月板。正常膝关节有轻度外翻，胫骨外侧髁负重较大，故外侧半月板承受压力也较大，易受损伤。半月板周边较厚而中央部较薄，加深了胫骨髁的凹度，以适应股骨髁的凸度，因此半月板具有缓冲震荡和稳定关节的功能。膝关节半月板损伤以青壮年多见。

（一）病因病机

半月板损伤多见于矿工、搬运工和球类运动员等。引起半月板破裂的外力因素有撕裂性外力和研磨性外力两种。

撕裂性外力发生在膝关节在半屈曲状态下做旋转动作时，膝关节处于半屈曲位，半月板向后方移位，此时做内外翻或向内外扭转时，半月板虽紧贴股骨髁部随之活动，而下面与胫骨平台之间形成旋转摩擦剪力最大，当旋转碾挫力超过了半月板所能承受的拉力，就会发生半月板的撕裂损伤。在膝半屈曲外展位，股骨髁骤然内旋牵拉，可致内侧半月板破裂。若膝为半屈曲内收位，股骨髁骤然外旋膝伸直，可致外侧半月板破裂。破裂的半月板如部分滑入关节之间，使关节活动发生机械障碍，妨碍关节伸屈活动，形成"交锁"。

研磨性外力多发生于外侧半月板，因外侧半月板负重较大，或先天性盘状半月板，长期蹲、跪工作的人，由于半月板长期受关节面的研磨挤压，可加快半月板的退变，发生外侧半月板慢性撕裂性损伤，常见为分层破裂。

半月板损伤的部位，可发生在半月板的前角、后角、中部或边缘部。损伤的形状可为横裂、纵裂、水平裂或不规则形，甚至破碎成关节内游离体。

由于半月板属纤维软骨组织，位于边缘与滑膜连续部分有血供，其余部分缺少血液供应，靠关节滑液获得营养，故损伤后修复能力极差。除了边缘损伤部分可获愈合外，一般不易愈合。

（二）诊断要点

多有膝关节扭伤史。伤后膝关节剧烈疼痛、肿胀、屈伸功能障碍。急性期由于剧痛致肌肉痉挛，难以做详细检查，故早期确诊比较困难。

慢性期或无明显外伤史的患者，病程漫长，持续不愈，主要症状是膝关节活动痛，以行走和上下坡时明显，部分患者可出现跛行。屈伸膝关节时，膝部有弹响或出现"交锁征"，即在行走的情况下突发疼痛，膝关节不能伸屈，状如交锁，将患膝稍做晃动或按摩2~3分钟后，即可缓解并恢复行走。检查时见患膝不肿或稍肿，股四头肌较健侧萎缩，尤以内侧头明显。膝关节不能过伸和屈曲，关节间隙处压痛。回旋挤压试验、挤压研磨试验阳性。

X线检查对半月板损伤诊断意义不大，但可排除其他疾病。必要时做关节镜检查。MRI检查可明确诊断。

（三）治疗

以手法治疗为主，配合药物、固定和练功治疗，必要时手术治疗。

1. 理筋手法

急性损伤期，可做 1 次被动的膝关节屈伸活动，嘱患者仰卧，放松患肢，医者左拇指按摩痛点，右手握踝部，徐徐屈曲膝关节并内外旋转小腿，然后伸直患膝，可使局部疼痛减轻。慢性损伤期，医者先用拇指按压关节边缘的痛点，然后在痛点周围做推揉拿捏，继之在膝关节周围和大腿前部施以㨰、揉等法，以促进局部气血流通，使疼痛减轻。每日或隔日。

2. 固定方法

急性损伤期应将膝关节功能位固定 3～4 周，以限制膝部活动。

3. 练功活动

肿痛稍减后，应进行股四头肌舒缩锻炼，以防止肌肉萎缩。解除固定后，除加强股四头肌锻炼外，还应练习膝关节的屈伸活动和进行步行锻炼。

4. 药物治疗

(1)内服药：初期治宜活血化瘀、消肿止痛，方用桃红四物汤加牛膝、防风，或舒筋活血汤加减。后期治宜补肾壮筋、通络止痛，方用健步虎潜丸或补肾壮筋汤加减。

(2)外用药：初期局部瘀肿者，可外敷三黄散敷药、消瘀止痛药膏等。后期可用四肢损伤洗方或海桐皮汤熏洗患膝。

5. 其他疗法

(1)针灸疗法：损伤后期有明显股四头肌萎缩者，可选取血海、足三里、梁丘、阳陵泉、阴陵泉、委中、承山、三阴交、阿是穴等穴位进行针刺治疗，有助于疏通经络，顺行气血，可达到缓解局部肌肉痉挛及疼痛的目的。

(2)物理疗法：后期可采用超短波、磁疗、光疗、热疗等方法配合治疗。

(四)预防与调护

半月板损伤多为急性损伤，应针对好发人群加强下肢肌力练习，以增强膝关节的稳定性，减轻半月板的负荷。一旦出现损伤应减少患肢运动，避免膝关节骤然的扭转、屈伸动作。若施行手术治疗，手术当日麻醉消退后，即开始活动足趾、踝关节及股四头肌等长活动锻炼。术后 2～3 周如无关节积液，可下地步行锻炼。若出现积液则应立即停止下地活动，配合理疗及中药治疗等。

四、髌腱损伤

髌腱损伤是指由于外力作用造成髌腱的部分撕裂或完全断裂的伤病。髌腱是连接髌骨到小腿胫骨结节的肌腱结构，与股四头肌、髌骨共同构成"伸膝装置"。髌腱属于股四头肌的延伸部，是伸膝装置的重要组成部分。髌腱的撕裂或断裂，可引起伸膝功能障碍。

(一)病因病机

髌腱损伤由直接或间接暴力和慢性劳损所致。直接暴力多见于膝跪地，局部受到撞击的直接损伤，也有因刀、铲或机械的直接切割而致伤。间接暴力多为高处跌下或在下肢负重时，暴力使膝关节突然屈曲，股四头肌强力收缩而致髌腱损伤，因髌腱坚韧不易被拉断，多造成髌腱胫骨结节止点处腱纤维部分撕裂或撕脱，或髌腱起点两侧的纤维损伤。髌腱的慢性损伤较多见，长期过量的膝关节运动，反复牵拉髌腱及其髌尖附着处，可引起反应性增生变性，继而发生粘连、瘢痕挛缩或钙化、骨化而出现症状。

(二)诊断要点

急性损伤者，有明确的外伤史，常在遭受暴力或损伤后突然发生膝关节部疼痛、肿胀，膝关节伸膝无力，髌腱部有局限性压痛，断裂者髌腱部可扪到空虚感，"伸膝抗阻力试验"

阳性，即在患者伸膝运动时给予小腿部力量或阻力对抗伸膝运动，膝关节不能伸直或有剧烈的疼痛反应。

慢性损伤者，主要症状是膝软、疼痛，多发生在下楼梯、起跳落地时或蹲下起立时，多在髌骨尖部有明显压痛。可有股四头肌萎缩，直腿抬高时疼痛加剧或困难。

X线检查可见髌骨上移，偶尔可见髌骨尖有骨片撕脱。慢性损伤有时可见髌尖延长或脱钙。超声检查可发现髌腱撕裂的部位。MRI检查可明确损伤部位及程度。

(三)治疗

以手法、固定治疗为主，配合药物、练功治疗，髌腱完全断裂者采用手术治疗。

1. 理筋手法

髌腱部分断裂者，可采用理筋手法，顺其撕裂的方向推按，使其复位。陈旧性损伤者，可用推揉手法使局部筋结推平，拿捏手法以松解局部粘连，沿髌骨缘的痛点或穴位揉按以舒筋止痛。

2. 固定方法

对髌腱部分断裂者，固定伤肢于屈膝10°位4～6周，期间禁止做股四头肌的功能锻炼。对施行髌腱断端手术修复者，术后用石膏托固定膝关节于伸直位，3周后锻炼股四头肌，6周后去除外固定。

3. 练功活动

早期进行踝关节背伸、跖屈活动锻炼，中期进行股四头肌的收缩锻炼，后期进行膝关节屈伸锻炼。循序渐进地练功锻炼，对恢复肌力和防止关节粘连有重要意义。

4. 药物治疗

(1)内服药：

①气滞血瘀证：伤后局部疼痛剧烈，肿胀明显，或有血肿，动则痛甚，舌暗红，脉弦或涩。治宜活血化瘀、消肿止痛，方用桃红四物汤加减。

②肝肾亏损证：起病缓慢，肿痛较轻，静时反痛，或损伤日久，肌肉萎缩，膝软无力，舌淡红，苔少，脉沉细或细数。治宜补益肝肾、通络止痛，方用补肾壮筋汤或健步虎潜丸加减。

(2)外用药：早期局部可外敷消肿止痛膏等，恢复期可选择海桐皮汤熏洗热敷患膝。

5. 其他疗法

(1)封闭疗法：用醋酸泼尼松龙12.5mg加1%普鲁卡因2～3mL，注入髌腱周围的痛点处，要注入深筋膜与髌腱之间。其对因慢性损伤而致髌腱周围炎的患者效果良好。应切忌注入髌腱组织内，以防髌腱变性。

(2)物理疗法：可选用超短波、微波及蜡疗等方法配合治疗。其对陈旧性损伤患者有一定的效果。

(四)预防与调护

髌腱慢性损伤者，平时应尽量避免下蹲和跑跳动作，可佩戴护膝予以保护。急性损伤者，应患肢制动休息或固定。早期禁止做股四头肌的功能锻炼。后期应循序渐进练功，以尽快恢复肌力和防止关节粘连。

五、髌周滑囊炎

髌周滑囊炎是指髌骨周围滑囊受到外力损伤或长期慢性刺激出现以滑液增多、滑膜囊肿大并引起局部疼痛为主要表现的一种疾患。髌骨周围主要有5个滑囊，分别是髌上囊、髌前皮下囊、髌前筋膜下滑囊和髌前腱下滑囊、髌下滑囊。髌上囊位于髌骨上缘上方股四头肌腱与股骨髁之间，与关节腔相通，是人体最大的滑囊。髌前皮下囊位于髌前皮下与深筋膜之间。

髌前筋膜下滑囊位于髌前深筋膜与股四头肌腱之间。髌前腱下滑囊位于股四头肌腱与髌骨的骨膜之间。髌下滑囊分为深、浅两囊，深囊位于髌骨下方髌腱内面与胫骨之间，浅囊位于髌骨下方髌腱与皮下之间。髌周滑囊的主要作用是减少摩擦、缓冲压力。髌周滑囊炎的病因病机和治疗方法基本相同，这里仅讲述临床常见的髌前部滑囊炎和髌下滑囊炎。

(一)病因病机

髌前部滑囊炎多为皮下滑囊炎，位置相对较表浅，常由于局部反复摩擦、挤压、碰撞等因素引起，多见于长时间跪地工作或洗衣服的妇女，也可因急性损伤或关节内及周围感染而诱发。髌下滑囊炎多见于髌下深滑囊炎，常因运动创伤引起。急性滑囊炎常因创伤或感染而发病，积液多为血性与脓性。慢性滑囊炎多与从事的职业有关，以长期慢性刺激为主，主要病理改变为囊壁水肿、肥厚或纤维化，滑膜增生呈绒毛状改变。

(二)诊断要点

有明确的外伤史或长期慢性劳损史。髌前部滑囊炎主要表现为髌前疼痛及肿胀，压痛轻微，波动征阳性，髌骨和膝关节受限不明显。髌下滑囊炎主要表现为半蹲位疼痛，髌韧带深部压痛，局部肿胀，可见髌韧带两侧生理凹陷消失或凸起，膝关节屈伸活动受限。若合并感染，则症状和体征加重，多有全身症状，表现类似于急性化脓性关节炎。

X 线检查对本病诊断无太大帮助，可用于排除髌骨及膝关节的结核性及感染性疾病。MRI 检查有助于明确部位及程度。滑囊穿刺为淡红色或棕黄色滑液，培养无细菌生长。若合并感染，血常规检查可有白细胞、中性粒细胞数偏高。

(三)治疗

以手法、药物治疗为主，必要时采用手术治疗。

1. 理筋手法

早期应以轻柔手法为主，可在痛点及周围施以点穴、推拿、揉摸等手法，以达到通经活络的目的。忌用大力粗暴手法，以免刺激使肿胀加重。

2. 固定方法

急性期应适当休息，局部制动，以消除对滑囊的刺激。

3. 练功活动

急性期可行股四头肌等长收缩及踝、足趾屈伸活动锻炼。肿胀消退后，应积极进行直腿抬高及膝关节的屈伸活动锻炼。

4. 药物治疗

(1)内服药：有明显外伤史、瘀血留滞者，治宜消肿散瘀止痛，方用活血祛瘀汤加减。损伤日久或反复发作、气虚湿阻者，治宜健脾利湿，方用健脾除湿汤加减。关节红肿灼热、疼痛较剧、热毒壅盛者，治宜清热解毒、活血止痛，方用仙方活命饮加活血祛瘀药物桃仁、红花、田三七等。

(2)外用药：外伤性者，局部外敷消瘀止痛药膏、双柏散、消肿散之类。有感染者，可外敷如意金黄散。

5. 其他疗法

封闭疗法：非感染性的急慢性滑囊炎可局部穿刺抽液后，用醋酸泼尼松龙 12.5mg 加 1% 普鲁卡因 2mL 做滑囊内注射，再加压包扎，可缓解临床症状。

(四)预防与调护

急性期应适当制动，以利于缓解疼痛和炎症的消退。症状缓解后进行股四头肌收缩锻炼，以免发生肌肉萎缩。平时应注意膝部保暖，避免跪姿工作和对髌骨前的摩擦。

六、髌骨软化症

髌骨软化症又称髌骨软骨软化病、髌骨劳损，是指髌骨软骨面的关节软骨因急性创伤或慢性损伤发生变性而引起的退行性变，出现以膝部疼痛、活动不利为主要表现的骨关节病。髌骨的后侧面大部分由软骨覆盖，表面光滑，呈"V"形，与股骨髁间切迹关节面相对应，形成髌股关节。本病好发于活动强度大的运动员及中年女性。根据其临床症状多将此病归属于中医"痹证""劳损""筋伤"的范畴。

(一)病因病机

髌骨软化症的发生与发育异常、慢性劳损和营养等因素有关。发育异常是引起本病的常见原因，如先天性髌骨形态异常、位置异常，股骨髁大小异常，以及后日性的膝关节内、外翻和胫骨外旋畸形等，均可造成髌骨不稳，使应力集中于髌股关节面的某一部位，造成慢性损伤而引发该病。慢性劳损多由于膝的长期、快速、猛烈用力的屈伸活动，增加髌股关节的磨损，常见于自行车运动员及滑冰运动员。营养因素是由于各种原因引起的关节液成分改变，可导致髌股关节面软骨营养不足或不良而发生退变。其主要病理改变为软骨表面无光泽、粗糙、软化、纤维化、弹性减退、碎裂和剥脱。与髌骨相对应的股骨髁髌面也可发生同样的病变，同时还可以累及关节滑膜、脂肪垫及髌腱而产生充血、渗出和肥厚等变化。

中医学认为本病以积劳损伤为主，病位在于筋骨，与肝肾关系密切。患者素体肝肾亏虚，筋骨不利，复遭劳损，或风寒湿邪侵袭，以致经络痹阻，局部气血瘀滞，故以疼痛为主。肝主筋，肾主骨，筋骨失却濡养，故其症状表现为患膝疼痛，酸软乏力，行走不利。湿邪留滞，则发为肿胀。

(二)诊断要点

本病女性多见，起病较缓。患者多有膝关节半蹲发力过劳史或一次撞击史。其主要症状早期仅为膝软，上下楼无力，以后是髌骨深面间歇性疼痛，屈膝久坐或做下跪、下蹲等动作时加重，膝关节发软及不稳，上下楼梯及关节开始活动时明显。检查膝部无明显肿胀，髌骨压痛，髌周挤压痛，活动髌骨时有粗糙的摩擦音，关节内有时可有积液，股四头肌有轻度萎缩。髌骨研磨试验阳性，即患膝伸直，检查者用手掌将髌骨推向股骨髁并做研磨动作，有粗糙摩擦感且疼痛加剧。挺髌试验阳性，即患膝伸直，检查者用拇指、示指二指将髌骨向远端下方推压，嘱患者用力收缩股四头肌，引起髌骨部剧烈疼痛。下蹲试验阳性，即健足提起，患膝逐渐下蹲，患膝产生剧烈疼痛。

X线膝关节侧位及切线位摄片检查，早期多无变化，晚期可见关节面骨质硬化，脱钙囊性变，髌股关节间隙狭窄，关节面边缘骨赘形成。MRI检查可明确诊断。膝关节镜检查不仅可以发现病灶，还可以明确病灶的广度和深度。

(三)治疗

以手法、药物治疗为主，配合针灸、封闭等方法治疗。

1.理筋手法

患者仰卧，患肢伸直，股四头肌放松。医者用手掌轻轻按压髌骨体做研磨动作，以不痛为度，每次5～10分钟。然后用拇指、示指扣住髌骨的两侧，做上下捋顺动作，以松解髌骨周围组织，减轻髌股之间的压力和刺激。再用手指点按膝关节周围经穴，最后在膝关节周围施以揉捻法、捋顺法、散法等舒筋手法结束。

2. 固定方法

急性期疼痛较重者，可将膝关节固定于伸直位制动，卧床休息，以减轻症状。

3. 练功活动

慢性期应加强股四头肌舒缩锻炼和做直腿抬高活动，以保持股四头肌的力量。

4. 药物治疗

（1）内服药：

①肝肾亏虚证：膝软无力，上下楼梯时明显，局部压痛，大腿肌肉萎缩，舌淡，苔薄白，脉细无力。治宜补益肝肾、强筋健骨，方用补肾壮骨汤加减。

②痰湿痹阻证：膝关节酸软不适或疼痛，日渐加重，疼痛部位不确切，上下楼梯、下蹲时疼痛加重，局部肿胀明显，体倦神疲，纳呆，舌淡胖，苔白腻，脉弦滑。治宜祛湿化痰通络止痛，方用羌活胜湿汤加减。

（2）外用药：早期发病者，膝部可外敷温经通络膏，或用正骨水、跌打万花油外搽。久病者，可用海桐皮汤熏洗患膝。

5. 其他疗法

（1）针灸疗法：肝肾亏虚者，可取内膝眼、犊鼻、膝阳关、阳陵泉、血海、梁丘，配三阴交、肾俞、太溪。痰湿痹阻者可取内膝眼、犊鼻、膝阳关、阳陵泉、血海、梁丘，配丰隆、足三里。留针 30 分钟，行针 1～2 次。

（2）封闭疗法：关节肿胀积液明显，用醋酸泼尼松龙 25mg 加 1%普鲁卡因 5mL 做膝关节内注射。每周 1 次。

（3）物理疗法：可采用红外线、超短波、蜡疗等局部透热，以及中药离子导入等方法治疗，均有一定效果。

（四）预防与调护

平时要减少膝关节剧烈的反复伸屈活动动作。症状明显时要减轻劳动强度或减少运动量，膝关节屈伸动作宜缓慢，尤其要避免半蹲位。注意膝部的保暖，勿受风寒。

七、髌下脂肪垫损伤

髌下脂肪垫损伤是指由于脂肪垫受到损伤后发生水肿、充血、肥厚或无菌性炎症而引起膝关节疼痛和关节运动障碍的疾患。髌下脂肪垫位于髌骨后下侧，呈三角形，尖端附着于股骨髁间窝的前方，基底附着于髌骨下缘与髌腱两侧，两侧游离呈分散状，其中一部分夹在两侧滑膜之间，随滑膜在髌骨下方中线两侧向关节囊凸入，形成翼状皱襞。其主要作用是增加关节稳定和减少摩擦。本病多发生于运动员，以女性多见。

（一）病因病机

多为膝部慢性劳损所致，当髌下脂肪垫过度肥厚或股四头肌失去张力时，伸直膝关节时脂肪垫会被挤压在胫骨与股骨之间，造成损伤。反复多次的损伤可导致脂肪垫的水肿、肥厚、机化等病理改变，逐渐出现膝关节活动时疼痛，甚至出现静息痛及关节活动障碍。本病也可继发于髌骨软化症及膝关节其他的退行性病变。老年人由于肾气不足，化源无力，同时外邪侵袭阻滞经络，也可发生本病。

（二）诊断要点

多无明显的外伤史。主要症状为膝关节活动时髌韧带后方疼痛，位置相对固定，膝关节完全伸直时疼痛加重，屈伸膝关节无交锁征，但常伴有膝关节僵硬及无力感。髌韧带及两侧肿胀、膨隆，并有压痛，关节活动受限不明显，可有股四头肌不同程度的萎缩。膝关节过伸试验阳性。

X线膝关节侧位摄片检查可见脂肪支架纹理增粗，并由髌骨下向膝关节放射排列。本病应与髌骨软化症相鉴别，两者膝关节过伸时均有疼痛，但髌骨软化症患者髌骨研磨试验阳性，单腿下蹲试验阳性，本病多为阴性。

（三）治疗

以手法、药物治疗为主，配合封闭、理疗等方法治疗。

1. 理筋手法

患者取仰卧位，将膝关节屈曲90°，医者先点按梁丘、血海、膝眼、阳陵泉、足三里等穴位，然后将患肢伸直，再施以一指禅推法或揉法于髌骨下方5～10分钟，以舒筋活血。继之用手掌根部对偏韧带处做揉、压、推等手法，力量由轻到重，以局部有酸胀感为度。最后将膝屈至140°左右，用拇指捋顺两膝眼部，由髌腱向两侧捋顺。

2. 固定方法

一般无须特殊固定，疼痛较重者，应适当制动或佩戴护膝，可以减轻症状。

3. 练功活动

慢性期应进行膝关节的屈伸活动和股四头肌收缩锻炼，可预防关节粘连和肌肉萎缩。

4. 药物治疗

（1）内服药：证属血瘀气滞者，治宜活血化瘀、消肿止痛，方用桃红四物汤加牛膝、白术、防己等。证属肝肾亏虚者，治宜补益肝肾、强壮筋骨，方用补肾壮筋汤加减或服健步虎潜丸。

（2）外用药：可用消瘀止痛药膏局部外敷，也可用海桐皮汤熏洗。

5. 其他疗法

（1）封闭疗法：可用醋酸泼尼松龙25mg加1%普鲁卡因2mL做局部注射，每周1次。

（2）针刀疗法：在髌骨下缘和胫骨结节之间的压痛点部进小针刀，刀锋穿过髌韧带后即开始剥离，将髌韧带与脂肪垫剥离开来。注意进针不可穿过脂肪垫伤及关节滑膜和软骨。

（3）物理疗法：可采用红外线、超短波、蜡疗等局部透热，以及中药离子导入治疗。

（四）预防与调护

应避免膝部剧烈活动，注意局部防寒保暖，可佩戴护膝保护，平时应加强股四头肌的练功活动。

八、膝关节创伤性滑膜炎

膝关节创伤性滑膜炎是指膝关节损伤后引起的滑膜水肿、渗出和关节腔积液，以关节疼痛和积血、积液为主要表现的疾病。膝关节的关节囊滑膜层是构成关节内腔的主要结构之一，膝关节的关节腔除了股骨下端内外侧髁、胫骨平台及髌骨的关节软骨面之外，其余大部分为关节囊滑膜所遮盖。滑膜富有血管，血运丰富。滑膜细胞分泌滑液，保持关节软骨面的滑润，并能供给营养，排除代谢产物，增加关节活动的范围。一旦滑膜病变，如不及时、有效地处理，滑膜则发生功能障碍，影响关节活动而成为慢性滑膜炎，逐渐变成骨性关节炎。本病多见于肥胖女性。

（一）病因病机

膝关节创伤性滑膜炎可分为急性滑膜炎和慢性滑膜炎两种类型。

急性滑膜炎多由急性创伤所致，以滑膜出血为主。多发生于爱好运动的青年人。由于暴力打击、扭伤、关节附近骨折或手术创伤等，使滑膜受伤充血，产生大量积液，滑膜损伤破裂则大量血液渗出，其中含有血浆、白细胞、吞噬细胞等。积液、渗血可增加关节内压力，阻碍淋巴系统的循环。由于关节内酸性代谢产物的堆积，可使碱性关节液变成酸性。如不及时清除积液或积血，则关节滑膜在长期慢性刺激和炎性反应下逐渐增厚、纤维化，并引起关节粘连，影响关节功能活动。

慢性滑膜炎多由慢性劳损引起，以滑膜渗出为主。多发生于中老年人、身体肥胖者或过多用膝关节负重的人，一部分由急性创伤性滑膜炎失治转化而成。慢性损伤导致滑膜发生慢性炎症，滑膜水肿、增厚、纤维化，滑膜渗出增多，造成关节积液。慢性滑膜炎属中医的"痹证"范围，多由风寒湿三气杂合而成，一般夹湿者为多。或肥胖之人，湿气下注于关节而发病。

（二）诊断要点

1. 急性滑膜炎

有明显的膝关节外伤史。伤后膝关节肿胀、疼痛，一般呈膨胀性胀痛或隐痛，尤以膝伸直及完全屈曲时胀痛难忍。膝关节活动不利，跛行。压痛点不定，可在原发损伤处有压痛。肤温可增高，按之有波动感，浮髌试验阳性，关节穿刺可抽出血性液体。X 线膝关节摄片检查见关节肿胀，并可排除膝部骨折。MRI 检查提示膝关节积液，滑膜水肿。

2. 慢性滑膜炎

有劳损或关节疼痛的病史。膝关节肿胀、胀满不适、下蹲困难，或上下楼梯疼痛，劳累后加重，休息后减轻，肤温正常，浮髌试验阳性。病程久则股四头肌萎缩，滑膜囊壁增厚，摸之可有韧厚感，关节不稳，活动受限。关节穿刺可抽出淡黄色清亮的渗出液，表面无脂肪滴。X 线膝关节摄片检查可见关节肿胀，部分患者可见骨质增生。MRI 检查可明确诊断。

（三）治疗

以手法、药物治疗为主，配合固定、练功及穿刺抽液等方法治疗。

1. 理筋手法

急性损伤时，应将膝关节屈伸 1 次，先伸直膝关节，然后充分屈曲，再自然伸直，可使局限的血肿消散，减轻疼痛。肿胀消退后用手法舒筋活血、预防粘连。患者仰卧位，医者先点按髀关、伏兔、双膝眼、足三里、阴陵泉、三阴交、解溪等穴，然后将患者髋、膝关节屈曲 90°，医者一手扶膝部，另一手握踝上，在牵引下播晃膝关节 6~7 次，再将膝关节充分屈曲，然后将其伸直。最后，在膝部周围施以滚法、揉捻法、散法、抒顺法等。手法动作要轻柔，以防再次损伤滑膜组织。

2. 固定方法

急性期应将膝关节固定于伸直位制动 2 周，卧床休息，抬高患肢，并禁止负重，以减轻症状。但不能长期固定，以免造成肌肉萎缩。

3. 练功活动

膝关节制动期间应进行股四头肌舒缩活动，防止肌肉萎缩，后期加强膝关节的屈伸活动锻炼。

4. 药物治疗

（1）内服药：急性期滑膜损伤，瘀血积滞，治宜散瘀生新为主，方用桃红四物汤加三七等。慢性期水湿稽留，肌筋弛弱，治宜祛风燥湿、强壮肌筋，方用羌活胜湿汤加减或服健步虎潜丸。若寒邪较盛，治宜散寒、祛风、除湿，方用乌头汤加减。若风邪偏盛，治宜祛风除湿，方用蠲痹汤加减。若痰湿结滞者，治宜温化痰湿，方用二陈汤加减。若脾肾不足者，治宜健脾温肾，方用理中汤、四神丸之类。

（2）外用药：急性期外敷消瘀止痛药膏，慢性期可外贴万应膏或用熨风散热熨，或用四肢损伤洗方、海桐皮汤熏洗患膝。

5.其他疗法

(1)针灸疗法：适用于慢性滑膜炎。取膝眼并由内膝眼透犊鼻，加刺阳陵泉、三阴交、太溪等，留针30分钟，或加艾灸。

(2)穿刺抽液：对膝关节积血、积液较多者，可穿刺抽液。抽尽关节内的积血、积液后，用弹性绷带加压包扎，以促进消肿和炎症的吸收，防止纤维化和关节粘连。若积液再增多，可重复穿刺抽液数次。

(3)封闭疗法：用醋酸泼尼松龙25mg加1%普鲁卡因3～5mL做局部关节腔内注射，每周1次。多在穿刺抽液后进行该疗法。

(4)物理疗法：适用于慢性滑膜炎。可用热疗、中药离子导入等方法配合治疗。

(四)预防与调护

急性期应完全休息，避免进行剧烈的活动。慢性期关节内积液较多者，也应卧床休息，减少关节活动，以利炎症的吸收和肿胀的消退。平时要注意膝关节的保暖，勿受风寒。

九、腘窝囊肿

腘窝囊肿是指由于多种原因导致腘窝内的滑囊出现以滑液增多、滑囊肿大并引起局部发胀不适为主要表现的一种疾患。腘窝内的滑囊很多，部分常与关节腔相通，多发生于半腱肌滑囊和半膜肌与腓肠肌内侧头之间的滑囊，约占50%，临床也称贝克囊肿。在股二头肌、半腱肌与关节囊等薄弱部位的滑囊也可发生。因部分腘窝内囊肿的发生与膝关节内压力升高致使关节囊在薄弱处突出有关，故又称膝关节后疝。

(一)病因病机

腘窝囊肿的发病原因较复杂，可分为原发性和继发性两类。原发性多因膝关节的慢性损伤，引起滑囊的慢性无菌性炎症，滑液积聚而发囊肿。继发性多因膝关节疾病如骨性关节炎、类风湿性关节炎及关节创伤等引起关节滑膜炎产生较多渗出物，增加了关节内的压力，迫使液体进入腓肠肌内侧的滑囊而发囊肿，或经后方关节囊的薄弱环节突出形成滑膜疝。

本病属中医"痹证"范畴，多由肝肾不足，筋失所养，湿邪阻络引起。

(二)诊断要点

本病好发于任何年龄。起病缓慢，初期可有腘窝部不适或发胀感，有时有下肢乏力感，部分患者无明显自觉症状。当囊肿增大时，则可出现肿块，膝关节屈曲活动受限，伸直时腘窝有肿胀感。检查可见在膝关节后方有一囊性肿物，大小不等，一般直径为4～10cm，呈圆形或椭圆形，囊性而有张力，表面光滑，伸膝时软组织紧张，肿块边界触不清，屈膝时软组织松弛，在腘窝部可触及肿块边界。局部无压痛或轻度压痛，屈膝功能受限。继发性腘窝部囊肿有时可伴有骨性关节炎，关节损伤、积液的表现，可有股四头肌萎缩、胫神经或腓总神经放射性疼痛等。偶尔囊肿可以压迫阻碍静脉回流，引起小腿水肿。囊肿穿刺抽液，其内容物为淡黄色胶样黏液。

B超检查可以帮助诊断，常提示囊状液性暗区，还可测量肿物大小。X线检查可排除其他疾病。

本病应与腘窝脂肪瘤相鉴别。腘窝脂肪瘤质地较软，无囊性感，一般不随膝关节体位改变而变化，肿物穿刺一般抽不出黏液样内容物。

(三)治疗

以手法、药物治疗为主，配合封闭等方法治疗。

1. 理筋手法

对滑囊不与关节腔相通、囊肿明显者，可试行挤压法。患膝呈屈曲位，医者用手把囊肿推挤到一侧，最好能压在骨性的壁上，然后，用拇指用力把囊壁挤破，加压揉挤，使黏液分散，囊壁闭锁，再予以加压包扎。

2. 药物治疗

(1)内服药：囊壁被压破裂，囊肿变小者，可服用七厘散、云南白药等。

(2)外用药：如囊壁已破，囊肿变小后，为使肿物进一步消散，可在局部擦万花油、正红花油等。

3. 其他疗法

封闭疗法：对单纯腘窝囊肿，可先行囊内穿刺抽液，然后用醋酸泼尼松龙 12.5mg 加 1% 普鲁卡因 2mL 做囊内注射，每周 1 次。

（四）预防与调护

本病通过积极治疗，预后较好。治疗期间应减少膝关节屈伸活动。对继发性腘窝囊肿要积极治疗原发的膝关节损伤与疾病，通常原发病治愈后，囊肿可自行消失。

第三节　踝足部筋伤

一、踝关节扭伤

踝关节扭伤是伤科最常见的疾病之一，是指踝关节的内、外韧带和下胫腓韧带三组韧带的损伤，还包括胫前肌、胫后肌及腓骨长短肌腱、关节囊，以及内、外踝部的关节面微细错位。其中韧带对于踝关节的稳定性最为重要，因此是诊断和治疗的重点。中医称跖(距)骨离位伤筋或内、外踝缝伤筋。

踝关节骨性结构由胫、腓骨远端与距骨组成，胫、腓骨远端构成踝穴，距骨体容纳其中，从冠状面观察，外踝较内踝低 1cm，从矢状面观察，外踝较内踝偏向后方 1cm 左右。

踝关节外侧韧带由前向后又分为距腓前韧带、跟腓韧带和距腓后韧带。距腓前韧带在踝关节跖屈位有限制足内翻活动的作用，而在踝关节中立位时，有限制距骨前移作用，跟腓韧带在中立位时，有限制足内翻和距骨前移作用，距腓后韧带则有限制踝关节背伸活动。

踝关节内侧韧带为三角韧带，三角韧带由前向后带分为胫距前韧带、胫跟韧带和胫距后韧带，三角韧带又可分为浅、深两部分，浅层起于内踝前下方呈扇形止于距骨颈和跟骨，深层起于内踝后下方止于距骨内侧和后内侧，浅层可限制足过度外翻，深层可限制距骨外旋。下胫腓韧带又分为下胫腓前韧带、骨间韧带与下胫腓后韧带，其中以骨间韧带最为坚强，踝关节韧带是维持踝关节稳定的重要结构。

二、病因病理

踝关节扭伤甚为多见，可发生于任何年龄，但以青壮年较多。

多因跑、跳、上下楼梯或行走不平道路时，踝关节处于跖屈时，因距骨可向两侧轻微活动使踝关节不稳定，可引起损伤。临床上分为内翻扭伤和外翻扭伤两类，以前者多见。内翻时容易损伤外侧韧带；外翻时，由于内侧韧带比较坚强，较少发生损伤，但可引起胫腓联合撕裂。直接外力打击，除韧带损伤外，多合并骨折和脱位。

三、临床表现

踝关节有明确的损伤史，损伤后出现踝部疼痛、肿胀，踝关节活动时疼痛加剧，行走困难。检查时，损伤处局部肿胀，可有瘀斑，有局限于损伤韧带出压痛，踝关节跖屈位，使足内翻或外翻时疼痛加重，即可诊断为踝关节韧带损伤。但韧带是否损伤或是断裂，需引力下X线摄片。

如检查下胫腓联合，应在小腿内旋 20°位摄踝关节正位 X 线片，此时下胫腓联合宽度如大于 5mm 可以诊断胫腓下韧带损伤，必要时还可以在外旋、外翻应力下拍摄踝关节正位 X 线片，有助于诊断。

如检查外踝韧带断裂，则内翻应力下拍摄踝关节正位 X 线片，距骨在踝穴内发生倾斜，如向内侧倾斜大于 10°或超过健侧 5°，则可诊断外踝韧带断裂。也可以使足跖屈 30°位时固定小腿牵拉足拍摄踝关节侧位 X 线片，如距骨前移超过 5mm 则也可诊断外踝韧带断裂。

因外踝较内踝低 1cm，内踝韧带又较为坚强，因此单纯性内踝韧带断裂临床很少见。MRI 检查对踝关节韧带损伤的诊断有一定的意义。

日久踝关节肿胀消退，疼痛减轻，行走时特别是上下楼梯时感到踝部疼痛，活动受限。检查时踝关节背伸、跖屈活动受限，可摸到硬物向外突出，是指韧带损伤后增生肥厚，与周围组织粘连，内踝韧带损伤是向外翻时疼痛，外踝韧带损伤是向内翻时疼痛。

四、辨证论治

(一)手法治疗

早期手法能舒筋活血，消肿止痛，整复关节。

1. 外踝韧带损伤

患者侧卧，患肢在上。助手握住患侧小腿远端固定。术者双手拇指按住外踝，双手其余四指拿住患足，将足环转摇晃 5 次；与助手相对牵拉踝关节，并使足内翻；再将足外翻，双手拇指向下按压；最后按揉外踝肿胀处 1~2 分钟。

2. 内踝韧带损伤

患者侧卧，患肢在下。助手用双手握住患侧小腿下端固定，术者双手拇指按在内踝缝，其余四指拿住伤足，将足环转摇晃次，与助手相对牵拉踝关节，并使足外翻后再将足内翻，双手拇指向下按压；最后揉按内踝肿胀处 1~2 分钟。

3. 损伤后期

手法以舒筋活络，松解踝关节粘连为主。

(1)患侧踝关节置于轻度内翻位，一手固定足背，另一手拇指对其疼痛部位先做浅表层迂回按摩，而后适当加重拇指压力，做深层推揉，反复操作 2~3 次。

(2)将患足放在床面上，术者用两手拇指由远端向近端推揉外踝疼痛组织，使僵硬肿胀组织得到放松。推揉时力量要柔和有力，不能粗暴。

(3)一手拇指按住疼痛部位，另一手握住足尖，使踝关节顺时针方向与逆时针方向各环形转动 10 次左右，力量由轻而重，幅度由小到大。

(4)一手托住患侧足跟，另一手握住其足尖，将踝关节置于正中位，先缓缓就踝关节极度背伸，而后用力向跖屈位突然牵拉，此时可闻及轻微"咔嗒"声响。此步手法主要着力点是踝关节极度背屈与跖屈，避免踝关节内翻与外翻方向的暴力动作。同时突然用力做跖屈方向牵拉时所用力量需要根据性别、体型、体质的不同适当控制。

手法操作时需耐心细致，深透有力，前后连贯。完成四步手法为 1 遍，连续 3 遍作为 1 次手法总量。每周 2~3 次，每 4 周为 1 个疗程。

（二）药物治疗

1. 早期宜活血祛瘀，消肿止痛

内服药：老年或肿痛不重者，可用四物止痛汤；肿痛剧烈，瘀斑较大者，可用化瘀汤，也可用三七片、七厘散等。

外用消肿散敷治。

2. 后期宜舒筋活络、温经止痛

内服药：可用小活络丹、壮筋片；如踝部肿胀可加服三妙丸，以利湿消肿。

外用药：用化瘀洗方煎水，熏洗患处，早晚各 1 次，每次 20 分钟，每剂药可用 2～3 日。

（三）固定治疗

早期经手法治疗后，如轻度损伤，只需外敷药后用绷带包扎固定，如损伤较重，需在外敷药后用桑树皮（或三合板的外层）剪成长约 10cm、宽约 5cm 的条状片，放置内、外踝处各一块，再用绷带包扎固定，使踝关节不能内、外翻；也可使用胶皮膏直接固定，方法是用长25cm，宽 4cm，从外踝上经足跟至内踝上。内踝韧带损伤踝关节固定于内翻位，外踝韧带损伤则踝关节固定于外翻位，固定一般 2～3 周。如韧带完全断裂，青壮年可手术治疗，年老体弱者可石膏固定。

（四）功能锻炼

损伤后期，韧带已愈合，因关节粘连，使关节伸屈受限。此时应进行蹲压锻炼，方法是抓住床边，双足并齐蹲下，连做 10 次，下蹲时足跟不能抬起离开地面，胸部尽量前屈，以促使踝关节加大背屈幅度。每日锻炼 2～3 次。

五、注意事项

踝部扭伤常因 X 线摄片未见骨折而轻视治疗，特别是韧带有较严重的损伤，如早期没有固定，治疗韧带不能修复，关节异常松动，数年后踝关节将出现损伤性骨关节炎。因此，当 X 线摄片未见骨折，而踝关节肿胀明显时，应加摄引力下 X 线片，以明确是否有韧带损伤。如检查发现有内踝、外踝处韧带完全断裂，中青年患者应手术治疗。

第四节　跟腱损伤

一、解剖概要

小腿后侧的肌肉群有浅层的腓肠肌，深层的比目鱼肌和跖肌组成。腓肠肌和比目鱼肌向下合并成为一粗而坚强的肌腱，止于跟骨结节后上方，此肌腱称为跟腱。跖肌为一细长的肌腱，伴行于跟腱内侧，跟腱的外周有一层薄的筋膜。跟腱是全身最大的肌腱，跟腱有稳定踝关节和使踝关节跖屈的作用。

二、病因病理

跟腱损伤较常见，暴力作用是跟腱损伤的主要原因。直接暴力（如重物打击跟腱处）会导致跟腱挫伤、不完全断裂或完全断裂。或是利器（如刀、玻璃片）切割伤出现的断裂。间接暴力，致使小腿腓肠肌和比目鱼肌猛烈迅速收缩，如过度用力起跳或是从高处跳下，小腿肌肉突然剧烈收缩使肌腱牵拉而被撕裂损伤。

慢性损伤，长期行走、跑、跳，使跟腱承受很大的牵拉力量。跟腱的血液供应随着年龄的增长而明显下降，使跟腱损伤。或是治疗不当，如跟腱处疼痛、跟腱腱围炎等疾病，医生短期内多次注射过量激素，使跟腱处的血供下降，均会使跟腱变性损伤，在受到并非很大的暴力时，易导致跟腱断裂。

跟腱损伤根据损伤的部位不同，可分为在肌肉与肌腱交界处损伤、在肌腱的中央损伤、在跟骨附着处损伤。

三、临床表现

开放性损伤，能在直视下见到跟腱断裂的部位；闭合性损伤，有明显的外伤史，肌腱断裂时可闻到响声，然后足跖屈无力，当时可无疼痛，但立即出现肌肉痉挛性疼痛，行走跛行。

检查：局部有明显肿胀，数日后局部可见瘀斑，局部有压痛，可摸到断裂处有空隙，跟腱即使完全断裂，也不一定完全丧失跖屈功能，因足趾的屈肌和胫后肌腱、跖肌腱、外层筋膜均有一定程度的跖屈功能。可以用以下方法检查，跟腱是否完全断裂，嘱患者俯卧位，踝关节超出床边，医师用手捏拿患肢的腓肠肌。此时可以见到踝关节跖屈活动，每捏拿一下，踝关节跖屈一次，说明跟腱未完全断裂；如捏拿时，踝关节无活动，说明跟腱完全断裂。

X 线摄片可排除跟骨结节撕脱性骨折，超声波检查可探到跟腱损伤的部位类型。

四、论治

(一)手法治疗

早期对于不完全断裂和部分在肌肉与肌腱交界处、在肌腱中央的断裂者而断端无明显凹陷者，可行理筋手法。患者俯卧位，垫高踝关节，使膝关节屈曲，踝关节跖屈，使跟腱完全放松。先捏拿腓肠肌数十次，然后按揉使肌肉放松，再用拇指指腹平推，分别从断端两侧推向断端，各数十次，目的是推散瘀血，使呈乱麻状的撕裂端得以平整。损伤后期，拆除固定后因跟腱短缩，踝关节背伸受限，手法以解除粘连、活利关节，先从腓肠肌至跟骨结节处用拿法，拿数次，然后左手握住踝部后侧，一手握住足尖，做踝关节背伸、跖屈活动数次，用力适当。3 遍为 1 次治疗，每周 3 次。

(二)固定治疗

跟腱损伤后应早期理筋手法后固定，固定可用超关节夹板或大腿石膏固定，使膝关节屈曲 45°，踝关节极度跖屈位，一般固定 3 周后改为小腿固定，踝关节跖屈位续固定 2～3 周。

(三)药物治疗

内服药：早期宜活血化瘀、消肿止痛，方用桃红四物汤、化瘀汤，疼痛较重加七厘散。后期宜补益肝肾、温筋通络，方用壮筋片、大活络丸，伴有风湿寒者可用麻桂温经汤、独活寄生汤。

外用药：早期因固定不宜用外用药，晚期可用四肢洗方熏洗，每日 2 次，每次 20 分钟。

(四)功能锻炼

3 周后当大腿固定改为小腿固定后，应做股四头肌锻炼，每 1～2 小时伸屈踝关节 30～50 次。当小腿固定拆除后应做踝关节背伸锻炼。

五、注意事项

跟腱损伤后固定是最主要的方法，如不固定跟腱就不能得到修复，即使固定治疗或是手术缝合后也很难达到损伤前的强度，因此当 5～6 周拆除固定后，锻炼和行走时也应注意防止暴力。在检查跟腱是否完全断裂时，切不应嘱患者用力做对抗性跖屈以证实跟腱有无完全断裂，这会使未完全断裂的跟腱全部断裂。

第五节　跟痛症

跟痛症是跟骨及周围软组织退变引起疼痛的疾病的总称。好发于 40～60 岁的中老年人群，女性多于男性。

足跟部是人体负重最大的部位，跟下部是人体中皮肤最厚的部位，因皮下脂肪致密而发达，称之为脂肪垫。在脂肪垫与跟骨之间有滑囊，跖筋膜及跖短屈肌附着于跟骨结节前方。在行走时，跖趾关节背伸、趾短屈肌的收缩，体重压力产生的牵引力，均集中到跟骨跖面的结节处。

一、跟骨处滑囊炎

跟部滑囊主要有跟后滑囊和跟下滑囊，跟后滑囊在跟腱止点的前、后部和前下部各有微小的滑囊，跟下滑囊位于跟下脂肪垫与跟骨之间。

(一)病因病理

跟后滑囊多因长期刺激，如长途行走、跑步、跳高，使跟腱周围受到反复牵拉、摩擦引起滑囊炎，也可因慢性劳损使跟腱、滑囊的退变，或穿不合适的鞋使后跟过度地摩擦，囊壁增厚，囊腔积液导致滑囊慢性炎症。

跟下滑囊，多因长期站立工作或过于肥胖，使滑囊过度受压或跟部受到挫伤也可使滑囊产生渗出、充血，出现炎症。

(二)临床表现

跟后滑囊炎，行走时跟腱处疼痛，行走久后加剧，跟腱附着处微肿胀、压痛，表面皮肤增厚，皮肤似红，可触及有囊肿样弹性。

跟下滑囊炎，行走时跟骨下感疼痛，尤为刚站立或行走时疼痛加剧，跟骨下缘微肿胀、压痛，按时有囊性感。

(三)辨证论治

1. 日常护理

应注意休息，减少站立或行走，患足鞋内加入海绵垫，以减少摩擦与压力。

2. 药物治疗

(1)内服药物：急性期以清热利湿，方药如三秒丸加减；后期以舒筋养血、温筋止痛，方药如当归鸡血藤汤。

(2)外用药：以活血温经，方药如四肢洗方。

(3)局封治疗：局部注射少量可的松加利多卡因。

二、跖筋膜炎

跖健膜起自跟骨跖面结节，向前止于 5 个足趾的骨膜，起维持足纵弓关系与屈跖肌腱的活动，跖筋膜炎是指跖腱的跟骨结节跖面起始部的炎症。

(一)病因病理

多因长期站立与行走工作，或跑步跳高等运动，或扁平足患者，使跖筋膜长期处于紧张状态，使跟骨附着处产生充血，渗出炎症。

（二）临床表现

行走时足底部疼痛，局部压痛，足趾背伸时疼痛加剧，一般足部无红肿。

（三）辨证论治

1. 日常护理

减少站立与行走，扁平足患者穿足弓鞋或鞋内放足弓垫。

2. 药物治疗

（1）外用药：治以活血舒筋，方药如海桐皮汤。

（2）局封治疗：可用少量可的松加利多卡因注射痛点。

3. 手法治疗

以舒筋手法为主，用拇指从跟部平推到跖骨头时，另一手使患足足趾做被动伸屈活动数次，然后用拇指在有压痛处顶捻，反复3～5次。

三、肾虚跟痛

（一）病因病理

久病或老年体弱者，肝肾亏虚，骨萎筋弛，患者如长期卧床不起或年老体弱行走减少者，足跟长期不负重，跟下纤维脂肪垫不同程度萎缩，皮肤变薄，跟骨骨质疏松，行走、站立时则感疼痛。

（二）临床表现

患者多为年老体弱或久病之后，站立行走时，感下肢酸软无力，双侧足跟疼痛，站立、行走时间越长疼痛则加剧。双侧足跟无红肿，无压痛。

（三）辨证论治

1. 药物治疗

治宜补肝肾、强筋骨，方药如金匮肾气丸、六味地黄丸。

2. 增强体质

适当增加户外活动，饮食中增加含钙量较高的食品。

（四）注意事项

引起足跟疼痛的原因有很多，如肿瘤、感染、风湿病等，临床应加以鉴别排除。如局封治疗，应观察足部是否有脚气，以防止局封引起感染。应帮助患者找出跟疼痛的原因，加以预防。

四、痉挛性平足

平足又称扁平足，是指足弓降低或消失，足部软组织松弛，足跟外翻畸形，站立时足弓塌陷，足内缘接近地面而有症状者称扁平足或平底足，又称外翻足，痉挛性平足是其中的一种。

（一）病因病理

1. 先天发育畸形

足弓组成骨骼发育异常，可引起平足症。

2. 遗传性扁平足

病儿父母有轻或重的扁平足，病儿开始行走后即有扁平足及承重力线不正。

3. 后日性或劳损性扁平足

(1)发育期的儿童或青少年：因营养不良，休息不够，站立时间过久，长途跋涉，过度劳累，均可引起张力减弱，负重时足弓下陷，韧带劳损而发生扁平足。

(2)体重过重或孕妇：平时缺乏锻炼容易发生扁平足。

(3)穿鞋不当：鞋跟过高，长期体重前移，跟骨向前下倾斜，足纵弓遭到破坏。

(4)神经系统疾病：如脊髓前角灰质炎、外伤性关节炎等，也能出现平足症。

后日性扁平足可分为三期：初发期、痉挛期、强直期。此三期无清楚界限，有的患者经过数年或十数年仍停留在第一期或第二期。初发期以预防为主，应注意营养和休息，锻炼足部肌肉并穿特制矫形鞋。强直期往往需要手术治疗，而痉挛期则是手法纠正最佳时期。

(二)临床表现

痉挛期的主要症状是腓骨长肌痉挛，足底逐渐外翻，足前部外展，距舟骨内倾下陷，舟骨结节向内突出。足部疼痛加重，不能久立或行走，跑跳更感困难。

X线摄片检查，若无距跟或跟舟关节骨桥形成者，正位片可见第一距骨及楔骨向身体中线分离，表示横弓被破坏。侧位片距骨与跟骨部分重叠，距骨窦消失，或有唇样增生，表明距骨下骨性关节炎。

根据上述特点，应与外伤性扁平足和因神经系统疾患所引起的扁平足鉴别，前者有明显的外伤或骨折脱位，后者常有神经系统症状。

(三)辨证论治

1. 手法治疗

患者平卧，先在踝前部及小腿下部做按摩或轻轻摇晃踝关节，然后左手握住足跟部，右手握住足前部便于用力，可将患足跟部顶于术者大腿作支点，尽力将患足内翻，当患足内翻时可闻软组织撕裂声，局部有疼痛，术者两手仍需握住跟部及足前部，尽量保持内翻位。3次手法为1次治疗，每周治疗2~3次，治疗3周。手法期，每日用四肢洗方熏洗患足，每日2次，每次15分钟，并禁止患足负重行走。

2. 固定治疗

手法治疗后用石膏筒或小夹板固定，使足尽量固定在内翻位，并注意保持足的纵弓与横弓。一般固定4~6周。

3. 功能锻炼

固定拆除后，应穿矫形鞋，逐步恢复行走，每日仍用四肢洗方熏洗，熏洗后足趾做主动屈指抓地，锻炼足内在小肌的肌力，只有该肌有力后，横弓塌陷才能恢复，并以两足内旋的姿势行走(鸽趾行走)并提起足跟，使足外侧缘先着地，而后脚放平起步，如此足外翻才能矫正。

在治疗期间可服用强壮筋骨药，如伸筋活血汤、健步虎潜丸等。

第十一章 躯干筋伤

第一节 颈部急性扭挫伤

因各种暴力使颈部过度扭转、牵拉或受暴力直接打击，引起颈部软组织损伤者，称颈部扭挫伤。颈部急性扭挫伤是常见的颈部筋伤，颈部软组织损伤常累及的肌肉有胸锁乳突肌、斜方肌、肩胛提肌、头夹肌和前斜角肌等。当暴力作用于颈部，有时可能合并有颈椎骨折或脱位，甚至可损伤颈段脊髓，临床上必须仔细加以检查，以免误诊。

一、病因病机

当颈部猛然扭闪、搬重物或攀高等用力过猛，导致颈部肌肉受到过度牵拉而发生扭伤。或在日常生活中，颈部突然前屈后伸，如快速行驶的车辆因某种原因骤然刹车，使乘客头颈猛然向前屈，然后头部后伸，或反复出现数次较小的伸屈活动均可导致颈部筋络损伤。因为颈部的屈伸活动依靠头夹肌、肩胛提肌、斜方肌和颈部筋膜与韧带等组织来完成，当颈部突然屈伸，肌肉可在其起点或肌腹处部分纤维撕裂致伤。

颈部挫伤系因钝性物体打击颈部软组织所致，单纯的颈部软组织损伤临床上较为少见。

二、临床表现与诊断

（一）症状

有明确的外伤史。扭伤者可呈现颈部一侧疼痛，头多偏向患侧，颈项部活动受限，肌肉痉挛，在痛处可触及肿块或条索状硬结；挫伤者局部有轻度肿胀，偶有瘀斑，压痛明显。若伤及气管和食管，可引起吞咽困难、声音嘶哑；伤及交感神经，可引起恶心、头晕、视力模糊、耳鸣，甚至心前区疼痛。损伤严重者，可致脊髓受伤，表现为上肢瘫痪症状重于下肢，手部功能障碍重于肩肘部，出现感觉分离等。挥鞭伤除有颈后韧带、棘上韧带等损伤外，疼痛往往持久，颈后软组织增厚，肌肉痉挛，头颈转动不便，并常固定在一定位置，活动不合适时还会出现一侧上肢闪电样疼痛或颈后剧痛。

（二）体征

检查时可发现颈前肌肉、颈后肌肉或斜方肌有痉挛，在疼痛处可见局部轻度肿胀和压痛，颈部各方向活动均引起疼痛，活动明显受限。

（三）辅助检查

X线检查可见颈椎生理弧度的改变，棘突排列紊乱，严重者可见椎体撕脱骨折、棘突骨折等。MRI检查可见颈部局部软组织水肿，甚至局部血肿，韧带撕裂，并可排除颈椎骨折、脱位、颈椎间盘突出。

（四）诊断

通过典型的外伤史，同时结合症状、体征及影像所见，可明确诊断。

（五）鉴别诊断

本病与落枕的颈部疼痛症状有时相似，但落枕一般无明显的外伤史，症状也较轻。

三、辨证与治疗

本病早期皮肉筋骨受损伤，气血经脉受损，气机不畅，血肿形成，以气滞血瘀症状明显。后期肝肾不足，复感风寒湿邪，邪气留连，附于筋脉，着于肌骨，气血不畅，荣卫凝涩不通，肌肉失养。

（一）手法治疗

1. 点穴开筋法

患者正坐，医者立于其背后，依次点按百会、风池、肩井、天宗、天柱等穴，以舒筋活络，减轻肌肉痉挛。

2. 提摇捻转法

以右侧损伤为例。医者站于患者背后，将双手拇指放在患者枕骨后方，其余四指托住下颌，双前臂压住患者双肩。施法时将患者头向上方提端，在拔伸下旋转摇晃头颈部。然后将颈部前屈，后伸，下颌旋向患侧，医者倒手，以左手托患者下颌，以左枕部抵住患者右枕部，并保持牵引力；医者用右手按压所伤之筋，并自上而下施用揉捻手法，同时将患者头向健侧旋转。此法稳妥，常用于颈肌痉挛较重及老年患者。若症状较轻的青壮年患者，可选用回拔摇颈法。

3. 拔伸推按法

以右侧筋伤为例。医者站于患者右侧，与患者相对。医者以右手掌推按住伤处的上方，左手拿住患者右手诸指并使其屈肘，以医者之肘压患者之肘，然后双手缓缓用力，向相反的方向推按，使颈部肌肉舒展。

4. 拿捏劈散法

医者双手或单手拿患者肩颈部斜方肌，用弹筋法及拿捏法提、弹、拿、捏患者肩颈部，最后用劈法、散法做结束手法。

（二）固定疗法

若伤势较严重，疼痛剧烈，有神经症状，应佩戴颈托，卧床休息1周，也可配合牵引，以减轻肌肉痉挛。

（三）药物疗法

1. 内服药

结合全身情况辨证施治，如颈部受挫，气滞血瘀，治宜活血化瘀，方用羌活灵仙汤加减。肝肾不足，风寒外侵，治宜祛风湿、止痹痛、益肝肾、补气血。方用独活寄生汤加减，也可以采用应用非甾体消炎镇痛药，如双氯芬酸（扶他林）等。

2. 外用药

治宜以祛瘀、消肿、止痛为主，可用活血散等外敷。

（四）练功疗法

陈旧性损伤常有颈部不适感，应配合颈部功能锻炼。做到有意识地放松颈部肌肉，尽量保持头部正常位置，并练习颈部的屈伸旋转活动。

（五）其他疗法

（1）针灸治疗：缓解肌肉痉挛，减轻疼痛。一般来说，症状表现在颈后部者，多与手足太阳经和手足少阳经关系密切；症状表现在颈前部者，多与手足阳明经有关。选穴时近部取穴为主，结合循经线路远端配穴。

（2）选用电疗、磁疗、超声波等物理治疗方法，以局部透热、缓解肌肉痉挛为主。

（3）用局部封闭疗法，可起到消肿、止痛作用。

四、预防与调护

激烈运动或乘车时要注意自我保护，以防颈部扭挫伤。注意颈部功能锻炼，增强颈部肌力及抗损伤的耐受力。

第二节　肌性斜颈

肌性斜颈为先天性斜颈的一种，是一侧胸锁乳突肌纤维性挛缩导致头和颈的不对称畸形。临床以头斜向患侧前倾、旋向健侧和面部畸形为特点，是小儿较常见的一种先天性畸形。

一、病因病机

肌性斜颈的发病原因很多，一般认为有以下两种。

（一）产伤

多见于难产。先天性肌性斜颈患儿中5%为臀位产，其余也多为不正常分娩；也有人认为由于分娩时婴儿一侧胸锁乳突肌受产道或产钳挤压或牵引而受伤出血，血肿机化后产生肌肉挛缩；还有人认为是产程过长，胸锁乳突肌缺血、营养动脉栓塞或静脉回流受阻，导致肌纤维变性而造成斜颈。畸形多在出生后1周或数周内发生。

（二）胎位不正

由于胎位不正，胎儿在子宫内头部位置不变，头颈倾向一侧；或受到不正常的某一部分（如手）对颈部的特殊压力，可使颈部肌肉的血液循环改变，致胸锁乳突肌缺血、萎缩、发育不良、挛缩从而引起斜颈。

肌性斜颈所致者主要病理为胸锁乳突肌肿块，多在该肌内或该肌胸骨头和锁骨头内，呈梭形，较硬。随年龄增长，该段肌肉发生纤维化、缩短。头部受该肌肉牵拉，出现头向患侧倾斜，面部偏向健侧，并在此肌部皮下呈条索状。少数于该肌锁骨头有外生骨疣。

二、临床表现与诊断

（一）症状

一般有难产史，患儿出生后，可见一侧胸锁乳突肌的中或下1/3有一硬的柱形或梭形肿块，触摸时因疼痛而啼哭。头颈转动不灵活，向肌肉缩短一侧倾斜，下颌旋向对侧。肿块在出生后3～4月逐渐消失，而发生胸锁乳突肌的挛缩成索条状，逐渐出现斜颈。也有少数患儿病情轻，不发生痉挛，无畸形出现。1岁左右，斜颈更为明显，头部向患侧偏斜，下颌转向健侧，活动受限明显。如将头部强行摆正，可见胸锁乳突肌紧张而突起于皮下，形如硬索。若长期不治，逐渐出现面部和头部的继发畸形。健侧饱满，患侧短小；颈部缩短；两眼两耳不在同一水平面，患侧耳朵向下接近胸锁关节；健侧眼外眦至同侧口角的距离小于患侧。畸形如不矫正，则可随年龄增长而加重，不仅患侧面部相对萎缩，颈部软组织紧缩，而且颅骨也发育不对称，颈椎甚至上胸椎发生固定性脊柱侧弯。

(二)体征

患儿胸锁乳突肌处可扪及一柱形或梭形肿块，触摸时患儿因疼痛而啼哭。胸锁乳突肌紧张，肿块可在1年内缩小或消失，但也有形成永久性者。

(三)诊断

根据患者典型的症状、体征可明确诊断，但要注意本病与其他疾病的鉴别诊断。

(四)鉴别诊断

常借助颈椎正、侧位X线摄片以排除颈椎骨质异常或与其他原因所致的斜颈相鉴别。

1. 骨性斜颈

系颈椎先天性发育异常所致，X线摄片示颈椎骨先天性畸形。

2. 颈椎结核

因结核病变致颈部疼痛和肌肉痉挛，但无胸锁乳突肌挛缩。颈项活动使疼痛加剧，X线摄片示椎体骨性破坏和椎前脓肿。

3. 颈椎自发性半脱位

有咽部或颈部软组织感染病史，其后发生斜颈，儿童、成人均可发病。颈部活动受限、疼痛。X线正位张口位摄片显示寰枢椎半脱位。

4. 眼性斜视

患儿视物时必须采取斜颈姿势以避免复视，胸锁乳突肌无挛缩，斜颈可自动或被动矫正。

5. 听力障碍

由于一侧听力障碍，患儿在注意倾听时常表现为斜颈姿势，但无固定性斜颈畸形，亦无胸锁乳突肌挛缩。X线摄片显示颈椎无异常表现。

6. 痉挛性斜颈

见于成人，系精神因素所致的不自主阵发性头颈歪斜、颤动。精神因素去除后症状消失。

三、辨证与治疗

早期发现，早期治疗，越早治疗效果越好。年龄越大，面部畸形、颈胸段脊柱侧弯则越难治愈。

手法治疗：适用于1岁以内的患儿。

(一)牵引矫正法

可由母亲操作，患儿出生2周出现斜颈即可开始牵引。将患儿置于母亲腿部，头在腿外，颈部稍后伸。其母一手扶住患儿肩锁部，另一手扶住其头部。一面牵引，一面可将面部扭向患侧，颈部转向健侧肩峰。每日4次或5次，持续数月至1年。若一人不能单独进行，可由另一人适当协助。

(二)扳动矫正法

先在患侧胸锁乳突肌部位做热敷或按摩，然后医者以一手托住患儿枕部，一手托住其下颌，将患儿头部向畸形相反方向轻柔地进行扳动矫正，并按摩挛缩的胸锁乳突肌，每日1次或2次。如坚持数日，可获得满意疗效。

四、预防与调护

本病为先天性疾病，无有效预防措施，早诊断早治疗是本病的防治关键。为便于长期的治疗，可将矫正、固定方法教患儿父母。嘱其耐心施治，在日常生活中采用与头面畸形相反方向的动作以矫正，如怀抱喂奶、睡眠的枕垫或用玩具吸引患儿的注意力时，应将患儿头部倾向健侧。家属可经常在患侧胸锁乳突肌作相反方向的被动牵拉伸展运动。

第三节　胸廓出口综合征

胸廓出口综合征是胸廓出口处臂丛与锁骨下动、静脉因受压而引起的一系列临床综合征群。胸廓出口处的骨性和肌性结构及其间隙的异常都可构成压迫，局部的炎症性增生、粘连和肿块也构成压迫因素。

一、病因病机

可在胸廓出口处引起压迫的结构有颈肋第 1 肋骨和锁骨，有时第 2 肋骨也可构成骨性压迫，前斜角肌、中斜角肌、锁骨下肌、胸小肌等可构成肌性压迫。胸廓出口也称为胸廓上口，上界为锁骨，下界为第 1 肋骨，前方为肋锁韧带，后方为中斜角肌。以上肋锁间隙被前斜角肌分为前、后两部分。锁骨下静脉穿入前斜角肌的前方和锁骨下肌之间；臂丛神经下的颈、胸段神经根和锁骨下动脉位于前斜角肌和中斜角肌之间。正常该胸廓出口足以容纳以上神经、血管，病理状态下，神经、血管可出现因单个受压或同时受压的现象而产生相应症状。

产生胸廓出口综合征的原因有以下几个方面。

(一)先天畸形

由于先天发育异常，造成先天性胸廓出口狭窄。如前斜角肌附着部先天性肥大，中、前斜角肌先天性分离不全，第 7 颈椎出现颈肋，锁骨发育畸形等，这些先天异常导致血管、神经受压，如颈肋综合征。

(二)外伤

因外伤导致锁骨骨折移位明显，大量骨痂形成，造成胸廓出口狭窄，压迫神经、血管而产生一系列症状。

(三)肩部下垂

年老体弱、妇女肌力弱或因慢性疾病致肩部肌肉萎缩无力，肩胛带下垂(或经常提携重物)，使锁骨间隙变小，神经、血管在第 1 肋上受到牵拉、挤压而出现症状。

(四)前斜角肌痉挛

因前斜角肌的支配神经根受到刺激(如颈椎病)而发生痉挛、肥厚，可牵拉第 1 肋使之抬高，致锁骨肋骨间隙进一步变小，血管、神经受压，如前斜角肌综合征。

(五)其他

上肢过度外展，胸小肌紧张，锁骨旋转后压，也可使第 1 肋上移、锁肋间隙缩小。常因职业性特点，如油漆工工作时常处于颈后伸，举手过头姿势，易患过度外展综合征。

二、临床表现与诊断

本病症状因受压组织不同而异。应详细询问病史，包括工作性质、工作姿势和症状发生规律等。少部分患者有外伤史。

(一)症状

患者一般主诉单侧颈肩部及上肢疼痛、酸困无力、刺痛或有烧灼感。臂丛下干神经受压时，症状多发生于手及手指的尺神经分布区，晚期出现感觉丧失、肌力减弱和骨间肌及小鱼际萎缩，间断发作手凉、出汗。动脉受压时，上肢有套状感觉异常，肢体上举困难，稍一活动即感觉上肢发凉和肌肉无力，并可因神经的血液供应不足而产生缺血性神经痛。静脉受压时，则可出现患肢远端水肿、发绀。严重者可有锁骨下动脉或静脉的血栓形成，造成更为严重的肢体远端血液循环障碍症状。

(二)体征

体格检查应着重检查上肢神经系统和血液循环的体征，包括患肢感觉、肌力、反射、温度、脉搏、远端皮肤颜色和甲床毛细血管的反应等。各种体位姿势的变化对诊断该病亦有重要意义。检查时可取坐位、卧位和立位，并将患肢置于不同位置，以观察不同体位的体征变化。卧位时症状、体征减轻或消失，立位时可加剧。局部检查表现为患侧锁骨上区饱满，大部分患者可被触及前斜角肌紧张肥厚，有颈肋者可触及骨性隆起，并有局部压痛和向患肢放射痛。特殊检查如下。

1. 阿德森试验

摸及患肢的桡动脉，嘱患者尽量将头后伸，同时深吸气，并将下颌先转向患侧后转向健侧，任何位置出现桡动脉的搏动减弱或消失即为阳性。手部发凉、苍白，表示前斜角肌压迫锁骨下动脉；若在下颌转动前即有脉搏改变，应怀疑有颈肋存在。

2. 挺胸试验

摸及桡动脉时，嘱患者尽量将肩部转向后下方，在立正位时，锁骨随之向下移动，动、静脉可被挤压在锁骨、肋骨间隙之间，桡动脉搏动减弱或消失者为阳性。有时在锁骨下窝部可同时听到血管杂音。

3. 上肢过度外展试验

摸到桡动脉时将患肢被动充分外展，桡动脉搏动减弱或消失者为阳性，表示动脉被胸小肌腱在喙突下挤压。

4. 上肢外展握拳试验

嘱患者将两侧上肢外展90°并旋外，双手做连续快速握拳、展开动作。如患侧上肢迅速自远端向近端出现疼痛、无力、自动下落而健侧不会出现症状，维持1分钟以上，即为阳性。

5. 上肢过度下牵试验

用患肢提携重物或下牵患肢，将肩胛带压向后下方，如出现肢体神经、血管症状者为阳性。

(三)辅助检查

1. X线检查

应拍摄上胸部正位及颈椎正、侧位X线片有助于发现有无颈肋，为一侧或两侧、完全或不完全颈肋；第7颈椎横突是否过长，锁骨或第1肋有无畸形，及排除颈椎病或肺癌。

2. 肌电图检查

有助于鉴别肌源性或神经源性病变和测量受压神经的传导速度，以判断损伤程度。

3. 血管造影

血运障碍较重者,可施行锁骨下动、静脉造影,以了解血管受压部位、狭窄情况,或闭塞及侧支循环形成情况。

(四)鉴别诊断

1. 颈椎病

有明显的颈部症状伴神经根或脊髓症状。X 线摄片可显示颈椎的退行性改变,颈椎曲度或椎间隙的异常。

2. 腕管综合征及尺侧腕管综合征

正中神经或尺神经受累,症状局限于手部。压迫腕管或尺侧腕管时可引起正中神经或尺神经支配区麻痛,夜间症状加重。

3. 创伤性尺神经炎

手尺侧感觉减退或小鱼际、骨间肌萎缩与本病相似,但颈肩部不痛而尺神经粗大,屈肘时尺神经易脱出尺神经沟,叩击尺神经有麻痛触电感。

4. 冈上肌腱疾患

常有上肢放射性疼痛,以肩部疼痛、压痛及活动受限为突出。无血管受压的异常表现。

5. 脊髓空洞症

可有手部肌肉萎缩,冷热分辨不清,痛、温觉消失,触觉存在。CT、MRI 检查能明确诊断。

6. 肺癌

肺尖部发生的肺癌可能浸润颈部神经、血管,从而引起上肢感觉异常、疼痛和血管受压表现。锁骨上窝可扪及包块。肺部 X 线摄片可明确诊断。

7. 雷诺综合征

本病虽有阵发性上肢疼痛、麻木及皮肤苍白、发绀、潮红等改变,但发作与体位无关,且双侧对称性肢端表现异常,桡动脉搏动正常。

三、辨证与治疗

(一)手法

医者一手扶托住患者头部,另一手以小鱼际揉颈椎两侧肌肉,往返进行 3~5 分钟。点按风池、风府、天鼎、缺盆、肩井等穴。在前斜角肌、斜方肌、胸锁乳突肌、冈上肌和上臂,施以弹拨法及上臂搓法反复数分钟。端提摇转头部及用摇法环旋肩关节,适当牵抖上臂。每日 1 次,手法后用三角巾悬吊患肢。手法有利于解痉止痛、理顺筋脉、改善局部血液循环、减轻或消除胸廓出口处的神经血管受压状况。

(二)练功

在避免前面提及的损伤体位状态下,加强颈肩部肌肉的功能锻炼,以增强肌力,避免肩下垂,而恢复正常锁骨—肋骨间隙,减少或消除其对血管、神经的压迫。

(三)药物

1. 外用药物

可采用外敷通络骨质宁膏。

2. 内服药物

可祛风散寒,宣痹通络。方用桂枝汤、葛根汤。

（四）其他疗法

前斜角肌喙突下胸小肌内普鲁卡因、醋酸泼尼松龙注射疗法。

四、辨证与调护

避风寒，适当休息，避免提重物和上肢长时间下垂。做手部和上肢的功能锻炼，以促进血液循环，防止肌肉萎缩。

第四节　颈椎间盘突出症

颈椎间盘突出症指颈椎间盘髓核突破纤维环甚至后纵韧带，向后方压迫脊髓或向后外侧压迫颈神经根，最终产生相应的临床症状者称为颈椎间盘突出症。此病好发节段发生率由高到低依次为颈5～6、颈6～7、颈4～5。

一、病因病机

颈椎自第2颈椎起，两相邻椎体间都有间盘。椎间盘是椎体间的主要连接结构，与韧带共同保持椎体间的相互紧密连接。椎间盘富有弹性，故相邻椎体间有一定活动度，能使下位椎体的上面承受均等的压力，起到缓冲外力的作用。并可减缓由足部传来的外力，使颅部免受震荡。颈椎间盘总高度为颈椎总高度的20%～25%，它前部较后部为高，故使颈脊柱呈生理前凸。颈椎间盘由纤维环、髓核和软骨板组成。髓核是一种胶状物，基质由黏蛋白组成，含水比例很高，往往超过80%。髓核周围为纤维软骨，称纤维环。软骨板则构成椎间盘的上下壁，与椎体的松质骨相连接。软骨板与纤维环融合在一起，在软骨板完整时，髓核不易突入椎体的松质骨内。在纤维环无损坏时，髓核不易向周围突出。颈椎间盘是维持颈部活动，保持内外平衡的重要结构。颈部的运动，依赖髓核的位移及变形来保持颈部的协调与平衡。

颈椎间盘突出由颈部创伤、退行性变等因素导致。椎间盘是人体各组织中最早和最易随年龄发生退行性改变的组织，由于年龄的增长，髓核丧失一部分水分及其原有弹性。退变的颈椎间盘受轻微外伤即可引起椎间盘突出。颈椎过伸性损伤可使近侧椎体向后移位，屈曲性损伤可使双侧小关节脱位，结果椎间盘后方张力增加，导致纤维环和后纵韧带破裂，髓核突出。一般认为急性颈椎间盘突出症是在椎间盘发生一定程度退行性变的基础上，受到一定外力作用发生的，但也可见于原无明显退变的椎间盘。

颈椎间盘突出症是由于颈椎韧带松弛、椎体失稳、颈部软组织劳损等因素导致颈椎间盘变性、压缩、纤维环断裂或髓核脱出，刺激或压迫颈椎动脉、颈交感神经、脊神经、脊髓等，引起头痛、眩晕、心悸、胸闷、颈部酸胀、活动受限、肩背部疼痛、上肢麻木胀痛、步态失稳、四肢无力等症状和体征，严重时发生高位截瘫危及生命。

老年人肝肾亏损，筋失约束；或感受风寒侵袭，筋脉拘急，失去了内在平衡，均可诱发颈椎间盘突出症。根据颈椎间盘向椎管内突出的位置不同，可分为以下3种类型。

（一）侧方突出型

突出部位在后纵韧带的外侧、钩椎关节的内侧。该处是颈脊神经经过的地方，因此突出的椎间盘可压迫脊神经根而产生根性症状。

（二）旁中央突出型

突出部位偏向一侧而在脊髓与脊神经之间，因此可以同时压迫两者而产生单侧脊髓及神经根症状。

（三）中央突出型

突出部位在椎管中央，因此可压迫脊髓双侧腹面而产生脊髓双侧的症状。

二、临床表现与诊断

（一）症状

1. 颈部症状

可伴有枕部、背部、肩部、肩胛间区的疼痛不适感。疼痛可引起颈椎活动度受限，以后伸时更为明显。

2. 神经根受压症状

患者可有一侧（少数双侧）向上肢的放射性疼痛，严重者前臂及手部感觉麻木减退，亦可表现突然或短期内不能抬举上肢、屈伸肘或手部无力。检查时颈部处于强迫体位或颈部僵硬。

3. 脊髓受压症状

颈椎间盘较大突出时，严重压迫颈脊髓可表现为四肢不同程度的感觉、运动障碍，患者多诉手臂甚至躯干及下肢麻木感，胸部束带感，手部精细动作不能，下肢无力，行走不稳，双下肢"踩棉感"，重者可出现括约肌功能障碍或部分肢体瘫痪。

（二）体征

1. 局部表现

在急性期颈椎各向运动受限，屈伸颈椎时可诱发出向肩背部或上肢的放射性疼痛。

2. 神经学检查

当神经根受刺激时，可出现 Spurling 征阳性。相应神经根支配的部位感觉下降，肌肉无力，腱反射低下。当脊髓灰质受压时，可出现相应髓节运动感觉障碍，因此上肢肌力、感觉、反射体检对于神经定位极有价值。当脊髓传导束受侵，患者可出现步态异常，压迫节段以下肌张力增高，腱反射亢进，Hoffmann 征阳性，Babinski 征阳性，手部精细动作不能，甚至大小便障碍，表现为偏瘫、截瘫、四肢瘫或 Brown-Sequard 综合征。

（三）辅助检查

1. X 线检查

可观察到颈椎生理弧度减小或消失；年轻或急性外伤性突出者，椎间隙可无明显异常，但年龄较大者，受累椎间隙可有不同程度的退行性改变；椎前软组织阴影在急性过伸性损伤所致的椎间盘突出中可见增宽；颈椎动力摄片上有时可显示受累节段失稳。

2. CT 检查

虽对本病诊断有一定帮助，但往往无法依靠常规 CT 扫描确诊。CTM（脊髓造影＋CT 扫描）则可较清晰地显示脊髓和神经根受椎间盘压迫的影像。

3. MRI

可直接显示颈椎间盘突出部位、类型及脊髓和神经根受损的程度，为颈椎间盘突出症的诊断、治疗方法选择及预后提供可靠依据。MRI 对颈椎间盘突出症诊断的准确率远远大于 CT 和 CTM。在中央型和旁中央型颈椎间盘突出症中可显示清晰影像。

4. 肌电图检查

可用来确定对神经根的损害，并对神经根的定位有所帮助。

（四）鉴别诊断

1. 颈椎病

颈椎间盘突出症与颈椎病两者均可发生神经根及脊髓受累症状，故临床上有时不予鉴别。颈椎病一般起病缓慢，可引起多个神经平面的症状，有时还可引起双侧神经根损伤。而颈椎间盘突出症有的起病比较急，仅引起一侧上肢和单个神经平面症状。

2. 颈椎管内肿瘤

无外伤史，起病一般较缓慢，影像学可提供重要的鉴别依据，髓内肿瘤分辨较容易，髓外肿瘤与椎间盘有明确界限。

3. 肩周炎

颈 5 神经根受累可引起肩外侧疼痛，但肩周炎不仅有肩部疼痛，而且肩关节活动广泛受限。

三、辨证与治疗

（一）手法

（1）采用拿法、揉法和弹拨法以松解痉挛僵硬的颈肩背部肌群，从而舒筋通络、解痉止痛。

（2）旋转复位：患者正坐，术者站在患者身后，稍微侧身。以右旋为例，术者屈肘用右肘窝，放在患者颌下固定患者颌部，左手托住枕部，轻提并且旋转颈部活动 2～3 次，使患者颈部放松。然后使其头微屈并上提，顺势牵引颈部，牵引的同时将患者头颈右旋有固定感时，右肘部再稍加用力轻轻右旋颈部，同时加大向上牵引的力量，此时即可听到或感到关节弹响。做完右侧后，用同样手法向左侧旋转 1 次。用力应稳妥、轻柔，旋转要适度，手法要顺势而为，力量不宜过大，到位即止，切忌粗暴，患者要尽量放松颈肩部肌肉。但神经根或脊髓压迫症状严重者应禁用本手法。

颈部肌肉痉挛者也可以采用端提摇晃法。患者正坐，术者立于患者身后，双手虎口分开，拇指顶住枕部，双手其余四指托住下颌部，双手前臂压在患者肩部，双手向上端提，同时手腕立起，在维持牵引下，双手腕做回旋活动 6～7 次。再嘱患者仰卧于病床，术者坐于患者头侧，用双手拇指弹拨颈部肌肉，以达到彻底放松颈部肌肉的作用。

（二）固定

应适当地卧床休息，尽量减少颈部活动。可采用颈椎围领制动。

（三）练功

进行颈部肌肉的功能锻炼，以增强颈部肌肉力量及协调性。

（四）药物

1. 气滞血瘀证

患者有明显的外伤史，发病急，颈项痛有定处，强迫体位，活动受限。舌淡，苔薄白，脉弦。治宜活血祛瘀，通络止痛，选用和营止痛汤加减。

2. 风寒痹阻证

患者起病缓慢，颈项痛有定处，上肢麻木，患肢畏寒，天气变化时症状加重。舌淡，苔薄白，脉弦紧。治宜温通经络，祛风散寒，选用麻桂温经汤加减。

3. 肝肾亏虚证

患者发病缓慢，并且反复发作，颈肩酸痛，其痛绵绵，上肢麻痹，遇劳加重，可伴有腰膝酸软、耳鸣、耳聋、多梦等。舌红少苔，脉弦细。治宜补肝肾，宜用六味地黄汤、左归丸加减。

(五)其他疗法

(1)牵引：解除颈项部肌肉痉挛，增大椎间隙，使受压神经根得以缓解。牵引时颈椎宜微屈曲位，因为这种体位能使后部关节微分离，使椎间孔开大。不宜采用颈椎极度屈曲位，亦切忌颈椎过伸位。牵引重量应根据病情、体质和耐受力酌情调整。可采用坐式或卧式牵引，症状重者，应卧式持续牵引。

(2)针灸：根据临床症状不同，可选用风池、肩井、天宗、曲池、合谷、环跳、阳陵泉、太冲等穴进行针刺，用泻法，留针 5～10 分钟，每日 1 次。

(3)蜡疗、醋疗、直流电、低频脉冲、中药离子导入等物理治疗。可缓解肌肉痉挛，消除神经根的炎性水肿，改善局部的循环等作用。

四、预防与调护

急性期以制动减轻疼痛为主，待症状减轻后，积极进行颈部功能练习，恢复颈椎周围组织的生物力学平衡，改善颈椎的稳定性，平时注意调整坐姿。

第五节　寰枢关节损伤

寰椎骨折脱位是较常见的一种上颈椎损伤，约占上颈椎损伤的 50%，临床上见到的寰椎骨折脱位，神经症状轻重不一，有的当场死亡，有的伴有不同程度脊髓高位损伤，表现为脑神经瘫痪、四肢瘫或不全瘫和呼吸功能障碍，常需立即辅助呼吸；有的仅为枕颈部疼痛和活动障碍，神经症状轻微，这类患者临床上最常见并有潜在危险，应予以高度重视和积极采用相应治疗。

一、病因病机

寰枢关节包括：a. 寰枢外侧关节，由左、右寰椎下关节面与枢椎的上关节面构成；b. 齿状突前、后关节，分别位于齿状突前面与寰椎前弓的齿凹和齿状突后面与寰椎横韧带之间，形成两个滑膜腔。寰枢关节的周围韧带及覆膜有寰椎横韧带、齿状突尖韧带、翼状韧带、覆膜及寰椎后弓与枢椎椎弓间的黄韧带。头部旋转运动的 90%发生于此关节，它不但运动灵活，且周围有许多韧带连接枕骨、寰椎、枢椎及其他颈椎。当头颅部遭受突然屈曲作用时，头部的动能大部分集中在横韧带上，齿状突恰在其中央部，形成一种"切割"外力，可造成横韧带断裂。另外造成寰椎爆裂性骨折(Jefferson 骨折)的垂直暴力作用，使寰椎侧块和椎弓骨折端分离移位也可造成横韧带撕裂。横韧带附着于寰椎两侧块前方附着，并与其前弓共同构成骨纤维结构，包绕并限制齿状突过度活动，保护寰枢椎稳定，当横韧带损伤或断裂时即可出现寰枢关节的脱位或半脱位。这是一种严重损伤，常伴有脊髓损伤，可立即致命。

本病的病因包括以下几种情况。

(一)外伤性脱位

1. 合并齿状突骨折

即寰椎连带着齿状突骨折一并移位。从枢椎椎体后上角或骨折线后缘测量到寰椎后弓的前缘，此距离为脊髓可占据的有效空间，可据此估计缓冲间隙的狭窄及脊髓受压的情况。

2. 单纯的寰椎前脱位

不伴有齿状突骨折的寰枢关节脱位，必有寰枢之间韧带的广泛损伤。由于齿状突的存在，脊髓被夹在齿状突和寰椎后弓之间，更易受伤。

(二)先天性畸形脱位

枕颈部有发育异常者,外伤后较正常人更易发生寰枢关节急性脱位。多数病例是在少年以后逐渐发生寰枢关节不稳定。常见的两种如下。

(1)分节障碍,表现为枕骨寰椎融合成颈 2～3 椎体融合。

(2)齿状突发育不全。

(三)自发性脱位

成人病例多继发于类风湿关节炎,儿童则多继发于感染性炎症。寰枢椎旋转固定的实质是陈旧性脱位。Fielding(1977 年)把自发出现或轻度外伤后出现的寰枢椎旋转性半脱位状态称为寰枢椎旋转固定,在以后(1983 年)他又称为旋转性移位。

(四)病理性脱位

也为缓慢发生的脱位,与自发性发生脱位的区别在于确有寰椎和(或)枢椎的骨质破坏性病变。以寰枢椎结核为多见,也偶见于寰枢椎肿瘤或骨髓炎。

二、临床表现与诊断

(一)症状

临床表现主要取决于横韧带损伤的严重程度和寰椎前脱位程度以及是否对脊髓造成压迫。局部表现主要是枕下和枕颈部疼痛,活动功能受限,如果合并脊髓损伤,有以下情况发生。

(1)呼吸中枢受到波及时,于损伤现场致命。

(2)损伤后有一过性神经症状,表现短暂肢体瘫痪或肢体无力,但能迅速好转乃至恢复。

(3)四肢瘫痪、大小便失禁及呼吸功能障碍,此为最严重者。如果未获得及时有效治疗,寰椎脱位则更加严重,脊髓受压也随之加剧。

(4)迟发性神经症状。损伤在当时和早期并不发生,随着头颈活动增加而逐渐出现。寰枢椎脱位典型的临床表现为头颈部倾斜。如果单侧向前移位时,头部离开患侧向健侧倾斜,颈部疼痛和僵直,枕大神经痛等。脊髓压迫症状和体征极少发生。有时微小的创伤就可造成寰枢关节旋转移位,头在旋转位置上,取代了寰椎在枢椎上面的运动,两者仅能有少许活动。

(5)外伤引起的寰枢关节半脱位发病较急,炎症引起者多发病缓慢,症状相对较轻。头向一侧倾斜并向对侧旋转,同时颈部轻度屈曲,发病缓慢,常见有颈项部僵硬、斜颈、疼痛,疼痛可扩散至头枕部,头部活动受限,并向一侧倾斜。病理性半脱位,常伴有咽喉部肿痛及全身发热等症状。

(二)体征

头呈固定姿势,头部转动困难且剧痛。第 2 颈椎棘突偏歪或后凸,枕骨下缘与偏斜棘突有明显压痛点。于颈后、寰枢关节处有压痛。随着时间的延长,肌肉痉挛可消退,斜颈也多无疼痛,畸形则持续存在。

(三)辅助检查

X 线检查,除常规正位、侧位片外,还应拍照张口位的寰枢正位片,以观察枢椎齿状突是否与椎体连结,两侧寰枢关节是否对称,以明确诊断。在开口的齿状突位上,齿状突与侧块距离不等长,在以颈 1～2 为中心的侧位片上,寰齿间隙其正常值成人为 3mm,儿童为 4mm。若寰枢关节在常规 X 线片上显示不清楚,应摄断层 CT 检查。

三、辨证与治疗

本病的治疗方法主要取决于寰横韧带部分撕裂还是完全横断。

（1）如果是部分撕裂，通常采取颅骨牵引或枕颌带牵引，重量 1～3kg，牵引 3 周后即予头颈胸石膏固定。

（2）诊断明确的横韧带断裂，多数学者认为非手术治疗不能恢复其稳定性，主张早期手术治疗，如若拖延将对复位不利。手术目的在于复位，恢复寰齿关节解剖学的稳定性。

（3）通常采用在颅骨牵引下施行寰枢椎固定术。其方法主要有以下几种。

①Gallie 法：该法即经后路将寰椎后弓与枢椎棘突用钢丝扎紧并植骨融合。

②Brook 法：经寰椎后弓两侧各绕钢丝，并循经枢椎椎板下穿越，每侧各植一骨块扎紧钢丝。

（4）寰枢椎半脱位的治疗较容易，有效的治疗方法是卧位枕颌带牵引。牵引时使颈椎处于中立位，使头颈部呈伸位，牵引重量 1～2kg，在牵引过程中可摄片复查，并根据复位情况适当调整牵引重量。轻者一般牵引 1～2 周，重者牵引 3～4 周后症状可以消除，寰枢关节可以复位，然后用颈托固定 1～6 周。

第六节　胸壁扭挫伤

由于暴力撞击胸壁使软组织受到损伤者，称为胸部挫伤，又称胸壁挫伤。胸部挫伤是以胸胁部疼痛、胀满，伴随胸廓运动而症状加重的软组织损伤性疾患。

一、病因病机

由于直接的暴力碰撞、打击、挤压等，导致胸部皮肤、皮下组织或胸壁深部软组织挫伤，如肋骨或肋软骨的组织损伤、变性，肌肉骨膜的断裂等。损伤组织毛细血管出血及炎症渗出，造成无菌性炎症和局部的瘀血水肿、肌肉痉挛。此种病变波及肋间神经则出现患部的疼痛，呼吸或咳嗽时疼痛加重，损伤胸部肌肉还可影响上肢的运动。

另外，有些常在意料不到的运动时，如搬抬重物时用力过猛、扭转躯干时姿势不当、外界的牵拉等，造成胸部软组织扭伤（俗称"岔气"）。致伤的作用力沿肋骨传至肋头关节和肋横突关节，使此联合关节的活动不在一平面上，造成某个关节间隙展开松弛的关节滑膜嵌入，滑膜有丰富的感觉神经末梢，嵌入后即引起疼痛，同时出现急性损伤性病理反应。还可造成关节的移位、韧带的撕裂，刺激或压迫肋间神经，引起疼痛。

中医学认为，胸部挫伤，络脉受损，血溢于外，以致瘀血停滞。局部瘀血凝滞可导致气机运行失常而出现一系列病变。胸胁部气机阻滞，解剖位置紊乱和改变而致气血瘀滞，经筋受压等而发生疼痛。如伤后失治，余瘀未尽，结而不化，则见胸背绵绵作痛，经久不愈。

二、临床变现与诊断

（一）症状

有明显胸部外伤史。有时伤后数小时或 1～2 日后才出现症状，3～5 日疼痛可达到高峰。胸胁部疼痛可牵涉肩背部，活动时加重，以后逐渐减轻。挫伤及肌肉有撕裂伤者，损伤局部明显肿胀、疼痛，严重者可有皮下瘀斑；肋椎关节错缝者有放射性肋间神经痛，吸气时加重神经压迫，则疼痛加重。

(二)体征

局部压痛、叩击痛，压痛广泛。

(三)辅助检查

X 线摄片一般无异常发现。

(四)诊断

综合明显外伤史、症状、体征可明确诊断。

(五)鉴别诊断

严重损伤者应注意鉴别有无骨折、气胸、血胸等并发症出现，X 线摄片对诊断或排除并发症具有重要意义。

三、辨证与治疗

(一)手法治疗

患者正坐方凳上，助手蹲在患者前方，用双手分别按住患者两胯腋部。医者站在患者身后，双前臂由患者两腋下穿过，双手按在其胸前，并用一手持清洁毛巾准备堵患者口鼻。将患者轻轻摇晃 6～7 次，用提法将患者提起，令患者深吸气，并用毛巾搵其口鼻，向健侧旋转，然后使患者向患侧屈旋，一手按在所伤之肋骨由后向前戳按。

(二)固定

早期疼痛甚者，施理筋手法后可用胶布做适当外固定，2 周后行功能锻炼。

(三)练功

嘱患者尽量下地行走，可做扩胸、肢体伸展运动，加强深呼吸，鼓励患者咳嗽等。

(四)药物疗法

1. 内服药

中药早期治宜以祛瘀、活血、理气为主，可用复元活血汤加减。如受伤时间较久，则治宜以舒筋、活络、止痛为主，可用伸筋片，大、小活络丸等。应用非甾体消炎药，如双氯芬酸(扶他林)等。

2. 外用药

治宜以祛瘀、消肿、止痛为主，可用红药气雾剂等外擦。

四、预防与调护

胸部挫伤重者应半卧位适当休息、避免外伤、戒烟限酒。患者可适当做深呼吸、咳嗽、排痰、上肢活动及扩展胸廓等动作。预防胸部组织的粘连，以免病情迁延不愈。

第七节　胸椎小关节紊乱

胸椎位于背部中央，与肋骨、胸骨构成躯干上部骨筋框架，其主要功能为保护作用。胸椎关节突关节由上位胸椎的下关节突与下位胸椎的上关节突构成，当身体扭转姿势不当或受到暴力作用时，使关节突关节发生错位，导致背部疼痛和功能障碍，称为胸椎关节突关节错缝或胸椎后关节紊乱症。清代吴谦《医宗金鉴·正骨心法要旨》中述："若脊筋陇起，骨缝必错，则成伛偻之形。"就是描述胸椎关节突关节错缝、疼痛，导致局部肌肉痉挛，进一步造成功能活动障碍之状。

一、病因病机

胸椎的活动度很小，一般情况下不易引起损伤。当遇到比较强大的暴力时，可能造成胸椎关节突关节的损伤、错位。有时关节错位后可导致关节滑膜嵌入关节间隙内，阻碍关节复位。若暴力巨大，势必造成骨折、脱位，严重者可致胸段脊髓损伤而致截瘫。根据暴力的形式和躯体姿势，大致可分为 3 种形式的损伤。

（一）过屈位损伤

自高处坠落时，头或臀部着地，或者含胸工作时被重物打击背部，而致胸椎过度屈曲发生胸椎过屈位关节突关节错位。

（二）过伸位损伤

胸部伸直位时，背部被暴力打击使背部过伸，造成胸椎关节突关节过伸位错位。

（三）旋转型损伤

暴力可使脊椎过屈或过伸，同时又向一侧旋转。如摔跤时，肩部一侧着地，使胸椎旋转，造成胸椎关节突关节旋转位错位。

二、临床表现与诊断

（一）症状

多有过屈、过伸或旋转肩背运动和受伤史。伤后症状当时较轻，数小时后或次日加重。背部感觉明显不适，如负重物，可疼痛，有时痛引前胸，坐则需要经常变换体位，严重时行走或咳嗽、打喷嚏等均可引起疼痛加剧。

（二）体征

查体可见患椎及相邻数个椎体有深压痛，压痛点位于棘突上或棘间处，有时可见一侧背部肌肉痉挛隆起。仔细触摸棘突或棘间隙进行比较，可发现患椎棘突略高或有轻微偏移，上、下棘突间隙的距离发生改变。

（三）辅助检查

X 线检查多无异常发现。

（四）诊断

综合病史、症状及体征可明确诊断。

（五）鉴别诊断

本病通过病史、体征及 X 线检查可与胸椎结核、压缩性胸椎骨折等相鉴别。胸椎结核，肿瘤疼痛多逐渐加重，伴有发热等全身症状，X 线示可有胸椎骨质的破坏。压缩性胸椎骨折，有明显外伤史，X 线示胸椎体呈楔状改变。

三、辨证与治疗

(一)手法

先以点按揉、搓擦等轻手法施于胸椎两侧软组织，以缓解肌肉痉挛，疏通经脉，减轻疼痛，再根据不同损伤形式，采用与暴力方向相反的力，借力使错位的关节突关节复位。

1.掌推复位法

患者取俯卧位，胸部下置一薄枕，双手紧抓床头。助手握住患者双踝进行对抗性牵引。对过屈型损伤者，医者双掌相叠，掌根部按压于患椎略后凸的棘突上，另一手掌叠于前掌之上；当助手牵引时，两手轻巧施力向下按压。闻及一声脆响或感棘突移动时，复位成功。对过伸位损伤者，患者体位同前。同样在助手牵引下，医者两手分别向头、臀方向斜推，闻及弹响，表示移位的关节突关节已复位。

2.膝顶后扳法

患者取坐位，两手指相互交叉，置于颈项部，两肩、两肘向外展开。医者立于患者背侧，一足踩住凳子后侧，同时膝部顶住患处，双手把持患者双肘。膝顶向前，双手顺势后扳，三点轻微用力，常可闻及一声弹响，则错缝关节得以复位。本法适用于屈曲位损伤者。

3.旋转复位手法

患者坐于方凳上，双足分开与肩部等宽。以棘突向右侧偏为例，助手面对患者站立，两腿挟持住患者左大腿，双手压住左大腿根部。医者立于患者身后，以右手从患者胸前向左伸扳握患者左肩，右肘部卡住患者右肩。左手拇指用力顶推偏向右侧棘突。然后让患者做前屈、右侧屈及旋转动作，医者拇指顺势用力将棘突向左上方顶推，可感到拇指下椎体棘突有轻微移动，并伴有"咔嗒"的响声。检查偏歪棘突已纠正，上下棘突间隙等距，则复位成功。

(二)练功疗法

患者可自主适当活动，卧床时应使用硬板床，以利于复位后关节的稳定。

(三)药物

1.外用药物

外用红药气雾剂、狗皮膏、风湿跌打膏等。

2.内服药物

以舒筋活血、理气止痛为主，可选用血府逐瘀汤、和营止痛汤等加减，西药给予消炎镇痛类药物口服。

(四)其他疗法

(1)中频理疗、热敷、红外线、超短波或中药离子导入等物理疗法。
(2)局部痛点封闭疗法。压痛明显处，可行局部曲安奈德及利多卡因封闭治疗。

四、预防与调护

(1)复位后可进行适当的腰背功能锻炼。
(2)注意患部保暖，避免过度活动。

第八节　项背筋膜炎

项背筋膜炎又称项背肌筋膜纤维织炎。通常是指颈项部的筋膜、肌肉、肌腱和韧带等软组织的病变，主要表现为颈项部疼痛、僵硬、运动障碍或软弱无力等症状，常累及斜方肌、胸锁乳突肌和肩胛提肌等。好发于中年女性，多见于伏案工作者。

一、病因病机

颈项部肌筋膜炎的确切病因尚不十分明了，多数学者公认的主要原因如下。

(1)慢性微小损伤。长期慢性微小损伤，使肌肉、筋膜组织产生纤维化或瘢痕化，形成过敏性病灶或纤维结节扳机点，轻微刺激可引起疼痛。

(2)寒冷和潮湿。

(3)病毒感染后易引起项背疼痛。

(4)精神因素。由于疼痛，使患者精神紧张，进一步促使肌肉张力增加，甚至产生肌肉痉挛，加重了疼痛，形成恶性循环。

中医学认为，劳损致项背部经络气血凝滞，气血运行不畅而致疼痛。久处湿地、贪凉受冷或劳累汗出复感风寒，项背部之经脉寒凝阻遏，久之则血脉不通，气机受阻，肌肉酸痛，故阴雨天常使疼痛加剧或诱发疼痛。

二、临床表现与诊断

(一)症状

表现为项背部疼痛、酸胀，向一侧或两侧肩背部放射。肩胛骨脊缘疼痛，陈伤及劳损者常有酸胀感。但疼痛并非经常性，其严重程度常随气候的变化而改变。晨起或受凉后加重，逢阴雨天气则感项背部明显不适，而活动或遇暖后则疼痛可缓解。

(二)体征

局部无红肿现象，用力压迫或用手指提捏、挤压受累肌肉时可出现触痛。胸锁乳突肌斜方肌和肩胛提肌最常受累。严重者局部肌肉紧张，有广泛性压痛，项背部功能受限，有时累及交感神经而出现相应症状。

(三)辅助检查

可见红细胞沉降率或抗"O"偏高。X线摄片一般无异常表现，如病变影响到胸椎关节突关节时，可见局部密度增高。

(四)鉴别诊断

本病应注意与项部扭挫伤、前斜角肌综合征、颈椎病等相鉴别。

三、辨证与治疗

(一)手法

患者正坐于凳子上，先用擦法，再用点穴法取风池、天柱等穴。助手一人站于患者健侧，一手扶肩，一手掌心扶于胸前。医者站于患者患侧，一手拿腕，另一手扶患肩。拿腕之手在水平方向上牵引，并用摇法摇肩6～7次。然后医者以膝顶于患者腋窝，和拿腕之手形成对抗牵引，将肩在外展90°位横向拔伸，然后使肩高举，屈肘内收，使手触及对侧肩部。在屈肘时，使上臂后伸，同时用拿肩部之手的小鱼际肌按压在肩胛骨脊侧缘，用力向前戳按，助手在胸前之手迎之即可。最后拿肩腕之手将上肢向斜上方拔伸，同时拿肩之手虎口张开，用示指及拇指腹用力，沿肩胛脊侧由上向下捋顺。施法时须连贯，可重复2或3次。最后用弹筋法、捻散法、拍打法等做结束手法。目的在于舒筋活络、活血通经、缓解肌肉痉挛而减轻疼痛、挪顺肌纤维、防止炎症粘连。每日1次，症状缓解后逐渐减少按摩次数。有关节突关节移位者，可用推按法或旋转法。

(二)练功

主要是加强项背部锻炼，如做体操(单杠引体向上、俯卧撑等)、五禽戏、打太极拳等，以增强项背肌的力量，但锻炼时要注意避免受凉或感冒。

(三)药物

1. 外用药物

狗皮膏、伤湿止痛膏等。

2. 内服药物

以痹痛为主者，治宜祛风散寒、通络止痛，方用羌活胜湿汤、葛根汤、独活寄生汤加减；以瘀血停滞为主者，治宜活血化瘀、行气止痛，方用复元活血汤加减。

(四)其他疗法

(1)针灸疗法：可取风池、天柱、大椎、肩井、天宗、肺俞、风门等穴，针刺时应浅刺，以防意外。

(2)热敷，热水袋或坎离砂局部热敷。

(3)超声导入、理疗及痛点封闭也有一定疗效。

四、预防与调护

(1)加强项背部功能锻炼，积极参加体育活动，如体操、打太极拳等，增强项背部的肌力和身体素质。

(2)避免过度疲劳，适当劳逸结合，注意局部保暖，防止受凉、感冒。

第九节　肋软骨炎

肋软骨炎是指发生在肋软骨部位的慢性非感染性炎症，又称非化脓性肋软骨炎，肋软骨增生病。

一、病因病机

一般认为与劳损或外伤有关，在人们搬运重物，急剧扭转或因胸部挤压等使胸肋关节软骨造成急性损伤，或因慢性劳损或伤风感冒引起的病毒感染等，导致胸肋关节面软骨的水肿，增厚的无菌性炎症而发病。

大体标本可见肋软骨向前呈弓形弯曲，梭形肿胀，软骨增生，韧带增厚，软骨内钙质沉积，肋软骨钙化呈环状，肋骨增宽，局部软组织肿胀。显微镜下见肋软骨骨膜增厚，有炎性浸润，纤维组织增生，骨内有钙质沉积。

二、临床表现与诊断

(一)症状

肋软骨炎好发于20～30岁女性，男女之比为1∶9。病变部位多在胸前第2～5肋软骨处，以第2、第3肋软骨最常见，也可侵犯胸骨柄，锁骨内侧和前下诸肋软骨。受累肋软骨处自感胸部钝痛或锐痛，有压痛和肿大隆起，深吸气、咳嗽或活动患侧上肢时疼痛加剧，有时向肩部或背部放射，甚至不能举臂，但局部皮肤无改变；疼痛轻重程度不等，往往迁延不愈，影响患者的工作和学习。疼痛消失后，肿大的肋软骨甚至可持续数月或数年之久。有时劳累后，疼痛还会发作，发病有急有缓，急性者可骤然发病，感胸部刺痛、跳痛或酸痛；也可发病缓慢，在不知不觉中使肋骨与肋软骨交界处呈弓状，肿胀、钝痛，有时放射至肩背部、腋部、颈胸部，有时胸闷憋气，休息或侧卧时疼痛缓解，深呼吸咳嗽、平卧、挺胸与疲劳后则疼痛加重。

（二）体征

第 2、第 3 肋骨与软骨交界处呈弓状逐渐隆起，肋软骨增宽，肋弓呈唇样外翻，局部软组织肥厚。

（三）辅助检查

X 线摄片一般无异常表现。

（四）鉴别诊断

局部疼痛而无肿胀者应与肋间神经痛、带状疱疹、冠心病心绞痛、肝胆系统疾病相鉴别；妇女患肋软骨炎多数以乳痛就诊，因肋软骨炎的疼痛常放射到乳房。因此，肋软骨炎易与乳房疼痛相混淆。

三、辨证治疗

（一）药物

1. 外用药物

a. 外敷舒筋活络中药通络骨质宁膏；b. 经上述治疗症状仍不减轻的病例，可采用醋酸泼尼松龙 25mg 加 2%普鲁卡因 4mL 作局部阻滞封闭。每周 1 次，共 3～4 次；c. 局部阻滞仍然无效的病例可行小剂量放射治疗，一般总量达 2000～3000rad 即可。

2. 内服药物

治宜舒筋活血，通络止痛，方用小活络丹等。疼痛重者，可服非甾体消炎药物，也可同时给予 B 族维生素等神经营养药物。

（二）其他疗法

局部可以应用电疗、磁疗等物理治疗或热敷等。

四、预防与调护

发病时应适当休息，避免过劳；避风寒，防止感冒、咳嗽的发生。平时应加强锻炼身体，增强体质。

第十节　腰椎椎管狭窄症

腰椎椎管、神经根通道及椎间孔隧道的变形或狭窄而引起马尾神经或神经根受压，并产生相应的临床症状者称为腰椎椎管狭窄症，又称腰椎椎管狭窄综合征。好发于中老年人，约 80%发生于 40～60 岁，男性多于女性，体力劳动者多见。

一、病因病机

中医认为本病属"腰腿痛"范畴，发生的主要内因是先天肾气不足，后天肾气虚弱，劳役伤肾等；常见外因是反复外伤、慢性劳损和风寒湿邪侵袭。其主要病机是肾虚不固，邪阻经络，气滞血瘀，荣卫不和，以致腰腿筋脉痹阻而产生疼痛。

本病病因主要为原发性腰椎椎管狭窄和继发性腰椎椎管狭窄两种。

原发性腰椎椎管狭窄是指椎管本身由于先天性或发育性因素而致的腰椎椎管狭窄，表现为腰椎管的前后径和横径均匀一致性狭窄，可见于侏儒症、椎弓根短缩等患者。此类型临床较为少见。

继发性腰椎椎管狭窄最常见的原因是腰椎退行性变，如腰椎骨质增生、小关节突肥大、黄韧带及椎板肥厚等，均可使腰椎椎管内径缩小，椎管内有效容量减少，压迫马尾神经或脊神经根而发病。此外，陈旧性腰椎间盘突出、腰椎骨折脱位复位不良、脊椎滑脱、椎板切除术后、脊椎骨融合后椎管骨质增生等，也可引起腰椎椎管狭窄。

原发性和继发性两种因素常常互为因果，相互影响，加重症状。临床上常可见到在先天发育不良基础上再发生各种退变性因素而导致本病。这种混合型腰椎椎管狭窄症是产生并加重临床症状的主要成因，比较多见。

二、临床表现与诊断

（一）主要症状

长期腰腿痛，间歇性跛行。疼痛主要在下腰部及骶部，性质为酸痛、刺痛或烧灼痛，有的可放射到大腿外侧或前方等处。多为双侧，也可单侧或左右交替出现。

间歇性跛行是本病的主要特征，80%以上的患者多有间歇性跛行，常在站立和行走过久以后出现单侧或双下肢麻木、沉重、疼痛、无力，出现跛行，越走症状越严重，常被迫停下休息。下蹲后症状马上缓解，若继续行走则出现同样症状。

病情严重者可因压迫马尾神经引起尿急或排尿困难，马鞍区麻木，肢体感觉减退等，甚至造成下肢不完全性截瘫或性功能障碍。

（二）体格检查

（1）腰椎椎管狭窄症患者常无明显体征是本病的特点之一。主诉多、体征少，症状和体征不一致是本症的另一特征。

（2）有的表现类似椎间盘突出症，有脊柱腰段生理性前曲减弱或侧屈，但多较轻。

（3）腰过伸试验阳性。脊柱位于后伸位时椎间盘突入椎管内，前椎管长度有所增加，后椎管长度有所缩短，黄韧带随之突入椎管，所以腰腿痛症状加重；脊柱前屈位时可使椎间盘在椎管内突出减少，椎管后壁明显增长，椎管内黄韧带突出减少，椎管内容积相对增加而使症状减轻或消失。

（4）直腿抬高试验阳性者少。

（5）部分患者可出现下肢肌肉萎缩，以胫前肌和趾长伸肌最明显，常见小腿外侧痛觉减退或消失，膝反射无变化，跟腱反射消失。

（6）如有马尾神经压迫者可出现马鞍区麻木、肛门括约肌松弛无力或男性阳痿。

（三）辅助检查

X线正侧位片有助于诊断。可见椎体骨质增生，两侧关节突增生、肥大，椎弓根增粗，椎弓根间距变窄，腰骶角增大，椎体滑脱等现象。CT检查可显示椎管矢径变小，关节突关节可增生肥大向椎管内突出，椎管呈三叶形，中央椎管、侧隐窝部狭窄，黄韧带肥厚，是否伴有椎间盘突出等征象。MRI 则能清楚地观察椎管的矢状面，能清晰地显示脊髓影像，对鉴别诊断具有重要意义。

三、辨证与治疗

对于症状轻而无特殊体征者，应采取非手术治疗，运用手法治疗、中药固定与休息、功能锻炼等综合措施。若经正规非手术治疗无效及马尾神经受压出现大小便功能障碍者，应行手术治疗。

(一)手法治疗

治法为舒筋活血、疏散瘀血、松解粘连。手法操作应轻柔，禁用强烈的旋转手法，以免加重病情。除治疗腰腿痛的一般手法外，还可根据病情选用以下手法。

1. 腰部按抖法

患者俯卧位，一助手握住患者腋下，另一助手握住患者两足踝部，两人行对抗牵引。医者双手交叠在一起置于第 4、第 5 腰椎处行按压抖动。力量均匀，幅度要适中，一般抖动 20～30 次即可。

2. 直腿屈腰法

患者两腿伸直端坐于床，两足朝向床头端。术者面对患者站立于床头，用两大腿前侧抵住患者两足底部，然后以两手握住患者的两手或前臂，用力将患者拉向自己身前，再放松回到原位。一拉一松，使腰部产生屈曲活动，重复 10 次左右。

3. 屈髋牵伸法

患者仰卧位，患侧屈膝屈髋，术者立于患侧旁，以一手握住患肢踝关节前侧，另一手托住小腿后侧，在患者髋、膝部放松的情况下，术者双手配合使髋关节顺时针或逆时针方向旋转活动 3～5 圈，然后用力牵拉患侧髋、膝关节于伸直位并加以抖动。

(二)固定治疗

急性期应卧床休息，一般 2～3 周。症状严重者可采用屈曲位腰部制动固定，减少腰骶后伸。

(三)功能锻炼

病情缓解后应加强腰腹肌锻炼，还可练习行走、下坐、足背伸蹬空、侧卧外摆等动作以增强腿部肌力。

(四)药物治疗

本病主要由于肾气亏虚、劳损久伤或外邪侵袭，以致风寒湿邪瘀积不散所致。肾气亏虚者治宜补肾益精，复感风寒湿三邪者治宜祛邪通络，但两者均宜兼治益肾养血。

1. 肾气亏虚型

偏于肾阳虚者宜温补肾阳，用右归丸或金匮肾气丸加减；偏于肾阴虚者，宜滋补肾阴，用左归丸或六味地黄丸加减。

2. 外邪侵袭型

属寒湿腰痛者，治以祛寒除湿、温经通络。风湿者可用独活寄生汤；寒邪重者可用麻桂温经汤；湿邪偏重者可用加味术附汤；湿热型腰痛者治宜清热化湿，可用三妙汤加减。

（五）其他疗法

1. 针灸治疗

针刺与艾灸相结合，局部取穴与循经取穴配合，取肾俞、志室、气海俞、命门、腰阳关等。

2. 硬脊膜外封闭

用泼尼松龙做硬膜外封闭，能松解粘连，缓解症状。

3. 理疗

局部采用超短波或中药离子透入。

四、预防与调护

（1）治疗期间应注意卧硬板床休息。

（2）活动时可用腰围保护，尽量减少后伸活动。

（3）腰腿痛症状减轻后一定要注意加强腰背肌功能锻炼。

（4）注意腰部保暖，避免风寒。

第十一节　腰椎退行性滑脱症

腰椎退行性滑脱又称腰椎假性滑脱。本病因退行性骨关节病而造成一个椎体或多个椎体向前或向后移位，移位距离一般不超过椎体的 4/5，通常伴有椎管狭窄，多发生于 45 岁以上女性。

一、病因病机

腰椎退行性滑脱好发于腰 4～5 水平，其他腰椎也可发生。腰 5 有粗壮的横突和坚强的腰骶韧带，又有两侧髂嵴保护，而腰 4 则保护少，活动度大。由于腰 5 上关节突后面磨损、退变、吸收和前面增厚，而腰 4 下关节突前面磨损较多，易致腰 4 向前滑脱。关节突关节的相互磨损，也可导致腰 5 向后滑脱。随着年龄增大，尤其是妇女更年期后，腰椎间盘退变，关节突磨损，韧带退化，弹性降低，使脊柱结构变得松弛，腰椎失稳，从而产生滑脱。腰椎的滑脱使椎管扭曲，管径变小，黄韧带增生肥厚，造成椎管狭窄。卡压脊神经根，易造成腰部疼痛，并牵涉至臀、腿部，出现感觉障碍或肌肉无力，也可能出现压迫马尾神经的症状。

本病与妊娠期、分娩或月经期韧带松弛有关，绝经期后骨质疏松也可使关节突关节损伤退变。

二、临床表现与诊断

（一）临床表现

主要症状为腰痛，有时伴有臀部和腿部疼痛。疼痛呈酸痛、牵拉痛，有麻木或烧灼感，可伴下肢乏力。少数可有马尾神经受压症状，会阴部麻木感，大小便障碍。

（二）体格检查

腰部活动受限，局部压痛，滑脱节段可触及"台阶感"。坐骨神经受压者，直腿抬高试验及加强试验阳性，个别患者有骶尾部麻木感及泌尿生殖功能障碍。

（三）辅助检查

X 线片可发现椎体向前或向后移位，无椎弓根的峡部裂。CT 及 MRI 有重要诊断意义。

（四）鉴别诊断

注意与腰椎真性滑脱（腰椎峡部裂）进行鉴别，X 线及 CT、MRI 可进行确诊。

三、辨证与治疗

（一）手法治疗

治法为舒通经络、整复滑脱。

1. 舒通经络

可采用㨰法、按揉、点压、捏拿、弹拨手法等，推理椎旁竖脊肌，缓解腰部肌肉痉挛，为整复滑脱做好准备。

2. 整复滑脱

可采用旋转复位扳法、牵引抖动法、腰部屈曲滚摇法等。临床上应注意手法宜刚柔相济，轻快稳妥，力度适中，切忌强力按压和扭转腰部，以免造成严重的损伤。

（二）药物治疗

1. 气滞血瘀型

宜活血化瘀、行气止痛，可用身痛逐瘀汤或桃红四物汤加减。

2. 肝肾亏虚型

偏阴虚者宜滋补肝肾，可用左归丸或六味地黄丸加减；偏阳虚者宜温补肾阳，可用右归丸或金匮肾气丸加减。

3. 寒湿型

宜祛寒除湿、温经通络，可用独活寄生汤加减。

（三）功能锻炼

加强腰背、腹部肌肉的功能锻炼，可增加腰椎的稳定性，减慢退变进程，拮抗腰椎滑脱的趋势。使用腰围保护。

（四）其他疗法

针灸、理疗、封闭疗法等可酌情使用。保守治疗无效者可行手术治疗，如椎管减压术、椎弓根螺钉内固定和脊椎融合术。

四、预防与调护

(1) 睡硬板床。
(2) 减轻体重。
(3) 加强腰背功能锻炼，如飞燕式、拱桥式等。
(4) 避免弯腰搬重物及突然转身和不恰当的腰部锻炼。
(5) 保暖防寒，注意休息。

第十二节　骶髂关节损伤

骶髂关节是指骶骨与髂骨的耳状关节面。因外力造成该关节及其韧带拉伤，出现骶髂部疼痛和功能障碍者，称为骶髂关节损伤，又称骶髂关节骨错缝或错位、骶髂关节半脱位、骶髂关节劳损等。

一、病因病机

骶髂关节是一相对稳定的关节，关节面凸凹不平，互相嵌合十分紧密，关节囊坚韧，并有坚强的韧带加固。主要的韧带是骶髂骨间韧带，位于关节面的后上方，连结于相对的骶、髂骨粗隆之间。在关节的前后还分别有骶髂前韧带和骶髂后韧带加强。骶髂关节的这些结构特征，增强了该关节的稳固性，在一定程度限制了关节的活动。因此，人体虽经常负重，但造成骶髂关节挫伤或移位者较少，只有在暴力冲击下，才能推动骶髂关节超越生理活动度而引起关节周围的肌腱、韧带损伤，甚至使骶髂关节发生错缝。

(一)急性损伤

突然滑倒时单侧臀部着地或弯腰负重时突然扭闪，使骨盆部位产生旋转剪力，作用于骶髂关节，迫使髂骨向上向内，当外力使骶髂关节活动超过正常生理范围时，轻者可引起关节周围韧带损伤，重者可造成半脱位。妇女妊娠期和产后，因内分泌作用，使骶髂关节韧带松弛，稳定性减弱，轻微外伤或分娩可导致关节损伤。

(二)慢性劳损

长期弯腰工作或抬举重物，使骶髂关节负重增加，可促使骶髂关节退行性变，在某种诱因下易发生骶髂关节损伤。

若骶髂关节反复损伤或错缝未得到及时治疗，局部出血机化，瘢痕形成并充填关节空隙，造成关节内粘连或关节不稳，久之引起顽固性持续下腰部疼痛。

二、临床表现与诊断

(1)有明显外伤史或劳损史。

(2)患者骶髂关节疼痛，可放射到臀部和股外侧，少数放射到小腿外侧。

(3)通常有患侧竖脊肌痉挛，躯干向患侧倾斜。患肢不敢负重，跛行，甚至不能独立行走，上、下阶梯时需健侧先移动。站立位弯腰时疼痛加剧并活动受限。

(4)患者常以健侧臀部坐凳，坐位弯腰时疼痛加重，疼痛严重者需用双手分别撑住凳子两侧以减轻疼痛。

(5)平卧不适，翻身困难。常采取患肢髋膝关节半屈曲健侧卧位，患肢主动或被动伸屈明显受限并剧烈疼痛。

三、辨证与治疗

以手法治疗为主，辅以药物治疗、练功疗法、理疗、热敷等。

(一)手法治疗

推拿治疗常能收到良好效果。基本手法是先以掌揉或㨰法，在腰骶部施术，然后行点压、按揉、捏拿、弹拨等手法，以疏通经络、放松腰骶部肌肉。若有关节错缝者可采用下列方法复位。

1.足蹬手拉复位法

患者仰卧位，术者立于患侧，用右足跟放在患侧坐骨结节向上用力蹬，同时双手握住患足踝向下用力牵拉下肢，使错缝的骶髂关节复位。

2.推送复位法

患者俯卧位，一助手双手重叠压住患者坐骨结节，准备向上顶推。术者立于助手对面，两手压住患侧髂后上棘，准备向下推送。两人同时用力相对推送使错缝复位。

3. 单髋过伸复位法

患者俯卧位，术者站于患侧，一手向下压住患侧骶部，另一手托起患侧下肢膝关节部，先缓慢旋转患肢数次，使患侧骶髂呈过伸位，两手对称用力做相反方向骤然扳动，此时可闻及错缝关节复位响声。

4. 牵抖法

患者俯卧位，两手抓住床头。术者立于床尾，两手分别握住患者两踝，向下牵引身体，同时抬高下肢使小腹略离床面，然后左右摆动下肢数次。在摆动的过程中，上下抖动数次，使其复位。

5. 牵拉按压复位法

患者俯卧，助手握患者踝部向后上方牵引，术者双掌叠按其患侧骶髂关节，在牵拉的同时向下按压，可听到关节复位声。

（二）固定治疗

复位后，需卧硬板床休息 1~2 周。

（三）功能锻炼

病情缓解后，可行腰部前屈、后伸、直腿屈腰等功能锻炼。

（四）药物治疗

1. 内服药

治宜舒筋活血、散瘀止痛为主，可选用活血化瘀汤，和营止痛汤等加减。

2. 外用药

外贴跌打损伤膏等。

（五）其他疗法

理疗、热敷、局部痛点封闭等均有一定疗效，可酌情选用。

四、预防与调护

(1) 应注意纠正日常生活中的不良姿势。
(2) 加强腰部和髋部的功能锻炼。
(3) 治疗初期应注意休息及避免久坐。
(4) 防寒保暖，忌食生冷，节制房事。

第十三节　腰骶部肌筋膜炎

腰骶部肌筋膜炎是指因寒冷、潮湿、慢性劳损使腰骶部筋膜、肌肉、肌腱和韧带等软组织发生无菌性炎症，而出现腰骶部弥漫性钝痛为表现的一种疾病。

一、病因病机

重要发病因素为慢性劳损，腰骶部肌肉、筋膜受损后使肌筋膜组织产生炎症、水肿、粘连变性，发生纤维化改变，使经络气血运行不畅而发病。无菌炎症及疼痛，刺激肌肉产生持久的收缩状态，出现肌紧张，造成局部软组织血管痉挛，肌肉和筋膜供血不足，营养障碍，组织无菌性炎症加重，如此形成恶性循环，使疼痛更加剧。另一最多见的原因是潮湿、寒冷的气候环境，因其可使腰骶部肌肉血管收缩、缺血、水肿引起局部纤维浆液渗出，最终形成纤维织炎。其他如经常一个姿势久坐、缺少相应的活动，以及病毒感染、风湿症的肌肉变态反应等都是诱因。

二、临床表现与诊断

1. 临床表现与诊断要点

主要表现为腰骶部弥漫性钝痛，尤以两侧腰肌及髂嵴上方更为明显。局部疼痛、发凉、皮肤麻木、肌肉痉挛和运动障碍。疼痛特点：晨起或天气变化及受凉后症状加重，活动后则疼痛减轻，长时间不活动或活动过度均可诱发疼痛，常反复发作，病程长。查体时患部有明显的局限性压痛点，触摸此点可引起疼痛和放射。有时可触到肌筋膜内有结节状物，此结节称为筋膜脂肪疝。用普鲁卡因痛点注射后疼痛消失。实验室检查抗"O"或红细胞沉降率正常或稍高。X线检查无异常。

2. 鉴别诊断

注意与腰椎间盘突出、腰椎峡部裂、腰椎压缩性骨折等疾病鉴别。

三、辨证与治疗

(一)一般治疗

解除病因，注意保暖，防止受凉。急性期注意休息。

(二)中医疗法

热敷、理疗、针灸和推拿按摩等。

(三)药物治疗

口服消炎镇痛药物：常用药有水杨酸制剂吲哚美辛、布洛芬。维生素 E、维生素 B_1 等对原发性肌筋膜炎疗效较好。可服用舒筋活血类中药。明确痛点处外用活血化瘀、疏通筋络类膏药。

(四)针刀治疗

有明确的肌结节及末梢神经卡压征者，通过分离切断粘连的纤维组织和筋膜硬结达到治疗的目的。

四、预防与调护

避免诱因，预防为主。治疗彻底，防止复发。注意保暖，局部热敷，防止受凉。

第十四节　骶尾部挫伤

以骶骨下部、尾骨周围疼痛为主要表现的骶尾部软组织挫伤或尾骨骨膜损伤。

一、病因病机

本病多为直接暴力所致，如高处坠落、滑倒或坐空致臀部着地，也可由于慢性积累性劳损(如长期坐位等)造成骶尾部的软组织挫伤或尾骨骨膜损伤(主要为尾骨周围韧带损伤)。

二、临床表现与诊断

(一)主要病史

患者有明显外伤史或慢性积累性劳损病史者。

(二)临床表现

(1)骶尾部疼痛,多为局限性,有时也有整个骶部、臀上部、下腰痛,甚至沿坐骨神经分布区疼痛。

(2)疼痛程度与体位、坐姿、坐具等均有关系。立位、走路因尾骨部不受力,疼痛较轻。直坐硬凳时疼痛,常采用半侧臀部坐凳。由坐位到站位或由站位到坐位,均会使疼痛加剧。

(3)咳嗽、解大便时疼痛加重。

(三)体格检查

外观多无明显肿胀,但大多数患者骶尾关节部、尾尖部或附着于尾骨两侧边缘肌肉可有压痛,肛门指检尾骨活动时疼痛加剧。

(四)X线检查

X线摄片检查可排除骨折、脱位或其他骨病。

三、辨证与治疗

(一)手法治疗

患者取左侧卧位,髋膝关节屈曲。医者右手戴手套,以示指伸入肛门,放至尾骨、骶骨下部。向左右方向按摩骶尾骨两侧及肌肉,以缓解肌肉痉挛,改善局部血液循环。手法宜轻柔,逐步加重按摩力量。

(二)药物治疗

1. 内服药

宜舒筋活血、消肿止痛,可用舒筋活血汤加减。

2. 外用药

可用海桐皮汤煎水熏洗或坐浴。

(三)功能锻炼

加强臀部肌肉锻炼,做提肛练习。

(四)其他疗法

采用理疗、局部封闭等。

四、预防与调护

(1)加强腰臀肌功能锻炼。

(2)适当休息,避免久坐。

(3)防寒保暖,节制房事。

第十五节　坐骨结节滑膜囊炎

坐骨结节滑膜囊位于坐骨结节与臀大肌之间，若该滑膜囊损伤产生炎症而引起疼痛则称为坐骨结节滑膜囊炎。多因体质瘦弱人群久坐工作、臀部摩擦、挤压经久劳损而引发。

一、病因病机

发病与长期过久的坐位工作及臀部脂肪组织缺失有关，多见于臀部瘦弱和脂肪、软组织较少，长期坐位工作的中老年人。因经常坐硬板凳，坐骨结节滑囊长期被压迫和摩擦，囊壁渐渐增厚或纤维化而引起症状。少数可见于臀部墩伤患者。

二、临床表现与诊断

(1)有长期坐位工作史或墩伤病史。

(2)臀尖(坐骨结节部)疼痛，坐位尤其是臀部接触硬物时立即发生疼痛，站起疼痛即缓解。

(3)坐骨结节处压痛明显，无放射痛。有时在局部可触及一边缘较清晰的扁圆形肿块。

(4)X线摄片无异常表现。

(5)鉴别诊断：本病应与周围组织损伤相鉴别，如梨状肌综合征、骶髂关节损伤等。

三、辨证与治疗

(一)手法治疗

患者俯卧位。术者在坐骨结节疼痛处行深按压揉，适当用力点拨肿块数分钟，最后用理筋手法治疗。

(二)药物治疗

治宜行气活血、祛瘀止痛为主，内服药可选用如桃红四物汤加减。疼痛剧烈者可选用非甾体消炎药口服。

(三)局部封闭疗法

坐骨结节滑膜囊处局部封闭效果良好，并可作为诊断性治疗。

四、预防与调护

在坐具上加一软垫。改变不良的坐姿习惯，不要长时间盘腿而坐或长时间跷二郎腿，尽量使两侧的坐骨结节承受的体重压力达到平衡。不要久坐，定时起立活动。

第十二章　骨科其他常见疾病

第一节　腰腿痛

腰腿疼是指以腰部和腿部疼痛为主要症状的伤科病症。多发于长期体力劳动或久坐人群。主要表现有腰部酸痛不适，活动受限，不能久卧或间歇性跛行以及伤患肢体酸胀、麻木、无力、出冷汗发凉。多由劳累或天气变化引起或加剧该病。

一、当归杜续汤

（一）辨证

气血瘀滞。

（二）治法

活血散瘀，消肿止痛。

（三）组成

当归、杜仲、续断各 15g，麻黄、肉桂各 6g，地龙、苏木、穿山甲、乌梢蛇各 10g，红花、桃仁各 12g，甘草 5g。

（四）用法

水煎服。每日 3 次温服之。1 周为 1 个疗程。一般服药 1～3 个疗程即痊愈。

二、榕树叶方

（一）辨证

气血瘀滞。

（二）治法

活血散瘀，消肿止痛。

（三）组成

榕树叶、蓖麻叶各适量，生姜 3 片，75%酒精少许。

（四）用法

树叶洗净，捣烂。加生姜再捣。加入少许酒精调拌。按患部面积大小，酌情增减药量。外敷患处。每日 1 次。3～5 次即痊愈。

三、地鳖酒方

(一)辨证

气血瘀滞。

(二)治法

活血散瘀，消肿止痛。

(三)组成

地鳖(又名土元)30 只，白酒 300mL。

(四)用法

地鳖焙干，浸于酒内。24 小时后，分 3 次服完。酒量小者可分多次服用。

四、辣椒叶方

(一)辨证

气血瘀滞。

(二)治法

活血散瘀，消肿止痛。

(三)组成

辣椒叶适量，酒少许。

(四)用法

洗净，捣烂，炒热。将酒频频洒上。趁热敷于患处，以布条束。

五、栗子糯米粥

(一)辨证

气血瘀滞。

(二)治法

益气补肾，健脾养胃。

(三)组成

栗子 15 个，糯米 100g。

(四)用法

按常法煮粥食用。每日 1 剂。连服 3～5 日。

（五）备注

保持良好的生活习惯，防止腰腿受凉，防止过度劳累。

六、生奶外用方

（一）辨证

气血瘀滞。

（二）治法

活血散瘀，消肿止痛。

（三）组成

牛奶适量。

（四）用法

一块纱布折成 4～6 层，放到热牛奶中浸透，捞出拧干后敷在扭伤处，再缠上一层保温绷带。纱布冷后再换。

七、生姜韭菜泥

（一）辨证

气血瘀滞。

（二）治法

益气补肾，健脾养胃。

（三）组成

生姜、韭菜各适量。

（四）用法

生姜韭菜捣烂如泥，敷在肿痛处用纱布绷带固定好。每晚更换 1 次。

八、韭菜黄酒汤

（一）辨证

气血瘀滞。

（二）治法

祛风散瘀，活血通脉。

（三）组成

韭菜或韭菜根 30～50g，黄酒 90mL。

（四）用法

韭菜洗净切细，与黄酒共置锅内，煮沸。趁热饮服，每日 1～2 剂。

九、首乌薏仁酒

（一）辨证

气血瘀滞。

（二）治法

祛风散瘀，活血通脉。

（三）组成

何首乌 180g，薏苡仁 120g。

（四）用法

何首乌和薏苡仁浸入 1500mL 米酒中，密封 15 日。每日早晚各饮 15～20mL。

十、芥末醋方

（一）辨证

气血瘀滞。

（二）治法

活血散瘀。

（三）组成

芥末 50g，醋适量。

（四）用法

芥末用少量开水湿润，与醋调成糊状。敷于患处，用布包扎。每 3～5 日换药 1 次。

十一、月季花泥

（一）辨证

气血瘀滞。

（二）治法

活血化瘀。

（三）组成

鲜月季花适量。

(四)用法

月季花洗净，捣烂如泥，外敷患处。每日 1 次，连用 3～5 日。

十二、土鳖虫散

(一)辨证

气血瘀滞。

(二)治法

活血散瘀，通经止痛。

(三)组成

土鳖虫 3～6g。

(四)用法

土鳖虫研为细末，用白酒送服。每日 2 剂。

十三、狗骨酒

(一)辨证

气血瘀滞。

(二)治法

益血脉，暖腰膝。

(三)组成

狗骨、白酒各适量。

(四)用法

狗骨浸于酒内。15 日后可服。

十四、合欢花散

(一)辨证

气血瘀滞。

(二)治法

活血化瘀。

(三)组成

合欢花 150g。

（四）用法

合欢花焙干研末，用黄酒调服。每次 10～15g，每日 3 次。

十五、三七外敷方

（一）辨证

气血瘀滞。

（二）治法

化瘀，消肿，止痛。

（三）组成

三七鲜叶适量。

（四）用法

叶洗净，捣烂。捣烂叶泥敷于创面，再用大片三七鲜叶盖在上面，用绷带包扎固定。每日换药 1 次。

十六、三生散

（一）辨证

气血瘀滞。

（二）治法

益血脉，暖腰膝。

（三）组成

胆南星、半夏、草乌各等份。

（四）用法

上药共研为细末，过 80～100 目筛后，贮瓶备用。用时取狗皮膏或跌打风湿膏。在火上烤化拉平后，每取此散 1.5～2g 放在膏药中心调匀。趁热贴于患处，外用绷带或胶布固定，可正常行走。每 5～7 日换药 1 次。用药前用温水浸洗患处。拭干后再贴膏药。

（五）备注

有毒，严禁内服。方中三药，一定要生用，勿用熟药。3 日内患处勿沾水。最好减少行走时间，不宜久立。

十七、艾叶醋

（一）辨证

气血瘀滞。

（二）治法

益血脉，暖腰膝。

（三）组成

艾叶适量。

（四）用法

艾叶去梗，炒至焦黄，酒醋，趁热用布裹束于腰部疼痛处。

（五）备注

同一姿势不应保持太久，适当进行原地活动或腰背部活动，可以解除腰背肌肉疲劳。

十八、小豆大枣汤

（一）辨证

气血瘀滞。

（二）治法

补气活血。

（三）组成

赤小豆 120g，大枣 10 枚，红糖适量。

（四）用法

水煎服。

十九、枸杞酒

（一）辨证

气血瘀滞。

（二）治法

补气活血。

（三）组成

枸杞适量。

（四）用法

枸杞放入白酒中浸泡，十几日后即可服用。每次 50g，每日 1 次。

二十、芷术防风药袋

(一)辨证

气血瘀滞。

(二)治法

补气活血。

(三)组成

白芷、白术、防风各 10g。

(四)用法

取棉布一块做成布袋,将上药装入布袋,放清水内浸泡 10 分钟。另取砖头一块,在平面上挖出一凹窝,放炉火中烧红。离火后向凹窝内倒入食醋 100mL,再把药袋放在醋中。足跟踏在药袋上约 20 分钟。每日 1 剂,连用 3~5 剂。在短期内临床症状均可消失。

(五)备注

配合做脚底蹬踏动作,增强跖腱膜的张力,加强其抗劳损的能力,减轻局部炎症。

二十一、防风独活汤

(一)辨证

气血瘀滞。

(二)治法

补气活血。

(三)组成

防风、独活、巴戟天、茯苓各 9g,桑寄生 15g,秦艽 12g。

(四)用法

水煎服。

二十二、独活苡仁酒

(一)辨证

气血瘀滞。

(二)治法

补气活血。

(三)组成

独活、薏苡仁、生地各 40g,炮姜、防风、当归、人参、甘菊花各 20g,石斛、牛膝、丹参、萆薢、制附子、赤茯苓、山茱萸、秦艽各 30g，酒 2500g。

（四）用法

上药捣碎，用酒浸于净器中，7 日后开取去渣备用。饮前随量温饮。

二十三、猪腰汤

（一）辨证

气血瘀滞。

（二）治法

补气活血。

（三）组成

猪腰 2 个，杜仲 30g。

（四）用法

将杜仲放锅里炒断丝(断开无丝为止)，再将猪腰剖开洗净，共入砂锅中，加水炖熟。吃猪腰，饮汤。

二十四、续膝汤

（一）辨证

气血瘀滞。

（二）治法

益肾壮腰，通络止痛。

（三）组成

续断、川牛膝、杜仲各 10g。

（四）用法

水煎服，每日 1 剂，分 2 次服，7 日为 1 个疗程。一般 2 或 3 个疗程即痊愈。

二十五、血竭马钱散

（一）辨证

气血瘀滞。

（二）治法

益肾壮腰，通络止痛。

（三）组成

马钱子 30g 去皮，血竭花(血竭花是血竭的上品，即麒麟竭之别称)120g。

（四）用法

捞出来同血竭共研为细面。分 60 次量，用水送服。每日 2 次。服一料或半料即痊愈。

（五）备注

取麻油适量，置锅内，加热至 230℃ 左右，投入马钱子，炸至老黄色时，立即取出，沥去油，放凉。

第二节　落枕

落枕是颈部一侧的肌肉因睡眠姿势不良或感受风寒引起痉挛而产生颈部的疼痛、功能受限的一种疾病。成人发病较多，男性多于女性，冬春两季多发。古称"失颈""失枕"等。

一、病因病机

（一）病因病理

落枕多因睡眠时枕头过高、过低或过硬，或睡姿不良，头颈过度偏转，使颈部肌肉长时间受到牵拉，处于过度紧张状态而发生静力性损伤。常见受累的肌肉有胸锁乳突肌、肩胛提肌、斜方肌、斜角肌等，并可出现颈肩部或一侧上肢的反射性疼痛。

（二）中医病因病机

《素问·骨空论》论述："失枕在肩上横骨间，折使揄臂齐肘正，灸脊中。"指出了本病的发病病位及治疗方法。《伤科汇纂·旋台骨》中载有："有困挫闪及失枕而颈强痛者。"论述了本病的病因病机。因此本病多为睡姿不良导致颈项筋肉扭挫，致颈筋气血凝滞、筋脉不舒；或系肝肾亏虚之人，平素缺乏锻炼，身体虚弱，气血运行不畅，复遭受风寒侵袭，致经络不舒，气血凝滞而痹阻不通，不通则痛。

二、临床表现

（一）症状与体征

一般无外伤史，多因睡姿不良或感受风寒后所致，属急性发病，睡眠后一侧颈部出现疼痛、酸胀、僵硬，可向上肢或肩背部放射，活动受限，活动时患侧疼痛加剧，严重者使头部歪向患侧。头部不能自由旋转后仰，患侧常有颈肌痉挛，胸锁乳突肌斜方肌、大小菱形肌及肩胛提肌等处常有压痛，在肌肉紧张处可触及肿块和条索状的改变。

（二）辅助检查

颈椎 X 线片一般无明显异常，部分患者可由于肌肉的痉挛，头颈部的歪斜而出现颈椎的生理弧度变直、侧弯甚或反弓成角。

三、诊断与鉴别诊断

（一）诊断要点

一般无外伤史，多因睡眠姿势不良或感受风寒后所致。急性发病，睡眠后一侧颈项部出现疼痛、酸胀，并向上肢或背部放射，活动时患侧疼痛加剧，严重者使头部歪向患侧。患侧胸锁乳突肌、斜方肌、大小菱形肌及肩胛提肌等处常有压痛或肌肉痉挛。

（二）鉴别诊断

落枕要与颈椎小关节紊乱、颈椎病相鉴别。

1. 颈椎小关节紊乱

通常有颈项劳损史或轻微外伤史，是颈椎小关节错缝、滑膜嵌顿导致的突发性颈部剧痛且难以忍受，咳嗽、活动及震动后加重，颈项僵硬，颈椎侧弯，部分患者可出现神经症状。

2. 颈椎病

患者有颈项劳损史，慢性发病，病程较长，可伴有上肢放射性疼痛或麻木、头痛、眩晕、步态不稳等颈椎神经根、脊髓或椎动脉等受累的表现。影像学检查可见颈椎生理弧度异常、颈椎间盘突出、颈椎骨质增生或椎管狭窄等。

四、治疗

落枕以手法治疗为主，配合药物、针灸、针刀、理疗等治疗。手法治疗可以较快地缓解肌肉痉挛，消除疼痛。《医宗金鉴•正骨心法要旨》指出："是则手法者，诚正骨之首务哉。"又曰："当先揉筋，令其和软，再按其骨，徐徐合缝，背膂始直。"手法治疗能恢复"骨合筋舒"的正常状态，使颈椎及肩背部重新达到筋骨平衡。

（一）手法治疗

理筋结合旋转复位的手法：患者端坐，术者先用小鱼际在患者颈项部和肩背部肌肉上依次揉摩，接着术者用拇指和示指提拿颈项部患处，手法强度以患者感到患处酸胀微痛为宜。然后术者一手托住患者下颌，另一手托住枕部，两手同时用力向上提，此时患者的躯干部重量起了反牵引的作用。如颈部肌肉痉挛，则有提不动的感觉，应嘱患者尽量放松颈部肌肉，在向上提的同时，边提边摇晃头部，以理顺筋络，活动关节。最后将头部缓缓向左右、前后摆动与旋转2～3次后，慢慢放松提拉。此种牵引手法可重复3～5次。

（二）中药治疗

中药治疗根据具体证候分而治之。

1. 瘀滞证

症见晨起颈项疼痛，活动不利，活动时患侧疼痛加剧，头部歪向患侧，有时可见筋结，舌紫暗，脉弦紧。治宜舒经活络、疏风散寒，方用独活寄生汤加减。

2. 风寒证

颈项背部僵硬疼痛，拘紧麻木，可兼有淅淅恶风，微发热，头痛等表证，舌淡、苔薄白，脉弦紧。治宜疏风散寒，宣痹通络，方用桂枝汤或葛根汤加减。

3. 针灸疗法

可选用手背部2、3掌骨间的"落枕穴"，具有特定的治疗落枕作用，此外可选用后溪，配合绝骨、昆仑、大椎、风池、阿是穴等用强刺激手法治疗。对于瘀滞型可选用肩井、后溪、合谷等穴，风寒型则针刺大椎、风门、悬钟等穴。

五、预防与调护

头部任何姿势均不宜保持过久，避免不良的睡眠姿势，枕头不宜过高、过低或过硬。睡眠时注意颈部保暖，免受风寒侵袭。落枕后尽量保持头部于正常位置，以松弛颈部肌肉。常作头颈的屈伸、旋转运动，以舒筋活络，增加颈部肌肉力量。

第三节　急性腰扭伤

急性腰扭伤是指劳动或运动中因动作不慎用力过猛或跌仆、闪挫而造成腰部的关节、韧带、肌肉、肌腱、血管等软组织损伤，但未出现皮肤破损、骨折、脱臼等损害，受伤部位以肿胀、疼痛、关节活动受限为主要临床表现的病症。本病属中医学"伤筋"范畴，又称闪腰。现代医学认为腰部容易受到外力作用而发生扭伤。腰部用力不当，如过度负重弯腰取物，或剧烈转动躯体腰部肌肉用力失调、肌肉强烈收缩而引起腰部肌肉或筋膜损伤、撕裂，损伤多见于骶棘肌及腰背筋膜附着处，也可引起腰椎小关节错位或滑膜嵌顿。

中医学认为气滞血瘀是本病的主要病机。多因剧烈运动、负重或劳动时腰部突然受力，或强烈扭转、牵拉而使腰部筋脉受损，使经过腰部的督脉和足太阳经经气阻滞，气血失和，而致"不通则痛"；或咳嗽、喷嚏、哈欠时，使腰部经气逆乱所致。

一、临床表现

本病多有明显扭伤史或诱因。轻者扭伤后数小时或 1～2 日后，腰部逐渐出现疼痛，重者即刻发生腰部剧痛，活动受限，坐卧转侧起立均感困难，甚至卧床不能翻身，咳嗽喷嚏时疼痛加重。腰部呈僵硬感，有明显压痛。少数患者经常反复发作。

二、诊断与鉴别

根据发病的诱因和外伤史并结合临床表现可诊断。

三、治疗

(一)针灸治疗

1. 治法
行气活血，通络止痛。以阿是穴、督脉及足太阳膀胱经经穴为主。针用泻法结合刺络拔罐。

2. 处方
阿是穴、肾俞、腰痛点、委中。

3. 方义
腰为肾之府，取肾俞以益肾气，强腰脊；取阿是穴能疏通局部经气而止痛；人中系督脉经穴，后溪为手太阳经穴，通于督脉，泻此二穴，能疏通督脉、太阳经经气，可治腰脊强痛；委中为治腰痛的循经远道取穴；腰痛点是经外奇穴，为治急性腰扭伤的经验有效穴。

4. 加减
腰部正中疼痛重，加人中、后溪。

5. 操作
阿是穴用泻法或刺络拔罐。体质强者，疼痛剧烈可先刺腰痛点，向掌心方向斜刺，当局部出现胀痛或麻胀感时，行捻转泻法，并嘱患者由小到大范围地活动腰部，留针 15～20 分钟，间歇行针 2～3 次；局部穴位可用较强刺激或用电针 10～15 分钟；委中穴可用三棱针点刺放血。针刺远端穴位时，应嘱患者同时前后活动腰部；局部肿胀用梅花针叩刺，轻微出血后拔火罐。

(二)推拿治疗

1. 治法
舒筋通络，活血散瘀，消肿止痛。

2. 取穴

肾俞、命门、腰阳关、大肠俞、环跳、委中等。

3. 手法

㨰、按揉、点压弹拨、扳法擦法等。

4. 操作

①患者取俯卧位，自然放松。医者站于一侧，用㨰、揉等轻柔手法在局部施术3～5分钟。

②医者用拇指点压、弹拨等稍重刺激手法依次点压肾俞、阳关、志室、大肠俞、环跳及阿是穴，在点压穴位时应加以按揉或弹拨，以产生酸、麻胀感觉为度。

③医者先施腰椎后伸扳法扳动数次，然后用腰部斜扳法，常可听到患者腰部有"咔嗒"声响。腰椎关节突关节滑膜嵌顿者，可实施背法。

④骶髂关节错位向前扭转错位者，患者健侧卧位，身体靠近床边，健侧下肢伸直，患侧屈膝屈髋，医者面对面站立，一手按住患肩向后固定其躯体，另一手按住患膝向前向下做最大限度揿压，借助杠杆作用，可使骶髂关节错动而复位。患者复仰卧位，医者站于患侧，在做髋膝关节屈曲至最大限度的同时，于屈髋位做快速伸膝和下肢拨伸动作，反复3～5次。骶髂关节向后半脱位者，患者健侧卧位，健侧下肢伸直，患侧屈髋屈膝，医者站在身后，一手向前抵住患侧骶髂关节，另一手握住患侧踝部，向后拉至最大限度的同时，两手做相反方向的推拉。患者再取俯卧位，医者站于患侧，一手向下压住患侧骶髂部，另一手托起患侧下肢，两手对称用力，使患侧下肢后伸至最大限度，然后两手同时用力做相反方向的骤然扳动，此时，可听到复位关节的响声。

⑤以推拿揉捏法自上而下施术3～5遍，最后直擦腰部两侧膀胱经，横擦腰骶部，以透热为度。

(三)其他疗法

1. 刺络拔罐

取穴：阿是穴。

方法：皮肤针重叩疼痛明显的部位，叩至微出血后加拔火罐10～15分钟，或用三棱针点刺委中穴出血后加拔火罐，使局部出血3～5mL，隔日可再治疗1次，一般1～2次可见效。

2. 穴位注射

取穴：压痛点(阿是穴)

方法：可选用当归注射液，或10%葡萄糖注射液、氢化可的松加入0.5%～1%普鲁卡因适量注入压痛点深部，隔日或每日1次。

3. 耳针

取穴：腰椎骶椎等相应扭伤部位，神门、皮质下。

方法：毫针中等刺激，留针20～30分钟，其间可捻转1～2次以加强刺激，并配合腰部活动。

四、按语

(1)本病在排除了骨折、脱位等明确诊断后，可采用针灸疗法。针灸被认为是急性腰扭伤最理想的治疗方法之一。

(2)本病治疗主要以循经远取穴位结合腰部活动，腰部活动由小到大。如配合呼吸则效果更好。早期治疗效果良好，治疗不及时会留有长期腰背痛，影响正常的工作及劳动，给患者带来痛苦。

(3)平时要加强腰部运动，搬运重物时采用正确的姿势，避免用力过猛造成腰部扭伤。注意腰部保暖，避免风寒等外邪的侵袭。睡卧硬板床，有利于脊柱的保健与康复。

第四节 慢性腰肌劳损

慢性腰肌劳损是指因慢性损害性病变所引起的腰部积累性的肌肉、筋膜、韧带、骨与关节等组织的慢性损伤，是引起慢性腰痛的常见疾患。临床特征为反复发作性慢性腰痛，时轻时重，有时可牵引下肢，病程迁延日久，腰部功能活动受限。本病好发于中青年，与职业特点有关。本病属中医学之"腰痛""痹证"的范畴。

现代医学认为，如长期的弯腰劳动，使腰肌持续处于高张力状态，久之则引起腰肌及其附着点处的过度牵拉而损伤；或腰部外伤后，腰肌受损的组织未能完全恢复或残留后遗症；或因先天畸形，使局部组织对正常活动和负荷承受力下降而产生慢性劳损；或因身体虚弱、感受风寒湿邪，均可引起慢性腰肌劳损。

中医学认为，本病因积劳成损、肾气亏虚、外感风寒湿邪侵袭，以致经气阻滞、筋脉失和。因平素体虚，汗出当风，感受寒湿，或湿热内蕴，使经脉阻滞，气血不通，经筋拘挛，而致慢性腰痛；或闪挫跌仆，损伤经脉，气滞血瘀，迁延不愈；或久坐久立，劳伤筋骨，气血耗损；或年老体弱，或禀赋不足，肾气亏虚，精血不足，筋骨失养所致。

一、临床表现

腰部酸痛反复发作，时轻时重，迁延日久，每在气候变化或劳累后加重，尤其是保持弯腰姿势稍久即引起疼痛，并可向臀部及下肢放射，休息后减轻。腰部大多能找到明显的压痛点，劳损肌群触之有紧张感，X线检查无异常。

(一)寒湿

腰部酸痛拘急板滞，俯仰转侧不力，每遇阴雨天诱发或加重，两膝无力或胀重而痛，周身倦怠，嗜卧，饮食乏味，大便不爽，苔白腻，脉濡缓。

(二)瘀血

腰部刺痛，痛有定处，轻则俯仰不便，重则不能转侧，舌紫暗或有瘀斑，脉涩者。

(三)肾虚

腰部隐痛，喜按喜揉，腰膝无力，腰腹有下坠感，卧则减轻，劳则加重，夜尿频数，或余沥未尽，神疲乏力，舌淡，脉多沉而无力。

二、诊断与鉴别

(一)诊断

(1)有急性腰扭伤史或积累性损伤史，主诉腰痛，劳动后加重，休息后减轻，有反复发作史。

(2)大多数患者腰部疼痛明显，少数患者有臀部、大腿后上部胀痛之感，这是因为下腰部肌肉筋膜韧带或其他组织病变刺激骶神经后支、感觉前支所致。

(3)腰肌及筋膜损伤后，损伤处的腰肌有明显压痛，肌痉挛压之如棒，腰部活动受限，腰屈曲时更为明显。

(4)棘间、棘上韧带损伤，本症多发生于长期从事持力弯腰活动的工种，使棘间、棘上韧带长时间受到牵拉刺激，致两韧带慢性损伤。检查时，可发现在损伤处的棘突上有明显的压痛，屈腰试验阳性；若病变在腰骶关节或韧带时，腰骶关节过伸试验阳性；骶髂韧带损伤时，骶髂关节处有压痛，骶髂关节斜扳试验阳性。

（二）鉴别

1. 增生性脊柱炎

腰痛主要表现为休息痛，即夜间、清晨腰痛明显，而起床活动后腰痛减轻。脊柱可有叩击痛。X线检查可见腰椎骨钙质沉着和椎体边缘增生骨赘。

2. 陈旧性腰椎骨折

有外伤史和不同程度的腰部功能障碍。X线检查可发现椎体压缩或附近骨折。

3. 腰椎结核

有低热盗汗、消瘦等全身症状。红细胞沉降率加快，X线检查可发现腰椎骨质破坏或椎旁脓肿。

4. 腰椎间盘突出症

有典型的腰腿痛伴下肢放射痛、腰部活动受限、脊柱侧弯、直腿抬高试验阳性、挺腹试验阳性腱反射异常和皮肤感觉障碍等神经根受压表现。可做腰椎CT或MRI检查助诊。

三、治疗

（一）针灸治疗

1. 治法

疏经通络，活血止痛。以阿是穴及足太阳膀胱经穴为主。以针为主，施平补平泻法。

2. 处方

肾俞、大肠俞、阿是穴、委中。

3. 方义

肾俞可补肾壮腰，散寒化湿；大肠俞、阿是穴为局部取穴，以疏通局部经气、行气止痛；委中为足太阳合穴，循经远取有疏通足太阳经气活血通络止痛的作用，是主治腰背之疾的要穴。

4. 加减

寒湿，加灸腰阳关；瘀血，加膈俞、次髎；肾虚，加命门、志室、太溪。

5. 操作

以阿是穴为重点针刺部位，行平补平泻法，也可同时使用电针疗法，以加强疗效；命门、志室、太溪均施补法，余穴均施以泻法或针后加灸。

（二）推拿治疗

1. 治法

舒筋通络，温经活血，解痉止痛。

2. 取穴

肾俞、腰阳关、大肠俞、八髎、秩边、委中、承山。

3. 手法

㨰法、按法、揉法、点压、弹拨、擦法及被动运动手法。

4. 操作

①患者取俯卧位，医者先用深沉而柔和的㨰法、揉法沿两侧足太阳膀胱经从上向下施术5～6遍，然后用掌根在痛点周围按揉1～2分钟。

②医者以双手拇指依次按揉两侧三焦俞、肾俞、气海俞、大肠俞、关元俞、膀胱俞、志室、秩边等穴位，以酸胀为度。

③患者取侧卧位，医者与患者面对面，施腰部斜扳法，左右各1次，再取仰卧位，做屈

髋屈膝被动运动。

④患者取俯卧位，医者用掌擦法直擦腰背两侧膀胱位，横擦腰骶部，以透热为度。最后用桑枝棒拍击腰骶部，结束治疗。

(三)其他治疗

1. 拔罐法

取穴：肾俞、大肠俞、阿是穴。

方法：可在肾俞、大肠俞、阿是穴针刺后，用火罐吸拔，每穴 5～10 分钟；也可用闪罐法或针罐法。气血瘀阻者可用刺络拔罐法，在腰部疼痛区，用皮肤针循足太阳膀胱经叩刺，中或重刺激，使微微渗血，再拔罐，留罐 5～10 分钟。

2. 穴位注射

取穴：阿是穴或有关体穴 2～3 个。

方法：用 10%葡萄糖注射液 5～10mL 加维生素 B_{12} 注射液 100mg，或复方当归注射液 2～4mL，由深层向浅层注入穴区，每周 2 次，10 次为 1 疗程。

3. 耳针

取穴：肾、肾上腺、腰椎、骶椎、神门、皮质下。

方法：每次选 2～3 穴，毫针刺得气后留针 15～20 分钟，间歇行针 2～3 次，隔日治疗 1 次；或用埋针、压籽法，每周更换 2 次，10 次为 1 疗程。

4. 电针

取穴：同毫针取穴，每次选 2～4 穴。

方法：得气后通电，采用连续波，电流强度以患者能忍受为度，每次 20 分钟。每日 1 次，10 次为 1 疗程。

5. 灸法(对本病尤其辨证为肾虚型和寒湿型的患者)

取穴：同毫针取穴。

方法：可采用直接灸和间接灸，每日 1 次，10 次为 1 疗程。

四、按语

(1)慢性腰肌劳损为较难治疗的病证之一。现临床常用的治疗方法有物理疗法、按摩疗法、药物疗法、神经阻滞疗法及针灸疗法等。针灸疗法因其操作方便，经济安全，疗效可靠而常用，但仍存在疗程长、易复发的缺点，故针灸疗法在选穴、施术方法上有待进一步改进与提高。

(2)要加强腰肌锻炼，平时睡硬板床，避免风寒湿刺激。劳动中注意不断更换腰的体位，避免静力性损伤。

第五节　坐骨神经痛

坐骨神经痛是指沿坐骨神经通路及其分布区的局部或全长的疼痛，典型表现为从一侧腰或臀部开始，沿大腿后面腘窝、小腿外侧向远端放射，呈烧灼样或刀割样疼痛。本病为多种疾病所引起的一种症状。其病因有原发性和继发性(症状性)两大类。多发生于成年男性，起病多为急性或亚急性，每因气候变化和劳累诱发。本病属于中医学"痹证""腰腿痛"范畴。

中医认为本病多由正气不足，腠理不密，风寒湿邪等乘虚侵袭，气血运行不畅，不通则痛，寒为阴邪，其性凝滞，合黏腻重着之湿邪，阻滞气血运行，而见腰腿部冷痛重着，风寒湿痹郁久化热，湿热之邪浸淫筋膜，亦可致病；或由于跌打负重，腰臀部经筋损伤，气血瘀阻，发为本病，或由肝肾亏虚劳损，筋脉失养，疼痛乃作。

一、临床表现

(一)寒湿内侵

腰腿部冷痛重着,活动不利,喜暖喜按,遇寒或气候变化时加剧。舌苔白腻,脉沉而迟。

(二)湿热蕴结

腰腿疼痛为烧灼样或酸麻胀痛,遇热加重,伴口苦、潮热、心烦、溲赤,舌红、苔黄腻,脉弦数或濡数。

(三)血瘀痹阻

腰腿疼痛,痛有定处,日轻夜重,不能俯仰、转侧,痛处拒按,或有外伤史,舌质紫暗,或有瘀斑,脉弦涩。

(四)肾虚劳损

腰腿痛以酸软为主,喜按喜揉,遇劳更甚,卧息减轻,反复发作,偏阳虚者,见手足不温,少腹拘急,面色㿠白,舌淡,脉沉迟;偏阴虚者,见五心烦热,失眠,口燥咽干,面色潮红,舌红,脉弦细数。

二、诊断与鉴别

(一)诊断

坐骨神经痛临床表现有患肢明显疼痛,疼痛特点为在持续性钝痛的基础上沿坐骨神经干呈触电样或针刺样剧痛;小腿外侧和足背有针刺、发麻、感觉减退等感觉异常;臀部、大腿后侧肌肉松弛和萎缩;行走时可加重腰椎管和椎间孔变小,坐骨神经受压疼痛而产生的跛行;不同病因生的腰椎及髋关节内旋、外旋、外展的活动受限等。

(二)鉴别

坐骨神经痛与腰椎间盘突出症的鉴别诊断:二者在病情上两者都有极其相似的表现,但还是要注意区分二者的病因病机。坐骨神经痛是二种表现症状,多数情况下是腰椎间盘突出所引起的,并且多为第4至第5椎间盘或第5腰椎至骶骨间的椎间盘突出。引起坐骨神经痛的疾病还有腰椎管狭窄、腰椎滑脱、强直性脊柱炎、腰椎管肿瘤、梨状肌综合征等。

三、治疗

(一)针灸治疗

1.寒湿内侵

治法:散寒除湿,通络止痛,以足太阳膀胱经、足少阳胆经穴为主。

处方:水沟、大肠俞、肾俞、环跳、委中、阳陵泉、昆仑。

方义:水沟为止痛要穴,对于剧烈疼痛止痛之效显著。大肠俞、环跳、委中通络止痛。肾俞、阳陵泉、昆仑针灸并用以温化寒湿,通经止痛。

加减:下肢冷痛恶寒,加秩边、关元俞。

操作:水沟穴用雀啄手法,肾俞施补法,余穴均用泻法,令针感沿患肢向下传导。肾俞、阳陵泉、昆仑可针后施灸。

2. 湿热蕴结

治法：清热利湿，通经活络，以足太阳膀胱经、足太阴脾经穴为主。

处方：大肠俞、环跳、阴陵泉、阳陵泉、飞扬、承山、脾俞、胃俞、足三里、丰隆。

方义：大肠俞、环跳、承山通调经气，活血行气止痛；飞扬为足太阳膀胱经络穴，是治疗下肢疼痛常用有效穴，可清热泻火；丰隆祛湿化痰，再加用阴陵泉、足三里、脾俞、胃俞，共行健脾利湿之功。

操作：阴陵泉向阳陵泉方向对刺，飞扬直刺 0.5～1 寸，承山针尖略向上，进针 1～1.5寸，足三里、丰隆直刺 1 寸左右，脾俞、胃俞直刺 0.5～1 寸，局部酸胀。

3. 血瘀痹阻

治法：活血化瘀，通经止痛，以足太阳膀胱经、足太阴脾经穴为主。

处方：血海、膈俞、大肠俞、环跳、三阴交、承山、阿是穴。

方义：血海、膈俞用以活血化瘀，大肠俞、环跳、三阴交、承山以疏通经脉，阿是穴刺络放血以活血祛瘀。诸穴合用，共奏活血化瘀，通经止痛之功。

加减：肌痿无力，加阿是穴、阳陵泉。

操作：阿是穴可用刺络拔罐法。诸穴均用泻法。

4. 肾虚劳损

治法：偏阳虚者，补肾助阳；偏阴虚者，补肾滋阴。以足太阳、足少阳经穴为主。

处方：肾俞、腰阳关、环跳、秩边、委中。

方义：肾俞能调益肾气，为治疗肾虚劳损之要穴。因膝阳关是督脉穴位，既可疏通督脉之气，平益肾气，又是局部取穴。环跳、秩边既可通经行气，又能荣养筋脉。委中为足太阳膀胱经之合穴，可舒筋通络，利腰膝。肾阳虚加命门、志室可补肾振奋阳气，用膀胱经经穴昆仑配肾俞以助阳温经止痛；肾阴虚加飞扬、太溪，原络相配，调补肾气，益经通络；三阴交可滋补肝、肾脾三脏之阴，濡润经脉以止痛。

加减：偏阳虚，加志室、命门、昆仑；偏阴虚，加飞扬、三阴交、太溪。

操作：肾俞、志室直刺 0.5～1 寸，飞扬直刺 0.5～1 寸，三阴交针尖稍向下刺 1～1.5 寸，昆仑、太溪直刺 0.5～1 寸。用捻转或提插补法。

（二）推拿治疗

1. 治法

舒筋通络，活血化瘀，松解粘连，理筋整复。

2. 取穴

腰阳关、大肠俞、环跳、委中、承山、阳陵泉、绝骨、丘墟。

3. 手法

擦法、按法、揉法、点压推法、扳法、踩跷、背法。

4. 操作

①患者取俯卧位，医者用擦、按、揉手法在患者脊柱两侧膀胱经及臀部和下肢后外侧施术 3～5 分钟，以腰部为重点。然后医者用双手掌重叠用力，沿脊柱由上至下按压腰骶部，反复 2～3 遍。

②医者先用拇指或肘尖点压腰阳关、肾俞、居髎、环跳、承扶、委中及阿是穴，力度以患者能耐受为度。然后在助手配合拔伸牵引的情况下，用拇指顶推或肘尖按压患处（与突出物方向相反）。

③患者侧卧位，实施腰部斜扳法，左右各一次；如果条件许可，也可采用坐位旋转定点扳法。

④患者仰卧位，医者强制实施直腿抬高至极限位，停顿数秒钟，反复 3～5 次。

⑤轻柔屈伸、摇转膝髋，拿揉下肢两侧，由上及下，结束治疗。

（三）其他治疗

1. 电针

取穴：可按循经取穴原则配方施针，也可按神经节段理论选用腰部夹脊穴。

方法：行较强的高频脉冲电刺激。每日 1 次，每次 10 分钟，10～15 次为 1 疗程。

2. 头针

取穴：顶中线。

方法：进针 1～2 寸，施捻转每分钟 180～220 次，留针 15 分钟。10～15 次为 1 疗程。

3. 耳针

取穴：神门、腰、膝、臀、坐骨及耳窍背面相应处。

方法：用半寸针施捻转泻法或用药籽按压，隔日 1 次，用于发作期或缓解期治疗。每次选取 3～4 穴，每日或隔日 1 次，10～15 次为 1 疗程。

四、按语

（1）本病为针灸适应证，单独采用针灸疗法或针刺加拔火罐、刺络放血、穴位注射等均有较好的疗效。

（2）本病急性期宜卧硬板床，注意休息，有助于缓解病情。

（3）注意防寒保暖。

第六节　肱骨外上髁炎

肱骨外上髁炎俗称"网球肘"，是指肱骨外上髁、桡骨头、肱桡关节滑囊处的无菌性炎症。本症多见于从事旋转前臂和屈伸肘关节的特殊工种，如网球运动员、木工、钳工、水电工、矿工等。

本病属于中医"筋痹""肘劳"和"肘痛"的范畴。由于肘部长期过劳，使肘部筋脉慢性损伤，迁延日久，气血阻滞，脉络不通，不通则痛。或加之风寒湿邪积聚肘节，风寒敛束脉道，流注关节，经筋瘀阻，脉络不和所致疼痛。

一、临床表现

本病的主要表现为肘关节外侧疼痛、无力，进行性加重。一般以右侧发病为多。可因用力不当而诱发，但多数起病缓慢，并逐渐出现方向性的疼痛。前臂旋转功能受限，握拳旋转时疼痛。患者握力减弱，前臂有无力感，如提水瓶拧毛巾和扫地时均感到疼痛无力，但在安静时疼痛会有缓解。

肘外部主要归手三阳经所主，故手三阳经筋受损时本病的主要病机。

二、诊断与鉴别

多有前臂伸肌群反复牵拉刺激的劳损史，好发于中年人。如患者是上述的特殊工种，则更倾向于本病的诊断。根据肘外侧疼痛、无力，局部有明显的压痛点，尤其是肱桡关节间隙处为主，但无明显肿胀等特征，临床不难诊断。

临床上应与肱骨内上髁炎尺骨鹰嘴炎等相鉴别；若肘关节外上方（肱骨外上髁周围）有明显的压痛点，属于手阳明经筋病证（"网球肘"）；若肘关节内下方（肱骨内上髁周围）有明显的压痛点，属于受太阳经筋病证（"高尔夫球肘"）；若肘关节外部（尺骨鹰嘴处）有明显的压痛点，为手少阳经筋病证（"学生肘"或"矿工肘"）。

三、治疗

(一)针灸治疗

1. 治法

舒筋通络，止痛。针刺为主，泻法。

2. 处方

以局部阿是穴为主。

3. 方义

阿是穴疏通局部经络气血，舒筋通络止痛。

4. 加减

手阳明经筋症加曲池、合谷；手太阳经筋证加小海、阳谷；手少阳经筋证加天井、外关。

5. 操作

在局部压痛点采用多向透刺或做多针齐刺，得气后留针局部可加温和灸或加低频电针。"网球肘"局部疼痛明显者，可用隔姜灸。

(二)推拿治疗

1. 治法

舒筋活血，通络止痛。

2. 取穴

曲池、手三里、尺泽、少海、合谷。

3. 手法

㨰法、揉法、拿法、擦法、点法、按法、弹拨法、推法。

4. 操作

①㨰法、按法、揉法、拿法治疗上述部位，意在放松肘部及患肢前臂肌腱，以舒筋通络。应反复交替操作，时间不少于 5 分钟。

②用拇指点、按曲池、手三里、尺泽、少海、合谷等穴，意在活血止痛，每穴不少于半分钟。点穴法体质壮实者，可每次应用，体质虚弱者，可隔日应用。

③弹拨法用屈曲的拇指端，弹拨时配合肘关节屈伸及前臂旋后，以患者有桡侧三指麻木感及疼痛减轻为度，反复操作 1 分钟。

④回旋伸肘顶推法对肱桡关节滑膜嵌顿及桡骨小头半脱位有整复作用，操作时一手握持患侧肘部，拇指紧压外上髁，另一手握持患侧腕部，屈肘至最大限度，将前臂充分内旋，继而缓慢伸肘，待肘关节将伸直时，在牵拉下迅速外旋前臂，使肘关节过伸，同时托肘之手拇指用力向上顶推，再屈肘。

⑤气血虚弱宜用擦法，沿肘部及患肢前臂伸腕肌治疗，以透热为度，结束治疗。

(三)其他疗法

1. 刺络拔罐法

选取局部压痛点，用皮肤针叩刺出血，加拔火罐。2～3 日 1 次。

2. 小针刀疗法

用小针刀松解肱骨外上髁部位肌腱附着点的粘连。

3. 穴位注射法

选取局部压痛点，注射当归注射液，每处注射 5mL，隔日 1 次。

4. 耳针

取肘关节、肾上腺、皮质下、神门等穴，用王不留行籽埋压，每 2 日更换耳穴一次，5 次为 1 疗程。

四、按语

(1)针灸治疗肘劳有很好的临床疗效。

(2)治疗期间应注意休息，勿提重物，减少患部的活动。针灸治愈后仍需避免再度劳伤，否则极易复发。

第七节　腱鞘炎

腱鞘炎是以手腕部(或足背部)肌腱和腱鞘由于受到外伤、劳损而逐渐肿胀、疼痛为主的常见疾病。多发于桡骨茎突、屈指肌腱、桡侧伸腕肌腱及肱二头肌长头肌腱。根据发病的具体部位有桡骨茎突部狭窄性腱鞘炎、指屈肌腱狭窄性腱鞘炎和先天性拇长屈肌腱鞘炎等。

腱鞘炎属中医经筋病，病在经筋，属于中医"筋痹"或"筋凝症"的范畴。中医学认为，局部过劳、血不荣筋或受凉时，引起气血凝滞，不能濡养经筋而发病。

一、临床表现

桡骨茎突部狭窄性腱鞘炎症见桡侧疼痛，不能提重物，疼痛可向前臂放射；握拳(拇指屈在掌心)尺屈时患处有剧痛。指屈肌腱狭窄性腱鞘炎多发于指部，以拇指多见，局部疼痛，有时向腕部放射；手指伸屈时常发生弹响声，故又称"弹响指"。

二、诊断与鉴别

根据临床表现即可诊断。必要时可做 X 线检查。

三、治疗

(一)针灸治疗

1. 治法

舒筋活络、消肿止痛，针灸并用，平补平泻。

2. 处方

以局部阿是穴为主，有列缺、合谷、阳溪穴。

3. 方义

腱鞘炎好发于桡骨茎突周围，累及手太阴、手阳明经脉，局部阿是穴采用点刺法，可起到活血散结、舒调经筋的作用。列缺正在桡骨茎突之上，合谷、阳溪二穴也在病变周围，均可通经活络、舒筋止痛。

4. 操作

阿是穴因所在部位肌肉的厚薄程度灵活掌握针刺深浅；其他穴位按照常规操作针刺，同时可配合艾灸。

(二)推拿治疗

1. 治法

舒筋通络，滑利关节。

2.取穴

a.桡骨茎突部狭窄性腱鞘炎取曲池、手三里、列缺、合谷；b.指屈肌腱腱鞘炎取内关、外关、阿是穴；c.桡侧伸腕肌腱周围炎取手三里、外关、内关。

3.手法

滚法、按揉法、捻法、抹法、擦法、热敷法和关节被动运动法。

4.操作

①桡骨茎突部狭窄性腱鞘炎。患者取坐位，患肢置于治疗桌上，腕下垫枕，医生立于其一侧在前臂桡骨茎突处施以滚法，由轻而重，继而在滚法治疗的同时，配合做握拳尺偏的被动运动10～15次。然后在列缺、合谷、曲池、手三里诸穴分别给予指揉法约每穴1分钟。再在压痛处做垂直于该肌腱方向的弹拨手法10～15次。最后以擦法施于桡骨茎突部。

②指屈肌键腱鞘炎。体位同上，在前臂掌侧，尤其是手掌病变部施以滚法，可适当配合屈腕和诸指的屈伸运动，5～10分钟。继而在掌指关节的掌侧指屈肌腱压痛膨大部位施以指揉和弹拨并配合掌指关节屈伸的被动运动；抹指屈肌腱，捻指屈肌腱，摇动掌指关节。

③桡侧腕伸肌腱周围炎。体位同上，在前臂伸肌腱处施以滚法，从肘关节至腕关节，同时配合前臂旋前、旋后和腕关节屈伸的被动运动10分钟左右，指揉内关、外关、手三里和阿是穴。指揉时手法刺激不宜太大。最后以弹拨和擦法结束治疗。

(三)其他疗法

1.穴位贴敷

取阿是穴。将腱鞘炎膏(白芷90g，肉桂、没药、煨南星各30g，炒草乌24g，乳香、细辛各15g，炒赤芍10g，干姜、炒大黄各4.5g，麝香3g。共研细末，用凡士林调成糊状)贴于压痛最明显的部位，覆盖油纸，纱布包扎。隔日换贴1次。

2.穴位注射

取阿是穴。用0.25%～0.5%的盐酸普鲁卡因1～3mL(注射前须做皮试，对于慢性型的患者可加入氟美松0.5～1mg)缓缓注入。每2～3日1次。

3.火针法

用火针迅速点刺痛点。

四、按语

(1)针灸对本病有较好的疗效。

(2)治疗期间患部应注意保暖，避免寒湿。

第八节　膝关节骨性关节炎

膝关节骨性关节炎多见于中老年女性，肥胖导致膝关节长期超负荷是本病的主要原因。本病是关节软骨的非炎症退行性病变，并在关节边缘有骨赘形成，临床上可产生关节疼痛、活动受限和关节畸形等症状。

中医学认为本病是由于年老体虚，气血不足，或因感受寒湿之邪，经脉瘀阻，不能荣养关节所致，属于中医"痹症"的范畴。

一、临床表现

膝关节有喀嚓音，行走时感到疼痛，休息后好转，久坐、久站时觉关节僵硬，走路及放松肌肉可使关节僵硬感消失。症状时轻时重。关节肿大常由于骨质增生，也可由少量渗出液所致，急性肿胀提示关节腔内出血病情进展时膝关节活动受限，可引起废用性及萎缩，甚至关节畸形。

二、诊断与鉴别

根据临床表现和 X 线即可诊断。需与类风湿性关节炎相鉴别。后者多发于青年女性，常常伴有全身系统症状，多累及周身小关节为主，病后遗留畸形。同时本病活动期红细胞沉降率加快，类风湿因子阳性。

三、治疗

(一)针灸治疗

1. 治法

活血行气，疏通经络。针刺为主，泻法。

2. 处方

取膝关节局部穴位为主，有膝眼、阳陵泉、阴陵泉、膝阳关、梁丘。

3. 方义

疼痛局部选穴，可疏通经络气血。另外，肝主筋，肝与胆囊表里，脾主四肢肌肉，阴陵泉、阳陵泉和膝阳关等穴属于胆经和脾经腧穴并配合膝关节局部穴位，共同达到舒筋活络止痛的效果。

4. 操作

毫针泻法或平补平泻法，局部穴位可配合拔罐。

(二)推拿治疗

1. 治法

舒筋活络，通经止痛，松解粘连，滑利关节。

2. 取穴

内外膝眼、梁丘、血海、阴陵泉、阳陵泉、犊鼻、足三里、委中、承山、太溪。

3. 手法

㨰法、按揉法、弹拨法、摇法。

4. 操作

①患者仰卧位，医者应用㨰法、按揉法、提拿法作用于大腿股四头肌及髌骨周围，至局部发热为度，然后医者站在患膝外侧，用双拇指将髌骨向内推挤，力量由轻逐渐加重。

②单手掌根部按揉髌骨下缘，反复多次。

③膝关节摇法，同时配合膝关节屈伸、内旋、外旋的被动活动。

④患者俯卧位，医者施㨰法于大腿后侧、腘窝及小腿一侧约 5 分钟。

⑤最后在膝关节周围擦热结束。

(三)其他疗法

1. 电针法

选择上述穴位，针刺得气后通电针仪，先用连续波 5 分钟，后改为疏密波连续通电 10～20 分钟。

2. 刺络拔罐法

在阿是穴处叩刺，使少量出血，加拔火罐。

3. 穴位注射法

用当归、丹皮酚、威灵仙等注射液在疼痛部位选穴，每穴注入 0.5～1mL，注意勿注入关节腔内。每隔 1～3 日注射 1 次。

四、按语

(1)针灸治疗膝关节骨性关节炎有较好的疗效。

(2)本病应注意排除骨结核、骨肿瘤等恶性疾病，以免延误病情。

(3)患者平时应注意膝关节的保暖，避免风寒湿邪的侵袭。

第十三章 骨科常用中成药

骨科疾患常用的中成药通常具有舒筋通络、活血散瘀、消肿止痛、强筋健骨、祛风除湿、行气止痛、续筋接骨等功效，用于跌打损伤、腰腿疼痛、风湿肿痛、外伤骨折、肩关节周围炎、腱鞘囊肿、肱骨外上髁炎、桡骨茎突腱鞘炎、腰扭伤、腰椎间盘脱出症等疾病。慢性软组织扭挫伤治疗可用外敷药、熏洗药及内服活血止痛药等。使用时应遵照辨证施治的原则，正确使用。

一、复方辣椒素贴片（好及施）

（一）药物组成

温感成分：水杨酸乙二醇、dl-樟脑、l-薄荷醇、醋酸生育酚、薄荷油、辣椒提取液等。
冷感成分：水杨酸乙二醇、dl-樟脑、l-薄荷醇、醋酸生育酚、薄荷油、山金车花酊剂等。

（二）功能主治

温感成分：消炎，活血，止痛。冷感成分：消炎止痛，局部降温。

（三）临床应用

温感成分：适用于关节肌肉疼痛、腰背酸痛、肩周炎、骨折痛、冻疮等，对慢性痛症的缓解和治疗效果显著。冷感成分：适用于跌打扭伤、骨折痛、肩周炎、腰背肌肉痛、冻疮等，对炎症初期的红、肿、热、痛等尤为适宜。

（四）用法用量

外用。根据患处面积调节使用张数。每贴12～24小时。擦干患处，揭去药布表面的塑料薄膜，将一端固定，边抻拉边将药布贴在患处。用于关节活动部位时，可用"好及施透气加强贴"固定。可根据患处部位大小进行随意剪裁。

（五）不良反应

个别患者出现因药布引起的皮肤红肿或发痒等现象，应立即停止使用。

（六）注意事项

(1)严守使用方法及用量。
(2)儿童须在家长指导或监督下使用。
(3)请勿用于眼睛周围、黏膜、湿疹、皮疹或伤口处。
(4)请勿使用电热灯或电热毯温烤贴有温感好及施的患部。
(5)为避免温热感过强，入浴前后1小时内不要使用温感药布。
(6)孕妇以及有药物或化妆品过敏史者慎用。

（七）规格与包装

10cm×14cm。2帖/袋，5帖/袋。

（八）贮藏

阴凉，避光，儿童不易触及处。开封后请将未使用的药布放回原装袋保存。

二、独一味软胶囊

（一）药物组成

独一味。

（二）功能主治

活血止痛，化瘀止血。

（三）临床应用

用于多种外科手术后的刀口疼痛、出血，外伤骨折，筋骨扭伤，风湿痹痛，以及崩漏、痛经，牙龈肿痛、出血等。

（四）用法用量

口服：每次 3 粒，每日 3 次，7 日为 1 个疗程；或必要时服用。

（五）不良反应

服用过量可引起轻度恶心、呕吐及腹泻。

（六）注意事项

孕妇慎用。

（七）规格与包装

每粒装 0.6g。铝塑 0.6g×9 粒×3 板。

（八）贮藏

密封。

三、三七伤药片

（一）药物组成

三七、草乌(蒸)、雪上一枝蒿、冰片、骨碎补、红花、接骨木、赤芍。

（二）功能主治

舒筋活血，散风止痛。

（三）临床应用

主用于扭伤、损伤引起的急性和慢性疼痛。腰肌劳损及骨折、伤筋等。

（四）用法用量

口服：每次 3 片，每日 3 次；或遵医嘱。

（五）不良反应

临床上过量中毒可见皮肤红疹、胸闷、气短、眼花、周身不适、心慌，甚至出现窦性心动过缓或室上性心动过速、呼吸困难。严重者甚至死亡。

（六）注意事项

本品药性强烈，应按规定量服用；孕妇忌用；有心血管疾患者慎用。

（七）规格与包装

糖衣片，每片 0.3g（含量相当于总药材 1.654g）。

（八）贮藏

密封。

四、三七血伤宁胶囊（散）

（一）药物组成

三七、重楼、生草乌、大叶紫珠、黑紫藜芦、冰片、山药。

（二）功能主治

止血镇痛，祛瘀生新。

（三）临床应用

用于瘀血阻滞、血不归经之各种血证及跌打损伤、瘀血肿痛。

（四）用法用量

(1)口服：每次 1～2 粒，每日 3 次。跌打损伤较重者，可用酒送服保险子 1 粒。

(2)瘀血肿痛者，用酒调和药粉，外擦患处。

（五）注意事项

服药期间忌食蚕豆、鱼类及酸冷食物。孕妇忌服。

（六）规格与包装

胶囊剂，每粒 0.4g，每 10 粒胶囊装 1 粒保险子。

（七）贮藏

密封。

五、七厘散

（一）药物组成

血竭、红花、乳香（制）、没药（制）、麝香、冰片、儿茶、朱砂。

(二)临床应用

主要用于跌打损伤,如关节挫伤、皮肤青肿,以及外科疮疡、骨折(闭合性)、软组织损伤、痈疽、丹毒、毛囊炎等。此外,有报道用于带状疱疹、外敷治疗压疮有效。有人用七厘散内服治疗冠心病、心绞痛、中毒性心肌炎、慢性迁延性肝炎等病,有较好疗效。

(三)用法用量

1. 口服

每次 0.2～0.9g(有主张可内服 1～1.5g),每日 3 次,温开水或黄酒送服。

2. 外用

以白酒调敷患处,或用干粉撒布伤口。

(四)不良反应

(1)口服七厘散个别患者出现大便秘结。

(2)在 200 例骨折等患者中,用七厘散治疗后有 2 例发生过敏反应,主要表现局部瘙痒、点状红斑至弥漫性红色丘疹,并出现大小不等的水疱。

(五)注意事项

(1)孕妇禁用。月经不调、行经期间慎用。

(2)本方含有朱砂(主成分为硫化汞)有镇静作用可辅佐止痛;但不宜与还原性物质(如硫酸亚铁、亚硝酸盐等)同用,以免生成有毒性的金属汞,引起汞中毒或药物性肠炎。

(3)本品药力较强,故内服剂量不宜过大。

(六)规格与包装

散剂。每瓶装:1.5g 或 3g。

(七)贮藏

密封,置阴凉干燥处保存。

六、九分散

(一)药物组成

马钱子粉(调制)、麻黄、没药(制)、乳香(制)。

(二)功能主治

活血散瘀,消肿止痛。

(三)临床应用

主用于跌打损伤、皮肉青紫肿痛,以及腰痛、坐骨神经痛、关节痛等。

(四)用法用量

1. 口服

每次 2.5g,每日 1 次,饭后服。

2. 外用

以酒调敷，用于创伤青紫未破者。

(五)不良反应

服用过量或使用不当，可出现口唇麻木、舌僵等现象，此时应立即停药并注意观察。每次用量不宜超过 2.5g。

(六)注意事项

(1)本方所用马钱子必须经过炮制，因马钱子原料含士的宁量颇不一致，应注意调整。否则易引起中毒。

(2)高血压、心肾病患者及孕妇忌服。

(3)外伤破损出血者不可外敷，以免吸收中毒。

(七)规格与包装

散剂。每包 2.5g。每包含马钱子以士的宁($C_{21}H_{22}N_2O_2$)计，应为 4.5～5.5mg。

(八)贮藏

密封，置阴凉干燥处保存。

七、双虎肿痛宁

(一)药物组成

搜山虎、黄杜鹃根、生川乌、生草乌、生天南星、生半夏、樟脑、薄荷脑。

(二)功能主治

化瘀行气，消肿止痛，舒筋活络，祛风除湿。

(三)临床应用

主要用于外伤肌肉肿痛、风湿性关节痛、骨质增生等痛症及手术局部止痛等，具有消肿止痛迅速的显著特点。

(四)用法用量

外用：每日 3～4 次，外擦患处。

(五)注意事项

严禁内服。

(六)规格与包装

酊剂。每瓶装 25mL，每 1mL 相当于原药材 0.36g。

(七)贮藏

密封，置阴凉干燥处保存。

八、正骨水

（一）药物组成

九龙川、木香、土鳖虫、莪术、降香、徐长卿、两面针、虎杖、草乌、薄荷脑、樟脑等26 味。

（二）功能主治

活血祛瘀，舒筋活络，消肿止痛。

（三）临床应用

用于跌打扭伤，骨折、脱臼。运动前后搽用，能消除疲劳。

（四）用法用量

用药棉蘸药液轻搽患处；重症者用药液湿透药棉敷患处 1 小时，每日 2～3 次。

（五）注意事项

忌内服；不能搽入伤口；用药过程中如有瘙痒起疹，暂停使用。

（六）规格与包装

酊剂。含挥发油不得少于 9.5%，含乙醇量为 56%～66%。每瓶装：12mL、30mL、45mL 或 88mL。

（七）贮藏

密封，置阴凉干燥处保存。

九、东乐膏

（一）药物组成

大黄、马钱子、乳香、没药等。

（二）功能主治

消肿散瘀，舒筋活络，消炎止痛。

（三）临床应用

主要用于轻、中度闭合性软组织损伤（瘀血阻络证类型）。

（四）用法用量

外用：先将患处皮肤洗净擦干后，再贴上硬膏剂，每日换药 1 次，7 日为 1 个疗程。

（五）注意事项

(1)开放性损伤禁用。
(2)偶有橡胶过敏反应者，停药即愈，无须处理。

(六)规格与包装

硬膏剂。每帖大小：6cm×9cm。

(七)贮藏

密封，置阴凉干燥处保存。

十、红药气雾剂

(一)药物组成

三七、白芷、土鳖虫、川芎、当归、红花、冰片、薄荷脑等。

(二)功能主治

活血逐瘀，消肿止痛。

(三)临床应用

用于跌打损伤(瘀血阻络证类型)、局部瘀血肿胀、筋骨疼痛。

(四)用法用量

外用：喷于患处，每日4～6次。

(五)注意事项

皮肤破损处慎用。

(六)规格与包装

气雾剂。每瓶装：30g、50g、60g或100g。

(七)贮藏

密封，置阴凉干燥处保存。

十一、红药贴膏

(一)药物组成

药物组成同"红药气雾剂"。

(二)功能主治

祛瘀生新，活血止痛。

(三)临床应用

用于跌打损伤(瘀血阻络证类型)、筋骨瘀痛。

(四)用法用量

外用：洗净患处，贴膏，1～2日更换1次。

（五）注意事项

凡患处皮肤有破伤出血者，或皮肤对橡皮膏过敏者，不宜贴敷本贴膏。

（六）规格与包装

橡皮膏。每帖：7cm×10cm 或 5cm×7cm。

（七）贮藏

密封，置阴凉干燥处保存。

十二、跌打万花油

（一）药物组成

蔓荆子、野菊花、大蒜、葱、松节油、红花、薄荷脑、马钱子(炒)、樟脑油、金银花、九节茶、天南星、独活、防风、丁香、大黄、明矾等 86 种。

（二）临床应用

主要用于跌打损伤、烫伤、刀伤出血、鼻出血等。

（三）用法用量

外擦(或外敷)：涂擦患处。鼻出血者可取浸有跌打万花油脱脂药棉塞入出血的鼻孔。

（四）注意事项

忌口服。

（五）规格与包装

油剂。每瓶装 20mL。

（六）贮藏

密封，置阴凉干燥处保存。

十三、克伤痛气雾剂(酊)

（一）药物组成

当归、川芎、红花、丁香、生姜、樟脑、松节油。

（二）功能主治

活血化瘀，消肿止痛。

（三）临床应用

用于急性和慢性软组织扭挫伤。

（四）用法用量

1.气雾剂

外用，取下帽，将瓶体上下振摇均匀后，揿压揿扭，距创面 20cm，喷射于患处，喷后可按摩至局部发热，每日 2～3 次。

2.酊剂

外用适量，涂擦患处并按摩至局部发热，每日 2～3 次。

（五）注意事项

外用药。忌与口、眼及皮肤破损处接触。孕妇及乙醇过敏者忌用。

（六）规格与包装

气雾剂。酊剂每瓶装：30mL、40mL 或 100mL。

（七）贮藏

密封，置阴凉干燥处保存。

十四、云南白药

（一）药物组成

三七、草乌、重楼等。

（二）临床应用

主要用于闭合性骨关节及软组织损伤，冻伤及冻疮等。

（三）用法用量

1.口服

酊剂，常用量每次 3～5mL，每日 3 次，极量每次 10mL；散剂，每次 0.25～0.5g，每日 4 次。凡遇较重的跌打损伤可先服保险子 1 粒。

2.外用

取适量揉擦患处，每次 3 分钟左右，每日 3～5 次，可止血消炎；对风湿筋骨疼痛，蚊虫叮咬，一、二度冻伤可擦揉患处数分钟，每日 3～5 次。

（四）不良反应

个别病例内服后可产生恶心、呕吐、口唇麻木、头昏目眩等不良反应，停药后症状消失。外用未见不良反应。

（五）注意事项

孕妇忌服。服药后每日内忌食蚕豆、鱼类及酸冷食物。

（六）规格与包装

酊剂，每瓶装：30mL、50mL 或 100mL。散剂，每瓶装 4g，保险子 1 粒。除此之外，还有气雾剂、贴膏和创可贴。

（七）贮藏

密封，置阴凉干燥处保存。

十五、痛血康胶囊

（一）药物组成

重楼、草乌、金铁锁、化血丹等。

（二）功能主治

止血镇痛，活血化瘀。

（三）临床应用

用于跌打损伤，外伤出血。内服用于胃、十二指肠溃疡引起的轻度出血。

（四）用法用量

1. 内服

每次 1 粒(0.2g)，每日 3 次；儿童酌减。

2. 外用

跌打损伤者取胶囊内粉末适量，用 75%乙醇调敷患处，每日 1 次。创伤出血者取药粉适量，直接撒患处。有条件情况下先清洁创面后再用。凡跌打损伤疼痛难忍时，可先服保险子(胶囊)1 粒。

（五）注意事项

服药期间忌食蚕豆、鱼类及酸冷食物。心肝肾功能有严重损伤者，不可内服。

（六）规格与包装

胶囊剂。每粒 0.2g。附有保险子。

（七）贮藏

密封。

十六、麝香接骨胶囊

（一）药物组成

土鳖虫、续断、自然铜(煅)、骨碎补(烫)、血竭、苏木、当归、三七、红花、川芎、麝香、马钱子(炙)等 22 味。

（二）功能主治

散瘀止痛，续筋接骨。

（三）临床应用

用于跌打损伤，筋伤骨折，瘀血凝结，闪腰岔气。

(四)用法用量

口服：每次 5 粒，每日 3 次。

(五)注意事项

孕妇禁用。

(六)规格与包装

胶囊剂。每粒 0.3g。

(七)贮藏

密封，置阴凉干燥处保存。

十七、伤科灵喷雾剂

(一)药物组成

抓地虎、白及、飞龙掌血(见血飞)、马鞭草、仙鹤草、铁筷子、草乌、莪术、山豆根、三棱。

(二)功能主治

清热凉血，活血化瘀，消肿止痛，收敛止痒。

(三)临床应用

用于软组织损伤、骨伤、Ⅱ度烧烫伤、疱疹、湿疹等。

(四)用法用量

外用：将喷头对准患处距离 15～20cm，连续按压喷头顶部，使药液均匀喷至创面。对骨折，软组织损伤所致皮肤瘀血、肿胀、疼痛、疱疹、湿疹等症，可直接喷于患处，或将药液喷于药棉上，将药棉贴于患处，每日喷 2～6 次。对新鲜烧烫伤创面，连续喷药 3～4 次即可止痛，如有水疱，将其刺破，疱皮不须剥落。止痛后，每日用药 2～6 次，至痂皮脱落痊愈。

(五)注意事项

乙醇过敏者慎用。只限外用不得内服。

(六)规格与包装

喷雾剂。每瓶 50mL。

(七)贮藏

密封，置阴凉干燥处保存。

十八、中华跌打丸

(一)药物组成

金不换、鹅不食草、牛膝、乌药、制川乌、刘寄奴、过江龙、两面针、鸡血藤、岗梅、独活、樟脑等 32 味。

（二）功能主治

消肿止痛，舒筋活络，止血生肌，活血祛瘀。

（三）临床应用

用于挫伤筋骨，新旧瘀患，创伤出血，风湿瘀痛。

（四）用法用量

口服：每次 1 丸，每日 2 次，小儿及体虚者减半。

（五）注意事项

孕妇忌服。

（六）规格与包装

大蜜丸。每丸重 6g。

（七）贮藏

密封。

十九、滑膜炎颗粒

（一）药物组成

夏枯草、防己、泽兰、女贞子、丹参、十大功劳叶、土茯苓、当归、薏苡仁、黄芪、豨莶草、丝瓜络、川牛膝。

（二）功能主治

清热利湿，活血通络。

（三）临床应用

用于急、慢性滑膜炎及膝关节术后的患者。

（四）用法用量

开水冲服，每次 1 袋，每日 3 次。

（五）注意事项

孕妇慎用。

（六）规格与包装

每袋装 12g。6 袋/盒；10 袋/盒。

（七）贮藏

密封。

二十、龙血竭片（肠溶衣）

（一）药物组成

龙血竭。

（二）功能主治

活血散瘀，定痛止血，敛疮生肌。

（三）临床应用

用于跌打损伤，瘀血作痛，妇女气血凝滞，外伤出血，脓疮久不收口，以及慢性结肠炎所致的腹痛、腹泻等症。

（四）用法用量

口服：每次4～6片，每日3次；或遵医嘱。

（五）注意事项

饭前服用，用药期间忌食酸、碱性食物。

（六）规格与包装

每片重0.4g。

（七）贮藏

密封。

二十一、舒筋活血胶囊

（一）药物组成

红花、狗脊（制）、槲寄生、泽兰叶、鸡血藤、络石藤、伸筋草、香附（制）、香加皮、自然铜（煅）。

（二）功能主治

舒筋活络，活血散瘀。

（三）临床应用

用于筋骨疼痛，肢体拘挛，腰背酸痛，跌打损伤。

（四）用法用量

口服：每次5粒，每日3次。

（五）注意事项

过敏体质者和对本品过敏者慎用；孕妇忌服。

(六)规格与包装

每粒装 0.35g。12 粒/板。

(七)贮藏

密封。

二十二、腰痹通胶囊

(一)药物组成

三七、川芎、延胡索、白芍、牛膝、狗脊、熟大黄、独活。

(二)功能主治

活血化瘀，祛风除湿，行气止痛。

(三)临床应用

用于血瘀气滞、脉络闭阻所致腰痛，症见腰腿疼痛，痛有定处，痛处拒按，轻者俯仰不便，重者剧痛不能转侧；腰椎间盘突出症见上述症候者。

(四)用法用量

口服：每次 3 粒，每日 3 次，宜饭后服用。30 日为 1 个疗程。

(五)注意事项

孕妇忌服；消化性溃疡患者慎服或遵医嘱。

(六)规格与包装

每粒装 0.42g。10 粒/板，5 板/袋，2 袋/盒。

(七)贮藏

密封。

二十三、痹祺胶囊

(一)药物组成

党参、白术、丹参、川芎、三七、马钱子(调制粉)等 10 味。

(二)功能主治

益气养血，祛风除湿，活血止痛。

(三)临床应用

用于气血不足，风湿瘀阻，肌肉关节酸痛，关节肿大、僵硬变形或肌肉萎缩，气短乏力；风湿、类风湿性关节炎，腰肌劳损，软组织损伤属上述症候者。

（四）用法用量

口服：每次 4 粒，每日 2～3 次。

（五）注意事项

高血压病患者、孕妇忌服。

（六）规格与包装

每粒重 0.3g。12 粒/板，2 板/袋，4 板/盒。

（七）贮藏

密封。

二十四、虎力散胶囊

（一）药物组成

制草乌、白云参、三七、断节参。

（二）功能主治

祛风除湿，舒筋活络，行瘀，消肿定痛。

（三）临床应用

用于风湿麻木，筋骨疼痛，跌打损伤，创伤失血。

（四）用法用量

口服：每次 1 粒，每日 1～2 次，开水或温酒送服。外用：将内容物撒于伤口处。

（五）注意事项

(1)严格按用法用量服用，切忌多服。
(2)本品宜饭后服用。
(3)不宜在服药期间同时服用贝母、瓜蒌、半夏、白蔹、白及或含以上成分的中成药。
(4)孕妇慎用。

（六）规格与包装

每粒装 0.3g。8 粒/板。1 板/盒或 3 板/盒。

（七）贮藏

密封。

二十五、脉络舒通颗粒

（一）药物组成

黄芪、金银花、黄柏、苍术、薏苡仁、玄参、当归、白芍、甘草、水蛭、全蝎、蜈蚣。

(二)功能主治

清热解毒，化瘀通络，祛湿消肿。

(三)临床应用

用于湿热瘀阻脉络所致的血栓性浅静脉炎，非急性期深静脉血栓形成所致的下肢肢体肿胀、疼痛、肤色暗红或伴有条索状物。

(四)用法用量

用温开水冲服，每次 20g(1 袋)，每日 3 次。

(五)不良反应

部分患者服药后出现轻度恶心、呕吐、食欲不振等胃部不适。

(六)注意事项

(1)肝肾功能不全者及有出血性疾病或凝血机制障碍者慎用。
(2)孕妇禁用。
(3)深静脉血栓形成初发 1 周内的患者勿用。
(4)忌食辛辣及刺激性食物。

(七)规格与包装

每袋装 20g。15 袋/盒。

(八)贮藏

密封。

二十六、跌打生骨胶囊

(一)药物组成

战骨、肿节风、自然铜(煅)、丹参、牛膝、延胡索、杜仲。

(二)功能主治

活血祛瘀，消肿止痛，强筋健骨。

(三)临床应用

用于骨折。

(四)用法用量

口服：每次 6 粒，每日 1 次。

(五)注意事项

骨折早期整复、有效固定后再服药。

(六)规格与包装

每粒装 0.45g。药用铝塑包装，18 粒/板。

(七)贮藏

密封。

二十七、骨折再生丸(水蜜丸)

(一)药物组成

骨碎补、三七、续断、没药(炒)、自然铜(煅)。

(二)功能主治

接骨续筋。

(三)临床应用

用于骨折中期。

(四)用法用量

口服：每次 20 丸，每日 2 次。

(五)注意事项

孕妇禁服。

(六)规格与包装

水蜜丸。每 10 丸重 2.2g。每瓶装 120 丸。

(七)贮藏

密封。

二十八、仙灵骨葆胶囊

(一)药物组成

淫羊藿、续断、补骨脂、地黄、丹参、知母。

(二)功能主治

滋补肝肾，活血通络，强筋壮骨。

(三)临床应用

用于骨质疏松和骨质疏松症、骨折、骨关节炎、骨无菌性坏死等。

(四)用法用量

口服：每次 3 粒，每日 2 次，4～6 周为 1 个疗程；或遵医嘱。

(五)注意事项

重症感冒期间不宜服用。

(六)规格与包装

每粒装 0.5g。30 粒/盒、40 粒/瓶或 50 粒/盒。

(七)贮藏

密封。

二十九、伸筋活络丸

(一)药物组成

马钱子(制)、制川乌、制草乌、木瓜、当归、川牛膝、杜仲、续断、木香、全蝎、透骨草。

(二)功能主治

舒筋活络，祛风除湿，温经止痛。

(三)临床应用

用于风寒湿痹，半身不遂，手足麻木等症。

(四)用法用量

口服：成人男子每次 2～3g，女子每次 1～2g，每日 1 次，晚饭后服用。服药后应卧床休息 6～8 小时。年老体弱酌减；小儿慎用或遵医嘱。

(五)注意事项

(1)本品为剧烈药，应从小剂量服起，渐增至微出现头晕口紧、全身麻痒、微汗、肢体浅表有蚁行感等其 1 种或 2 种反应为止。以此剂量继续服用。切勿过量。

(2)忌食生冷及荞麦。严重高血压、气管炎患者慎用。孕妇忌服。

(六)规格与包装

每 14 粒重 1g，塑料瓶装，2g/瓶。

(七)贮藏

密闭，防潮。

三十、正清风痛宁片

(一)药物组成

盐酸青藤碱。

(二)功能主治

祛风除湿，活血通络，利水消肿。

（三）临床应用

用于风湿与类风湿性关节炎属风寒湿痹证者，症见肌肉酸痛、关节肿胀、疼痛、屈伸不利、麻木僵硬等。也用于慢性肾炎（普通型为主）属湿邪瘀阻证者，症见反复水肿、腰部酸痛、肢体困重、尿少、舌质紫暗或有瘀斑、苔腻等。

（四）用法用量

口服。用于风寒湿痹证者：每次 1～2 片，每日 2 次，2 个月为 1 个疗程。用于慢性肾炎（普通型为主）患者：每次 2 片，每日 2 次，3 个月为 1 个疗程。

（五）不良反应

(1) 皮肤潮红，灼热，瘙痒，皮疹。
(2) 偶见胃肠不适，恶心，食欲减退，头昏，头痛，多汗。
(3) 少数患者发生白细胞减少和血小板减少。
(4) 罕见嗜睡。

（六）注意事项

(1) 定期复查血常规（建议每月检查 1 次），并注意观察血糖和胆固醇。
(2) 如出现皮疹或少数患者发生白细胞减少等不良反应时，停药即可消失。
(3) 应在医生指导下使用。

（七）规格与包装

每片含盐酸青藤碱 60mg。12 片/盒。

（八）贮藏

遮光，密闭保存。

三十一、骨筋胶囊

（一）药物组成

秦艽、独活、三七、没药、红花、血竭、白芍、牛膝、桂枝、马钱子（制）等 14 味。

（二）功能主治

活血化瘀，舒筋通络，祛风止痛。

（三）临床应用

用于肥大性脊椎炎、颈椎病、跟骨刺、增生性关节炎、大骨节病等。

（四）用法用量

口服：每次 3～4 粒，每日 3 次。

（五）注意事项

妊娠妇女忌服，月经期停用。

（六）规格与包装

每粒装 0.3g。12 粒/板，3 板/盒。

（七）贮藏

密封。

三十二、归龙筋骨宁片

（一）药物组成

穿山龙、当归、桃仁(炒)、桂枝、丹参、地枫皮、草乌(制)、乳香(炒)、苍术(炒)、川牛膝、威灵仙、甘草、千年健、红花、马钱子(制)、硬脂酸镁、淀粉。

（二）功能主治

祛风活血，舒筋止痛。

（三）临床应用

用于风寒湿痹，关节疼痛。

（四）用法用量

口服，每次 2 片，每日 1～2 次。

（五）注意事项

本品含有马钱子，不可过量服用。

（六）规格与包装

每片重 0.25g。12 片×2 板。

（七）贮藏

密封。

三十三、藤黄健骨丸

（一）药物组成

熟地黄、鹿衔草、骨碎补(烫)、淫羊藿、鸡血藤、肉苁蓉、莱菔子(炒)。

（二）功能主治

补肾，活血，止痛。

（三）临床应用

用于肥大性脊椎炎、颈椎病、跟骨刺、增生性关节炎、大骨节病。

（四）用法用量

口服：每次 10～15 丸，每日 2 次。

（五）规格与包装

每 10 丸重 1.25g；铝塑板，30 丸×2 板。

（六）贮藏

密封。

三十四、风湿痹康胶囊

（一）药物组成

土茯苓、穿山龙、青风藤、蜈蚣、全蝎、穿山甲、马钱子粉等 16 味。

（二）功能主治

祛风除湿，温经散寒，通络止痛。

（三）临床应用

用于风湿性关节炎，属寒湿阻络症候者，症见关节冷痛沉重、屈伸不利、局部畏寒、皮色不红。

（四）用法用量

口服：每日 3 次，每次 2 粒；或遵医嘱。

（五）注意事项

急、慢性肝炎，急、慢性肾炎患者慎用。

（六）规格与包装

每粒装 0.3g。24 粒/盒。

（七）贮藏

密封。

三十五、盘龙七片

（一）药物组成

盘龙七、川乌、草乌、当归、杜仲、秦艽、铁棒槌、红花、五加皮、牛膝、过山龙、丹参等 29 味。

（二）功能主治

活血化瘀，祛风除湿，消肿止痛。

（三）临床应用

用于风湿性关节炎，腰肌劳损，骨折及软组织损伤。

（四）用法用量

口服：每次 3～4 片，每日 3 次。

（五）注意事项

孕妇及高血压病患者慎用。

（六）规格与包装

12 片/板，2 板/盒。

（七）贮藏

密闭，防潮。

三十六、抗骨增生胶囊

（一）药物组成

熟地黄、肉苁蓉（酒蒸）、狗脊（盐制）、女贞子（盐制）、淫羊藿、鸡血藤、莱菔子（炒）、骨碎补、牛膝。

（二）功能主治

补腰肾，强筋骨，活血止痛。

（三）临床应用

用于骨性关节炎肝肾不足、瘀血阻络证，症见关节肿胀、麻木、疼痛、活动受限。

（四）用法用量

口服：每次 5 粒，每日 3 次。

（五）规格与包装

每粒装 0.35g。10 粒/板，5 板/袋，2 袋/盒。

（六）贮藏

密封。

三十七、风湿关节炎片

（一）药物组成

马钱子（调制粉）、麻黄、当归、苍术、续断、桃仁、红花、乳香（制）、没药（制）、千年健、地枫皮、羌活、地龙、桂枝、穿山甲（制）、木瓜、牛膝。

（二）功能主治

祛风燥湿，活血止痛。

（三）临床应用

用于风湿痹痛，腰腿疼痛，风湿性关节炎等。

（四）用法用量

口服：每次仅服 4 片，每日 2 次。

（五）注意事项

孕妇及高血压症者忌服。

（六）规格与包装

片芯重 0.3g。40 片/瓶。

（七）贮藏

密封，置阴凉干燥处。

三十八、金天格胶囊

（一）药物组成

人工虎骨粉。

（二）功能主治

具有健骨作用。

（三）临床应用

用于腰背疼痛、腰膝酸软、下肢痿弱、步履艰难等症状的改善。

（四）用法用量

口服：每次 3 粒，每日 3 次。1 个疗程为 3 个月。

（五）不良反应

无。

（六）注意事项

无。

（七）规格与包装

每粒装 0.4g。铝塑板：12 粒/板，2 板/盒；12 粒/板，3 板/盒。

（八）贮藏

密封，置阴凉干燥处。

三十九、附桂骨痛片

（一）药物组成

附子（制）、川乌（制）、肉桂、当归、白芍等。

（二）功能主治

温阳散寒，益气活血，消肿止痛。

（三）临床应用

适用于阳虚寒湿型颈椎及膝关节增生性关节炎。症见局部骨节疼痛、屈伸不利、麻木或肿胀、遇热则减、畏寒肢冷等。

（四）用法用量

口服：每次 6 片，每日 3 次，饭后服，疗程 3 个月。如需继续治疗，必须停药 1 个月后遵医嘱服用。

（五）注意事项

(1)服用后，少数可见胃脘不舒，停药后可自行消除。
(2)服药期间注意血压变化。
(3)高血压、严重消化道疾病慎用。

（六）规格与包装

每片重 0.33g。12 片/板，6 板/盒。

（七）贮藏

密闭，防潮。

四十、骨康胶囊

（一）药物组成

补骨脂、续断、三七、芭蕉根。

（二）功能主治

滋补肝肾，强筋壮骨，通络止痛。

（三）临床应用

用于骨折、骨性关节炎、骨质疏松症属肝肾不足、经络瘀阻者。

（四）用法用量

口服，每次 3～4 粒，每日 3 次。

（五）不良反应

未见不良反应。

（六）规格与包装

每粒装 0.4g。12 粒/板，2 板/盒。

（七）贮藏

密封。

四十一、丹皮酚片

（一）药物组成

丹皮酚，化学名称为：2-羟基-4-甲氯基苯乙酮。

（二）功能主治

解热镇痛，抗风湿。

（三）临床应用

用于发热、头痛、神经痛、肌肉痛、风湿性关节炎和类风湿性关节炎。

（四）用法用量

口服。解热镇痛：成人每次 40～80mg（1～2 片），儿童 1mg/kg，每日 3 次。抗风湿：每次 40～80mg（1～2 片），每日 3 次。1 个疗程为 1～3 个月。

（五）不良反应

尚未发现有关不良反应报道。

（六）注意事项

年老体弱或体温在 40℃ 以上者，解热时宜用小剂量，以免大量出汗而引起虚脱。解热时应多喝水，以利排汗和降温，否则会因出汗多而造成水电解质平衡失调或虚脱。

孕妇及哺乳期妇女用药：动物实验表明有抗早孕作用，孕妇禁用，哺乳期妇女用药尚不明确；药物相互作用尚不明确。

（七）规格与包装

每片含丹皮酚 40mg。20 片/板，1 板/小盒。

（八）贮藏

遮光，密封保存。

四十二、接骨续筋片

（一）药物组成

蜥蜴、骨碎补（炒）、穿山龙。

（二）功能主治

活血化瘀，消肿止痛。

（三）临床应用

用于软组织损伤、骨折等。

（四）用法用量

口服，每次 5 片，每日 3 次。

（五）规格与包装

每片重 0.3g。铝塑包装：12 片×3 板/盒。

（六）贮藏

密封。

四十三、消痛贴膏

（一）药物组成

独一味、棘豆、姜黄、花椒、水牛角、水柏枝。

（二）功能主治

活血化瘀，消肿止痛。

（三）临床应用

用于急、慢性扭挫伤，跌打瘀痛，骨质增生，风湿及类风湿疼痛，亦用于落枕、肩周炎、腰肌劳损和陈旧性伤痛等。

（四）用法用量

外用。清洁患部皮肤，将药帖的塑料薄膜揭除，将小袋内的润湿剂均匀涂在中间药垫表面，敷于患处或穴位，轻压周边使胶布贴实，每贴敷 24 小时。急性期 1 贴 1 个疗程，慢性期 5 贴 1 个疗程。

（五）不良反应

过敏型体质患者可能有胶布过敏或药物接触性瘙痒反应，甚至出现红肿、水疱等。

（六）注意事项

若出现过敏反应，应立即停药，并在医生指导下处理。有药物接触性瘙痒反应者，也可用凉开水替代润湿剂使用，疗效不变而反应程度将有所减弱。

（七）规格与包装

90mm×120mm。铝塑复合袋，1 贴/袋。

（八）贮藏

密封，置阴凉干燥处。

参考文献

[1]蒋国强，李放.老年脊柱外科学[M].北京：人民军医出版社，2014.

[2]翟东滨.脊柱内固定学[M].北京：科学出版社，2012.

[3]钟俊，彭昊，李皓桓.骨科康复技巧[M].北京：人民军医出版社，2013.

[4]王茂斌.康复医学科诊疗常规[M].北京：中国医药科技出版社，2012.

[5]S. Brent Brotzman，Robert C. Manske，Kay Daugherty.临床骨科康复学[M].洪毅，蒋协元，曲铁兵，译.北京：人民军医出版社，2015.

[6]胥少汀，葛宝丰，徐印坎.实用骨科学[M].北京：人民军医出版社，2012.

[7]公茂琪，蒋协远.创伤骨科[M].北京：中国医药科技出版社，2013.

[8]侯树勋.骨科学[M].北京：人民卫生出版社，2015.

[9]荆兆峰.骨科诊疗与中医康复[M].济南：山东大学出版社，2011.

[10]王庆普.中医骨伤科学[M].北京：中国医药科技出版社，2012.

[11]王炳强.实用骨科查房医嘱手册[M].北京：北京大学医学出版社，2012.

[12]侯海斌.骨科常见病诊疗手册[M].北京：人民军医出版社，2014.

[13]胡永成，费起礼，邱贵兴.骨科疾病的分类与分型标准[M].北京:人民卫生出版社,2014.

[14]宁志杰，孙磊，李长勤.骨科临床检查诊断学[M].北京：人民军医出版社，2013.

[15]田伟.实用骨科学[M].北京：人民卫生出版社，2011.

[16]李波，卢勇.中医骨伤科学[M].北京：科学出版社，2013.

[17]燕铁斌，李胜活，金冬梅.骨科康复评定与治疗技术[M].北京：人民军医出版社，2011.

[18]赵玉沛，陈孝平.外科学[M].北京：人民卫生出版社，2015.

[19]陈灏珠.实用内科学[M].北京：人民卫生出版社，2013.

[20]刘柏龄.中医骨伤科学[M].北京：人民卫生出版社，1998.